W0310404

Des mêmes auteurs, aux éditions Leduc.s

Verrines simplissimes à l'agar-agar, 2008.

Konjac coupe-faim, 2008.

Programme minceur agar-agar en 15 jours, 2008.

Agar-agar, la nouvelle arme antikilos, 2007.

Le régime express IG brûle-graisses, 2007.

Le régime express IG minceur, 2007.

Le régime IG, 2006.

Le programme brûle-graisses en 30 jours, 2006.

Retrouvez :

- nos prochaines publications ;
- les résumés de tous les ouvrages du catalogue ;
- le blog avec des interviews des auteurs et les événements à ne pas rater.

Votre avis nous intéresse : dialoguez avec nos auteurs et nos éditeurs. Tout cela et plus encore sur Internet à :

www.leduc-s.com

Maquette : **ReskatoR**

© 2008 LEDUC.S Éditions

33, rue Linné
75005 Paris

E-mail : info@leduc-editions.com
ISBN : 978-2-84899-243-3

ANNE DUFOUR CAROLE GARNIER

IS* ANTIKILOS

*INDICE DE SATIÉTÉ

LEDUC.S ÉDITIONS

SOMMAIRE

"L'APPÉTIT VIENT EN MANGEANT..."

Nous avons tous entendu ça des millions de fois alors qu'enfants nous renâclions à *venir* à table. Il y avait tant de choses plus importantes à faire ! Et maintenant que nous sommes adultes, il n'y a plus moyen de nous faire *sortir* de table.

« Arrêter de manger parce qu'on n'a plus faim ». Plus facile à dire qu'à faire. Les mécanismes qui aboutissent à reposer la fourchette sont bien plus complexes qu'on le croyait jusqu'à présent. Il y a bien sûr un volet conscient, que l'on pourrait appeler la volonté. Mais ce facteur est souvent étouffé au milieu de multiples autres signaux du cerveau et, même, des organes digestifs. Tout ne se passe pas que « dans la tête », loin de là. Estomac, foie et intestin grêle ont leur mot à dire. Après tout, rien d'étonnant à cela : ce sont les premiers à réceptionner la nourriture, c'est assez logique qu'ils « s'expriment » sur son contenu. « Arrêter de manger parce qu'on n'a plus faim » serait donc autant une affaire de « ventre » que de bon vouloir. Par conséquent, la quantité et la qualité des aliments absorbés sont de première importance pour retrouver les sensations naturelles et pouvoir effectivement cesser de manger lorsqu'il le faut.

UN OUTIL SANS PRÉCÉDENT

Le but de ce livre : vous aider à ne plus éprouver ces petites faims entre les repas qui vous font grignoter, vous rendent nerveux, irritable, vous déconcentrent au travail, vous donnent mal à la tête, et qui, au bout du compte, vous poussent à manger beaucoup plus que de raison – simplement plus mal que vous ne l'auriez souhaité – et finalement, à grossir. Car c'est là tout l'intérêt de la satiété : ne pas avoir faim entre les repas, ne pas être tenté de grignoter, et ne pas se ruer sur le repas qui arrive comme la pauvreté sur le monde. Pour cela, il faut choisir les bons aliments, ceux qui, associés entre eux, vous permettent d'arriver au repas suivant sans coup de barre, ni fatigue, ni fringale. C'est-à-dire des aliments à IS élevé !

L'INDICE DE SATIÉTÉ (IS), C'EST QUOI ?

COMMENT UTILISER CE LIVRE ?

LE DÉBUT DE LA FAIM

Manger sert à calmer la faim. Mais aussi à fournir à l'organisme l'énergie (calories) et les matériaux (protéines, glucides, lipides, vitamines, minéraux, polyphénols) dont il a un besoin vital pour se réparer, se protéger, fonctionner.

Cependant, la faim n'est pas seulement mécanique et rationnelle ! On peut aussi avoir faim parce qu'on est stressé, fatigué ou, au contraire, heureux, que l'on s'ennuie, etc. Quelle qu'en soit l'origine, la faim pousse à manger. Et pour cette raison simple, c'est l'ennemi n° 1 des candidats au régime, de tous ceux qui essaient de garder ou de retrouver la ligne. Car tant qu'elle n'est pas apaisée, elle est tyrannique, elle ne lâche pas sa proie. La faim est, de loin, la première raison de l'échec des régimes. Pour s'en convaincre, il suffit d'écouter les témoignages des candidats (malheureux) aux régimes, des médecins nutritionnistes, de voir le succès des médicaments coupe-faim (voir p. 40) ainsi que des compléments alimentaires « modérateurs d'appétit » et autres astuces pour avoir « le ventre plein ». Si bien d'autres facteurs jouent des rôles dans le rassasiement, et nous les abordons plus loin, une bonne partie de la réponse se trouve tout simplement dans notre assiette. Nous avons en effet tous remarqué que lorsqu'on mange du pain « blanc » le matin, un vrai creux pousse à avaler une « petite bricole » avant midi. Alors que la même quantité de pain, mais complet cette fois, nous mène jusqu'au déjeuner sans velléité de dévaliser le distributeur automatique de barres chocolatées.

HOMMES / FEMMES : PAS ÉGAUX DEVANT LE GRAS !

Longtemps, on a pensé que calmer la faim dépendait simplement des calories. Mais depuis quelques années, quantité d'études se sont consacrées à l'impact de divers facteurs sur notre rassasiement, notre satiété, notre appétit, notre faim (voir la définition de ces termes p. 26) et ont mis en évidence le rôle des macronutriments (protéines, lipides, glucides) ainsi que d'autres composés alimentaires (fibres), chacun ayant un impact propre sur la satiété. Certains nous incitent en effet à manger davantage, d'autres nous calent rapidement mais pas longtemps, d'autres encore nous permettent de tenir jusqu'au repas suivant sans baisse de régime. De très nombreuses études ont montré que les protéines étaient de loin les composés les plus « coupe faim », suivies par les fibres, puis par les sucres (avec des nuances en fonction de leur quantité et de leur qualité) et les graisses – quoique, sur ce point, les répercussions semblent dépendre du sexe, les femmes et les hommes ne réagissant pas tout à fait de la même façon au gras. Loin derrière, les liquides apportent leur lot de calories mais ne calent pas durablement. Autrement dit, une pomme calme bien mieux la faim qu'un jus de pomme, ce qui explique pourquoi la consommation effrénée de boissons sucrées (même considérées comme saines, par exemple les jus de fruits) peut vite devenir catastrophique. Car si le jus de pomme ne cale pas, ce n'est pas pour autant qu'il n'apporte pas de calorie ! D'autres acteurs de la satiété commencent à être également reconnus. Par exemple, le fait de bien mâcher ou d'avaler tout rond, l'impact des différents sucres, celui d'un petit déjeuner riche en glucides par rapport au même riche en graisses ou en protéines, etc.

INDICE DE SATIÉTÉ : ENTRE 0 ET 500… VOIRE PLUS

De ces recherches est né ce livre, premier « mode d'emploi de l'assiette modératrice d'appétit ». Nous avons calculé l'indice de satiété pour chaque aliment disponible, au marché comme en magasin spécialisé ou au supermarché. L'indice obtenu estime la capacité d'un aliment à rassasier, la barre de référence étant fixée à 500/100 g. Plus le score de l'aliment se rapproche de 0, moins il cale, plus il tend vers les 500, plus il offre une sensation de satiété « longue durée ». Quelques exemples en chiffres.

Aliment (pour 100 grammes)	Indice de satiété
Banane	128
Cabillaud	148,4
Chocolat	453,2
Entrecôte	231,8
Fromage frais à tartiner	149
Gruyère	323,5
Œuf	133,9
Pastèque	38,7
Riz cuit	155,8
Thon	261,4

Certains aliments dépassent la barre des 500. Il s'agit souvent de préparations diététiques (substituts de repas, préparations hyperprotéinées...). Leur caractère hyper-satiétogène s'explique donc parfaitement. Il peut aussi s'agir d'aliments très riches (huiles, beurres et margarines, corps gras, beignets...). Plus un aliment est calorique, plus il éloigne effectivement la faim, c'est là encore logique. Mais il est évident que personne n'avalera des litres d'huile ou des kilos de beignets dans le seul but d'être sûr de ne pas avoir envie de grignoter deux heures plus tard ! L'idée est d'utiliser la table IS afin de choisir, entre plusieurs aliments de la même famille, celui dont l'IS sera le plus élevé.

Remarque : ces exemples se basent sur 100 grammes d'un seul aliment, et nous sommes bien d'accord, dans l'assiette, ça ne se passe pas vraiment comme ça. Il y a une entrée (parfois), un plat (presque toujours), un dessert (souvent), un peu de pain, et tout ça, en quantités bien différentes. C'est pourquoi nous avons également calculé l'IS global d'un repas (voir p. 145). Mais ce qu'il faut retenir, c'est simplement qu'en choisissant certains aliments plutôt que d'autres, au sein d'une même famille, la sensation de satiété peut aussi être optimisée. Par exemple, dans la famille des laitages...

Pour 100 grammes	Fromage blanc à 0 % (pour 100 grammes)	Yaourt à 0 % (pour 100 grammes)
Calories	45	39
Protéines	7,1	4,3
Lipides	0,3	0
Glucides	3,4	4,5
Fibres	0	0
Indice de satiété (IS)	75,7	58,3

... choisissez du fromage blanc à 0 % plutôt qu'un yaourt à 0 % pour mieux dompter votre faim !

IL N'Y A PAS QUE L'IS !

Comme nous l'avons indiqué, la composition nutritionnelle d'un aliment ne fait pas tout. Et la capacité d'un repas à apaiser la faim ne se limite pas à notre assiette. Même si la remplir d'aliments appétissants et rassasiants est un préalable indispensable, bien d'autres éléments jouent un rôle dans notre sensation d'être repus ou non !

LES DIFFÉRENTS TYPES DE RASSASIEMENT

On confond facilement « envie de manger » et « vraie faim » (appétit). Pourtant, la première ne correspond pas à un besoin physiologique du corps : ce dernier ne réclame pas de l'énergie (ni du sucre ni du gras !), mais un apaisement suite à un stress ou un geste pour casser « l'ennui ». La faim, elle, survient lorsque le corps constate une baisse des réserves énergétiques, notamment en sucre. Il réclame ! Si on lui propose un verre d'eau ou quelques pas pour tromper la faim, il fait gronder l'estomac en guise de menace. Il faut évidemment manger. De même, on peut aussi confondre les différents types de rassasiement : parfois on a faim de ceci, mais pas de cela. Car il existe différents types de rassasiement.

Le rassasiement volumique

Notre estomac s'agrandit et se « remplit » au fil du repas. Des récepteurs nerveux évaluent tout du long la pression subie par les parois gastriques (le « taux de remplissage » !), et envoient des signaux de satiété au cerveau lorsque le volume leur paraît acceptable. C'est le traditionnel refrain « j'ai la peau du ventre bien tendue ». Plus tard, lorsque l'estomac se videra, les récepteurs seront à nouveau en quête de « pression » : on aura l'estomac « vide » et « qui gargouille » !

Le rassasiement sensoriel spécifique

Au cours du repas, au fur et à mesure que l'on avale un aliment, qu'il s'agisse de viande, de pain ou de frisée aux lardons, il devient moins attrayant. « Je n'ai plus faim de pâtes, en revanche je veux passer au dessert, les framboises me font envie ! »

Le rassasiement global

L'estomac est plein, on a mangé suffisamment de pâtes et de framboises, les sens ont été comblés : le rassasiement global résulte d'une multitude de paramètres, calculés très précisément par notre cerveau. Pour qu'il y parvienne, il doit au préalable avoir enregistré le « bon modèle », et il compare à chaque repas ce que vous lui apportez, pour voir si « il a bien tout ce qu'il faut ». Exemple : si votre maman vous servait à chaque repas trois fois d'un plat, vous allez garder gravée en vous cette image, et aurez tendance à vous resservir systématiquement. Au contraire, une portion « normale », une assiette variée et diversifiée vous conviendront si, encore une fois, vous avez été éduqué à manger ainsi. D'où l'importance extrême de l'éducation alimentaire dès le plus jeune âge !

Jean, 27 ans, illustrateur

« Je peux manger tout à fait normalement, raisonnablement, avec plaisir, si je ne suis pas face à une pub pour la nourriture. En revanche, il suffit que je regarde une belle affiche avec du chocolat fondu ou un film télé sympa sur un plat cuisiné pour que j'en achète immédiatement, ou dans les heures qui suivent. Je sais que je suis manipulé, je m'en rends compte, mais c'est plus fort que moi. Je suis sûr que des tas de gens ont du mal à maigrir à cause de cette offre permanente exposée à nos yeux. On le voit, donc on le veut. »

LES HORMONES

« Si je suis gros, c'est la faute aux hormones. » Vous croyez ? C'est probablement faux. Les maladies hormonales sont rarement coupables du surpoids : leur responsabilité se limite à un petit pourcentage. Seuls 5 % des obèses relèvent d'un traitement purement hormonal. Parmi les véritables troubles hormonaux responsables de prise de poids, on trouve fréquemment l'hypothyroïdie ou le diabète gras. Ces maladies relèvent d'une prise en charge médicale, qui n'exclut d'ailleurs en aucun cas une meilleure alimentation, cette dernière étant le pilier n° 1 du traitement antidiabète. En revanche, à force de manger n'importe comment, il est certain que l'on contrarie son délicat système endocrinien, lequel peut alors avoir tendance à s'emballer et à forcer le corps à stocker toujours plus, ou à nous entraîner dans de folles fringales. Dans ce cas, traitement ou pas, il est bien clair que c'est en recadrant votre alimentation que vous allez apaiser ces messagers intimes du corps.

Il serait tentant, car si facile, d'imputer à une seule hormone détraquée tous nos malheurs ! C'est évidemment impossible, puisqu'une bonne dizaine d'entre elles s'affaire autour de notre appétit, de notre silhouette, de nos systèmes de stockages. Il y a donc à parier que les « sautes d'humeur » hormonales, extrêmement répandues, sont plutôt dues à nos habitudes de vie, assiette en premier lieu !

C'est quoi une hormone ?

C'est un messager chimique véhiculé par le sang, présent en toute petite quantité mais capable de grands effets. Les hormones sont fabriquées par des glandes appelées « endocrines » et sont transportées par le sang jusqu'à des « cellules cibles ». Elles se fixent sur des « récepteurs » et déclenchent des réactions. Il existe plusieurs dizaines d'hormones, dont de nombreuses interviennent dans la régulation du poids. Les principales sont celles sécrétées par les glandes surrénales, les cellules graisseuses, le système digestif, la thyroïde et le pancréas.

La logistique sanguine

Pour que tout fonctionne ensemble dans l'organisme, il faut un système global d'information qui marche dans les deux sens (« j'envoie des infos, j'en reçois »). C'est la vocation du système hormonal tout entier, avec le cerveau dans le rôle de la tour de contrôle. Les hormones s'influencent les unes les autres, ont de multiples répercussions sur notre corps, nos formes, nos émotions, notre voix, notre digestion, etc. Les endocrinologues ont coutume de dire qu'après la génétique, tout est hormonal.

Comment ça marche ?

L'organisme compte sur deux systèmes de régulation de l'appétit bien distincts.

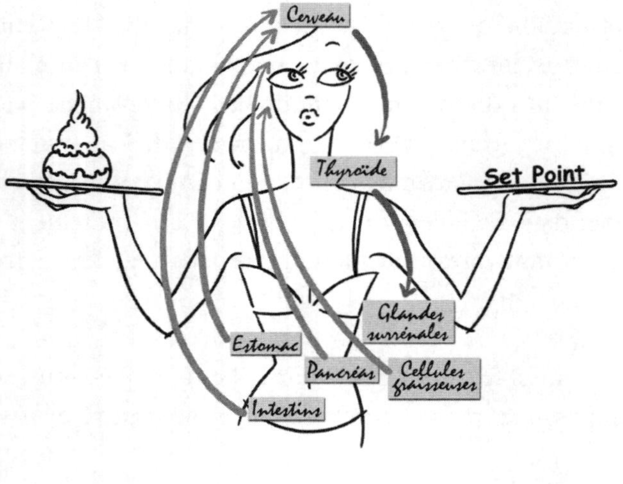

1. Un à **court terme** qui joue sur le rassasiement relatif au repas et sur la satiété au cours de la journée.

2. L'autre à **long terme** qui contrôle et gère notre appétit au fil des semaines, voire des mois.

Ce qui se passe dans notre organisme

▪ **Circuit A : pendant le repas et dans les heures qui suivent**

Une fois la nourriture arrivée dans l'estomac, des récepteurs, répartis un peu partout dans la paroi gastrique, évaluent la densité et le volume des aliments ingérés. Ils sont sensibles à la dissension de l'estomac, c'est-à-dire à sa capacité à grossir, se remplir. Une fois l'estomac plein, les récepteurs indiquent au cerveau qu'il faut cesser de manger. En même temps, la quantité de ghréline, une hormone qui « donne faim » (voir plus loin), dans le sang diminue. Si nous entendons ces signaux émis par notre corps, tout va bien : on arrête de manger. Et durant les heures qui suivent, la digestion suit son cours : dans les intestins, d'autres récepteurs évaluent la qualité de « la marchandise » et de nouvelles hormones ou autres substances apparentes, émises par nos cellules, communiquent avec le cerveau : la CCK (p. 17) lui précise la quantité de graisses et de protéines, la sérotonine indique la quantité de sucre. Au vu de toutes ces informations, le cerveau lance des signaux de satiété (« pas besoin de manger tout de suite, nous avons tout ce qu'il nous faut ») ou, au contraire, de faim (« il y a beaucoup de gras mais pas assez de sucre, vous avez mangé suffisamment mais votre repas n'était pas équilibré ! »).

▪ **Circuit B : la gestion de la faim d'une manière générale**

Notre pancréas fabrique de l'insuline toute la journée afin que le sucre pénètre dans les cellules et pour mettre en réserve de la graisse « au cas où », mais surtout après les repas, puisque des aliments arrivent et qu'il faut bien les prendre en charge. Dans le même temps, nos cellules graisseuses produisent de la leptine, et elles en fabriquent d'autant plus qu'elles sont nombreuses. Leptine et insuline donnent au cerveau des indications précises de nos réserves énergétiques. Le cerveau compare toutes ces données à ses « valeurs étalons » (celles où il estime que le corps se sent bien, ce que l'on appelle le *set point*, et pas du tout le poids rêvé). Selon le résultat, il déclenche ou apaise la faim, principalement par la voie des hormones thyroïdiennes et surrénales. Lorsqu'il ne craint pas les situations de famine (= régime), et évidemment pendant l'activité physique, le corps déstocke les cellules graisseuses. Tout ce mécanisme est très finement réglé et bien d'autres hormones y participent, telles l'adinopectine ou l'adrénaline.

Les hormones qui aident à garder la ligne ☺

L'adiponectine ☺ *Elle aide à faire du muscle et à brûler des calories*

Rôle : c'est elle qui décide quelle quantité de sucres et de graisses sera brûlée par nos muscles – et donc, ne sera pas stockée par nos cellules graisseuses ! En plus, elle fait baisser les taux de cholestérol et de triglycérides, ainsi que la « graisse autour du ventre » (la plus dangereuse), par conséquent elle protège le cœur. Cerise sur le gâteau, elle facilite la tâche de l'insuline, c'est bien !

Que se passe-t-il en cas de déséquilibre ? On devient résistant à l'insuline, c'est-à-dire qu'on grossit (surtout du ventre) avec le risque de développer un diabète et des maladies cardiaques.

Fabriquée par : nos cellules graisseuses.

Le conseil IS : l'activité physique régulière et prolongée favorise son action. Pour que les muscles brûlent toutes ces calories, il faut forcément les faire travailler !

L'adrénaline ☺ *L'hormone du déstockage*

Rôle : c'est elle la gardienne des cellules graisseuses, elle qui décide en grande partie si elle les remplit ou les vide, selon que l'on est stressé ou au contraire détendu.

Que se passe-t-il en cas de déséquilibre ? On stocke, on grossit.

Fabriquée par : les glandes surrénales.

Le conseil IS : le stress fait grossir les petits ventres ! Si vous êtes sur les nerfs et qu'aucun régime ne « marche » sur vous, quinze jours de vacances faciliteront probablement la perte de poids, bien plus que le comptage des calories ou la restriction alimentaire ! L'activité physique favorise, là encore, les propriétés « déstockage » de cette hormone.

La CCK ☺ *L'hormone de la digestion*

Rôle : la CCK (cholécystokinine) joue divers rôles digestifs et participe à la sensation de satiété. Autrement dit, elle coupe la faim. Son nom de code vient du grec « chole » (bile), « cysto » (sac) et « kinin » (mouvement).

Que se passe-t-il en cas de déséquilibre ? On ne sait pas grand-chose de l'équilibre ou du déséquilibre de cette hormone. Juste qu'elle est sécrétée de façon variable chez chacun d'entre nous.

Fabriquée par : les intestins.

La DHEA ☺ *L'hormone de beauté*

Rôle : c'est une des hormones anti-âge les plus connues. Elle participe au maintien de notre ligne, mais aussi à la beauté de notre peau, de nos cheveux, etc.

Que se passe-t-il en cas de déséquilibre ? Le corps a tendance à en secréter de moins en moins au fil du temps. Résultat, les muscles sont peu à peu remplacés par de la graisse, surtout au niveau du ventre. La peau, les cheveux deviennent ternes, secs.

Fabriquée par : les glandes surrénales.

Le conseil IS : épargnez vos surrénales ! Le stress est l'ennemi n° 1. Un bon statut en vitamines A, B, C et E, en magnésium et zinc, ainsi qu'en acides aminés, tyrosine et phosphatidylsérine (viande, fromage) est essentiel au fonctionnement harmonieux des surrénales.

L'hormone de croissance ☺ *Plus de muscles, moins de graisses*

Rôle : elle augmente la masse musculaire au détriment de la masse grasse. Avec elle on ne maigrit pas au sens strict du terme (= on ne perd pas de poids) mais on modifie le rapport muscles/gras, ce qui est encore mieux !

Que se passe-t-il en cas de déséquilibre ? On stocke davantage de calories sous forme de graisses, notamment au niveau du ventre. Ce qui entraîne, outre des soucis d'ordre esthétique, des problèmes de santé.

Fabriquée par : l'hypophyse (le cerveau).

Le conseil IS : dormez suffisamment, c'est pendant le sommeil que le corps sécrète l'hormone de croissance. Veillez à consommer régulièrement des aliments riches en protéines, notamment ceux qui renferment les acides aminés arginine et ornithine (riz brun, chocolat, noix, viandes, produits laitiers), deux précurseurs de l'hormone de croissance.

Les hormones thyroïdiennes ☺ *Les brûleuses de calories*

Rôle : elles sont fortement impliquées dans le métabolisme, c'est-à-dire la combustion des calories par le corps.

Que se passe-t-il en cas de déséquilibre ? Le métabolisme se ralentit, l'organisme brûle moins de calories et donc, mathématiquement, on stocke plus. On peut se mettre à grossir alors qu'on mange très peu.

Fabriquées par : la glande thyroïde.

Le conseil IS : mangez des poissons et des produits marins (algues, fruits de mer…), choisissez du sel iodé plutôt que non iodé. Ne fumez pas : le tabac est l'ennemi intime de la thyroïde !

La leptine ☺ *L'hormone coupe-faim*

Rôle : elle signale au cerveau que nous sommes rassasiés. Rassuré, ce dernier calme notre appétit, on arrête de manger. En plus, la leptine empêche l'insuline de trop stocker, et enfin, elle favorise l'élimination des graisses. La leptine est, en quelque sorte, notre « pare-chocs » anti-obésité. Si on mange trop peu, ou qu'on saute des repas, le cerveau ne reçoit plus ses signaux rassurants et il réagit brutalement en donnant l'ordre de stocker de façon inconsidérée dès qu'un aliment se présente. Cela arrive souvent chez les personnes qui « font attention » toute la semaine mais s'accordent de bons repas le week-end. Résultat du dérèglement de la leptine : les signaux de satiété disparaissent, on continue à manger alors même qu'on a accumulé suffisamment de calories. Dans cette configuration, il est possible de prendre (théoriquement) jusqu'à 2 kg en une seule journée ! Certaines personnes habituées à des régimes à répétition ont réduit leur leptine à un mutisme total, parce que le cerveau pense que c'est la famine en permanence. Le seul moyen pour perdre du poids est alors de manger davantage ! Les nutritionnistes connaissent fort bien ce cas de figure de plus en plus fréquent.

Que se passe-t-il en cas de déséquilibre ? Les sensations de faim peuvent être perturbées, dans un sens comme dans l'autre : pas faim alors qu'on devrait manger, appétit d'ogre alors qu'on sort de table…

Fabriquée par : nos cellules graisseuses.

Le conseil IS : surtout ne soyez pas trop « sévère » en cas de régime, c'est le meilleur moyen de désorganiser vos signaux relatifs à la faim. Moins on mange, moins on fabrique de leptine. Or, la leptine est une hormone anti-prise de poids. Il faut donc manger suffisamment si l'on veut maigrir !

Le NPY ☺ — *Le thermostat coupe-faim*

Rôle : encore une hormone fabriquée dans le cerveau. Celle-ci fait partie du lipostat (exactement comme le thermostat de la maison, mais pour les graisses dans le corps), c'est-à-dire qu'elle participe à la régulation de l'appétit et du stockage calorique. Son taux est directement relié à la prise alimentaire et à l'activité physique.

Que se passe-t-il en cas de déséquilibre ? On grossit, notamment au niveau du ventre, et vous savez désormais combien cet emplacement est stratégique : un trop gros abdomen augmente le risque de maladies cardiaques et de diabète. Le NPY est, en quelque sorte, l'hormone opposée de la leptine.

Fabriqué par : l'hypothalamus, dans le cerveau.

Le conseil IS : trop de stress, de sucre et de gras perturbent la sécrétion de NPY. Mangez équilibré, détendez-vous, on le répète, on le rabâche, mais c'est tellement important !

La sérotonine ☺ *Passeport pour le bien-être*

Rôle : c'est un neuromédiateur (une hormone du cerveau), agissant directement sur l'humeur, le bien-être et la prise alimentaire. Les compulsions sucrées trahissent souvent un déséquilibre de la sérotonine, car lorsqu'on mange du sucre, le cerveau sécrète de la sérotonine. C'est pourquoi quand on est stressé, on a tendance à se gaver de sucreries, afin d'essayer de se sentir mieux.

Que se passe-t-il en cas de déséquilibre ? Des compulsions en général (tabac, alcool, sucreries). Sur un plan strictement alimentaire, les conséquences sur la silhouette sont évidemment néfastes, d'autant que le sucre appelant le sucre, plus on avale de sucreries, plus on désorganise l'activité de l'insuline et, conséquences physiologiques, plus vite on aura besoin de manger à nouveau des sucreries. Bonjour le bilan kilos à la fin du mois !

Fabriquée par : le cerveau.

Le conseil IS : si vous avez du mal à maintenir élevé votre taux de sérotonine, peut-être êtes-vous génétiquement « fragile » de ce point de vue-là (cette très légère anomalie génétique a été fort bien démontrée depuis longtemps, elle est fort connue), c'est-à-dire que vous devrez toujours lutter contre votre comportement compulsif. Augmentez les apports en protéines le matin et le midi, et rappelez-vous toujours que plus vous consommerez de sucre, plus vous en aurez envie. À limiter au maximum, en choisissant expressément les aliments à IG (index glycémique) bas, seuls capables de vous éloigner de ces fringales de sucre. Favorisez par ailleurs les aliments naturellement riches en précurseurs de la sérotonine : œufs, laitages, viandes – dont la dinde – poisson, soja, tomate, aubergine, avocat, pain de farine de blé complète, banane, datte, noix, prune. Ainsi que ceux bien pourvus en oméga 3 (huiles de colza ou de noix, poissons gras – maquereau, sardine, hareng, saumon), qui facilitent l'action de la sérotonine au niveau cellulaire.

Tabac contre sucre, 1 partout

Si vous voulez arrêter de fumer, méfiez-vous : le tabac augmente le taux de sérotonine, c'est aussi pourquoi lors du sevrage tabagique, on se sent nerveux et attiré par le sucré. Ce n'est certainement pas une raison pour continuer à fumer, mais portez vos efforts sur l'assiette, soyez axé « protéines » et « bonnes graisses ».

Remarque : du lithium en très faible quantité (ampoules d'oligo-éléments, en vente libre en pharmacie) si vous êtes vraiment très anxieux, nerveux et insomniaque en toile de fond, cela peut vous aider : le lithium est un épargneur de tryptophane. Demandez conseil à votre médecin ou à votre pharmacien.

Noéllie, 42 ans, agent immobilier

« Depuis des années, j'avais des compulsions alimentaires sucrées infernales. J'avais beau savoir qu'il ne fallait pas le faire, je devais manger toutes les deux heures environ quelque chose de sucré. Si je m'en empêchais, c'était pire une heure plus tard : je me jetais sur cinq ou six Bounty d'un seul coup, pour me « rattraper ». Bref, un rapport conflictuel avec le sucré, alors qu'en dehors de ça, tout était plutôt équilibré : j'aime le poisson, la viande, les légumes, les fruits, je ne mange pas énormément. Bien entendu, j'ai pris 4 à 5 kg tous les ans, soit 30 kg en quelques années. Mon médecin, craignant que je devienne diabétique, me disait d'arrêter de grignoter. Facile à dire ! Un jour, j'ai réagi, j'ai changé de médecin. Et lui tenait un tout autre discours : il m'a demandé de modifier mon petit déjeuner : le but était de manger salé et protéiné le matin : des œufs, du jambon, une omelette, du poulet, du fromage (même gras !), du saumon fumé pourquoi pas. Idem à midi : une viande ou assimilé + des légumes verts + des pâtes ou du riz, mais si possible, pas de sucré. Eh bien le résultat a été spectaculaire. En mangeant plus – car avec sa méthode, je mangeais vraiment plus qu'avant et sans me soucier des calories, en tout cas pas trop – j'ai littéralement fondu, mais surtout je me suis débarrassée en moins d'un mois de ces fringales de sucre qui me rendaient la vie infernale. Quand une envie de sucré apparaît, car ça m'arrive encore, je peux très facilement la maîtriser, en consommant autre chose, par exemple en croquant dans une fleur de chou fleur ou en me préparant une tartine avec du fromage frais et un peu de ciboulette. J'ai totalement changé mon rapport à l'alimentation et je me porte comme un charme. J'ai l'impression d'être aussi d'une humeur plus stable. »

La testostérone ☺ *Plus de muscles, moins de gras*

Rôle : c'est l'hormone mâle par excellence. Elle augmente la masse maigre, c'est-à-dire les muscles, d'où le dopage chez les sportifs. Comme pour la DHEA, elle aussi diminue avec l'âge, d'où une certaine « féminisation » corporelle des hommes à partir d'un certain âge.

Que se passe-t-il en cas de déséquilibre ? Le haut du corps a tendance à se couvrir d'un manteau graisseux, y compris au niveau de l'abdomen (« gros ventre »). On devient irritable, dépressif, « mou », avec l'impression d'avoir moins de muscles, d'être faible, ce qui n'incite pas à bouger et précipite, au contraire, dans le cercle vicieux de la sédentarité.

Fabriquée par : les cellules graisseuses.

Le conseil IS : bougez, faites du sport, il n'y a pas mieux pour favoriser la sécrétion de testostérone ! Pour en fabriquer, l'organisme a également besoin de protéines et de (bonnes) graisses. En revanche, votre consommation d'alcool, de tabac et de café doit être modérée. Les acides aminés (protéines) augmentent l'efficacité de la testostérone.

Les hormones qui facilitent la prise de poids ☹

Le cortisol ☹ *Plus de gras, moins de muscles*

Rôle : il augmente notre masse graisseuse et diminue notre masse maigre (muscles, eau et os). Avec l'âge, le cortisol s'accroît : il contribue à la transformation corporelle peu flatteuse dont se plaignent la plupart des seniors, hommes ou femmes.

Que se passe-t-il en cas de déséquilibre ? On remplace peu à peu sa masse musculaire par de la masse graisseuse. Une transformation lente et insidieuse, qui ne se voit qu'après de longs mois, voire des années… Mais d'un point de vue métabolique, dans le corps, ça change tout, car les muscles et les cellules graisseuses ne se comportent pas du tout de la même façon !

Fabriqué par : les glandes surrénales.

Le conseil IS : apprenez à maîtriser le stress, qui élève le taux de cortisol. Et compensez en maintenant une activité physique suffisante. 1 heure de marche soutenue par jour, c'est bien !

La ghréline ☹ *L'hormone des yeux plus gros que le ventre*

Rôle : elle ouvre et stimule l'appétit, avant et pendant le repas. C'est à cause d'elle, si l'on reprend de ce plat ou que l'on se sert une part trop importante dès le premier tour ! Son rôle est exactement l'inverse de celui de la leptine.

Que se passe-t-il en cas de déséquilibre ? On a faim tout le temps (y compris à table), on n'arrive pas à s'arrêter, on mange trop, de tout. Après un régime, on a tendance à reprendre du poids très facilement.

Fabriquée par : l'estomac et les intestins.

Le conseil IS : elle est stimulée par le sucre et le grignotage. Plus on mange de sucre, plus on a faim, et plus on grignote, plus on a faim aussi ! Évitez l'un et l'autre… Attention à la viande rouge, qui stimule la sécrétion de ghréline (contrairement aux autres viandes).

L'insuline ☹ *L'hormone du sucre et du stockage*

Rôle : elle fait entrer sucre et gras dans les cellules pour les brûler, ce qui est bien, mais favorise leur stockage lorsqu'il n'y a pas besoin de brûler, ce qui est moins bien. Toujours dans la catégorie « méfaits », elle s'oppose à la destruction des graisses : c'est une hormone qui « retient » dans le corps. Cela dit, c'est aussi grâce à l'insuline que les protéines deviennent des muscles !

Que se passe-t-il en cas de déséquilibre ? On n'arrive pas à contrôler son appétit, entre coups de pompes et fringales. On grossit, surtout au niveau du ventre (risque cardiaque). Le risque majeur, à long terme, est de devenir diabétique, avec toutes les conséquences que cela implique. Lorsque cette hormone ne fonctionne pas, pas bien ou manque carrément, on est d'ailleurs diabétique.

Fabriquée par : le pancréas.

Le conseil IS : consommez des aliments à IG (Index Glycémique) et CG (Charge Glycémique) faibles. Ne grignotez pas. Ayez une activité physique suffisante et régulière. Ces trois conseils IS sont d'une extrême importance, surtout si vous êtes en surpoids, diabétique, prédiabétique et/ou que vos parents sont diabétiques.

Une hormone ni ☺ ni ☹

La résistine 😐 *L'hormone anti-insuline*

La résistine favorise la résistance à l'insuline, c'est-à-dire qu'elle empêche l'utilisation harmonieuse des sucres et des graisses, avec une fâcheuse tendance à augmenter le stockage. Elle est fabriquée par les cellules graisseuses. Nous ne connaissons pas exactement son (ses ?) rôle, mais à ce jour il semble que malgré tout elle soit « neutre » dans le processus de l'appétit.

Vous le voyez : la noria des hormones exécute une partition musicale fort complexe, de très haut niveau. Impossible de résumer la prise ou la perte de poids à l'une d'entre elles. Ce qui signifie aussi qu'il ne faut jamais croire au miracle lorsque vous entendez qu'une équipe médicale a « trouvé l'hormone en cause dans l'obésité ». Ça n'est pas aussi simple que ça ! Mais n'allez pas croire pour autant que vous ne pouvez pas intervenir dans cette mélodie parfois peu harmonieuse. Souvenez-vous que le chef d'orchestre, c'est vous.

LE MANQUE DE SOMMEIL

On le sait avec certitude désormais, mal dormir, ça donne faim ! En plus, le manque de sommeil incite à choisir de préférence des aliments gras et sucrés, soit exactement ce qu'il ne faut pas faire. Une étude, présentée il y a quelque temps au congrès de la *North Association for the Study of Obesity*, a même quantifié le risque de prise de poids en cas de manque de sommeil. Verdict : les personnes qui ne dorment que 2 à 4 heures par nuit ont 73 % de risques en plus de devenir obèses que celles qui ont un sommeil plus « normal », soit environ 6 à 8 heures par nuit, voire 10 heures pour les plus gros dormeurs. Pour résumer : plus on dort, moins on mange et, donc, moins on risque de grossir. Mais les conséquences d'une insomnie chronique sont bien plus pernicieuses qu'on l'imagine : elles perturbent les hormones impliquées dans l'appétit et le processus de faim. Divers travaux l'ont parfaitement démontré. Ainsi, les chercheurs ont mesuré les taux de ghréline (« qui donne faim ») et de leptine (« qui coupe l'appétit ») chez les petits et les gros dormeurs. Résultat : une dette de sommeil favorise la sécrétion de ghréline au détriment de la leptine. Et inversement : plus on dort, plus on sécrète de leptine et moins on fabrique de ghréline ! Donc mincir ou dormir, pas question de choisir : l'un ne va pas sans l'autre. Ceci dit, inutile de tomber dans l'excès inverse. Les spécialistes notent que la quantité « idéale » de sommeil serait de 7 à 8 heures. Au-delà et, donc, en deçà : avis de risque de surpoids avéré. Trouvez le bon équilibre et, en cas de nuit un peu courte, rattrapez votre manque de sommeil dès le lendemain si possible.

Qui dort peu dîne beaucoup... Entre 1960 et 2002, notre temps moyen de sommeil est passé de 8,5 heures à moins de 7 heures. On dort moins qu'avant, on passe plus de temps devant la télévision ou l'ordinateur... Qui ne dort pas dîne deux fois !

Jacques, 54 ans, médecin nutritionniste, endocrinologue

« La plupart des patients en surpoids qui cherchent à maigrir affirment ne pas maîtriser leur appétit. Ils pensent que c'est un manque de volonté. En fait, c'est bien pire que ça ! Ils ne sont plus maîtres de leurs hormones « minceur », déréglées par une hygiène de vie inappropriée. Ce n'est certainement pas en rapportant tout aux calories qu'on arrive à quoi que ce soit. On ne peut pas s'attaquer avec une réponse aussi simple à un problème aussi complexe que le surpoids ! Beaucoup de personnes ne voient pas le rapport entre se détendre, marcher une heure par jour au moins, bien dormir, et perdre du poids. Ils me disent : « Ce n'est pas comme ça que je vais brûler des calories. » Mais ce n'est vraiment pas le problème ! Il faut rétablir l'équilibre hormonal, directement lié à cet état de détente et de sommeil – ainsi que de beaucoup d'autres paramètres, bien entendu. Or, souvent, en se lançant dans des régimes drastiques, fondés sur la diminution calorique, on aggrave sérieusement son cas, le déséquilibre hormonal empire. Alors qu'au contraire, manger plus et mieux rétablit l'équilibre et remet en marche le processus minceur. »

LE RYTHME DES REPAS

Normalement, l'appétit se régule naturellement. Il survient à intervalles réguliers, correspondant grosso modo aux repas. Il faut manger suffisamment et ne sauter AUCUN repas pour éviter les « creux » dans la journée. Si vous vous attablez ou grignotez à n'importe quelle heure, ça n'aide pas.

Faim → Repas → Rassasiement → Satiété

Quelques définitions

Appétit
État physique et psychologique poussant à manger, même en l'absence de véritable besoin physiologique.

Faim
Sensation correspondant à un besoin de l'organisme conduisant un individu à manger afin de maintenir ses capacités à un niveau optimal.

Rassasiement
Sensation qui intervient après avoir mangé une certaine quantité d'aliments, et à partir de laquelle l'individu n'a plus faim et stoppe sa consommation.

Satiété
État dans lequel se trouve l'individu dès qu'est intervenue la sensation de rassasiement et qui perdure jusqu'au moment où l'individu ressent à nouveau la faim.

Daniel, 59 ans, bibliothécaire

« Sans le faire exprès, je mange de façon tout à fait rationnelle, je crois. J'ai faim quand j'ai besoin de manger. Je mange quand j'ai faim, j'arrête quand je n'ai plus faim, j'écoute tous ces signaux envoyés par mon corps, je les reçois distinctement. Je suis réglé comme du papier à musique : petit dej à 7 heures, déjeuner à 11 h 30, petite collation type barre de céréales au goûter, dîner vers 20 heures. Quand je prends plus de temps pour petit-déjeuner, le week-end par exemple, je n'ai pas faim à 11 h 30. Ça paraît banal et bête à dire, mais c'est pour montrer à quel point ma faim est directement reliée à mes réserves énergétiques. Quand elles baissent, je mange, voilà. »

LE STRESS

Il coupe l'appétit chez les uns mais… l'ouvre chez les autres ! Tout dépend du type de stress (aigu ou chronique ?), mais indéniablement, le facteur psychologique joue un rôle essentiel dans le fait de se sentir rassasié ou non. Même le fait de manger seul plutôt qu'en groupe, dans le calme plutôt que dans le bruit, sous le coup de la colère ou de la joie peut modifier radicalement l'impression de plénitude de notre estomac.

Remarque intéressante : les personnes « au régime chronique » sont plus susceptibles de grossir en cas de stress, toujours pour des raisons hormonales. Tandis que les autres, plus « souples » vis-à-vis de leur assiette, accusent mieux le coup. Une situation stressante, comme une mauvaise ambiance au travail par exemple, ou à la maison, aura d'autant plus d'impact sur votre poids que vous surveillerez strictement ce dernier. Le stress n'est rien, le terrain est tout !

Nadia, 30 ans, coiffeuse

> *« Je fais tout le temps attention à ce que je mange, chose assez difficile avec mon métier parce qu'on ne peut pas toujours réguler l'heure de ses repas, tout dépend de l'afflux des clients. Pour éviter d'aller au Mac Do dès que j'ai 10 minutes, je préfère avoir des salades composées en boîte dans mon tiroir, en plus ça me rassure de les voir et de savoir que je mange une boîte, point, et ça suffit, il y a tout ce qu'il faut là-dedans, c'est équilibré et en plus c'est de la salade. Mais depuis quelques semaines j'ai des problèmes avec mon personnel : un coiffeur s'en va, ouvre une boutique pas loin et embarque plein de clients avec lui. Haute trahison ! Du coup, j'ai un peu lâché les boîtes et je ne mange quasiment que des barres chocolatées. J'ai pris 7 kg en deux mois, je sais bien que c'est infernal mais je ne peux tout simplement plus m'en empêcher. Au secours ! »*

Julia, 39 ans, chef de pub

> *« L'année dernière a été difficile pour moi : mon père est décédé, j'ai eu des problèmes avec mon mari et avec les enfants, à la maison, c'était un peu dur. J'ai perdu quasiment l'appétit pendant 6 mois, je ne mangeais rien ou presque, jamais faim. J'ai maigri, maigri, sans le vouloir bien sûr (je ne me réjouissais pas de ce régime forcé !), tous les deux mois je devais me racheter des vêtements une taille au-dessous. Mes amis plaisantaient sur « la méthode Julia pour maigrir » mais je n'étais pas fière. J'étais aussi tout le temps fatiguée, j'avais souvent froid, bref, ça n'allait pas fort. Depuis quelques semaines je recommence à manger presque normalement, mais je ne reprends pas de poids. Ça m'inquiète un peu. Je sais que je ne suis pas à mon poids « normal », je ne me sens pas très bien, un peu « faible », mais je ne veux pas manger de cochonneries pour regrossir, ce serait trop bête, d'autant que j'ai encore une faim très « fragile » : dès que je mange un peu de gras ou de sucre, hop, elle s'envole ! »*

ET VOUS, VOUS EN ÊTES OÙ ?

Dans les pages précédentes, nous avons abordé tout ce qui, en théorie et en pratique, influence la faim. Mais, et vous dans tout ça ? Comment utiliser tous les outils à votre disposition pour faciliter la maîtrise de votre estomac ? Première chose : faire le point. Sur votre poids, d'abord, sur votre comportement alimentaire ensuite. C'est important de se poser pour réfléchir à son cas, parfois. Cela évite, notamment, d'utiliser des outils minceur inadaptés à ses habitudes et à son cas particulier. Si vous achetez une tronçonneuse pour enfoncer un clou, vous allez avoir des soucis pour parvenir à vos fins. C'est exactement la même chose ici. Vous n'arrivez pas à perdre du poids parce que vous avez faim, ou vous souhaiteriez sortir de ce cercle vicieux infernal des fringales. Mais si vous utilisez une solution inadaptée à votre problème, il n'y a aucune chance que ça marche !

L'IMC

Vous êtes trop gros ou en avez l'impression. Le tableau ci-après vous permet de vous situer d'un simple coup d'œil par rapport à « la normale », et fournit votre indice de masse corporelle (IMC) sans aucun calcul. Si vous envisagez de suivre un régime, il est essentiel de savoir d'où vous « partez » pour savoir « où vous souhaitez arriver », notamment afin de mesurer vos progrès.

L'IMC de Marylin

L'IMC de Marylin Monroe était de 22. Elle ne serait jamais devenue un sex-symbol avec 10 kg de moins. Depuis quelques années, le monde de la mode se mobilise pour que les jeunes filles ou femmes ne tombent pas dans l'anorexie sous prétexte de vouloir « copier » les mannequins qu'elles jugent belles. En Espagne, depuis 2005, les mannequins dont

TABLEAU DE L'IMC

TAILLE	40	43	46	49	52	55	58	61	64	67	70	73	76	79	82	85	88	91	94	97	100	101	POIDS
1,45	19	20	22	23	25	26	28	29	30	32	33	35	36	38	39	40	42	43	45	46	48	48	**1,45**
1,46	19	20	22	23	24	26	27	29	30	32	33	34	36	37	39	40	41	43	44	46	47	48	**1,46**
1,50	18	19	20	22	23	24	26	27	28	30	31	32	34	35	36	38	39	40	42	43	44	45	**1,50**
1,53	17	18	20	21	22	24	25	26	28	29	30	31	33	34	35	37	38	39	40	42	43	43	**1,53**
1,55	17	18	19	20	22	23	24	25	27	28	29	30	32	33	34	35	37	38	39	40	42	42	**1,55**
1,58	16	17	19	20	21	22	23	25	26	27	28	29	31	32	33	34	35	37	38	39	40	41	**1,58**
1,60	16	17	18	19	20	21	23	24	25	26	27	29	30	31	32	33	34	36	37	38	39	39	**1,60**
1,63	15	16	17	19	20	21	22	23	24	25	27	28	29	30	31	32	33	34	36	37	38	38	**1,63**
1,65	15	16	17	18	19	20	21	22	24	25	26	27	28	29	30	31	32	33	35	36	37	37	**1,65**
1,68	14	15	16	17	19	20	21	22	23	24	25	26	27	28	29	30	31	32	34	35	36	36	**1,68**
1,70	14	15	16	17	18	19	20	21	22	23	24	25	26	27	28	29	30	31	33	34	35	35	**1,70**
1,73	13	14	15	16	17	18	19	20	22	23	24	25	26	27	28	29	30	31	32	33	34	34	**1,73**
1,75	13	14	15	16	17	18	19	20	21	22	23	24	25	26	27	28	29	30	31	32	33	33	**1,75**
1,78	13	14	15	16	17	17	18	19	20	21	22	23	24	25	26	27	28	29	30	31	32	32	**1,78**
1,80	12	13	14	15	16	17	18	19	20	21	22	23	23	24	25	26	27	28	29	30	31	31	**1,80**
1,83	12	13	14	15	16	17	17	18	19	20	21	22	23	24	25	26	26	27	28	29	30	30	**1,83**
1,85	12	13	13	14	15	16	17	18	19	20	20	21	22	23	24	25	26	27	27	28	29	30	**1,85**
1,88	11	12	13	14	15	16	16	17	18	19	20	21	22	22	23	24	25	26	27	28	28	29	**1,88**
1,90	11	12	13	14	14	15	16	17	18	19	19	20	21	22	23	24	24	25	26	27	28	28	**1,90**
1,93	11	12	12	13	14	15	16	16	17	18	19	20	21	21	22	23	24	25	25	26	27	27	**1,93**

l'IMC est inférieur à 18 ne sont plus autorisés à défiler. En effet, en deçà de ce seuil de 18, l'OMS – Organisation mondiale de la santé – considère qu'on ne peut pas être en bonne santé. Et en deçà de 15, c'est carrément l'inanition ! Sans arriver jusqu'à cet extrême, il est fréquent de chercher à maigrir toujours plus : ce n'est bon ni pour la santé, ni pour la beauté !

LE TOUR DE TAILLE

L'IMC n'est qu'un outil de mesure parmi d'autres. Il ne suffit pas. On peut très bien avoir un « bon IMC » alors que le corps renferme trop de gras – cela, le calcul ne le voit pas. Inversement, un sportif très musclé pèse lourd, donc son IMC est élevé, mais comme ce « surpoids » est dû à du muscle, c'est au contraire plutôt bon pour sa santé ! Donc, pour affiner l'évaluation de votre surpoids et, surtout, ses conséquences sur la santé, les médecins recommandent de plus en plus de mesurer son tour de taille. Il suffit pour cela d'un mètre de couturière, que vous passez autour de vos hanches, à l'endroit précis représenté sur le dessin ci-contre.

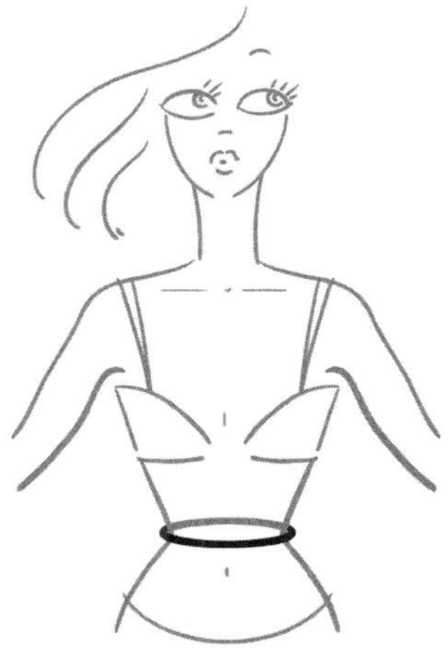

Si vous êtes un homme, votre tour de taille ne doit pas dépasser 102 cm. Et si vous êtes une femme, il ne doit pas dépasser 88 cm. Si votre IMC et votre tour de taille sont élevés, il vous faut sans doute, effectivement, perdre du poids. Un tour de taille trop élevé (« gros ventre ») favorise la survenue du diabète, de l'hypertension artérielle, des troubles cardiaques, et de divers problèmes de santé plus ou moins graves.

LE TOUR DE TAILLE SUR LA TAILLE

Troisième et dernier outil de mesure, le tour de taille sur la taille doit être inférieur à 1 sur 2.

Par exemple, 90 cm (tour de taille) sur 1,80 m (hauteur), c'est bien.

En prenant en compte l'IMC + le tour de taille + le tour de taille/taille, vous commencez à avoir un aperçu assez juste de votre état.

TEST : QUEL MANGEUR ÊTES-VOUS ?

Avant de vouloir combattre la faim dans tous les sens, il faut commencer par savoir comment vous mangez, pourquoi vous mangez, ce que vous aimez et n'aimez pas manger, bref, savoir comment vous vous comportez vis-à-vis de votre assiette. Faites le test.

DIS-MOI COMMENT TU MANGES... !

1. Hier soir, au menu... :

B ❑ De l'entrée, du plat, du fromage, du pain, du dessert, en reprenant de chaque, pourquoi ?

D ❑ Pas d'entrée, quelques cuillères de haricots verts, un poil de viande mais pas trop, un yaourt.

A ❑ Une soupe, du pain et un morceau de fromage devant la télé, et assez tard parce que j'avais grignoté en rentrant du travail et je n'avais pas très faim, finalement.

C ❑ Un repas équilibré, en discutant de la journée avec les uns et les autres.

2. Le matin :

B ❑ Hmmm, le petit dej, j'adore : le chocolat chaud, la brioche, les œufs brouillés... Sucré ou salé, ça dépend de l'humeur mais en tout cas, c'est toujours un vrai repas.

C ❑ Thé ou café, lait ou fromage blanc, pain grillé ou céréales... Je varie en fonction de mes envies et de mon appétit.

A ❑ Une douche, un café, et au travail ! Sur la route, j'achète un croissant et j'emporte une pomme à croquer en arrivant au bureau.

D ❑ Céréales allégées en sucres ou müesli, lait écrémé ou yaourt à 0 %, thé vert... De la brioche ? Je n'en ai pas mangé depuis mes dernières vacances.

3. Au self :

B ❑ C'est tellement peu cher que je remplis mon plateau à tous les stands : entrées, desserts, fromages...

A ❑ Souvent, c'est un plat unique et un dessert, et je prends un fruit et/ou un yaourt en plus pour les emporter et les manger dans l'après-midi.

C ❑ J'y vais sans idée préconçue et je prends ce qui me tente, poisson vapeur aussi bien que beignets de calmars.

D ❑ Direction le stand « poisson », puis légumes verts au stand « légumes nature », et des fruits. La nourriture de restauration collective, c'est déjà assez gras comme ça.

4. Moi ? Je suis incapable de :

C ❑ Sauter un repas.

A ❑ Résister à un paquet de biscuits ouvert.

B ❑ Me contenter d'un plat unique sans petite douceur après, ou d'un sandwich sur le pouce.

D ❑ Grignoter entre les repas.

5. La réunion de 11 heures a duré vraiment très longtemps, il est 15 heures et la cantine est fermée…

B ❑ Où est la boulangerie la plus proche, le fast-food, le chinois, la supérette ?

C ❑ Il est un peu tard, alors je prends juste un sandwich au poulet et une pomme pour avoir faim normalement ce soir.

D ❑ Une barre hyperprotéinée, et zou, je retourne bosser.

A ❑ Pas grave, j'avais apporté des biscuits en réunion.

6. Je suis invitée dans un restaurant asiatique qui vient d'ouvrir. Sur la carte…

C ❑ Génial, je ne connais rien, je vais découvrir de nouvelles sensations !

A ❑ Je choisis un menu dégustation, pour goûter un peu à tous les plats.

D ❑ Oh là là, ça a l'air hyper lourd, je demande au serveur quels plats sont cuits au gril.

B ❑ Apéro, entrée, plat, dessert, et un bol de riz pour être sûr de ne pas avoir faim s'il n'y a que des légumes dans le plat.

7. À table

C ❑ Les autres finissent toujours avant moi mais j'aime bien prendre le temps de manger.

B ❑ Les autres finissent toujours avant moi, forcément, ils ne se resservent pas, eux !

A ❑ Je traîne volontiers autour du café, en picorant des mignardises.

D ❑ Moins ça traîne, mieux je me porte, on a autre chose à faire !

8. J'en suis à la moitié de mon assiette de riz cantonais quand j'aperçois un cheveu sous un petit pois…

B ❑ Je demande à avoir un nouveau plat, et vogue la galère ! D'ailleurs tant mieux, j'en aurai un peu plus comme ça !

C ❑ Bon. Je vais m'arrêter là pour le riz cantonais, et je me rattraperai sur le reste.

D ❑ Beurk ! Quelle horreur ! J'ai l'appétit coupé net, je demande l'addition et je lève le camp illico.

A ❑ Je l'enlève et je termine mon assiette, j'ai trop faim pour attendre qu'on me resserve.

9. Grignoter…

A ❑ C'est dès qu'on me propose quelque chose ou que j'ouvre mon tiroir de bureau (une vraie réserve !) : biscuits, glaces, chocolat, je suis toujours là !

B ❑ J'aime surtout les goûters au salon de thé avec les copines, autour d'un chocolat chaud onctueux et d'une grosse part de gâteau.

C ❑ Je ne le fais pas, ou alors uniquement quand je sens que j'ai trop faim pour tenir sereinement jusqu'au repas suivant.

D ❑ Jamais. Même si on me propose quelque chose que j'aime vraiment.

10. Ce qui me fait saliver…

C ❑ La perspective d'un restaurant ou d'un repas avec des amis. Ou d'un plat que j'aime.

A ❑ La vue d'un aliment, n'importe lequel ou presque.

D ❑ Un plat cuit à la vapeur, plein d'herbes fraîches.

B ❑ Une table débordante de choses à manger, et de préférence avec une bonne bouteille !

11. À Noël, ce que je préfère, c'est…

B ❑ Le foie gras, le saumon, les grandes tablées pleines de convives, le champagne, la bûche… Il faut vraiment choisir ?

A ❑ Les boules pralinées, les orangettes, les truffes et les boîtes d'assortiment de chocolats qu'on savoure les après-midi d'hiver ou en rentrant de balade.

D ❑ Quel supplice, ces repas qui ne finissent jamais.

C ❑ Le fait de savourer des aliments qu'on ne mange pas forcément dans l'année.

12. Dimanche après-midi. Au programme :

C ❑ Balade, musée, parc, gros ménage, cinéma… ça dépend des jours et de la météo.

B ❑ On est sortis de table à 16 heures, l'après-midi va être un peu réduite…

A ❑ L'heure rituelle du thé, évidemment !

D ❑ Le déjeuner chez Belle-Maman et ses douze plats en sauce a été évité, l'après-midi ne peut être que bonne !

13. Mon gâteau préféré me fait de l'œil depuis la vitrine de la boulangerie :

A ❑ Je l'achète et je le mange tout de suite, dans la rue, quel bonheur !

C ❑ Je l'achète et je le mangerai ce soir, en dessert.

B ❑ C'est-à-dire que comme j'ai déjà fait un gâteau hier, il en reste. Bah tant pis, ça fera deux desserts pour ce soir.

D ❑ J'aimerais bien, mais ça fait grossir…

14. Quand je cuisine :

C ❑ Je varie entre petits plats que je suis sûr de réussir et d'autres plus innovants, mais toujours en pensant aux envies des uns et des autres.

D ❑ Uniquement au gril, à la poêle antiadhésive et sans sucre.

A ❑ Une rondelle de concombre en préparant l'entrée, un peu de sauce en cuisinant le poisson, le fond de casserole de chocolat… Je goûte tout !

B ❑ Je prépare toujours quinze fois plus de nourriture qu'il n'en faut. Comme ça, il y aura peut-être des restes pour le lendemain !

15. Direction le supermarché :

A ❑ Tiens, je prends ça ! Et puis ça aussi ! Et des biscuits, sucrés et salés, des gâteaux et du chocolat.

B ❑ Je prévois mes menus de la semaine mais je reviens toujours avec trois fois plus de victuailles que nécessaire.

C ❑ Les basiques de l'épicerie plus ce qu'il me faut pour les menus de la semaine. Mais je vais aussi au marché pour les produits bien frais, ou régionaux.

D ❑ Des fruits et des légumes, des allégés, du jambon blanc et du poisson.

16. J'ai une tonne de travail aujourd'hui :

C ❑ Je prends quand même le temps de manger, quitte à partir un peu plus tard ce soir.

A ❑ Un sandwich, des bricoles à grignoter, et c'est parti pour une journée non-stop.

D ❑ D'accord pour manger devant mon écran d'ordinateur, mais une salade composée et un soda light.

B ❑ À midi, je prendrai un méga plat de pâtes, il faut que je carbure jusqu'à ce soir !

Maintenant, faites vos comptes de A, B, C et D.

Vous avez une majorité de A

Le grignoteur

Vous avez tendance à grignoter dès que l'occasion se présente, même si vous venez de sortir de table ou presque : une collègue qui passe avec une boîte de chocolats, un biscuit avec les enfants à 4 heures, un dé de fromage chez le gentil commerçant qui veut vous faire goûter, des tous et des riens en préparant le repas... Certainement plus par habitude que par véritable envie.

Votre conseil IS

Limitez-vous. Commencez par rogner sur les grignotages que vous pouvez aisément contourner (dégustations au marché, en préparant le repas...). On vous propose un biscuit, un chocolat ? D'accord, mais conservez-le pour le repas suivant. Une collation unique et structurée en milieu d'après-midi pourra vous éviter de craquer pour tout et n'importe quoi entre les deux repas. Retrouvez les bonnes combinaisons IS p. 152.

Vous avez une majorité de B

Le gros mangeur

Vous mangez trop, à tous les repas. Vous aimez les assiettes bien remplies : les portions XXS des restaurants tendance, très peu pour vous. Vous aimez vous resservir, vous ne pouvez vous sentir rassasié qu'à condition d'avoir pris une entrée, un plat, du fromage et du dessert, sans oublier un peu de pain. Résultat, il vous arrive souvent de vous sentir un peu lourd en sortant de table.

Votre conseil IS

Avez-vous vraiment besoin d'autant à chaque repas ? Commencez par essayer de ne pas vous resservir systématiquement : posez-vous la question de savoir si vous avez encore faim ou s'il s'agit de pure gourmandise, voire de simple habitude. Buvez une gorgée d'eau, passez rapidement au plat suivant. Si vous arrivez à table affamé, forcez sur les aliments IS aux repas précédents (protéines, légumineuses, laitages maigres...). Veillez à manger dans des endroits calmes et inspirez-vous de nos « réflexes pour dompter votre faim », p. 132.

Vous avez une majorité de C

Le mangeur parfaitement régulé

Bravo, votre cas est plutôt rare de nos jours ! Vous savez globalement reconnaître vos signaux de faim véritables et vos envies de bonnes choses, vous aimez vous faire plaisir mais connaissez aussi vos limites. Spontanément, vous régulez votre alimentation sans vous poser de questions. Vos menus sont variés, vous savourez des mousses au chocolat ou du petit salé aux lentilles aussi bien que du poisson vapeur et des petits légumes. Dans votre réfrigérateur et vos placards, on trouve strictement de tout.

Votre conseil IS

Ne changez rien ! Demandez-vous juste si votre assiette est équilibrée. Ne pas trop manger sans avoir faim ni être en surpoids, c'est bien, mais si c'est pour manger à tous les repas un steak frites et un flan, il y a quand même un problème. Et les fruits et légumes alors ? Vous en mangez à chaque repas ? Très bien, toutes nos excuses : vous êtes parfait. Que faites-vous le nez plongé dans ce livre, alors ?

Vous avez une majorité de D

Le mangeur contrarié / sous contrôle

Votre problème : vous aimez manger mais vous vous interdisez de craquer pour tel ou tel aliment sous prétexte qu'il fait grossir. Votre réfrigérateur est rempli d'allégés et votre congélateur de haricots verts surgelés. Vous n'avez pas mangé de pâtes à la carbonara depuis des années, votre dernier cornet de frites remonte à la fête foraine de l'été passé, et vous mourez d'envie de cet éclair au chocolat chaque fois que vous passez devant la boulangerie. Vous avez aussi tendance à paniquer si vous devez manger à l'extérieur : est-ce que le repas sera compatible avec vos exigences diététiques ?

Votre conseil IS

Détendez-vous ! Si vous passez votre temps à vous interdire des aliments et que vous vous trouvez toujours trop gros, c'est que le problème est ailleurs. Souvenez-vous que la frustration suscite forcément les envies et les dérapages, et qu'une alimentation qui ne fait pas grossir est une alimentation variée (c'est-à-dire avec des légumes verts mais aussi de temps à autre des frites et des pâtisseries). Concernant les allégés, lisez nos mises en garde p. 45. Vous verrez qu'ils ne sont pas forcément les amis de la ligne que vous pensiez.

ÊTES-VOUS EN CONFLIT AVEC LES ALIMENTS ?

Comme son nom l'indique, un trouble du comportement alimentaire définit un rapport « bizarre » avec l'alimentation. Normalement, manger est simple, naturel, coule de source. Mais si l'aliment devient un « ennemi », il faut faire la paix. Il arrive que l'on perde le contrôle de son estomac parce qu'on a perdu le contrôle de son comportement alimentaire. Le cas type est le grignotage (on mange sans véritable faim, juste comme ça) mais il existe bien d'autres troubles du comportement alimentaire. La plupart relèvent d'une prise en charge médicale et/ou psychologique, mais certains peuvent être induits par de mauvais choix alimentaires. Baser son assiette sur les aliments à l'IS faible, par exemple, ne peut pas rassasier correctement : on a tout le temps l'impression d'avoir faim. Par ailleurs, manger « parce que c'est l'heure » alors qu'on n'a pas faim s'apparente à du grignotage, même s'il s'agit d'un repas équilibré ! Ne pas écouter ses sensations de faim et de rassasiement est une forme de trouble du comportement alimentaire. Et privilégier les aliments à IS élevé, un des moyens de le traiter ! Certains ne pensent qu'à « ça », d'autres se baladent avec l'équivalent d'un mini-supermarché dans leur sac, d'autres encore avalent des tonnes de nourriture sans plaisir… À chaque problème correspond un terme scientifique. Tout comme l'obésité, ces TRAC (troubles de la conduite alimentaire) sont en recrudescence :

- **Le craving :** fringales de stress et attirances pour les aliments gras et sucrés, surtout en cas de coup de nerfs. Il est souvent dû au classique déficit en sérotonine (voir p. 20).

- **L'orthorexie :** correspond à des personnes obsédées par la teneur en minéraux et en vitamines de tel aliment, la présence ou non d'oméga 3, l'attrait irraisonné pour le bio, etc. Le « mangeur sain » obsessionnel.

- **Le nighteating :** la célèbre descente dans le frigo toutes les nuits ou presque.

- **L'hyperphagie prandiale :** un mot bien français pour une fois, qui signifie que vous mangez trop à table, au repas.

- **Le binge :** c'est l'hyperphagie prandiale XXL. Le binge concerne souvent des personnes déjà obèses.

- **Le grignotage :** manger sans faim en dehors des repas, généralement des horreurs : on grignote rarement des haricots verts vapeur et des tomates-cerise.

Encore une fois, ne tombez pas dans le piège de croire que le problème vient exclusivement de l'aliment. Dans les difficultés relationnelles avec la nourriture, le responsable, c'est vous ! Manger n'importe quoi n'importe comment est souvent le mode d'expression d'un trouble psychologique. Se faire aider par un thérapeute ou un psychologue peut être fort utile. Il n'y a aucune honte à cela. Mais parfois, mal choisir ses aliments mène directement à l'un ou l'autre de ces TRAC. Si vous consommez exclusivement des produits à IS faible, forcément, vous aurez besoin de manger tout le temps.

MÉDICAMENTS COUPE-FAIM : ATTENTION, DANGER !

Avez-vous déjà été tenté par les médicaments coupe-faim ? Les idées farfelues dans ce domaine ne datent pas d'hier. Voilà des décennies que l'on est prêt à n'importe quoi pour se débarrasser des kilos superflus. Et à parcourir certains forums internet, la tendance ne va pas s'inverser de sitôt. Mais pire que seulement loufoque, il y a hélas loufoque + dangereux, les véritables médicaments prescrits par des médecins n'étant pas les moins périlleux. Entre les comprimés aux œufs de ténia (ver solitaire), les gélules hypercaféinées (quelle que soit la source de caféine : café, guarana...), les hormones thyroïdiennes (qui font perdre du muscle et désorganisent profondément le système hormonal), les molécules pour « assécher » (perdre de la graisse/gagner du muscle), celles qui bloquent le centre du plaisir et provoquent des envies de suicide (ces dernières datent de 2007, pas si vieux !), on a l'embarras du choix pour se faire du mal et, en plus, rater son objectif. Les anorexigènes (célèbres coupe-faim), dérivés d'amphétamines, qui menaient tranquillement à l'accoutumance puis à l'obésité (oui !) à long terme, avec troubles cardiaques et psychiatriques assurés, ont également beaucoup fait parler d'eux avant d'être enfin retirés du marché.

DES EFFETS PERVERS

Quel que soit le nombre de kilos à perdre, rappelez-vous que le jeu n'en vaut jamais la chandelle. Ne serait-ce que parce qu'à tous les coups vous allez reprendre très vite tous ces kilos artificiellement perdus, et perturber très dangereusement votre organisme. Parfois jusqu'à la mort. Ne vous fiez jamais aux pilules miracles, surtout si on vous promet une perte de poids massive et rapide : c'est impossible. Comprenez bien que la plupart des produits mentionnés ci-dessus étaient en vente tout à fait officiellement, prescrits souvent sur ordonnance, et avaient été validés par des comités d'experts – comme on dit – et approuvés par nos autorités. Et sachez qu'encore maintenant, certaines molécules prescrites en France sont pourtant bel et bien interdites dans d'autres pays, comme en Italie par exemple. Sachez aussi que les anciens utilisateurs subissent, aujourd'hui encore, les effets pervers de molécules coupe-faim malgré leur retrait du marché il y a plus de dix ans ! Ces « médicaments » ont abîmé durablement, pour ne pas dire définitivement, des cœurs et des poumons. Même les « simples » laxatifs et autres diurétiques sont totalement contre-indiqués en vue de mincir : ils ne font perdre que de l'eau et des sels minéraux, menant à la déshydratation et aux carences alimentaires, sans pour autant nous délester du moindre gramme de graisse ! Loin de nous l'idée de mettre « tout le monde dans le même sac », simplement, dans ce marché très juteux de la minceur et du « coupe-faim », la tentation de dérives est grande, à tous les niveaux. Peut-être certains de ces médicaments ont-ils éventuellement une utilité chez quelques patients triés sur le volet, et cela, seul le médecin en reste juge, mais pour l'immense majorité d'entre nous, la seule façon efficace, raisonnable et cohérente de maîtriser sa silhouette, c'est de manger mieux (pas forcément moins !), plus diversifié, de favoriser les aliments à IS élevé et à calories modérées, et d'augmenter son activité physique.

LES ACTIFS NATURELS MODÉRATEURS D'APPÉTIT

En revanche, certains modérateurs d'appétit naturels ont doublement fait leurs preuves : celles de l'efficacité et de l'innocuité. Ils sont majoritairement proposés en pharmacie ou parapharmacie sous forme de compléments alimentaires, bien utiles pour donner un « coup de pouce » minceur sous un volume calorique faible (avant de déjeuner, pour moins manger à table, mieux vaut prendre un sachet de pectine que croquer dans 3 pommes !) mais d'une manière générale, pourquoi ne pas aller chercher les actifs là où ils se trouvent naturellement, c'est-à-dire dans les aliments ? C'est le cas de...

La pectine

Fibre soluble par excellence qui, au contact de l'eau dans l'estomac, gonfle et procure une sensation de rassasiement certaine. Elle limite aussi l'absorption des sucres et des graisses au niveau intestinal, ce qui explique qu'une alimentation riche en fibres solubles soit vivement recommandée en cas de diabète ou d'excès de cholestérol.

On la trouve dans quels aliments ? Dans de nombreux fruits et légumes, notamment les pommes et les agrumes.

Les alginates

Des sucres très complexes tirés des algues, sont connus depuis longtemps pour leur effet satiétant. L'emploi du fucus comme « modérateur d'appétit » ne date pas d'hier ! Il faut dire que cette algue précisément, en plus, procure une grande quantité d'iode, un minéral qui booste la thyroïde, donc le métabolisme général.

C'est pourquoi elle est déconseillée en cas d'allergie à l'iode, bien entendu, mais aussi de grossesse, d'allaitement, des périodes de toute façon pendant lesquelles il est interdit de faire un régime, sauf prescription médicale bien spécifique. Par ailleurs, on n'emploie pas le fucus tout au long de l'année, mais seulement en cures de 3 semaines.

On les trouve dans quels aliments ? Dans le fucus, certes, mais les alginates sont aussi tirés de bien d'autres algues et employés par les cuisiniers pour donner une texture onctueuse, épaissir ou gélifier sans apporter de calories. Pour les chefs, amateurs ou professionnels, c'est un bon moyen d'alléger ses petits plats et de s'amuser avec les textures et saveurs ! D'autant que les alginates se présentent sous forme de sels, inodores et incolores. Mais il faut apprendre à les utiliser. Par exemple, l'alginate de sodium, classique en cuisine dite moléculaire, gélifie lorsqu'il rencontre du chlorure de calcium. Les alginates sont employés en tant qu'additifs alimentaires (E 400 à E 405) par les industriels.

Le chrome

Il est central en ce qui concerne les dérapages alimentaires sucrés. Ce minéral aide en effet l'hormone insuline à faire pénétrer le sucre dans les cellules. Sans lui, les cellules restent sur leur faim, alors que le sucre est là, tout près, dans le sang ! Affamées, elles réclament alors encore des produits sucrés, pour tenter de compenser. Pas terrible pour la ligne, et encore moins pour la santé. Notre organisme l'emploie donc en permanence pour bien métaboliser les sucres, mais aussi réduire le taux de cholestérol et protéger les artères. Il faut penser à lui lorsqu'on a tendance à faire des crises d'hypoglycémie, qui se soldent par des fringales. Si vous vous reconnaissez dans ce portrait, un complément de chrome de 200 µg chaque matin pourrait vous apporter une aide fondamentale.

On le trouve dans quels aliments ? Dans le foie et le jaune d'œuf. Et un peu aussi dans les fruits et légumes, les céréales complètes – 1 kg de blé entier en contient 175 µg, et après le passage au raffinage, il n'en apporte plus que 23 µg ! –, le thym, les fruits de mer et la viande.

Les phlorotanins

Des polyphénols issus (encore une fois !) des algues, qui possèdent des propriétés tout à fait uniques. Ils sont très étudiés pour leurs possibles actions anticancer et anti-infarctus, mais on sait d'ores et déjà qu'ils aident à limiter l'activité des enzymes digestives et, notamment, à réduire l'assimilation des graisses. Comme ils sont issus des algues, notamment de l'ascophyllum, les restrictions d'emploi sont les mêmes que pour le fucus (voir plus haut).

On les trouve dans quels aliments ? Exclusivement les algues. Ce qui explique sans doute en partie pourquoi les peuples grands amateurs d'algues sont relativement protégés du surpoids et de certaines maladies qui sévissent tant chez nous. Nous pensons aux Japonais, bien sûr, qui mangent des algues à chaque repas, dans leurs soupes comme avec leurs sushis et makis !

Le GMP (Glycomacropeptide)

Une molécule qui favorise la sécrétion hormonale intestinale aidant à stopper l'appétit.

On le trouve dans quels aliments ? Les protéines de lait (caséine).

Il existe bien d'autres aides naturelles et douces (mais efficaces !), selon vos besoins. Le garcinia cambodgia (une plante pour calmer l'attirance pour le sucré), le magnésium (pour les compulsions alimentaires liées au stress), la tyrosine (pour prévenir les fringales consécutives à l'arrêt du tabac et ou en cas de mollesse intensive), les arabinoxylanes (polysaccharides des céréales, satiétants et bénéfiques pour la santé digestive), le tagatose[1] (un « nouveau » sucre extrait du lactose, bénéfique pour les dents, aux vertus prébiotiques donc parfait pour les intestins, et favorisant la satiété), etc. Nous vous les mentionnons pour information. Ces aides ne sont, comme leur nom l'indique, que des aides. Faire des cures de l'une ou l'autre sans réformer son alimentation n'a aucun sens ! Avec les conseils de ce livre, vous ne devriez vraiment plus avoir besoin de tout cela : en vous tournant vers les aliments à IS élevé, bon nombre des fringales ou d'appétits d'ogre devraient disparaître, et très rapidement en plus !

1 Prochainement disponible en France.

FAITES LES BONS CHOIX !

L'indice de satiété est un outil précieux pour mieux choisir ses petits plats du jour. Mais d'autres éléments sont à prendre en compte pour bien manger et mincir plus facilement et durablement. Pour cela, pas de mystère : il faut comprendre ce que l'on achète. Et tourner sept fois sa langue dans sa bouche avant de l'ouvrir et d'avaler ce qu'il y a dans cette cuillère ou au bout de cette fourchette. Petite plongée dans les rayons des supermarchés.

ALLÉGÉS

Les premiers allégés se sont faufilés sur les linéaires des supermarchés dans les années soixante, sous l'appellation de « lait totalement écrémé » et de « laitages à 0 % de matière grasse ». Il n'était alors pas question « d'allégés », et ces produits avant-gardistes sont restés longtemps seuls sur leur créneau. Aujourd'hui, les « light » sont si nombreux qu'il faut les classer par familles. Presque chaque aliment « normal » existe en version allégée ! Le marché continue même de progresser à une vitesse folle. 22 % des yaourts vendus dans l'Hexagone sont allégés, de même que 25 % des boissons au cola, tandis que la vente des desserts allégés enregistre une progression de 70 % par an depuis quelques années ! Vous avez envie de succomber à la déferlante, touché par les innombrables ruses des fabricants pour vous inciter à « manger light » ? À votre place, on y réfléchirait à deux fois.

UN KILO DE PLUME…

On est tous d'accord : manger « léger », c'est mieux que manger « lourd ». Mais curieusement, les aliments dits « allégés » n'entrent pas forcément dans la première catégorie. En outre, les Américains, grands dévoreurs de produits « light », sont bien placés pour montrer qu'en matière de perte de poids, ils sont totalement inutiles. Et chez nous, leurs ventes progressent aussi vite que le nombre des personnes en surpoids. Il ne s'agit pas de les accuser de nous faire grossir, mais de cesser de les considérer comme des aliments miraculeux qui « font maigrir ». Si c'était le cas, ça se saurait ! Comment est-ce possible ? Plusieurs études ont montré qu'on avait tendance à se servir plus copieusement d'aliments allégés. Or, mieux vaut manger des portions « normales » d'aliments « normaux » que des aliments allégés. La raison est simple, bien qu'elle paraisse à peine croyable : un produit allégé peut l'être en sucre mais pas en graisses (et inversement), et son total calorique n'est pas forcément plus intéressant que celui d'un aliment classique dont on se serait servi en quantité un tout petit plus réduite. En outre, qui dit « allégé » dit souvent « un peu frustrant ». Insatisfaites, les papilles risquent fort d'avoir envie de se venger sur « quelque chose de bon », c'est-à-dire, gras ou sucré. Qui dit « allégé » sous-entend aussi « donc je peux en reprendre ». Bilan ? On vient de torpiller le quota de calories d'une portion d'aliment normal, pas allégé mais savoureux. Autrement dit, mieux vaut deux carrés de chocolat noir « normal » que deux de light qui risquent de se transformer en trois ou quatre. Etc.

QU'EST-CE QU'UN PRODUIT ALLÉGÉ ?

C'est un produit théoriquement allégé en « quelque chose » par rapport à sa version « classique ». Plusieurs catégories d'allégés existent :

- **Produits de base allégés en matière grasse** (lait, laitage, beurre, fromage).
- **Produits sucrés,** dans lesquels le sucre est remplacé par un édulcorant (confiture, bonbon, chewing-gum, compote).
- **Produits transformés** (charcuterie, chips, biscuit).
- **Plats cuisinés.**
- **Boissons sans alcool.**

Pour essayer de se repérer parmi l'offre luxuriante de tous ces produits, il est déjà nécessaire de maîtriser le jargon.

LÉGER, ALLÉGÉ OU LIGHT ?

C'est juste une question de législation. Les étiquettes affichant les mots « **léger** » ou « **light** » ne correspondent à rien de réel, ce ne sont que des arguments commerciaux. Souvenez-vous de la célèbre publicité où le professeur Tournesol, qui vantait les mérites d'une huile « légère, légère » (pourtant en tout point grasse et calorique comme les autres) s'envolait sur l'écran sous nos yeux médusés. Les produits affirmant être « légers » ou « light » sont parfois moins sucrés ou moins gras que leur équivalent classique, mais c'est selon la bonne volonté du fabricant. Certains rusent, il faut savoir déjouer les pièges : un dessert lacté à « seulement 5 % de matières grasses » est à reposer d'urgence : le lait entier, déjà bien gras, n'en renferme que 3,5 % ! Donc dans votre « dessert », vous avez aussi de la crème. Méfiance.

En revanche, un produit dit « **allégé** » doit répondre à certains critères, et mentionner le pourcentage d'allégement (par rapport à son équivalent classique) sur l'étiquette. Encore faut-il qu'il existe un élément de comparaison, ce qui n'est pas toujours le cas. Certains plats réellement légers (moins de 300 calories) ne peuvent se prétendre « allégés » car ils n'ont pas de comparatifs ! Tandis qu'un chocolat « allégé » grimpe à 500 calories. Les premiers méritent d'être mangés, pas le second ! Re-méfiance.

TECHNIQUES CRITIQUES D'ALLÉGEMENT LES PRODUITS

Nous entrons dans le vif du débat, car c'est là toute la question. Les techniques d'allégement dépendent du produit. Dans le beurre et les margarines, on ajoute de l'eau ; dans les saucisses on augmente le pourcentage de viande par rapport à celui de graisse ; dans les charcuteries on remplace une partie du gras par des amidons, des fibres ou des protéines végétales ; dans les glaces et les mousses (salées ou sucrées), on ajoute… de l'air – c'est la technique du foisonnement. Dans ce dernier cas, cela coûte cher la molécule d'air, ou dans celui du beurre allégé, vous payez l'eau ajoutée le prix fort… Comptez aussi sur nos « amis » les additifs : selon les cas, nous avons de la poudre chimique qui donne l'impression du gras (vecteur de goût), une autre pour éviter que la glace ne fonde trop vite, une autre encore pour qu'elle se « tienne », du faux sucre (parfois indigeste)… Miam-miam !

Pensez aussi que ce qui fait l'onctuosité et le plaisir gustatif de certains produits, c'est justement leur teneur en graisses et en sucre. Quid de la mousse au chocolat, dont la version « allégée » est désespérément fade ? Ne vaut-il pas mieux en manger plus rarement mais une très bonne ? D'autant que la version allégée ne l'est que de 17 calories par pot (par rapport à la version classique), ce qui est négligeable. Et si la culpabilité vous tenaille, braquez à 360° : franchement, mieux vaut un bon fruit juteux et savoureux qu'une pauvre mousse fade qui ne procure aucun plaisir. Et que dire du camembert ? Allégé, le voilà bourré de sel : près de 900 mg/100 g pour un camembert à 20 % de MG contre 802 mg/100 g pour un camembert 45 % et 582 mg/100 g pour un camembert à 60 %. Il faut bien trouver quelque chose pour donner du goût, et puisque ce n'est plus le gras, ce sera donc le sel !

C'EST BON POUR QUOI ?

Surtout pour le chiffre d'affaires des industriels et des distributeurs. Car l'allégé coûte cher. En valeur absolue, d'abord : un camembert allégé coûte 20 % plus cher que son homologue traditionnel. En valeur relative ensuite. Lorsque les plats « allégés » le sont surtout en protéines – deux ou trois bouts de viande se battent en duel au milieu de quelques légumes tristes et d'additifs –, ou que la sauce salade allongée d'eau contient 25 à 50 % d'huile, contre 75 % pour une sauce classique, on paie un prix exorbitant pour de l'eau, ou des additifs pas forcément bénéfiques pour la santé.

En ce qui concerne le consommateur, le bilan est nettement moins positif, étant donné que les « light » allègent surtout notre porte-monnaie et les saveurs, et pas du tout notre silhouette. Certaines études concluent même que ces produits, avec leur bonne bouille déculpabilisante (« c'est allégé, donc je peux en manger deux fois plus » ou « mon yaourt était à 0 % donc à moi l'éclair au café »), aboutissent carrément à l'effet inverse. Et en plus il a été montré à maintes reprises que le corps avait tendance à crier famine très rapidement après de tels repas. Ceci dit, soyons honnêtes : certains allégés sont de très bonne facture, et on note un réel progrès, surtout dans la catégorie « plats préparés ». C'est déjà ça. Mais dans l'ensemble, disons qu'ils sont simplement inutiles et peu flatteurs pour le palais. N'espérez pas tutoyer les sommets gustatifs ni tomber en pâmoison, la narine ivre de bonheur au-dessus d'un fumet subtil : le light, ce n'est pas son rayon. Cher, neutre pour la ligne (dans le meilleur des cas), guère excitant... Alors que reste-t-il au produit allégé ? On ne voit pas. Si, l'humour peut-être : pensez à l'eau minérale estampillée « 0 % ». Il fallait l'oser. Ils l'ont fait.

Les conseils IS

- Si vous préférez la crème allégée parce que vous la trouvez moins écœurante, allez-y. Sinon, oubliez. Laissez-vous guider par votre palais et vos sensations.

- Soyez particulièrement attentif au type d'allégement. On peut être « allégé en sucre » sans être « allégé en calories ». Souvenez-vous que partout, il existe des cancres, et que ce constat est aussi vrai pour les allégés ! Certains d'entre eux sont parfois plus caloriques que leur version « classique », simplement parce qu'ils sont « allégés » en sucre mais enrichis en graisses, sans que ce détail soit très apparent sur l'étiquette... Exemples : certains chocolats et biscuits. Par ailleurs, les chips ou les rillettes allégées restent très caloriques, même si elles sont dites « allégées » ! Alors ouvrez l'œil. Un gourmand vigilant en vaut deux.

	Chocolat noir	Chocolat noir allégé
Calories (kcal / 100 g)	525	544
Glucides (%)	65	36
Lipides (%)	27	40
Protides (%)	5,6	10

- Certains produits allégés n'ont nullement besoin de l'être, comme les soupes. Pourtant, le marketing, jamais à court d'imagination, n'hésite pas à vanter ses délicieux sticks ou briques de « soupe allégée ». On rêve ! Si vous les préparez vous-même, elles seront incomparablement plus saines et « allégées » que les autres. Nous parlons bien de soupes et non de potages « enrichis à la crème fraîche » !

- Les produits dits « sans sucre » sont en fait « sans saccharose » (sucre blanc, de table). Mais ils contiennent d'autres types de sucres, comme les polyols, qui apportent aussi des calories.

- La sauce salade allégée contient 25 à 50 % d'huile, contre 75 % pour une sauce classique ; pas inintéressant, mais vous pouvez la confectionner vous-même en allongeant une vinaigrette normale avec de l'eau. Grosses économies en vue !

Allégés : faites-les vous-mêmes !

Rien de plus simple et de meilleur que de préparer soi-même ses sauces allégées.

Sauces pour crudités : dans un bol, mélangez du yaourt à 0 % (ou fromage blanc à 0 % battu) avec un peu de sel, de poivre et une généreuse quantité d'herbes fraîches (estragon, aneth, persil…).

Vinaigrette : dans un bol, mélangez un peu de sel, de poivre, de moutarde, ajoutez selon vos goûts des herbes, oignons ou échalotes émincés + ½ c. à s. d'huile d'olive + ½ c. à s. d'huile de colza + 1 c. à s. de vinaigre + 2 c. à s. d'eau.

Florence, 29 ans, gestionnaire de personnel

« Il y a quelque temps, j'ai voulu perdre quelques kilos en trop et j'ai suivi le célèbre régime à points. Quand j'en ai lu les principes, j'ai vu que certains aliments étaient en quantité limitée, grâce au système de points, et que d'autres étaient à consommer "à satiété". Et là, je me suis aperçue que je ne savais plus ce qu'était la satiété, en réalité. Je n'arrive pas à voir si j'ai encore faim ou si la portion que j'ai prise me suffit. »

Sandra, 31 ans, kiné

« Pendant des années, j'ai surveillé ma ligne au microscope. J'étais en permanente restriction. Pas de sauces, pas de vinaigrettes, pas de viandes grasses, de beurre, à peine d'huile, pas de confiture, rien de fun et de bon. Bizarrement, j'étais quand même un peu replète. Parce qu'au lieu de manger un bon yaourt au lait entier avec de la confiture, et me faire plaisir et arrêter là, je mangeais un bol de compote sucrée aux sucrettes et un yaourt à 0 %. Mais j'avais encore envie d'un "petit truc bon". Alors je me resservais, encore et encore. Et je finissais par craquer, un jour ou l'autre, sur une demi-tablette de chocolat. Le jour où j'ai compris ça, j'ai arrêté tout de suite et je m'en porte beaucoup mieux ! »

Jessica, 35 ans, femme au foyer

« Les faux sucres me donnent faim. Si je bois un café ou un thé nature, ou avec du vrai sucre, tout va bien. Si je mets du faux sucre dedans, j'ai la drôle d'impression de n'avoir pas assez mangé, quel que soit le repas consommé avant. C'est pareil avec les bonbons sans sucre, les boissons light… Si je bois de l'eau « normale », du jus de fruits ou même du soda classique, tout va bien. Mais si j'avale une boisson aux édulcorants, je vais mettre plusieurs heures avant de retrouver mes repères normaux de rassasiement. Ces sensations de faim ne sont pas exactement les mêmes que lorsque j'ai vraiment faim,

avant les repas, par exemple. C'est plutôt de l'ordre du parasitage, avec l'impression que ce drôle de creux à l'estomac ne cédera qu'en avalant quelque chose de consistant et de salé (les noix de cajou étant l'exemple type, mais ça peut aller du fromage à la viande en passant par des chips). Et ça m'arrive aussi quand je ne sais pas qu'il y a des édulcorants, donc ce n'est pas du tout psy ! Alors peut-être qu'une canette de soda light apporte moins qu'une autre de soda classique, mais si je dois me taper 300 g de noix de cajou pour me sentir bien, franchement... »

APÉRITIF

L'apéritif (« qui ouvre l'appétit ») ne date pas d'hier. Une tradition ancrée dans notre culture depuis, sans doute, avant les Romains, qui déjà se donnaient des grandes claques dans le dos en choquant leurs chopes de vin au miel. Puis le Moyen Âge est passé par là. À l'époque, ce moment convivial précédant le repas était considéré comme un prologue préventif voire médical : on prenait une « boisson apéritive » (généralement un vin cuit aromatisé aux herbes) pour réveiller l'estomac et le préparer à l'effort à fournir lors du repas à venir. En gros, il s'agissait de prévenir ou de corriger les troubles digestifs. Une fonction qui perdura pendant fort longtemps puisqu'on peut lire dans le *Larousse ménager* (1926) : ***« Un bol de bouillon dégraissé pris une demi-heure avant le repas est un excellent apéritif. Il excite les sécrétions salivaires et stomacales et favorise la production de pepsine dans le suc gastrique. »***

Ce n'est que bien plus tard, après la Seconde Guerre mondiale, que l'apéritif se transforma en tournées générales dans toutes les couches de la population. C'est certainement le « repas » qui met tout le monde d'accord ! Comme le décrit l'écrivain Paul Morand : ***« L'apéritif, c'est la prière du soir des Français. »*** D'ailleurs, « l'apéritif à la française » est devenu une véritable « marque de fabrique » presque aussi symbolique que la baguette de pain et le camembert : il s'exporte bien, comme le prouve cette journée annuelle de « l'apéritif à la française » qui se déroule chaque année en juin, dans le monde entier ! En tout cas, depuis le Moyen Âge, les temps ont changé : les boissons alcoolisées ou autres sodas en tous genres auraient plutôt tendance à brûler l'estomac, et les accompagnements solides à couper l'appétit. Sans parler des calories qui grimpent, qui grimpent... et de l'IS qui ne suit pas forcément, loin de là. Heureusement, avec les verrines légères, les crudités, le fromage frais ultra-light et protéiné à picorer, nous revenons à des plaisirs de table beaucoup plus raffinés et surtout, sans danger !

LES PIÈGES CLASSIQUES...

Aïe !

GRIGNOTAGE APÉRO	CALORIES	INDICE DE SATIÉTÉ
Amandes salées (poignée 20 g)	115	80,2
Apéricube La Vache qui rit (1 cube)	16	11,6
Bretzel (1 de 15 g)	80	86,9
Cacahuète (1)	10	6,9
Chips (100 g)	566	472,3
Fruits secs (mélange exotique)	361	434,8
Mousse de poisson (petite tranche 45 g)	83	72,3
Noix de cajou (poignée 30 g)	160	120,9
Œufs de lump (1 c. à c.)	23	25,2
Olive noire (1 unité)	15	7,5
Olive verte (1 unité)	6	3,5
Pistache (1 unité)	9	6,4
Rillettes d'oie (portion 50 g)	232	127,1
Rillettes de saumon (portion 40 g)	98	66,1
Saucisses (mini, 3 unités)	62	38,7
Saucisson (2 tranches = 20 g)	63	41,4

Les conseils IS

Voici quelques idées d'apéritifs « IS et calories compatibles ».

- **Carottes en dés,** bâtonnets de concombre et tomates-cerise… à présenter joliment, pourquoi pas dans une verrine, avec quelques fines herbes en guise de chapeau et une petite sauce légère qui va bien ?

- **Des tartines de fromage frais** aux herbes.

- **Des petites verrines** de soupe, chaude ou froide.

- **La charcuterie allégée,** artisanale. Elle a fait de très grand progrès : c'est vraiment bon, et vraiment plus léger.

À chaque âge son apéritif !

LSA (les actualités de la distribution et de la grande distribution) adore créer des typologies de consommateurs, dans le but de mieux cibler les produits à proposer. Vous reconnaissez-vous dans ces mini-portraits ?

- ***Les étudiants et célibataires :*** pour eux, l'apéritif est dînatoire : c'est plus simple, tout est sur la table, pas besoin de lâcher ses amis pour aller en cuisine. Verrines, pain-surprise, canapés, tomates-cerise, chips, cubes de fromage, grains de raisin… servez-vous !
- ***Les 25-35 ans :*** modernes, ils veulent montrer qu'ils sont « tendance » avec les nouveautés apéro, notamment les verrines et les cuillères, mais aussi les boissons énergisantes, la « toute nouvelle bière » parce-que-tout-le-monde-n'est-pas-au-régime-quand-même, les crudités « pour l'équilibre alimentaire ».
- ***Les seniors :*** ils préfèrent les apéritifs classiques. Mais pour éviter le petit ventre qui guette, garder la ligne, limiter les apports en sel (les grignotages apéro en sont souvent bourrés, et qu'a-t-il dit le médecin, déjà, à propos du sel ?), quelques aménagements culinaires et diététiques sont parfois nécessaires…

Goran, ingénieur, 31 ans

« Pour moi, l'apéritif est le signal de fin de journée. C'est très important, je m'en offre un tous les jours. Mais attention ! Pas l'apéro whisky-rillettes ! Moi c'est plutôt Perrier rondelle, quelques crudités, parfois un ou deux petits canapés, mais je fais bien attention parce que ça chiffre vite. »

Bénédicte, 33 ans, agent de sécurité

« Apéritif = week-end. C'est le moment où je prends mon temps, je traîne, je papote… et hélas je bois, je boulotte, pas toujours du diététiquement correct, je le sais bien. Je me demande si ces séances apéro peuvent plomber mon régime, parce que je fais attention à ce que je mange toute la semaine, et je ne perds pas de poids. Mais comme le week-end je décroche du régime, c'est peut-être là le problème. Je me console en me disant qu'au moins, j'ai trouvé un équilibre et je ne grossis pas. C'est déjà ça… »

Nadine, 37 ans, consultante en ressources humaines

« L'apéritif, je n'ai jamais compris ce que c'était. Manger avant de manger ? Est-ce qu'on dort avant de dormir ? Est-ce qu'on lit avant de lire ? Si c'est pour boire un verre, d'accord. En emportant son verre à table. Si c'est pour rester à squatter des heures à boire et manger, ça s'appelle un repas n'importe quoi. J'ai horreur de ça. Moi, je mange ou je ne mange pas. »

BISCUITS / GÂTEAUX

En 2004, un Singapourien a battu le record passablement stupide du mangeur de biscuits le plus rapide de la planète, en ingurgitant trois gâteaux secs en moins de 15 secondes – 14 secondes et 45 centièmes exactement. Il a ainsi ravi cette place envieuse à un Britannique. Biscuits et gâteaux secs sont des aliments plaisir par excellence. Pas question de s'en passer, même dans le cadre d'un régime minceur. Mais pas question non plus de tomber dans les multiples pièges de ce rayon extraordinairement créatif et diversifié des supermarchés. Et encore moins d'en dévorer trois en 15 secondes. Parce que, clairement, d'un point de vue calorique, mieux vaut manger la cerise que le gâteau qui se trouve au dessous...

Parmi les biscuits, on peut distinguer ceux particulièrement fournis en sucres simples (boudoirs, meringues, pain d'épice, petits gâteaux à la confiture), ceux plutôt riches en sucres complexes (Petit-Beurre) et ceux qui renferment beaucoup de graisses (gaufrettes fourrées, gâteaux chocolatés, brownies.) Les Français raffolent des Petit-Beurre, des sablés et des galettes bretonnes. Ce sont leurs préférés ! Et vous ?

Les conseils IS

Méfiez-vous principalement :

- **Des emballages individuels.** S'il y a quatre biscuits sous plastique, n'allez pas imaginer que c'est la « bonne portion » calibrée par un nutritionniste. Si vous n'avez faim que pour un, n'en mangez qu'un.

- **Des packs « 3 paquets pour le prix de 2 »,** c'est sûr, vous mangerez les trois alors que vous auriez sans aucun doute pu vous contenter de deux.

- **Des biscuits allégés** ou présentés comme tels, notamment par des marques habituelles sur le créneau du « light ». Les biscuits sont et restent des aliments essentiellement constitués de sucres (sucre, farine) et de graisses.

- **Des allégations santé,** type « enrichi en fibres » ou « source de magnésium ». Même si c'est le cas, vous trouvez forcément lesdites fibres et ledit magnésium dans des aliments plus basiques, moins caloriques et largement aussi rassasiants.

- **Des tentatives de séduction mal placées,** comme, par exemple, les biscuits à la confiture qui essaient de vous faire croire qu'ils sont riches en fruits donc bons pour la ligne. Ils mentent.

- **Du moment de consommation** : selon les statistiques, nous avalons 80 % de nos biscuits en guise de petit déjeuner ou de goûter. Pour le goûter, passe. Mais un petit déjeuner à base de biscuits, franchement…

- **De leur composition.** Les matières premières dites « nobles » (lait, beurre, blé pour la farine) coûtent désormais très cher, les industriels rivalisent donc d'ingéniosité pour remplacer ces denrées par des composants « bas de gamme », bien moins onéreux. C'est-à-dire de la poudre de lait, des margarines, de l'huile de palme ou des graisses hydrogénées et autres substituts. Vous, vous avez l'impression que c'est la même chose, d'autant que votre paquet de biscuits ne coûte pas plus cher qu'avant. Mais votre organisme, lui, fait parfaitement la différence.

Ah bon ?

Un paquet de biscuits de 250 g (classique) apporte en moyenne 1 000 calories, soit environ la moitié du total calorique que nous devrions consommer en une journée entière. C'est énorme ! Méfiez-vous : tous les biscuits sans aucune exception renferment beaucoup de calories sous un faible volume. Et qui dit faible volume dit qu'on a tendance à replonger la main dans le paquet.

BOISSONS

Vous le savez, ou vous faites semblant de l'ignorer, l'eau est la seule boisson indispensable et que l'on peut consommer à volonté. Suivie de près par les infusions (verveine, menthe…) et le thé nature (sans sucre ni sucrette ni lait), à boire tout de même avec discernement en raison de sa teneur naturelle en caféine. Il nous reste encore le café, dont la consommation reste à la libre appréciation des nerfs de chacun, mais dont il est toutefois déconseillé d'abuser, deux tasses par jour étant considérées comme le maximum recommandé. Et loin derrière, toutes les autres boissons, à absorber avec modération, voire avec très grande modération. Voire à oublier, en fait.

LES BOISSONS RAFRAÎCHISSANTES SANS ALCOOL

Les gens du marketing les appellent « BRSA », Boissons Rafraîchissantes Sans Alcool. Va pour BRSA. Dans cette catégorie, seuls les jus de fruits et légumes frais sont recommandables. Mais attention ! Ils apportent les mêmes calories que les fruits et les légumes dont ils sont constitués (y compris les smoothies), donc à ne pas engloutir inconsidérément. Dans une petite bouteille classiquement vendue, on trouve facilement 2 pommes, ½ orange, ½ banane, 1 fruit de la passion et d'autres amis du verger. Très bien sur un plan vitamines, irréprochable pour les fibres, mais songez simplement que vous consommez bien les fruits mentionnés. Autrement dit, ne boulottez pas, par exemple, en dessert, un gâteau au chocolat + un smoothie. Ni même 4 smoothies dans la journée ! Tous les autres jus (à base de jus concentrés) nous paraissent peu intéressants. Les nectars encore moins (jus + sucre). Et les autres boissons sucrées (eaux aromatisées, sodas avec ou sans sucre), pas du tout.

L'ALCOOL

À part « à consommer avec modération », que vous dire de plus ? Si vous faites un régime, abstenez-vous ou limitez-vous à un ou deux verres dans la semaine, de vin rouge si possible. Non qu'il ait un IS préférable, mais à ce jour, c'est la boisson alcoolisée qui semble recueillir le plus de faveurs de la part des spécialistes, sous réserve, encore une fois, de se limiter drastiquement. Et oubliez totalement ces cocktails épouvantablement caloriques où il est question de mélanges de liqueurs, de crème et autres ingrédients hautement énergétiques. Certains *mix* apportent quasiment la moitié du total calorique que vous êtes censé avaler dans la journée ! Par exemple le White Russian (liqueur de café, vodka, crème), qui renferme 21 g de gras et 102 g de sucre, soit 863 calories/verre, probablement le pire d'entre tous.

CÉRÉALES DE PETIT DÉJEUNER, BARRES DE CÉRÉALES

Terrain miné. Ne vous fiez pas à l'angélisme des paquets de céréales pour enfants débordant tous de bons sentiments (« enrichi en 8 vitamines », « source de fibres », « le plein d'énergie pour un petit déjeuner équilibré »...). En réalité, la plupart de ces produits sont déconseillés, pas tant en raison de leur composition nutritionnelle – bien que parfois elle laisse franchement à désirer – qu'à cause de leur process de fabrication. Ce dernier, à très haute température, dénature profondément la céréale et rend ses sucres « rapides » (on dit maintenant « à index et charge glycémiques élevés »). Notamment l'extrusion, une étape transformant l'amidon des céréales, à IG bas, en sucre à IG ultra-élevé (sucres « ultrarapides »), un tour de passe-passe hautement dommageable pour quiconque cherche à perdre du poids. Souvenez-vous que l'impact de la cuisson est très fort sur l'aliment, et que même un produit naturel et bon pour la santé, comme une céréale, peut devenir tout à fait médiocre et « trafiqué » s'il est malmené. C'est exactement le cas ici. Et encore on ne parle pas d'ajout de sucre, graisses et chocolat…

Les conseils IS

Si vous aimez les céréales du petit déjeuner :

- **Préférez les plus simples,** à l'IS idéal. Chance, ce sont aussi les moins chères et les meilleures pour la santé ! Nous pensons aux flocons d'avoine, bien sûr. Rien à voir avec une ration alimentaire pour chevaux, comme l'affirment parfois les mauvaises langues. Si vous ajoutez un peu de fructose et pas mal de cannelle, c'est un vrai délice onctueux et doux qui vous attend au saut du lit.

- **Les müeslis,** de préférence bio et constitués de flocons divers (avoine, blé…) + des fruits secs (raisins, noisettes…) sont plus chers, mais encore plus complets donc encore meilleurs sur le plan IS.

- **Limitez-vous** à une portion de 40 g/bol le matin.

Pour tous les autres produits :

- Parmi les céréales typiquement pour enfants, **celles en pétales** sont peut-être les moins pires, suivies par les soufflées… en tout cas d'un point de vue graisses ajoutées. Elles restent déconseillées, car leurs sucres sont à IG-CG hyperélevé, donc induisent immanquablement une grosse faim une ou deux heures plus tard.

- **Oubliez les céréales fourrées,** les produits « hyper » avec plein de couleurs, de goûts différents.

Pour les barres de céréales :

- Exactement les mêmes remarques que pour les grands paquets de céréales de petit déjeuner : **oubliez les marques ultrasucrées et très « markettées »** comme les produits arborant sur l'étiquette les héros préférés des enfants. S'ils apportent généralement moins de calories qu'une barre chocolatée, les répercussions sur le métabolisme et le poids ne sont guère plus réjouissantes.

- En revanche, certaines **barres parfaitement honorables** méritent tout à fait votre sac à main (ou le cartable de votre enfant) : elles sont très riches en céréales et en fruits (pommes, abricots, fruits des bois), peu sucrées et ne renferment pas de graisses saturées ou hydrogénées (lisez bien les étiquettes). Attention, certaines barres renferment autant de graisses que des gâteaux secs. Même si elles n'en ont pas l'air, sous leur aspect petit et individuel !

- Sans surprise : **les barres de céréales au chocolat** ne sont pas les plus « diététiques ». À éviter au quotidien.

CÉRÉALES À CUIRE (RIZ, PÂTES, QUINOA... = FÉCULENTS)

Non les céréales ne poussent pas dans les boîtes de corn-flakes ! Cérès, la déesse des moissons, leur a donné son nom. Depuis, elles nourrissent l'humanité puisqu'elles représentent la majeure partie des calories consommées à l'échelle planétaire. Les céréales sont des plantes cultivées non pas pour leurs feuilles ou leurs fruits, mais pour leurs graines. Qu'on les mange entières, en flocons ou qu'on les broie pour en faire de la farine, de la semoule, il faut toujours les cuire. Elles sont plus ou moins riches en protéines, graisses, sucres, plus ou moins caloriques. Mais toutes ont un point commun : elles complètent les acides aminés des légumes secs afin d'aboutir à des protéines parfaites pour les humains. Autrement dit lentilles + blé, ou haricots secs + maïs, ou pois chiches + pain = des protéines complètes, comme celles que l'on peut trouver dans les aliments d'origine animale (viande, poisson, œuf...). C'est entre autres pour cette raison qu'elles sont si appréciées.

Les céréales les plus courantes

Blé, froment (= blé tendre), riz, maïs, avoine, quinoa (ce n'est pas tout à fait une céréale), kamut, orge, millet, épeautre, seigle, sorgho. D'autres céréales sont nettement moins connues mais terriblement poétiques : alpiste des canaries, blé poulard, millet perle, teff…

FAITES LES BONS CHOIX !

1. **Les céréales (ou préparations à base de céréales) complètes** sont de loin les plus recommandables. Elles renferment incomparablement plus d'éléments nutritifs (vitamines, minéraux, fibres…) que leurs homologues raffinées.

2. **N'économisez pas vos mandibules.** Un peu comme pour les légumes secs, le système digestif peut parfois peiner avec les céréales complètes s'il n'y est pas habitué.

3. En nutrition, d'une manière générale, **l'association et le renouvellement** font presque toujours la force. Dans le doute, mélangez, variez, plutôt que de focaliser tout le temps sur les mêmes produits. Vous avez acheté de la semoule la semaine dernière, pourquoi ne pas essayer le quinoa aujourd'hui ? Et un mélange de riz dans 8 jours ?

4. **Préférez le bio.** Cela évite de mâchouiller consciencieusement des céréales aux pesticides.

5. **Privilégiez la cuisson pilaf lorsque c'est possible** – à la poêle dans juste ce qu'il faut d'huile d'olive et d'eau – plutôt qu'à l'eau. Les minéraux sont solubles dans cette dernière, et filent dans le siphon de l'évier lors de l'opération passoire. Dommage, non ?

6. **Les céréales et les fruits oléagineux** (amandes, noix…) se complètent aussi bien que les céréales + les légumineuses (lentilles, haricots secs…), d'un point de vue protéique. Pensez à glisser des noix (cajou, pécan, Grenoble…) dans vos plats de pâtes.

Julie, 28 ans, traductrice

« Moi, si je n'ai pas mes féculents, j'ai l'impression de ne pas manger. C'est simple. Et en plus j'en ai besoin en grande quantité. Ce n'est pas spécialement que j'aime ou quoi, c'est juste une nécessité. »

Salvador, 35 ans, musicien

« Depuis que j'ai découvert les pâtes complètes et le riz complet, les autres (blancs, raffinés) me paraissent fades et mous en bouche. Pourtant j'ai adoré ça avant, mais maintenant, je les préfère complets. Pas seulement pour une question de fibres ou de vitamines, même si j'ai commencé à tester pour ces raisons. C'est vraiment leur goût qui m'enchante. »

Anita, 26 ans, assistante vétérinaire

« Petite, j'ai dû me faire arracher plusieurs fois des dents définitives, ce qui demandait de grosses interventions chez le dentiste. Le temps de la cicatrisation, j'avais seulement droit à des aliments froids, et mous. Ma mère me faisait du riz basmati à la vinaigrette, c'était bon, frais... Depuis, j'adore ça, même si c'est associé à un souvenir un peu douloureux ! »

CHARCUTERIE

Pour vous, « charcuteries » rime avec « calories » ? Vaste famille de 400 aliments au sein de laquelle on trouve des membres bien joufflus (foie gras : 470 calories/100 g) comme des ascètes au profil IS irréprochable (jambon cuit : 120 calories/100 g). Impossible donc de résumer outrageusement et de mettre tous les petits cochons dans le même panier. Nous en consommons chaque année en moyenne 20 kg/personne et par an, dont 5 kg de jambon. Pas si énorme, mais peut mieux faire selon les catégories de produits...

Les conseils IS

Ne confondez pas jambon cuit et jambon cru. Le premier est moitié moins calorique que le second. Et nettement moins salé, aussi. Donc, vive le jambon cuit, dégraissé, découenné et allégé en sel. Dans ces conditions, une seule tranche de 40 g de jambon couvre 20 % de nos besoins en protéines !

- Repérez immédiatement les charcuteries « à risque » : rillettes, pâtés, mousses, salami = 30 à 40 g de matière grasse/100 g. Et préférez celles qui rivalisent avec les aliments les plus « light », comme les filets de bacon, jambon cuit et/ou de volaille = 2 à 4 g de matière grasse/100 g.

- Méfiez-vous des produits décidément trop salés, qui ne veulent rien de bon à votre cœur ni à votre rétention d'eau. Parmi les derniers de la classe, citons le jambon sec (6,6 g de sel/100 g), le saucisson sec (5 g) et l'andouillette (2,8 g).

- Non aux charcuteries bas de gamme, à coup sûr enrichies en additifs ou composés peu propices à la santé et à la ligne. Privilégiez les produits de bonne qualité, quitte à en manger moins et moins souvent – ce qui est exactement ce qu'il faut en période de régime. Et cherchez les bonnes marques traditionnelles de charcuteries allégées : il y en a, et leurs produits sont plutôt réussis. Une charcuterie de qualité a un coût. Descendre en gamme, c'est peut-être faire des économies, mais c'est surtout manger quelque chose de moins bon, à base de viande plus grasse et d'additifs discutables. Dans la jungle des labels, voici ceux qui font foi :

  - **Les appellations régies par le Code des Usages de la Charcuterie :** catégories ***supérieure*** (plus d'ingrédients nobles, moins d'additifs), ex. : jambon cuit supérieur, ***traditionnelle*** (aucun colorant et nombre strictement limité d'additifs), ***à l'ancienne*** (aucune matière première congelée) et ***authentique + mention géographique*** (doit être fabriqué dans le département ou les cantons limitrophes), ex : andouille de Vire.

  - **Les signes de qualité contrôlés par des organismes officiels :** le *Label Rouge* (meilleur que son équivalent courant), la ***certification de conformité*** (répond à quelques points stricts, mais pour le consommateur l'avantage n'est pas toujours flagrant), le ***logo AB*** (le bio !), la ***dénomination montagne*** (tout se passe sur les sommets).

À l'inverse, le « bas de gamme » ou le « compliqué » (« goût fumé », « saucisse ou jambon de volaille », « indienne », « 1er prix », « aux oméga 3 »...), entraînent sur la dangereuse pente des additifs peu appétissants : sucre sous diverses formes (glucose, dextrose, lactose, sirop de blé...), eau, plasma, diverses chairs reconstituées et aromatisées, nitrites et nitrates (soupçonnés d'être cancérigènes, surtout si grillés à la poêle : mieux vaut cuire vos saucisses à l'eau), salpêtre (poudre blanche autour du saucisson, pour le protéger de l'humidité), carmin de cochenille (risque d'allergie), érythrosine (peau rouge des saucissons), etc.

Myriam, 33 ans, institutrice

> *« Alors la charcuterie, ça fait grossir, mais on conseille aux gens qui veulent maigrir de manger du jambon ? Allez comprendre quelque chose à la diététique. Bon, j'exagère un peu, je sais bien que le jambon n'est pas gras alors que le saucisson, si. Mais c'est pour dire qu'il ne faut pas être trop dictateur dans ses interdictions et ses recommandations. Il n'y a pas de mal à manger de temps en temps du boudin aux pommes ou même des rillettes, personne n'en meurt. »*

Thierry, 54 ans, médecin

> *« Mon père était charcutier, autant dire que j'en ai mangé de la saucisse. J'adore encore. Mais il faut savoir comment c'est fait. Les produits de charcuterie, moi je les achète chez les petits commerçants, parce qu'en grande surface, c'est pas jojo. »*

CONFITURES ET PÂTES À TARTINER

Aucun doute : nous voici dans le « pur plaisir ». Pas interdit, mais à choisir et à consommer avec la plus grande attention !

La définition « légale » de la confiture est très précise, le taux de sucre notamment, est obligatoirement assez élevé dans les pots que l'on trouve en supermarché. Il faut compter 60 % de sucre (incluant sucre ajouté + sucre des fruits) pour éviter le moisissement. Avec le réfrigérateur, ce dernier ne menace cependant plus trop, même s'il faut rester attentif en ouvrant son pot. Donc, on peut acheter des confitures allégées à 40 % de sucre pour retrouver le goût du fruit… sans les calories. Mais attention, une confiture allégée de bonne qualité, SVP, c'est sans additifs. Mieux encore : rien ne vous empêche de préparer vous-même une confiture ultra-IS avec de l'agar-agar (voir notre recette p. 226) : hyperbonne, hyperrassasiante, c'est exactement ce qu'il vous faut.

Les pâtes à tartiner à la noisette ou au chocolat, c'est une autre histoire. En dehors de quelques marques, mieux vaut les laisser chez le marchand.

Les conseils IS

- **Non à la confiture classique à raison d'une cuillère à soupe par tartine.** Catastrophe en vue.

- **La confiture classique de qualité médiocre.** On vous met au défi de reconnaître le parfum, les yeux fermés.

- **La confiture allégée avec des additifs**, souvent un produit « trop » allégé qui nécessite des conservateurs. Celles du rayon frais sont en revanche souvent très honorables.

- **Les pâtes à tartiner classiques**, ultraméga caloriques, même si elles sont faites « avec du lait écrémé » ! S'il n'y avait que du lait écrémé…

Laurence, 38 ans, mère au foyer

« Depuis que j'ai découvert la recette de la confiture à l'agar-agar, je n'en achète plus. Résultat : des super-économies en euros et en calories. »

Marco, 19 ans, étudiant

« J'aime pas la confiture ni les machins sucrés à tartiner : je mange salé au petit déjeuner. À la rigueur dans les crêpes, mais tu vois j'y pense pas, je demande une beurre sucre. J'aime bien la crème de marron dans du fromage blanc, ou en mousse avec des blancs en neige mais c'est pas le sujet, si ? »

Maria, 27 ans, puéricultrice

« Je ne sais pas si je préfère la confiture ou l'idée de la confiture. J'aime les pots colorés, penser que ça a cuit longuement dans un chaudron, que ma grand-mère l'a préparée en pensant à moi, que c'est juste des bons fruits et du bon sucre… En revanche, je n'achèterai jamais de confiture en magasin, tous ces pots alignés comme des petits soldats, préparés en cuve de métal par tonnes, ça ne me dit rien. »

Georges, 17 ans, lycéen

« Au goûter, je tartine deux bananes de Nutella et je les mange en observant la marque marron de mes dents pleines de Nutella dans la chair de la banane. Je n'arrêterai jamais de ma vie. C'est épais, gros, ça calme, je ne veux surtout rien boire avec ça, le liquide ça gâche tout. Ce goûter, c'est toute ma vie. »

DESSERTS (Y COMPRIS GLACES)

Pour ne pas être privé de dessert, orientez vos choix afin de ne pas pulvériser en une seule bouchée tous les efforts IS consacrés jusque-là. À quoi bon consommer religieusement ses fruits et légumes, son poisson blanc vapeur aux fines herbes et son fromage frais à 0 % si c'est pour finir sur un désastreux brownie ? Alors voyons voir... D'abord, un dessert c'est quoi ? Une petite touche sucrée pour terminer un repas. On a dit une petite touche, pas un clavier de piano entier ! La liste est quasiment infinie, entre les beignets, meringues, crèmes, mousses, tartes, gâteaux, charlottes, clafoutis, crêpes, flans, glaces, boissons, tartes, soufflés, sorbets, tourtes, desserts au chocolat, aux fruits, au lait, aux fleurs même... L'inventaire est sans fin.

ON PEUT SURVIVRE SANS DESSERT !

On ne va pas se faire que des amis en rappelant cette évidence, mais tant pis. Le dessert n'est en rien obligatoire. On peut très bien survivre sans. Pour ceux qui en douteraient, sachez que les peuples les plus minces et en meilleure santé du monde (Crétois, Okinawans...) ne mangent quasiment jamais de dessert, sauf les jours de fête. En fait, au Japon, la patrie d'Okinawa, donc, le dessert est même assez mal vu, en gros réservé aux filles (vous voyez l'idée) et plutôt à 4 heures pour le goûter, quand vraiment on n'a rien d'autre à faire. D'ailleurs, vous avez déjà certainement remarqué que les restaurants japonais classiques ne proposent pas ou peu de desserts. D'autant que « le sucre appelant le sucre », il y a toutes les chances qu'en terminant votre repas sur cette note douce, votre appétit se réveille plus rapidement que si vous vous étiez arrêté au plat. Même si vous avez consommé davantage de calories ! Comme quoi, ces dernières ne font pas tout, loin de là.

2 DESSERTS / JOUR = 238 HEURES DE NATATION

Amusons-nous à faire un petit calcul. Disons que vous prenez le midi un yaourt aux fruits et le soir, une crème dessert au chocolat. Pas extraordinaire n'est-ce pas ? Nous aurions pu faire le même test avec une mousse au chocolat et une part de brownie... mais donc notre yaourt et notre crème nous apportent respectivement 100 et 135 calories. Soit 85 775 calories dans l'année. Quatre-vingt-cinq mille sept cent soixante-quinze calories, c'est bien ça, le compte est bon. Voilà. Rappel : 1 heure de natation élimine 360 calories, il faudra donc nager 238 heures dans la même année pour ne pas grossir rien qu'avec les desserts, assez sages vous en conviendrez. Il ne reste plus qu'à acheter une carte d'abonnement à la piscine !

Si vous avez l'habitude de consommer	... essayez plutôt...
Des profiteroles	Un café gourmand
Des crèmes pâtissières au chocolat	Une crème au chocolat à l'agar-agar
Des pâtisseries à la crème	Des tartes aux fruits
Des flans pâtissiers	Les mêmes sans pâte
Des esquimaux	Des sorbets

Les conseils IS

- Si la note sucrée de fin de repas est vitale pour vous, deux possibilités : un fruit frais **ou** un café gourmand, c'est-à-dire un café sans sucre avec une bricole à avaler, par exemple un carré de chocolat ou une (seule !) amande recouverte de chocolat noir. On précise parce que dans certains restaurants, c'est plutôt café « ultra-gourmand » qu'ils devraient préciser sur la carte.

- Il y a des desserts qu'il faut définitivement considérer comme inamicaux. Tout ce qui est crémaillerie (les gâteaux ultra-crémeux en tous genres), mais les « tout sucre » type meringues ne valent guère mieux, finalement. Le meilleur choix en boulangerie/pâtisserie sera une tarte aux fruits toute simple. Et en plus c'est délicieux !

- Introduisez l'agar-agar, merveilleux gélifiant alimentaire d'origine marine, dans tous vos desserts type gelées, mousses ou flans : en remplaçant une bonne partie (pour ne pas dire la totalité) de la farine, du beurre ou autre ingrédient « à problème », il abaisse drastiquement le total calorique et la charge glycémique, et transforment un épouvantail (flan) en une adorable touche sucrée irréprochable (flan à l'agar-agar).

- Amateurs de glaces ? Optez systématiquement pour un sorbet tout simple (pas de coulis ou autre topping).

Claire, 24 ans, étudiante

« Quand je mange de la confiture, des pâtisseries très sucrées, par exemple celles avec un glaçage au caramel ou une tarte à la pâte sablée, ou encore un gâteau au chocolat

très sucré, j'ai l'impression d'être oppressée, d'étouffer, que mon cœur bat plus vite. J'ai besoin de me lever, d'aller marcher, c'est assez désagréable. »

Marine, 36 ans, architecte

« J'ai adoré le Nutella pendant toute mon enfance et mon adolescence, mais maintenant je trouve ça trop sucrailleux, trop écœurant. Les goûts changent. Je préfère quelque chose de plus léger ou surtout de plus « franc » en goût, comme une pâte à tartiner au chocolat noir. »

Carole, 26 ans, décoratrice d'intérieur

« La glace, c'est quasiment mon dessert de tous les jours, voire de tous les repas quand je mange chez moi. J'adore ça, c'est frais, mais en même temps onctueux et surtout, ça dure longtemps ! J'attends qu'elle fonde un peu, je récupère juste ce qui a fondu avec ma cuillère et je fais tout le tour de la boule comme ça, jusqu'à épuisement du stock ! En revanche, je n'aime pas les sorbets, trop « secs » mais j'adore les crèmes glacées bien crémeuses, de préférence avec inclusions de coulis, de chocolat, de biscuits, enfin il faut qu'il y ait de quoi faire dedans ! »

FAST-FOOD

Quand on dit « fast-food », certains entendent encore Mac Do. Certes, Ronald reste le porte-étendard symbolique de la chose, mais les lieux de fast-food sont en réalité beaucoup, beaucoup, beaucoup plus nombreux ! Même le bar à soupes, à sushis ou la boulangerie du coin, proposant des quiches réchauffées au micro-ondes ou un simple menu « sandwich-boisson » font du « fast-food ». Le *manger vite* n'est pas réservé à l'Oncle Sam. Aujourd'hui, tout le monde mange vite, de plus en plus vite, et demain, cette tendance sera encore plus marquée. C'est surtout vrai pour le déjeuner, expédié en moyenne en 30 minutes (c'est une moyenne ! Bon nombre d'entre nous consacrent à peine quelques minutes pour avaler tout rond un pain polaire aux crevettes) car le soir, nous prenons généralement davantage de temps.

Donc, disions-nous, le fast-food est devenu la norme, une véritable façon de manger. Quant au contenu, il n'a plus rien à voir avec de supposées choses infâmes et grasses que l'on picore avec des doigts douteux dans des lieux de perdition américains. Aujourd'hui, tout le monde mange « fast-food » à sa façon. Les magasins de musique, de livres, de vêtements, de téléphonie portable ouvrent un espace restauration, on achète sa barquette de sushis au Daily Monop du coin pour s'en délecter au parc du coin de la rue, les cinémas nourrissent leurs clients autrement qu'avec du pop-corn, des chaînes s'octroient des bouts de trottoir où l'on boit vite fait un grand café accompagné d'un beignet, Et là, clairement, il y a les bonnes et… les plus discutables !

Les conseils IS

Quelle que soit l'enseigne où vous achetez votre snacking, méfiez-vous principalement :

- Des portions « moyennes » ou « grandes ». S'il n'y a qu'un Mac Do, Quick et autre KFC à 13 kilomètres à la ronde autour de votre lieu de travail (êtes-vous réellement de bonne foi ?) et que vous êtes vraiment obligé d'y manger de temps à autre, optez systématiquement pour le « petit » : « petit hamburger », « petites potatoes ». De la salade pour compléter. De l'eau à boire. Et en dessert, des fruits à croquer.

- Des portions trop petites, pas géniales non plus car vous aurez faim dans 1 heure. Et Dieu seul sait ce que vous vous mettrez sous la dent alors. Nous pensons à ces sublimes sandwichs de quelques grandes pâtisseries renommées (vendus au prix du caviar) ou à ceux, tout aussi onéreux (mais nettement moins palpitants pour les papilles) délivrés au wagon bar de la SNCF. Tous ceux qui en ont déjà consommé voient très bien de quoi nous parlons.

- Du final qui aggrave tout. En général, sautez le dessert ou optez pour un fruit frais, ou encore pour un laitage 0 %.

- Des fritures. Chez Mac Do comme au Japonais ou au Chinois, même combat !

- Des emballages hypercolorés et très attirants, cachant presque à tous les coups des mines de graisses.

- Ce n'est pas parce que les sushis sont équilibrés que vous pouvez en manger 60 au déjeuner. Sachez raison garder. Même chose pour les sandwiches délicieux de certaines enseignes : même s'ils sont au pain complet et plein de fibres, ils n'en sont pas moins caloriques !

Retrouvez les meilleurs choix IS dans le chapitre « à l'extérieur » p. 160.

Ah bon ?

Près de 60 % des Français déjeunent hors de leur domicile et un tiers d'entre eux ne s'assoient pas à table pour manger.

Romuald, 39 ans, agent de commerce

« J'y allais quand j'étais môme, maintenant franchement le fast-food, c'est un peu la misère. Pas très bon, tu manges face à ton plateau plein d'emballages, on dirait une poubelle. Bon, ce n'est pas le top, quoi. »

Nadine, 20 ans, postière

« Je n'ai pas trop le choix, j'y vais parce que c'est pas trop mauvais et pas trop cher. Mais je me rends bien compte que je commande tout le temps la même chose et que c'est pas le rêve… Il faudrait que je m'organise autrement mais je n'y pense pas, j'ai la flemme, bref je me retrouve là. Voilà. »

Vigo, 36 ans, artisan

« On sait bien que le fast-food, c'est pas bon pour la santé. Enfin il paraît : moi j'y mange au moins trois fois par semaine, j'ai jamais été malade ! Et puis il y a du pain, des protéines, du jus d'orange, il y a pire quand même non ? En tout cas, j'aime bien, c'est sympa, ça va super vite, quand tu as faim tu manges tout de suite, c'est moins cher qu'en boulangerie et ça remplit plus. Pas idéal mais pas mal. »

FROMAGE

« Peut-on faire du fromage avec du lait de femme ? » interrogeait un lecteur dans le n° 210 de *Sciences et Vie Junior*. La réponse est non. Ce qui n'empêche pas une fausse fromagerie de proposer du faux fromage à base de lait humain, le Petit Singly. Au-delà de l'anecdote, il y a fort à parier qu'aucun autre pays au monde que la France ne s'amuserait de ce genre d'humour. Mais au pays des fromages qui puent, c'est bien connu, le sujet est d'importance. C'est souligner notre fort attachement culturel à cet aliment, véritable particularité gastronomique chez nous. Bien sûr, il y a du fromage ailleurs. Mais nulle part il n'est aussi intégré dans le quotidien culinaire que dans l'Hexagone. Et cela fait bien longtemps que ça dure, puisque Brillat Savarin, le célèbre gastronome des années 1800, auteur de ***Physiologie du goût***, assénait déjà : « Un repas sans fromage est une belle à qui il manque un œil. » Alors qui croire, de Brillat Savarin en 1800 ou des nutritionnistes d'aujourd'hui qui nous disent pis que pendre de ce délicieux aliment assez grassouillet, il faut bien le dire… De l'expression « entre la poire et le fromage », faut-il garder plutôt la poire ou le fromage ? Tout dépend…

Les conseils IS

- Préférez le déguster au petit déjeuner. Le fromage « passe » mieux le matin, c'est une histoire hormonale. C'est d'ailleurs à ce moment qu'il est consommé par les Crétois et les peuples qui mangent « salé » le matin. Mais pas par tonnes !

- Pour tous les fromages autres que « 0 % », limitez drastiquement la taille des parts. Si vous avez du mal à vous restreindre, abstenez-vous carrément.

- Si vous êtes « au régime », oubliez complètement le « repas fromage » type raclette, fondue ou plateau de fromage « no limits ». Ce sera pour plus tard.

- Privilégiez les fromages de chèvre ou de brebis, et les moins secs possible. Plus un fromage est sec, plus il est salé et gras, ce qui n'arrange guère nos affaires.

Alexis, 30 ans, surveillant de baignade

> *« J'ai HORREUR du fromage. Il faudrait vraiment qu'il n'y ait rien d'autre à manger pour que je puisse avaler ce truc mou qui sent fort. Ou alors quand il n'a pas trop de goût, ça va encore, comme les fromages fondus. Mais j'ai tout le temps l'impression que c'est du lait qui a tourné et épaissi. Je sais, bizarre. Je vais aller me faire psychanalyser. »*

Benoît, 34 ans, gérant de magasin

> *« J'ADORE le fromage. C'est mon problème : je dois perdre du poids, mais je ne peux pas m'en passer, à aucun repas. Si je sors de table sans avoir mangé ne serait-ce qu'une bouchée de camembert ou quelques cubes de mimolette, j'ai l'impression qu'il me manque quelque chose. »*

FRUITS ET LÉGUMES

C'est la base, le b.a.-ba, le non-négociable. Inutile d'attendre quoi que ce soit de positif de votre assiette si vous n'avez pas intégré cette notion : les fruits et légumes, c'est la ligne, la santé, la beauté. Sans eux, point de salut, tôt ou tard, vous paierez leur absence au prix fort. Leurs multiples propriétés bénéfiques leur permettent de prétendre au prix Nobel de la nutrition. Ils apportent en effet des cageots de fibres, de vitamines, de minéraux, et de bien d'autres micronutriments moins connus mais extrêmement protecteurs. Et tout cela fait fonctionner « la machine », nous offrant vitalité, bonne santé, belle peau, mais aussi protection contre les maladies les plus courantes (constipation) comme les plus graves (certains cancers, les maladies cardiaques, le diabète…)

5 sur 5

Quand on dit 5 fruits et légumes, ça veut dire 5 portions. Contrairement aux idées reçues, atteindre et même dépasser cet objectif est des plus simples puisque : 1 banane = 1 portion, 1 pomme = 1 portion, 1 tomate = 1 portion, 1 verre de jus de pamplemousse = 1 portion, 1 smoothie = 1 à 3 portions (selon composition), 2 c. à s. de fruits secs = 1 portion, 3 c. à s. de légumes cuits = 1 portion, 1 petit bol de salade = 1 portion, 1 petit bol de potage = 1 portion, 3 c. à s. de légumes secs (lentilles…) = 1 portion, 3 c. à s. de compote (sans sucre ajouté) = 1 portion.

NE VOUS COMPLIQUEZ PAS LA VIE !

Légumes surgelés en galets, jeunes pousses de salade en sachet, poêlées nature de légumes, légumes précuits à la vapeur à réchauffer, pourquoi pas ? Cependant, se faciliter la vie culinaire ne passe pas par l'achat systématique de conserves, de produits de quatrième gamme ni de surgelés. De même, préparer d'avance une salade ou une julienne de légumes, découper ou presser des fruits et les placer au réfrigérateur pour la semaine est une fausse bonne idée. Certes cela facilite la consommation, mais les vitamines s'évaporent comme dans un mauvais tour de magie. Gagner du temps à tout prix n'est pas forcément un bon calcul au final !

Trop salées, trop sucrées…

C'est sûr : les boîtes ont fait de net progrès ces dernières années, et la teneur en vitamines est bien mieux respectée qu'avant. Mais il n'y a pas que les vitamines dans la vie. On déplore presque toujours un taux de sel trop élevé, et la saveur des cœurs d'artichauts n'est en rien comparable à celle des frais, sans même parler de la texture. Donc, nous ne conseillons pas les conserves, sauf ponctuellement pour agrémenter une salade ou un plat (petite boîte de maïs ou de champignons) ou pour les repas de survie (furieuse envie de steak haché-petits pois). Autre mauvaise idée : croire que les fruits en conserve peuvent remplacer les frais. Alors là c'est évidemment non. On préfère ne pas vous raconter comment les fruits sont traités avant d'être mis en boîte (vous n'imaginez tout de même pas que des centaines de personnes épluchent les pommes une à une ou ôtent les pépins des poires avec amour), mais on attire votre attention sur la teneur en sucre de ces produits.

Surgelé : le froid comme conservateur

Le cas des surgelés est bien différent. Les végétaux sont nettoyés, coupés et surgelés sur le lieu de récolte, ce qui leur permet de parvenir jusqu'à nous encore tout gonflés de nutriments protecteurs, et sans conservateur, ajout de sel ou autre artifice. Grâce à ce procédé, nous pouvons manger à peu près de tout, toute l'année, et il est toujours possible de rajouter une touche « soleil » ou « exotique » à une salade de fruits frais d'hiver. Mais bien sûr, là encore, un haricot vert congelé ne sera jamais aussi croquant qu'un frais, c'est comme ça. Donc oui aux surgelés pour les légumes et les fruits hors saison ou qui sont laborieux à préparer (haricots verts, épinards, coulis de fruits rouges, purée de céleri…) après une journée bien remplie, pour vous faciliter la vie. Étant entendu que le bien frais cueilli sur l'étal de votre maraîcher, c'est encore mieux !

Un livre et des framboises !

Un sondage effectué par l'Eurobaromètre de la Commission européenne montre que les fruits et légumes sont perçus comme des produits très sécurisants, tandis qu'une autre enquête de la Sofres / LSA désigne l'achat de fruits comme le deuxième acte « d'achat plaisir », juste après les livres !

Les conseils IS

- Les fruits et légumes doivent devenir systématiques : consommez-en à chaque repas.

- Les végétaux frais sont à préférer, suivis des surgelés.

Il y a toujours moyen d'augmenter sa consommation : fines herbes sur les plats, fruits secs dans les salades de fruits ou en grignotage, quelques feuilles de salade verte en entrée, dés de fruits sur le yaourt…

Les poêlées de légumes surgelés semblent recueillir la faveur des consommateurs. Pourquoi pas, c'est un moyen pas idiot de profiter des fruits et légumes sans subir la corvée d'épluchage, etc. Et ces produits ne coûtent pas très cher puisque les légumes sont surgelés au meilleur de leur saison (les industriels ne sont pas fous !). Prudence : là comme ailleurs, la qualité se paie. Une poêlée « bas de gamme » n'a probablement pas été confectionnée dans les mêmes conditions qu'une autre, de qualité. Bon nombre d'entre elles sont désormais préparées en Chine, où la traçabilité et les conditions de fabrication ne sont pas toujours faciles à contrôler.

Crus ou cuits ? Les deux ont leurs qualités et leurs défauts. Les fans des deux partis s'affrontent en discussions stériles, car l'idéal est de manger des crudités (surtout les fruits et légumes riches en vitamine C) et des légumes cuits (surtout les tomates et les carottes), la cuisson, favorisant la digestion, rend disponibles certains antioxydants pour le corps.

Ne vous laissez pas berner. Les statistiques montrent que les fruits et légumes sont globalement plus chers en grande surface qu'au marché. Et pas qu'un peu ! Alors si vous faites partie des consommateurs qui estiment que ces produits sont trop chers, revoyez peut-être votre circuit d'approvisionnement.

Tous végétaux confondus, le prix moyen du kilo était (en juillet 2007) de :		
Marché	**Hypermarché**	**Supermarché**
1,65 €	1,89 €	2,07 €

Pour rester sur l'idée du prix, méfiez-vous des produits de 4e gamme (en sachets, prêts à l'emploi). Leurs tarifs sont exorbitants. Par exemple, le poireau frais coûte 1,60 €/kg en moyenne, contre 7,80 €/kg en 4e gamme (*source Fraich'attitude, Aprifel, nov. 07*). Près de cinq fois plus cher, juste pour s'éviter la corvée du rinçage, soit environ 60 secondes. À vous de voir.

- Les fruits et légumes de saison sont toujours meilleurs et toujours moins chers que les autres. Logique !

- En fin de marché, les vendeurs « soldent » leurs marchandises. Allez-y plutôt vers 12 h 30 qu'à 8 heures. Vive la grasse matinée !

- Ne confondez pas fruit, compote, confiture, tarte, dessert de fruit, jus. Même si ces aliments semblent presque identiques, de loin, leurs apports nutritionnels et caloriques sont bien distincts. Plus vous restez près du fruit « nature », mieux ça vaut.

- Au lieu de pester contre les brocolis dont la simple présence dans le bac à légumes finit par vous excéder, et du fruit mâchonné rituellement au petit déjeuner, pensez autrement. Les fruits et légumes ne sont pas des ennemis fades, mais des amis colorés au goût éclatant. Vous ne savez pas dans quel sens on tient un fenouil, ni comment s'épluche un ananas ? Commencez par des choses simplissimes : tomates-cerise dans la salade, jus de citron sur le poisson, épices ou gingembre râpé sur les plats, ciboulette ou persil sur les pâtes, fruits secs en collation, salade de fruits express en découpant simplement une banane en rondelles, une pomme en quartiers, une poire en tronçons, et en ajoutant ce qui vous tombe sous la main : une mandarine, des raisins secs, des myrtilles congelées. Ne soyez pas de mauvaise foi : ce n'est vraiment pas compliqué.

- Personne ne vous oblige à choisir des légumes fastidieux à rincer ou à préparer, ni des fruits dont vous détestez l'astringence ou les petits grains qui se coincent dans les dents. La règle d'or, c'est de toujours se faire plaisir, et d'aller à la recherche de saveurs et de mélanges nouveaux.

Catherine, 51 ans, correctrice

> *« J'ai toujours aimé les fruits et les légumes mais depuis que j'ai un blender et que je me fais des smoothies, c'est simple : je ne peux plus m'en passer. J'essaie toutes les combinaisons possibles, je balance tout dans le bocal et je mixe : le résultat est toujours nouveau, parfois bizarre, rarement mauvais. Je ne sais plus comment je faisais avant. »*

Jérôme, 26 ans, vendeur

> *« J'aime bien les fruits et légumes mais s'ils sont préparés. Et si on me les prépare. Sinon, bof. »*

Qui a inventé la frite ?

La guerre fait rage autour de la paternité de la frite. Les Belges affirment qu'elle est née en Wallonie, tandis que pour les Français, aucun doute, la pomme Pont Neuf aurait vu le jour sur le pont du même nom, au lendemain de la Révolution. Pendant que les férus d'histoire se disputent le bout de gras, ils ne le mangent pas. Car quelles que soient ses origines, la frite reste un morceau de pomme de terre jeté dans un bain d'huile… même si on ignore qui a fait ça le premier. Aujourd'hui, le résultat est là : les frites sont de loin les « légumes » les plus consommés des Français. Erreur fatale. Et si toutes les frites sont dans le même bateau, d'un point de vue IS, c'est-à-dire « à éviter », il y a même encore des pièges :

- Plus les frites sont coupées finement, plus elles sont grasses.
- Si vous achetez des frites surgelées, choisissez-les « spéciales four », de préférence de taille XL et faites-les cuire au four, même si l'emballage précise qu'on peut les réchauffer au choix, au four ou à la friteuse. En moyenne, ces frites apportent 3,5 g de lipides et 150 kcal, contre 20 g de lipides et 420 kcal pour les plus grasses faites maison. Dans tous les cas, évitez les frites surgelées classiques, préfrites, à faire recuire à la friteuse : catastrophe lipidique en vue !
- L'appellation ou la finesse de la préparation (pommes allumettes, noisette, soufflées, croustilles…) ne changent rien au problème : une pomme de terre frite reste une pomme de terre frite. À l'extrême, on trouve la chips (une très fine frite, si on va par là), où il n'est plus question que de graisse et de sel, et fort peu de pomme de terre. D'un point de vue nutritionnel, c'est une aberration.

Armand, 35 ans, photographe

« Mon péché mignon, c'est la création de jolis plats en sucré-salé à base de fruits et légumes. J'invente des purées de betterave, des mousses de tomate, des carpaccios de concombre, des sorbets de basilic, des compositions multicolores. C'est magnifique et délicieux. Et hyperfacile à faire. »

FRUITS SECS ET OLÉAGINEUX

En voilà des produits de grignotage à l'IS remarquable ! Mieux vaut faire appel à eux en cas de petit creux que d'engloutir n'importe quoi d'autre, ou même que de rester la faim au ventre, avec à l'horizon l'orgie de saucisson ou de tarama lorsque le prochain repas arrivera enfin. Ce sont de véritables mines de vitamines, minéraux, fibres et acides gras protecteurs, ils battent à plate couture les compléments nutritionnels sur leur propre terrain. Au petit déjeuner, en pause dans la journée, en réponse au coup de pompe de 11 heures, au lycée comme à l'usine, au bureau ou en balade dans la forêt, rien de plus fidèle qu'une poignée de fruits secs ! Sous un faible volume, ils apportent une énergie express au corps via leurs sucres naturels faciles à assimiler. Mais aussi et surtout des acides gras insaturés, des vitamines et des minéraux en pagaille. Tout le contraire de calories vides !

Ça ne date pas d'hier !

Les Chinois consomment les amandes depuis toujours, les Romains considéraient les noix comme des symboles de fertilité, les caravaniers grignotaient leurs dattes bien avant l'arrivée de Mahomet... même le pruneau nous vient du fin fond du Moyen Âge !

LES FRUITS SECS À COQUE

Souvent appelés oléagineux car ils sont riches en lipides (noix, amandes, pistache, pignons...) Ils apportent en moyenne 60 % de lipides, 3 % de fibres, 15 % de glucides et 15 % de protéines. Malgré leur forte teneur en graisses, les oléagineux ne font pas grossir. Plusieurs études montrent que c'est même l'inverse ! À condition d'en consommer raisonnablement, et de les choisir « au naturel », non huilés/salés, bien entendu. Les spécialistes estiment même qu'il s'agit là d'atouts majeurs pour la santé, le tonus cérébral et... la minceur ! Certes ils sont caloriques, mais d'une part leurs graisses sont très bénéfiques, d'autre part seule une petite partie est métabolisée, comme l'ont montré de remarquables et récents travaux scientifiques. Par ailleurs, leur richesse en fibres et en protéines les rend particulièrement rassasiants et satiétants. Optez pour les graines riches en fer telles que les pistaches, les pignons ou le tournesol et celles pourvues en calcium : amandes, noisettes et sésame. Les stressés et les spasmophiles choisiront de préférence les noix de cajou et les amandes pour leur magnésium.

Les conseils IS

- **Les oléagineux sont fragiles,** leurs acides gras sont facilement oxydables. Mieux vaut acheter des fruits en coque que décortiqués, en cerneaux ou hachés. Dans ces trois derniers cas, terminez le paquet dans les jours qui suivent son ouverture.

- **La noix française est la meilleure du monde.** Et les noix de Grenoble ou du Lot sont les meilleures des meilleures… Privilégiez toujours les AOC (Appellation d'Origine Contrôlée).

- **Évitez les noix trop « propres ».** Lorsqu'elles sont « lavées », il y a toutes les chances que ce soit à l'aide d'une solution chlorée (sauf AOC).

LES FRUITS SÉCHÉS

Pruneaux, figues, raisins, pommes…, ils sont particulièrement riches en « bons sucres » et en fibres. Le pruneau et la figue, « best of » en la matière, s'avèrent parfaits pour les personnes constipées et celles qui surveillent leur poids. Privilégiez l'abricot et la banane, imbattables pour ce qui est du potassium, si vous mangez par ailleurs salé ou que vous êtes sujet aux crampes. Les pommes et poires sont bien équilibrées, tandis que les figues sont une très bonne source de magnésium. L'abricot, encore lui, renferme du bêta-carotène, un antioxydant bénéfique pour la peau. Un conseil aux propriétaires d'intestins et d'estomac fragiles : les figues, abricots et pruneaux peuvent être mis à gonfler toute une nuit dans de l'eau.

Les conseils IS

- **Les fruits secs vendus en vrac** sur les marchés sont généralement de meilleure qualité que ceux en barquette que l'on trouve en grande surface.

- **Achetez plusieurs variétés,** mélangez-les dans un bocal, et consommez l'équivalent d'une poignée chaque jour. Par exemple 3 ou 4 amandes et quelques abricots secs le matin au petit déjeuner, 2 noix et une dizaine de raisins secs au goûter, et 1 figue après le dîner. Et le lendemain, des pruneaux en fin de déjeuner. 3 beaux pruneaux, c'est 7 g de fibres, soit un tiers des recommandations quotidiennes.

- **Les fruits secs bio sont recommandés aux personnes à terrain allergique.** En effet, pour éviter qu'ils ne noircissent, les industriels traitent les fruits à l'anhydride sulfureux. Cet additif est souvent mal toléré.

- Même s'ils se conservent mieux que les fruits frais, les fruits secs contiennent encore de l'eau, donc sont fragiles. Consommez-les dans les deux semaines après ouverture ou achat en vrac.

Thibault, 29 ans, agent immobilier

> *« Les fruits secs, ça me fait penser aux rations de l'armée. Pas très amusant. Je reconnais qu'à Noël, on voit des jolis plateaux avec tout un assortiment mais c'est comme de bien présenter des nouilles, pour moi, ça reste des fruits secs (ou des nouilles). Un peu dans une salade de fruits frais ou dans un tajine, oui, super. À manger comme ça, je ne vois pas l'intérêt. »*

Julia, 22 ans, étudiante

> *« Ça fait grossir les fruits secs ! Soit ils sont très gras, comme les pistaches, soit ils sont très sucrés, comme les dattes. J'évite. »*

Hélène, 39 ans, journaliste

> *« Ce sont mes meilleurs amis. J'en ai partout, dans mes placards à la maison, dans mon tiroir au bureau, dans mon sac à main… je n'achète que des mélanges de bonne qualité – il n'y a rien de pire que des figues archisèches ou des amandes rabougries – et quand j'ai un petit creux, hop, j'en grignote une poignée. Ça m'évite de me ruer sur n'importe quoi en arrivant chez moi ou au restaurant. Parfois, 3 ou 4 amandes et 3 raisins secs suffisent à me faire patienter, parfois il m'en faut beaucoup plus que ça. J'adore, en tout cas. J'aime bien aussi les pommes séchées, noix de coco et compagnie, mais seulement de temps en temps. J'évite juste les abricots super-orange, qui me donnent des aphtes, à cause d'un additif je crois. »*

HUILES ET CORPS GRAS

Huiles d'olive, de colza, de noix, de tournesol, beurre, beurre allégé, beurre demi-sel, margarine, saindoux… En raison de leur haute valeur calorique, les corps gras (lipides) ont mauvaise réputation et c'est dommage, car on oublie qu'ils font partie des macronutriments, au même titre que les glucides (sucres) et que les protéines. Autrement dit, ils sont absolument vitaux, le corps les emploie de multiples manières. Les lipides représentent la totalité des graisses que nous ingérons. Ce peut être les acides gras, mais aussi les stérols (phytostérols, cholestérol), les triglycérides, les phospholipides ou les glycolipides. En d'autres termes, le problème ne se résume en aucun cas à l'équation simpliste « graisses = kilos en trop ». Ce serait trop facile !

Les choses se compliquent encore lorsque l'Inra (Institut national de la recherche agronomique) se penche sur cette question épineuse : le gras a-t-il un effet rassasiant et/ou satiétogène ou non, autrement dit lorsqu'on consomme un plat gras, est-ce qu'il coupe autant, moins ou plus l'appétit que le même plat, sans gras ? La réponse a longtemps été tranchée : « Le gras n'influence aucunement l'appétit, par conséquent puisqu'il apporte beaucoup de calories sans pour autant « caler », autant en manger le moins possible. » Les chercheurs n'en sont plus si sûrs, mais ils ont remarqué deux choses étonnantes.

1. **L'estomac « s'habitue » au gras.** Ainsi, si l'on mange chaque jour dans un fast-food et que l'on commande systématiquement le même menu (gras), il apaisera rapidement notre appétit les premières fois mais peu à peu, l'estomac finira par ne plus « remarquer » le gras. Résultat : au bout de trois semaines, son effet rassasiant disparaît... mais pas les calories qui, elles, continuent à bel et bien s'entasser dans les capitons[2]. Autrement dit : un repas gras n'a aucune incidence sur la ligne, c'est la répétition de tels repas qui pose problème.

2. **Le gras rassasie davantage les hommes** que les femmes, sans qu'on puisse expliquer pourquoi.

LES GRAISSES JOUENT À CACHE-CACHE

En tout cas, le gras « visible », c'est-à-dire celui que l'on voit, que l'on ajoute soi-même aux aliments, ne pose pas trop de problèmes dans la mesure où l'on peut facilement en contrôler la quantité (3 c. à s. par jour, c'est à peu près ce qu'il nous faut) et la qualité (beurre le matin sur les tartines, huiles d'olive, de noix et de colza au déjeuner et au dîner). Les gras sournois, ce sont les graisses cachées, qui peuvent atteindre des quantités phénoménales sans qu'on s'en rende compte. En plus, ils ne sont pas toujours de bonne qualité, c'est un euphémisme ! Le Plan national nutrition santé (PNNS) en a fait l'un de ses cinq objectifs prioritaires : réduire la part des graisses que nous avalons. Un pari de longue haleine... en effet, s'il est facile de diminuer la quantité de beurre que l'on étale sur ses tartines, ou le nombre de cuillerées d'huiles utilisées pour la vinaigrette, les graisses cachées représentent la bête noire des nutritionnistes car pour limiter leur absorption, il est nécessaire de réformer son alimentation, notamment se mettre à faire un minimum de cuisine pour ne plus acheter « tout prêt ».

2 Capiton = cellule graisseuse.

On trouve 10 grammes de graisses dans...	
Graisses visibles	**Graisses cachées**
1 petite plaquette de beurre, 1 noix de margarine, 1 c. à s. d'huile, 1 c. à s. de crème fraîche, 1 c. à c. bombée de mayonnaise ou 3 c. à s. de vinaigrette allégée.	1 croissant, 1 poignée de cacahuètes, 40 g de biscuits apéritifs, 6 tranches de saucisson, 30 g de chips (mini-paquet), 30 g de gruyère, 6 à 7 biscuits sablés, 3 boules de glace vanille, 15 à 20 frites, 150 g de filet cuit au gril ou 100 g de côtelettes de porc grillées.

Source : laboratoire ROCHE (XENICAL)

Les conseils IS

Rejetez tous les produits industriels qui renferment des acides gras trans (fritures, gâteaux, cakes, biscuits, beignets, pâtisseries, croissants de médiocre qualité, aliments panés). Attention, la liste est longue, mais vraiment c'est une priorité. Dans certaines villes des États-Unis, comme New York, les « trans » sont carrément interdits dans tous les restaurants (fast-food compris) et même en boulangerie-pâtisserie depuis le 1er juillet 2008 ! Non seulement ces gras sont soupçonnés depuis longtemps de favoriser le surpoids (en dehors même de leurs apports caloriques, évidemment), les troubles cardiaques et bien d'autres maux, mais une étude très récente, menée par l'Inserm et l'Institut Gustave Roussy montre un lien entre gras trans et cancer du sein. Peu engageant n'est-ce pas ? Donc cherchez sur l'étiquette les termes « hydrogénés » ou « partiellement hydrogénés » ; vous les voyez ? Reposez le paquet et choisissez autre chose.

Comme on l'a dit, **limitez au maximum les plats tout préparés** et autres préparations industrielles même sans « trans ». C'est ici que se cachent les aliments les plus riches en « graisses invisibles ».

Ernest, 39 ans, architecte

« Je fais la chasse aux graisses hydrogénées, mais pour les huiles je n'ai pas bien compris lesquelles étaient bonnes et lesquelles ne l'étaient pas. Un jour c'est celle d'olive, le lendemain on te dit qu'elle n'apporte aucun oméga 3, un jour c'est celle de colza, le lendemain on te dit que les oméga 3 sont fragiles et que l'huile de colza est chauffée à haute température pendant sa fabrication, etc. Donc dans le doute, j'achète un mélange de plusieurs huiles, et je ne me complique plus la vie avec ça. »

Max, 39 ans, producteur d'huile d'olive

« Évidemment, je suis fou d'huiles d'olive. Je ne consomme que ça, en corps gras, mais à chaque plat son huile d'olive : certaines sont hyperfruitées, elles vont mieux avec la salade. Les discrètes conviennent à la cuisson, les très parfumées sont sublimes simplement sur du pain. Bref : je joue sur une palette étendue, on dirait un xylophone. Pour moi l'huile n'est pas un "corps gras pour faire cuire sans que ça attache" mais un aliment à part entière. »

Valérie, 50 ans, enseignante

« Je suis bretonne, j'aime le beurre, j'en mange à tous les repas. Je sais, c'est un poncif, mais voilà, c'est comme ça. J'aime bien un peu l'huile d'olive, aussi, mais au moment de choisir ce qui va chauffer dans la poêle, je vais pour prendre la bouteille d'huile de la main droite quand la main gauche a déjà ouvert le frigo, sorti le beurre, découpé une lichette et que le voilà qui grésille dans la poêle. Je ne peux pas me passer de cette odeur, de ce son, de ce que ça donne en bouche. L'huile d'olive, c'est pas pareil. Quant aux autres huiles, genre tournesol ou colza, si à la mode, c'est simple : elles n'ont aucun goût. Nul. »

Angélique, 26 ans, secrétaire de rédaction

« Je ne suis pas très « sauces et vinaigrettes », je les évite même, par goût. J'adore manger des carottes râpées avec juste du citron ou du vinaigre, par exemple. En revanche, j'apprécie l'huile, surtout de noix ou de sésame, sur des légumes chauds ou des poissons vapeurs. Je trouve que là, elle donne une saveur vraiment puissante, parfumée. »

LÉGUMES SECS

Comme les graines de légumineuses sont généralement consommées sous leur forme sèche, on les appelle couramment les « légumes secs ». Un peu tristoune. Du coup, cette catégorie d'aliments nous paraît inexplicablement sans attrait. Pourtant, joliment présentées en verrines, les lentilles font un malheur chez les traiteurs les plus tendances ; la plupart de ceux qui l'ont goûtée adorent la soupe de pois cassés ; le chili con carne, plébiscité par les jeunes, ne serait rien sans haricots rouges. Bref, les légumes secs reviennent sur le devant de la scène alimentaire, et tant mieux car ils n'ont que des avantages : un IS modèle, une teneur calorique raisonnable, des composés minceur et santé irremplaçables, le tout pour un prix moyen ridiculement bas. Les lentilles, haricots, pois chiches et autres pois cassés sont en outre des champions de l'apport protéique végétal, un très bon point IS. Difficile de faire mieux. Et pourtant, ils y parviennent ! Zéro gluten (contrairement à nos céréales les plus courantes, type blé, seigle, orge…), donc bien plus digestes et surtout, autorisés aux intolérants au gluten – ils sont de plus en plus nombreux ! De plus, comme les légumes secs ne sont jamais raffinés, ils conservent leurs fibres et leurs minéraux, se révélant une excellente alternative aux pâtes et riz blancs. En bonus, un taux plancher pour les graisses, ce qui est tout à fait indiqué pour ce que vous avez… D'autant qu'ils rassasient vite, coupent la faim pendant longtemps grâce à leurs sucres à IG extra-faible (bien plus faible que l'IG des céréales, même complètes !), et enfin apportent beaucoup de magnésium, antistress et antifringales. Ouf, quel palmarès !

Les conseils IS

- **Le trempage est une étape décisive :** ni trop, ni trop peu. Certains légumes secs n'en ont pas besoin, d'autres si. Mais ne dépassez pas les consignes inscrites sur le paquet, car un trempage trop long les fait fermenter. Le blanchiment (précuisson rapide) peut raccourcir cette opération mais dans tous les cas, il faut repartir avec une eau « neuve » pour la cuisson. Celle qui a baigné vos haricots et autres pois chiches regorge de substances indigestes.

- **Ajoutez du sel dans l'eau avant le début de la cuisson.** Les cuisiniers n'aiment pas trop cette pratique, mais les nutritionnistes la recommandent afin d'éviter une perte importante de magnésium et de potassium.

- **N'attendez pas trop pour manger vos légumes secs.** Ce n'est pas parce que vous avez toujours vu ce paquet de lentilles, là, au fond du placard, qu'il est immortel. D'autant que plus ils sont jeunes et tendres, plus ils sont faciles à digérer. Par ailleurs, n'oubliez pas de les ranger dans un endroit frais et, si possible, dans un récipient hermétique.

- Laissez-leur le temps de cuire. La cuisson longue est indispensable : certains sucres très indigestes (stachyose, raffinose, verbascose) ne disparaissent qu'à ce prix. Il est conseillé d'utiliser une eau minérale légère, et en tout cas une eau peu calcaire. Sinon, les pectines peuvent se combiner avec le calcium et empêcher que les légumes deviennent tendres : ils restent coriaces, même lorsqu'ils cuisent très longtemps.

- Les légumes secs cuisent dans un gros volume d'eau, qu'ils « boivent » au fur et à mesure. Le temps de cuisson varie avec la qualité de l'eau. Si celle-ci est calcaire, il faut le multiplier… par deux ! Vous pouvez ajouter une pincée de bicarbonate. Certaines préparations se terminent au four (cassoulet).

- Pas la patience ? Rabattez-vous sur les conserves, bien pratiques il faut le reconnaître. Certes elles sont souvent trop salées, mais rien ne vous empêche de les rincer sous l'eau froide avant de les faire réchauffer. Mieux vaut manger des lentilles en boîte que pas du tout.

- Mâchez ! Entourer les aliments d'un film de salive, c'est-à-dire d'enzymes digestives, facilite le travail de l'estomac et de l'intestin. Malgré vos efforts la digestion est laborieuse ? Alors mixez ! Les soupes de légumineuses sont délicieuses et digestes.

- Pour les digérer encore plus facilement, faites appel aux fines herbes. Ciboulette, coriandre, estragon…

- Attention : les légumes secs contiennent des substances (lectines) qui peuvent faire vomir si elles sont insuffisamment cuites. La cuisson longue est impérative, on le répète, ne l'abrégez pas sous un prétexte ou un autre.

- Les fèves sont les moins conseillés de tous les légumes secs. Certaines personnes souffrent même d'une anémie particulière liée à la consommation de fèves insuffisamment cuites.

- Non ils ne sont pas réservés à l'hiver, loin de là ! Et les salades de lentilles froides, en été, alors ?

La paix du ventre

Les pois cassés sont les plus digestes des légumes secs puisqu'ils n'ont plus d'enveloppe (ce sont des petits pois secs épluchés). Mais pour cette raison également, les plus fragiles. Il faut les manger plus rapidement que les autres. Pas de trempage SVP ! Les lentilles sont elles aussi douces pour le système digestif. Tout l'inverse des pois chiches.

Laëtitia, 17 ans, lycéenne

« Les légumes secs, ça fait grossir. J'en mange rarement, déjà que j'ai du poids à perdre… Et puis ça cuit des heures je crois, enfin je ne connais pas bien. C'est comme les pois chiches et le riz ? »

Olivier, 38 ans, prof de musique

« J'ai rapporté de Turquie une véritable passion pour les lentilles orangées, celles qui se mixent en soupe et te calent l'estomac pour la soirée. J'adore ça, j'en prépare souvent, je suis assez monotone dans mes choix alimentaires et j'ai besoin de repères. Les lentilles corail en sont un. »

Lydie, 45 ans, chargée de communication

« J'adore tous les légumes secs, j'ai toujours des pois chiches, des haricots, des lentilles chez moi. J'en faisais beaucoup quand mon fils était ado, il mangeait facilement une grosse boîte (pour quatre !) à lui seul. Froide, chaude, avec de la viande ou non, c'est une base super-solide qui apaise l'appétit, en plus c'est bon pour la santé. Et ce n'est pas si rustique que ça. Maintenant je les prépare en verrines : une couche de lentilles, une couche de chutes de saumon fumé, une couche de petits oignons, quelques herbes fraîches, et voilà un joli dîner incroyablement facile à faire. »

Michel, 65 ans, retraité

« C'était en Algérie, dans les années soixante, lorsque j'étais dans l'armée dans la Marine nationale. J'étais avec la patrouille en ville, et de retour sur le navire, bien après l'heure du déjeuner, nous avons trouvé les cuisines fermées. Malgré nos protestations, aucune nourriture disponible. À 20 ans, on a besoin de manger ! Nous avons alors avisé les poubelles à l'arrière du navire, pleines à craquer des restes de cuisine : haricots blancs en sauce, pâtes à la sauce tomate, croûtons de pain… Malgré notre superbe uniforme blanc, nous avons fouillé à pleines mains dans les poubelles pour dévorer ces restes tentants. C'était la plus grosse faim de ma vie. »

ŒUFS

« Poule mal élevée, œuf à jeter, poule bien élevée, œuf bon pour la santé. » Vous connaissez l'éternel problème de l'œuf et la poule. On le retrouve dans la boîte d'œufs. En effet, l'œuf descend de la poule, si l'on peut dire. Et si les élevages en batterie ne conviennent pas à la maman, ce qui est le cas, cela ne donnera rien de bon côté fiston.

D'un point de vue IS, que peut-on dire de ce modèle de protéines ? Car oui, l'œuf est considéré comme tel, nous voici donc dans l'étalon de l'IS, un modèle dur à dépasser. Sauf que… à la coque ou mollet, c'est parfait. Dur, ça marche aussi. Mais au plat (avec de l'huile, donc), brouillé (avec de la crème), en omelette (avec quoi déjà ? Du jambon maigre ou du fromage gras ?), ce n'est plus du tout le même programme…

Par exemple, un œuf dur moyen (55 g) apporte 80 calories. Un œuf dur + 1 c. à s. d'huile, c'est 80 calories + 90 calories, donc 170. Ça change tout ! Et un œuf mayo, alors là…

Pour 100 grammes d'aliment	Nombre de calories	Indice de satiété
Œuf dur, œuf coque	146	133,9
Œuf au plat	185	152,9
Œuf poché	147	134,9
Œuf brouillé	166 à 218 (selon beurre et crème)	143,9
Omelette au fromage	323	286,8
Omelette au jambon	237	213,6
Omelette nature	172	157,2
Œuf à la neige	159	179,8
Omelette norvégienne (Picard)	245	286,3

Cyrille, 32 ans, publicitaire

« Je ne connais rien de meilleur qu'un œuf coque au petit déjeuner, parfaitement cuit, avec des mouillettes au beurre salé, le week-end. Si toutes ces conditions sont réunies, ne changez rien pour moi. C'est l'idéal. »

Martha, 41 ans, caissière

« L'œuf, pour moi, est associé à « œuf dur » et « régime », donc c'est un aliment un peu punition. Sauf quand on prépare des gâteaux ou de la mousse au chocolat avec, évidemment… »

Hugo, 27 ans, sportif de haut niveau

« Les œufs, c'est un achat de base, comme le lait ou les yaourts. Mais ça n'évoque rien de particulier pour moi. Ah, si ! Une omelette jambon-fromage bien baveuse, avec un peu de persil ou de ciboulette. Miam ! »

PAIN, BISCOTTES ET VIENNOISERIES

L'odeur magique du pain en fin de cuisson ensorcelle vos narines, se faufile sur votre langue et, empruntant un chemin connu d'elle seule, vient embaumer en un éclair votre mémoire. Le travail du boulanger tient indéniablement de l'alchimie. Et vous, pour votre petit déjeuner, vous êtes plutôt pain, biscotte ou viennoiserie ? Bien que les trois se ressemblent, et parfois même s'assemblent, ces aliments n'ont pas grand-chose en commun d'un point de vue IS. En supermarché, au rayon « pain et viennoiseries », ultrasophistiqué, pléthorique, alternent les sachets annonçant « extra-moelleux », « hyperlongue conservation », « complet », « sandwich nature »... Tous ne sont pas des surdoués en diététique ou en saveurs, c'est peu de le dire.

IL Y A PAIN ET PAIN

On a longtemps fait la chasse au pain en même temps que celle aux bourrelets. C'était oublier un peu vite que le problème n'était pas tant la tartine que le tarama, les rillettes ou encore la sauce, le saucisson, la pâte à tartiner que l'on étalait copieusement dessus. Aujourd'hui, nutritionnistes et diététiciens remettent les pendules à l'heure : non seulement le pain est conseillé à tous, mais encore il est difficile de garder la ligne sans lui, véritable garde-fou contre les aliments plus « dangereux » tels que les céréales grasses et sucrées ou les viennoiseries (croissants, pain au chocolat...). Le pain est principalement composé de glucides de type « amidon » et de protéines : plutôt bien pour l'IS ! Mais les pains viennois et autres dérivés changent la donne : plus de graisses, un IS relatif plus faible par rapport aux calories... attention ! Le PNNS (Programme national nutrition santé) recommande d'augmenter notre consommation de pain complet. Deux à trois fois mieux pourvu en vitamines, minéraux et fibres que le blanc, il est clairement plus nutritif et rassasiant. Par ailleurs, on parle rarement des additifs du pain de qualité médiocre : farine de fève pour « blanchir », sels divers (E 300 à E 304)... Même la levure, qui lève rapidement la pâte sans transformer en profondeur la farine, n'est pas idéale : le produit obtenu est fade, sans arôme, difficile à conserver, indigeste et on assimile mal ses minéraux. Tout le contraire du levain naturel dont la fermentation lente bonifie le pain à tous points de vue.

Les conseils IS

- Non au pain « bas de gamme ». C'est-à-dire à base de farine blanche, non bio, à la levure (ou même « levain sur levure »). Hélas, c'est le pain le courant…

- Oui au bon pain, sur levain naturel à 100 %, ce qui permet un travail en profondeur de la pâte, une fermentation lente. Résultat : incomparablement meilleur au goût, besoin de beaucoup moins de sel pour souligner les arômes, une digestibilité nettement supérieure.

- Non à la mie trop blanche – donc exit le pain viennois, le pain de mie, la baguette plus blanche que blanche, et même le pain de campagne qui n'a jamais vu le moindre brin d'herbe.

- Non à la mie très aérée (cela signifie que le pain est à la levure).

- Non au pain léger en main.

- Non au pain qui se délite en bouche, comme du plâtre. Un « bon pain », au contraire, se mastique, donne du travail aux dents, aux mâchoires, à la langue. Il se mérite un peu !

- Mollo sur les biscottes, dont l'image « minceur » ne cadre pas tant que cela à la réalité : elles sont plus grasses et plus caloriques que le pain. Elles sont cependant recommandées aux intestins sensibles car elles se digèrent mieux que le pain frais. Et comme elles sont plus légères qu'une tranche de pain, on s'en sort avec un peu moins de calories… à condition de ne pas descendre le paquet, bien sûr.

- Regardez bien les portions, comme d'habitude, autrement dit les tranches si vous achetez votre pain prétranché. Certaines pèsent 25 g, d'autres 55 g… pas du tout la même chose, vous en conviendrez !

- Méfiez-vous des additifs divers et variés, surtout dans les produits en supermarché. Si le pain « originel » apporte en moyenne 250 calories/100 g, le pain industriel en renferme, lui, toujours en moyenne, 275/100 g. Un « détail » qui finit par peser lourd. Rapide calcul : si on se conforme aux 100 g de pain quotidien recommandés, l'option « industrielle » nous gratifie au minimum de 9125 calories de plus par an que si l'on s'en tient au pain de notre bon vieux boulanger !

Les viennoiseries – croissants, brioches, pains au chocolat et autres chaussons aux pommes – sont de véritables friandises qu'il faut considérer comme telles. Une de temps en temps, pour le plaisir, mais certainement pas au quotidien en remplacement du pain. IS médiocre + apports caloriques très élevés : l'exemple type de l'aliment à éviter pendant un régime.

Les pains exotiques (pitas, nans, chapatis…) ne sont pas forcément idéaux, ni même digestes car nombre d'entre eux ne lèvent pas ou peu.

Source ou riche ?

Avec 3,8 g de fibres aux 100 g, la baguette est **source** de fibres.

Avec 8,8 g de fibres aux 100 g, le pain complet est **riche** en fibres.

C'est mieux !

Teneur pour 100 g	Baguette courante*	Pain de mie	Pain viennois	Baguette tradition française	Pain complet	Pain de seigle
Fibres	3,8	3,3	3,1	3,3	8,8	7,7
Protéines	9,5	8	10	9,2	9,7	8,3
Calories	255,3	270/300	361	252,2	232,7	240

* Pour info, une baguette = 250 g.

Robin, 23 ans, dessinateur

« Le pain ? S'il y en a, j'en mange, sinon je n'y pense même pas. »

Charles, 31 ans, traducteur

« Oui, je sais, je suis bizarre, enfin c'est ce que me dit ma copine. J'adore le pain qui a durci à l'air libre, mais longtemps, hein ? Mieux vaut laisser durcir un pain déjà coupé en tranches plutôt que de la baguette, je suis d'accord, mais alors là, quand il est hyperdur,

c'est un régal ! Je le tartine de rillettes ou de mousse de foie, j'adore, je peux en manger des tonnes alors que du pain frais, j'en avale normalement mais sans plus. C'est presque un péché mignon. »

José, 43 ans, notaire

« Le pain doit servir à quelque chose, comme par exemple à être tartiné ou à confectionner un sandwich ou un croque-monsieur. Sinon je ne comprends pas l'intérêt de le poser à table. C'est un aliment comme un autre, pourquoi ne pas poser aussi sur la table systématiquement une tomate ou un petit-suisse ? »

Marine, 48 ans, journaliste

« Pas un repas sans pain. Tous les soirs mon mari rapporte une baguette, tous les week-ends j'achète des pains spéciaux (aux céréales, au pavot, au sésame...). Même lorsqu'il pleut des cordes, je sors chercher mon pain, c'est le seul aliment capable de me faire mettre le nez dehors en cas de blizzard ! J'aime bien aussi les biscottes – c'est par phases – ou les petits pains suédois, mais pour moi ce sont d'autres catégories d'aliments. Le pain, c'est le pain. »

PÂTES ET PIZZA

Qui peut résister à l'appel de l'Italie ? La pasta et la pizza, tout le monde aime ça. Aliments de base, bon marché, simples et savoureux. Mais attention ! Entre une « 4 fromages ultra-généreuse » et une « margarita de base », il y a tout un monde. De même qu'entre des carbonaras double crème et des spaghettis au thon...

D'abord, parlons des choses qui fâchent : les Italiens ne sont pas d'accord du tout lorsqu'on leur dit que les vrais inventeurs des pâtes sont les Chinois. On ne demande qu'à les croire, puisqu'elles trônaient à la table des aristocrates italiens bien avant le retour de Marco Polo. Voilà en tout cas un sujet de conversation, extrêmement animé en présence d'un représentant de la botte. Par ailleurs, autre sujet épineux : une vraie pizza, « n'est jamais extra-large, ne comporte pas de viande hachée et sa croûte ne renferme pas de fromage. Elle doit être bien ronde, d'une circonférence de 35 cm maximum, 2 cm d'épaisseur de pâte sur les « bords » (le « trottoir ») et 3 mm au centre » – voilà pour la recette passée récemment dans le *Journal Officiel*, et jalousement surveillée par le ministère de l'Agriculture italien. Au-delà du sourire que ce chauvinisme, plutôt bien placé, inspire, cette courte description est également un excellent garde-fou calorique.

En France, les pâtes sont exclusivement fabriquées à partir du blé dur, plus riche en protéines que le blé tendre. Bonne nouvelle pour l'IS. Ce qui n'est pas tout à fait le cas en Allemagne ou même en Italie !

Les conseils IS

- D'une manière générale, préférez les pâtes sèches, nettement moins chères et dont le profil nutritionnel est meilleur (l'index glycémique des pâtes sèches est plus faible, ou si vous préférez, ses sucres sont plus « lents »).

- Les pâtes trop cuites sont moins rassasiantes et leurs sucres sont plus « rapides » (index glycémique plus élevé) que celles *al dente*. *Al dente*, ça veut dire « qui résiste légèrement sous la dent ».

- Les pâtes pas assez cuites, surtout si elles sont complètes, sont très indigestes. *Al dente* d'accord, mais presque crues, non ! À l'origine de la cuisson *al dente*, les femmes de la région la plus pauvre d'Italie, qui avaient remarqué que des pâtes « pas assez cuites » imposaient de mâcher davantage ce qui permettait, au final, de manger moins pour une sensation de satiété équivalente. Mais pour pouvoir les digérer, il faut quand même un minimum ! Donc ne coupez pas le feu 1 minute avant sous prétexte de manger encore moins, vous allez droit aux ballonnements et aux troubles digestifs.

- Au rayon frais des supermarchés, les pâtes fraîches déjà préparées et qu'il ne reste plus qu'à poêler ne sont pas recommandées. Leur saveur est généralement discutable, l'IS peu enthousiasmant, l'index glycémique plus élevé (ce sont des sucres plus « rapides » que les pâtes sèches pour résumer). Et elles coûtent beaucoup, beaucoup plus cher ! Choisissez au moins des pâtes fraîches « toutes simples », si vous en avez envie.

Pasta-party

Les spaghettis, les coquillettes et les macaronis sont les pâtes préférées des Français. Il reste cependant plus de 500 variétés à découvrir… Par exemple, les pâtes aux œufs : elles sont plus riches en protéines, mais elles absorbent davantage les sauces ; méfiez-vous des accompagnements ! Si les Alsaciens ont ajouté des œufs dans leurs pâtes, c'est parce qu'à une époque reculée, leurs céréales étaient de qualité médiocre (elles manquaient de protéines). En tout cas, aux œufs ou pas, interdiction formelle de laisser les pâtes tremper dans leur eau en fin de cuisson : rien de pire pour les ramollir et augmenter leur index glycémique (c'est-à-dire rendre leur « sucre » plus rapide).

Quant aux pizzas, les Français adorent ça, au point de leur consacrer un magazine tout entier, *France Pizza*. Si ce n'est pas de l'amour… Nous consommons chaque année 3 milliards de pizzas contre 700 millions de sandwichs et 90 millions de hamburgers[3]. Plus étonnant peut-être, la France est le deuxième consommateur mondial de pizzas avec 10 kg de pizzas (soit 20 pizzas) par an et par habitant derrière les États-Unis (13 kg) mais… devant l'Italie (5 kg) ! Il y a des tas de bonnes raisons à cela : un produit simple, bon marché, adaptable (on met dessus ce que l'on veut, avec de fortes disparités régionales), on peut même en préparer des sucrées, aux fruits. Et en plus c'est un aliment qui présente peu de risques alimentaires.

Les conseils IS

- Fuyez les pizzas ultra-complexes, fourre-tout, qui ressemblent plus à une caverne d'Ali Baba qu'à une pizza pâte fine délicate. Notamment les mastodontes à l'américaine, avec une pâte super-généreuse… en kilos superflus, il suffit de les regarder pour grossir !

- Non aussi aux bombes de calories, comme les « 4 fromages » ou les « Gargantua ».

- Question de taille. Vous vous rendez compte qu'à la pizzeria, votre pizza recouvre intégralement votre assiette alors que chez vous, celle qui sort du four, vous la coupez en quatre, que vous partagez équitablement avec chaque convive autour de la table? À méditer.

3 Source : Gira Sic Conseil.

Julien, 52 ans, jardinier

« Pâtes et pizza : mes deux aliments préférés. Pourtant je ne mange pas que ça : je sais que ça fait grossir et qu'il faut diversifier son alimentation. Mais si ce n'était pas le cas, c'est simple : je ne mangerais rien d'autre. J'ai attrapé cette passion en Italie, pendant des vacances d'été, il y a bien 15 ans. Ça ne m'a jamais lâché depuis. Pour moi, c'est le plat de la liberté (pour la pizza) et des couleurs (pour la pasta). Joyeux et gai ! »

Matt, 31 ans, ingénieur

« Je déteste les pâtes épaisses et étouffantes à l'américaine, on dirait plus des sandwichs aplatis et étouffe-chrétien que des pizzas. La pizza est forcément fine, subtile, sobre et avec beaucoup de parfum. Je la fais moi-même, le soir en rentrant, au moins une fois par semaine c'est le rituel. Dans mon frigo, il y a toujours une ou deux pâtes à recouvrir soi-même. Je dégaine la sauce tomate, les anchois, les olives noires, je taille une mozza en tranches, je saupoudre d'herbes congelées, j'ajoute parfois une ou deux bricoles et hop, j'enfourne ! Pendant que ça cuit, je me mets à l'aise, j'ouvre mon courrier, j'allume la télé, et voilà : c'est prêt ! Je coupe la pizza en quatre et je m'installe devant ma série tv préférée avec mon assiette de parts, ma bière et mon sachet de fruits pré-épluchés. Bonheur. »

Céphyse, 42 ans, commerciale

« Si tu me demandes mon plat préféré, là, tout de suite, sans réfléchir, je te réponds "les coquillettes au beurre salé et au grugru". »

PLATS PRÉPARÉS

Sorte d'épouvantails brandis par les nutritionnistes, ces produits représentaient il y a encore peu l'archétype de l'aliment à éviter : pas bon, cher, trop salé, trop sucré, trop gras, pas assez protéiné. Bref, tout faux, IS désastreux, poubelle. Seulement voilà, si en théorie il est effectivement nettement préférable de faire soi-même à manger, ne serait-ce que parce que les matières premières employées dans ces plats « tout prêts » sont rarement des modèles en termes de plaisir gustatif, la réalité du marché montre que nous en achetons chaque année davantage. C'est comme ça. En outre, soyons honnêtes, les plats, ou disons plutôt certains de ces plats, on fait de réels progrès. Cependant tout dépend des marques, comme d'habitude. Certaines proposent des saveurs inédites et permettent même de goûter des aliments qui, sinon, n'auraient jamais atteint la cuisine des acheteurs. Par exemple ceux avec du tofu, du blé complet ou du quinoa. D'autres pataugent désespérément dans le marécage des aliments « à éviter ». D'un strict point de vue IS, certains plats valent nettement plus le coup (et le coût !) que d'autres. Ça tombe bien : ce sont aussi les meilleurs pour la santé, les moins gras et les plus riches en fibres, soit parce qu'ils apportent beaucoup de légumes soit parce qu'ils sont à base de légumineuses.

Les conseils IS

- Regardez rapidement sur l'étiquette la teneur en protéines et celle en graisses. Le rapport doit être au moins égal à 1, c'est-à-dire qu'il ne doit pas y avoir plus de graisses que de protéines. Par exemple 10 g de protéines, 10 g de lipides. Ou, mieux, 10 g de protéines, 5 g de graisses ! Avec ce seul critère, vous êtes déjà certain d'avoir opté pour un produit à l'IS correct et au profil nutritionnel honorable.

- Attention au sel, toujours un problème dans bon nombre de plats préparés. Plus un plat est salé, plus il ouvre l'appétit (ce qui est exactement à l'opposé de ce que l'on recherche, n'est-ce pas ?), plus il favorise la rétention d'eau, plus il donne soif, plus le sel risque de masquer les ingrédients sans doute de médiocre qualité du produit.

- C'est vrai, mettre la barquette ou les sachets au micro-ondes est bien pratique. Sachez cependant que de plus en plus de spécialistes recommandent de ne PAS réchauffer vos aliments dans un emballage en plastique, que ce soit au bain-marie ou au micro-ondes. Ils estiment que de microparticules de plastique émigrent dans l'aliment, participant à une certaine forme de pollution alimentaire. Ils conseillent de verser d'abord le contenu dans un plat (ou dans l'assiette) et de le réchauffer ainsi. D'accord, ça impose une petite manipulation, mais ce n'est quand même pas insurmontable. Et comme vous n'allez quand même pas manger à même la barquette – il y a des limites à la goujaterie ! – quitte à salir une assiette, pourquoi ne pas le faire avant cuisson, qu'est-ce que ça change ?

Laëtitia, 33 ans, executive-woman

« Moi, c'est simple, j'achète presque exclusivement du Picard. Je n'ai pas le temps de faire les courses, j'habite loin de tout magasin, donc je bourre mon congélateur de plats préparés que je consomme dans la semaine. Et le samedi, ça recommence. J'en profite pour ne choisir presque que des produits en promo, très intéressants, ce qui me force à acheter des plats que je n'aurais jamais essayés sinon. J'ai ainsi testé le boulgour avec tofu et

petits légumes. Du coup, j'ai découvert cette céréale, et j'achète maintenant du boulgour très souvent à la place des pâtes, et je le cuisine moi-même avec des courgettes. Les plats préparés m'incitent à tester de nouvelles saveurs. En revanche, j'ai horreur des trucs sans saveur qui baignent dans des barquettes en plastique au milieu d'un litre de sauce, surtout ceux à base de pâtes blanches toutes molles. Déjà que c'est fade les pâtes, mais alors là on atteint des sommets : c'est tellement insipide dans ce genre de plats que ça donne presque la nausée. »

Romain, 25 ans, étudiant en droit

« Avant d'acheter des plats préparés, j'en achetais déjà mais… en boîte. J'allais au petit supermarché à côté de chez moi, et j'achetais en gros 7 boîtes de cassoulet (pour le midi) et 7 boîtes de petits salés aux lentilles (pour le soir). Et rebelote chaque semaine. Pas cher, facile, pas de vaisselle (je faisais cuire au bain-marie). Les "nouveaux" plats préparés me permettent de diversifier sans commune mesure mon alimentation, et ils m'ont donné aussi envie de couleurs et de textures différentes dans l'assiette. Je dirais qu'ils m'ont "ouvert" à une nouvelle alimentation, notamment aux légumes. Parce que du coup j'achète également des produits avec des légumes déjà cuisinés vapeur et je trouve ça bon. Et aussi des plats exotiques, que je n'aurais jamais goûtés autrement, ni chez moi, ni au restaurant, par exemple des plats indiens ou africains. »

Jean-Michel, 31 ans, journaliste

« Trop cher et dégueu. À chaque fois que j'en mange j'ai des brûlures d'estomac toute l'après-midi et je me sens mal, je ne sais pas ce qu'ils rajoutent dedans mais… moi, j'en veux pas. »

POISSONS ET PRODUITS DE LA MER

On connaît la chanson : le poisson c'est bon. Une fois n'est pas coutume : mieux vaut manger du poisson gras (riche en oméga 3) que du poisson maigre (qui n'en contient pas). Exactement le discours inverse que pour la viande, ou même pour tout autre aliment ! Cela dit, rendons hommage à tous les frétillants habitants des mers : les maigres aussi sont hautement recommandables, puisque, fort peu caloriques, ils n'apportent quasiment rien d'autre que des protéines, des vitamines et des minéraux. Et beaucoup d'eau, aussi, bien plus que la viande ! Ce qui n'étonnera personne vu le milieu d'où ils viennent… À condition de ne pas tout gâcher avec une cuisson inappropriée, type friture ou même grillade mal maîtrisée. Seule la cuisson douce et rapide leur convient (pochage, vapeur, papillotes), voire pas de cuisson du tout (marinade).

Les conseils IS

- La consigne est stricte : oui sans réserve à tout ce qui est « nature », que ce soit en frais ou en surgelés. Moules, huîtres, colin, saumon, thon, cocktail de fruits de mer… Et non aux produits traiteur type tarama, mousse de thon ou rillettes de crabe.

- La mer n'est pas une corne d'abondance. 40 % des espèces de poissons sont en voie d'extinction, y compris les crevettes, le thon, le cabillaud, le flétan, le saumon, la raie, le merlu, le bar, bref, tous les habitués de nos assiettes. Quant aux poissons d'élevage, certes moins chers, ils ne représentent pas vraiment une solution, vu que pour chaque kilo de poisson d'élevage, il faut environ 4 kg de poissons sauvages (eh oui, il faut bien les nourrir les bébés)… Greenpeace recommande de privilégier les espèces herbivores comme le tilapia (on raconte que c'est déjà avec lui que Jésus aurait nourri les foules !), le pangasius ou le bar de ligne ; le tout, si possible, pêché autour de chez nous. Et précise que lorsque nous aurons vidé la mer de ses poissons, elle ne se rechargera pas toute seule en faune. Pas comme un champ sur lequel on peut indéfiniment planter des céréales !

Liste rouge des poissons à limiter

(au moins temporairement) pour contribuer à leur survie :

- Aiglefin
- Baudroie
- Bar (élevage ou péché au chalut)
- Cabillaud
- Carrelet
- Crevettes roses
- Espèces des grands fonds (empereur, grenadier, sabre, saumonette)
- Flétan de l'atlantique
- Lotte
- Merlu
- Raie
- Saumon de l'Atlantique
- Sole
- Thon (germon, obèse, rouge)

Source : Greenpeace

Si un produit « traiteur » vous tente, rappelez-vous simplement la règle édictée p. XXX (plats préparés) : protéines/lipides = 1 au minimum. Un steak de thon apporte 23 g de protéines pour 1 g de lipide. Ce qui lui vaut un IS de 210 environ. Même le thon à l'huile d'olive apporte 26 g de protéines pour 10 g de lipides, un score tout à fait acceptable. En revanche, certaines rillettes de thon renferment 13 g de protéines pour 15 de graisses, expliquant leur IS de 150, nettement moins génial… Moralité ? Regardez bien la boîte d'« à côté », peut-être quelques centimes plus chère, mais récoltant une bien meilleure note nutritionnelle !

Un plateau de fruits de mer ? Pourquoi pas ! C'est même une très bonne idée. Sans trop de pain et encore moins de mayonnaise, c'est encore mieux…

Des moules ? Mais oui, marinières plutôt qu'à la crème, et sans l'option « frites à volonté » !

It's raining fish !

Pour dire « il pleut des cordes », les Anglais disent « Il pleut des chiens et des chats » (*it's raining cats and dogs*). Mais parfois, il pleut des… poissons ! Probablement, vous ne vous êtes jamais retrouvé dessous. Peut-être même n'en avez-vous jamais entendu parler. Les averses de sardines ou de carpes, phénomènes relativement exceptionnels – on se balade dans son jardin et on ramasse 500 petits poissons à la main ! –, ne sont pourtant pas si rares à l'échelle d'un siècle. La dernière en date remonte à février 2008, à Kerala. Mais on ne compte plus leur équivalent en Grèce, à Singapour, en Angleterre, en Australie (sacrée pluie de crevettes en 1978 !)… Les pluies de poissons sont parfaitement expliquées par la météo. En tout cas, n'attendez pas qu'ils vous tombent tout crus du ciel pour en manger : passez voir votre poissonnier, c'est plus sûr !

Nadia, 29 ans, esthéticienne

« Je n'aime pas le poisson. À la rigueur, le surimi ça passe, mais j'ai vite des haut-le-cœur quand même. Et puis l'odeur que ça laisse sur les doigts, ou sur les lèvres (quand je plisse le nez, je le sens), c'est pas très sexy. »

Sébastien, 47 ans, restaurateur

« Le poisson est ma passion, le produit que je travaille le mieux. Je trouve que les textures des chairs sont très diversifiées, que l'on peut presque tous les préparer en mousse, au four, à la vapeur, en crème, grillés, en soupe… bref, c'est un matériau génial. Et il

se marie automatiquement avec les légumes. Ce qui est sain va souvent ensemble j'ai remarqué. »

Paul-André, 39 ans, comptable

« J'adore le carpaccio ou le tartare, en tout cas le poisson cru. C'est onctueux en bouche, ça glisse, je trouve ce genre de plat presque sensuel. En revanche, un poisson cuit, sauf exception, ça ne me dit rien : la chair est soit fade et semblable à du papier mâché (trop cuit), soit parfaite mais décevante quand même, je ne sais pas pourquoi. Quant à l'odeur du poisson cuit, je n'en parle même pas. Aucun problème de ce genre avec les marinades ! »

PRODUITS LAITIERS

Le lait n'est ni ange ni démon. C'est un aliment comme un autre avec ses avantages et ses inconvénients. Et les produits laitiers, idem. Bon nombre de nutritionnistes s'accordent à dire que les « 3 produits laitiers par jour » recommandés par le PPNS (Programme national nutrition santé) sont probablement excessifs, et qu'un ou deux maxi suffisent amplement. En fait, il est impossible de les comparer, tant un morceau de camembert, un yaourt nature 0 % et une crème à la vanille n'ont pas grand-chose en commun sinon une vache quelque part dans un coin, et pas forcément de Normandie.

UN CIEL SANS NUAGE

Les produits laitiers apportent du calcium. À condition de ne pas le neutraliser (par exemple dans le café ou le thé). En ajoutant un nuage de lait dans sa tasse, non seulement on se prive d'une partie du calcium, mais aussi d'une partie des antioxydants du thé. Dommage ! Cependant, on trouve aussi ce cher calcium dans beaucoup d'autres aliments. Inutile de focaliser, donc. D'une part parce que les voix estimant que nous en mangeons trop commencent à résonner à l'unisson, et que des répercussions négatives sur la santé (allergies, troubles intestinaux, etc.) sont en partie attribuées à la déferlante de produits laitiers que tout un chacun peut constater au supermarché ainsi que dans la table des aliments de ce livre – des pages entières de yaourts ! D'autre part parce que bon nombre d'entre eux, hormis les yaourts et les fromages blancs allégés, sont trop caloriques, car très riches en gras et/ou sucre. Bannissez en tout cas les produits « ludiques » type barres de chocolat enrichies en lait, présentées à tort comme des produits sains et équilibrés. Ce n'est pas parce qu'ils sont vendus au rayon frais entre deux packs de yaourts qu'ils ont la même valeur nutritionnelle ! La vérité oblige à dire que les produits laitiers (desserts) sont souvent gras et sucrés, ou aromatisés, enrichis en faux sucre, etc. Observez la place dévolue aux yaourts ou fromages blancs « tout simples » dans les grandes surfaces, et comparez avec les interminables linéaires de desserts lactés sucrés en tous genres (mousses, yaourts aux fruits, clafoutis, crèmes...).

Les conseils IS

- Au rayon des produits laitiers, préférez le fromage blanc, pour son IS intéressant, et/ou les yaourts nature, demi-écrémé, pour les bactéries (probiotiques) qui s'y développent, transformant le lactose en acide lactique pour donner un produit plus digeste. De plus, la fermentation déclenche la fabrication de substances intéressantes qui stimulent l'immunité et protègent l'organisme de multiples façons. Veillez cependant à choisir des yaourts de qualité, si possible fabriqués avec du lait bio, et contenant des lactobacillus, car ces ferments résistent mieux à l'acidité de l'estomac.

- Il n'y a aucune raison de se priver de produits laitiers si vous les supportez bien et que vous les appréciez. Mais limitez-vous à un ou deux par jour. Un peu de fromage le matin, un yaourt ou un fromage blanc dans la journée, c'est un bon rythme.

- Évitez tous les desserts sucrés (crème brûlée, mousse, yaourt à la Grecque) et autres produits gras (lait concentré, petit-suisse ou fromage blanc à 40 %, chantilly...). C'est cher, calorique, l'IS est mauvais. Pas terrible !

Fabien, 41 ans, agent bancaire

« Depuis que je suis ado, j'ai gardé cette habitude de rentrer chez moi le midi pour manger des céréales avec du lait, exactement comme si c'était le petit déjeuner. J'y suis tellement habitué que quand on va au restaurant parfois, avec des collègues, ça me fait bizarre. J'aime bien aussi manger autre chose, mais seulement avec les autres. Seul je mange principalement du lait, des produits laitiers (beaucoup de yaourts à boire), des jus de fruits, des pizzas (pour les légumes, c'est pas mal) (sic). Pour moi, les crèmes-dessert ne sont pas des produits laitiers, ce sont des desserts. Produit laitier, c'est blanc, pas sucré (ou presque pas), ou c'est du fromage. »

Muriel, 28 ans, vendeuse

« J'adore le fromage blanc et les yaourts ! Je peux m'en faire de pleins bols avec des dés de fruits, du miel, des confitures, de la poudre de cacao, des céréales… C'est mon dessert du soir, surtout quand j'ai mangé léger avant et que j'ai envie d'un final un peu sympa mais que je n'ai rien chez moi. Il m'arrive très souvent d'en vider trois ou quatre pots facile, pour obtenir plusieurs saveurs différentes. »

SAUCES, MOUTARDES ET COMPAGNIE, ASSAISONNEMENTS

« Un homme qui a faim n'examine pas la sauce », disait Socrate. Grave erreur. Car la sauce peut vous plomber le plat le plus léger, sucrer là où il fallait tout sauf du sucre, saler là où le sel de l'aliment suffisait déjà… ou au contraire apporter des composants protecteurs, améliorer le profil nutritionnel du plat, apporter la touche parfumée qui rend un poisson ou une viande inoubliable. Une sauce, c'est quoi ? « Une préparation plus ou moins liquide, qui cuit avec un aliment ou que l'on ajoute après cuisson », selon les manuels de cuisine. Un peu vague, comme définition. Mais vous, vous faites facilement la différence entre une simple sauce citron + fines herbes et une rémoulade, c'est-à-dire grosso modo une mayonnaise. La première reste bien sage sur un plan calorique là où la seconde double voire quadruple l'apport calorique de l'aliment originel. Lorsqu'on cherche à perdre du poids, de nombreuses recettes de sauce « light » sont recommandées, ne serait-ce que pour mettre en valeur des aliments parfois un peu basiques (blanc de poulet, salade, jambon…). Souvent, avec une simple astuce, on allège une vinaigrette, une sauce au bleu, une sauce bulgare, on relève un mets avec une sauce tomate, une sauce au poivre ou une béchamel « revisitée ».

C'EST MOI QUI L'AI FAIT !

Nous vous recommandons vivement de préparer vos sauces vous-même. Les équivalents industriels ne rivalisant vraiment pas avec le « fait maison », pour des raisons techniques telles qu'altérations dues aux contraintes mécaniques, thermiques et d'attente, une sauce industrielle étant, par essence, consommée bien après sa confection. Par ailleurs, la sauce étant le modèle même de l'aliment fragile d'un point de vue bactériologique – riche en eau et en substances nutritives – les additifs ou les traitements industriels visant à réduire ce risque modifient encore le goût de la recette. Bref : c'est moins bon, tout simplement. Et surtout on ne maîtrise pas bien ce qu'il y a dedans : quand vous préparez une vinaigrette, vous savez combien de cuillères d'huile passent dedans. Mais dans un flacon tout prêt ?

Si vous avez l'habitude de consommer	... essayez plutôt...
De la mayo	Du fromage blanc battu avec de la moutarde
De la béarnaise	Du fromage blanc battu avec de l'estragon
De la vinaigrette industrielle	De la vinaigrette maison (huile, vinaigre, moutarde, échalote, eau)
De la moutarde veloutée ou mi-forte (contiennent de l'huile)	De la moutarde forte (0 % de MG)

Alain, 35 ans, serveur

« Je suis serveur dans un resto. Mais si j'étais en cuisine, je serais saucier. Saucier c'est génial, c'est magique : tu transformes tout, tu rends sublime quelque chose d'un peu fade, tu mets ta patte, tu personnalises ton plat, on voit avec la sauce ta personnalité : généreuse, fine, complexe, etc. Contrairement à ce que l'on pourrait croire, c'est quelque chose d'extrêmement précis. En cuisine, le saucier, c'est celui qui sait utiliser tous les restes, qui accommode deux ou trois saveurs sans se tromper, bref, c'est un magicien. Pour moi, il n'y a pas de cuisine raffinée sans sauce, même si c'est au quotidien, comme ça, avec de simples pâtes ou des brocolis. »

Monique, 65 ans, romancière

« Les sauces toutes prêtes n'ont aucun goût et elles sont toujours trop salées. Je prépare mes sauces, en plus c'est très agréable et ça sent bon dans la cuisine ! »

Ben, 28 ans, informaticien

« Je n'ai pas le temps de faire trop à manger, et en plus je ne gagne pas trop de sous, mais j'aime bien les goûts différents. Donc, j'ai trouvé le truc : j'achète plein de pâtes et de riz (toujours les mêmes) et plein de sauces (toujours différentes). Ça me donne l'impression de manger différemment tout le temps. J'ajoute aussi parfois du thon ou des moules, des pignons ou des cacahuètes dans mes pâtes et dans mon riz, mais je garde ce "fond". »

SNACK (SALÉ, SUCRÉ)

Le snacking, c'est manger entre les repas. Est-ce que c'est si grave que ça ? Franchement non, et heureusement puisqu'on le fait tous, un jour ou l'autre. Les spécialistes prévoient qu'en raison de la déstructuration des repas, de l'accélération du rythme de vie, de la contraction de la pause-déjeuner et de l'extrême mobilité, cette tendance va énormément s'accentuer dans les années à venir. Sans compter que les ados, avec leur appétit d'ogre, sont souvent « obligés » de snacker sinon ils menacent de tourner de l'œil…

LE SNACKING, C'EST QUOI ?

Une notion finalement assez floue. Entre ceux qui estiment qu'il s'agit exclusivement des « bricoles » que l'on consomme « dehors », d'où leur nom de *street-food*, ceux qui pensent qu'ils peuvent aussi remplacer les repas (et pas seulement se faufiler entre eux), ceux pour qui *fast-food* = snacking, ceux qui estiment que les sushis sont les tout premiers snackings – alors qu'il s'agit aussi en même temps d'un des plats les plus traditionnels japonais – ou encore qu'on ne snacke que lorsqu'on mange avec les doigts (*finger-food*), il y a de quoi perdre son latin. Ce qui met tout le monde d'accord : le snacking se consomme rapidement et pas à table.

Les Français préfèrent les sandwiches

En 2007, les Français ont avalé 1,2 milliard de sandwiches. Ce drôle d'aliment, inventé par l'aide-cuistot du lord anglais John Montagu, comte de Sandwich, afin que son illustre client puisse se restaurer tout en continuant ses parties de cartes, et sans se tacher les doigts s'il vous plaît, reste encore loin devant les autres produits de snacking comme les hamburgers, les kebabs, les salades, les soupes et autres risottos « à manger sur le pouce ». En 5 ans, le marché du sandwich a progressé de 30 % !

Nous parlons ici du sandwich tel que nous le connaissons aujourd'hui. Car glisser des aliments entre deux tranches de pain remonterait en réalité à bien avant, au Ier siècle avant J.-C., lorsqu'un rabbin introduisit un mélange de noix, pommes et épices entre deux pains azymes, symbolisant le mortier des travaux forcés réalisés par les Juifs en Égypte, avant leur délivrance. Et on le consomma allègrement ensuite, dans tous les pays du monde. Il semble qu'il s'appelait alors « pain et fromage » ou « pain et viande », avant d'arborer son nom très british.

UN MARCHÉ EN COLOSSALE EXPANSION

Les industriels, eux, ne perdent en tout cas pas le Nord, car il s'agit d'un marché en colossale expansion, le plus prometteur en fait : attendons-nous donc à voir débarquer dans les rayons le pire comme... le moins pire en la matière, ces prochaines années. En fait, le snacking représente déjà à peu près 30 % de nos apports caloriques ; c'est énorme ! Plutôt que de tenter vainement d'obliger toute la société à « revenir en arrière » et à se contenter des repas classiques, autant proposer des snacks de qualité et bons pour la ligne. Mais si, ça existe ! Car ce n'est pas parce qu'on mange en dehors de chez soi (et en dehors des repas) qu'on est obligé d'avaler des horreurs, tout comme ce n'est pas parce qu'on « snacke » à la maison (ça s'appelle le *home-snacking*) que tout devient par magie un modèle d'équilibre !

Le « home-snacking »

C'est le « snacking à la française » selon TNS Secodip, institut d'études, qui révèle que tous les ménages ont acheté au moins une fois dans l'année un produit de snacking à consommer à la maison. En majorité sucrés (snacks laitiers, viennoiseries industrielles, glaces, biscuits, barres chocolatées ou de céréales) il y a cependant pas mal de possibilités salées (biscuits, charcuterie, fromage...). Lorsque vous faites vos courses, achetez les « bons snacks » !

Les conseils IS

Alors, pour ou contre le snacking ?

☺ Si « snacker » signifie « fractionner ses repas » c'est-à-dire manger 3 repas + 2 snacks « structurés » dans la journée, c'est bien et même très bien. À condition que le « CV alimentaire » du snack soit compatible avec l'équilibre alimentaire d'une part, une silhouette fine d'autre part. C'est même, souvent, la meilleure façon d'atteindre son quota de fruits et légumes (smoothies, crudités à grignoter) ! Par ailleurs, certains « snacks » sont chaudement recommandés depuis toujours par tous les nutritionnistes à leurs patients en surpoids, par exemple d'avaler un œuf dur (le meilleur snack de protéines naturelles) avant de se rendre à un cocktail. Conclusion : un snack avec un IS élevé et un taux calorique modéré est une très bonne idée, et peut éviter de tomber dans le pot de tarama (calories très, très élevées !). C'est ce que les nutritionnistes appellent un « snack intelligent ». Peut-être une façon assez fine de réguler ses apports caloriques en suivant naturellement les signaux « faim » envoyés par le corps. D'accord !

☹ Si « snacker » se traduit par boulotter toute la journée n'importe quelle chose grasse, sucrée ou salée (bien souvent les trois), sans faim ni discernement, et qu'en plus vous n'équilibrez pas avec les repas, alors il n'y a pas pire situation nutritionnelle. Ou si, pire peut-être, si le snack ***s'ajoute*** aux repas sans que vous allégiez ces derniers, vous allez au-devant de graves ennuis, ou vous y êtes déjà. Manger mal, trop, trop souvent et déséquilibré, arrosé au soda, c'est ce que les nutritionnistes appellent « la junk-food » (« alimentation déchet »). Pas d'accord !

Quelques idées pour ne plus vous tromper...

- **Snack salé**

Si vous avez l'habitude de consommer	... essayez plutôt...
Des cacahuètes	Des graines de soja apéritif
Des chips	Des bâtons de carotte
Des rondelles de saucisson	Des roulés de jambon au fromage frais (maison)
Des biscuits apéro	Du pain frais et une fine couche de tapenade

- **Snack sucré**

Si vous avez l'habitude de consommer	... essayez plutôt...
Des biscuits	Des fruits frais
Des barres chocolatées	Du chocolat noir
Des bonbons	Des fruits secs (raisins secs, cranberries...)

Line, 57 ans, retraitée

« Je m'aperçois que j'achète de plus en plus de cochonneries, même si je m'en défends et que je trouve ça lamentable, autant au goût que pour la santé. En fait je lâche prise sur tout, j'ai l'impression qu'il y a un laisser-aller dans ma vie. Je n'ai jamais fait beaucoup de cuisine mais maintenant, je n'achète plus que des trucs comme ça et mon mari ne râle pas, donc ça doit lui convenir. »

Clément, 16 ans, lycéen

> *« Je ne vois pas le problème avec les snacks, si tu les choisis bien, tu te nourris facilement pour pas trop cher. Quand je vois les prix des restaurants, 20 € pour manger un steak, franchement j'hallucine. Je préfère mon dwich + 1 smoothie + 1 petit yaourt à boire au supermarché pour 5 € : je mange bien, c'est sain, j'ai pas besoin d'éplucher les fruits, et je garde de l'argent pour acheter des choses plus importantes, par exemple des mangas. »*

Agnès, 34 ans, architecte

> *« Quand j'ai une envie de sucré dans l'après-midi, au lieu de manger des biscuits ou du chocolat, je mâche du chewing-gum sans sucre, plutôt par deux ou trois. Au bout d'une demi-heure, je les jette et j'en reprends. J'ai entendu dire que ce n'était pas terrible pour l'estomac, mais en tout cas, ça me permet de ne pas craquer pour n'importe quoi. »*

SOUPES

Mange ta soupe si tu veux... mincir ! Rappelons-nous que la soupe, probablement le premier plat du jour « évolué » de l'humanité, mijotait déjà au fond des grottes préhistoriques, lorsque les femmes étaient priées de ravitailler la tribu avec de l'eau et... pas grand-chose d'autre. Elles avaient déjà compris qu'on pouvait ainsi calmer la faim avec rien ou presque. Quelques milliers d'années plus tard, le concept n'a pas pris une ride, et on n'a toujours rien inventé de mieux pour contenter l'estomac à moindres frais. À condition de ne pas la choisir n'importe comment ! Retenez que ce qui « marche » le mieux, c'est la soupe avec des morceaux : imbattable coupe-faim. Si l'IS est équivalent, qu'elle soit mixée ou pas vu que ça ne change rien à sa composition nutritionnelle (elle renferme autant de fibres ou d'eau dans un cas comme dans l'autre), voyez ce que nous disons des textures p. 134. Eh oui, la texture d'un aliment, ça compte aussi ! Dans le cas de la soupe, c'est flagrant. En effet, avec des morceaux, c'est un plat à la fois solide et liquide. L'estomac laisse filer le bouillon qu'il n'a nul besoin de digérer, mais garde le solide. Le liquide fonce raconter aux récepteurs intestinaux que vous avez bien commencé à manger. Du coup, le corps sait qu'il n'y a pas famine, que l'énergie qu'il attendait est bien là, ça le détend. Parallèlement, l'estomac, lesté de fragments alimentaires, est fermé pour inventaire et assimilation : on se sent tout de suite rassasié. Cette douce impression perdure jusqu'à ce que lesdits morceaux soient réduits en bouillie. Résultat : lors d'un repas, les mangeurs de soupe avalent jusqu'à 20 % de calories en moins que les autres. C'est énorme ! Normal : ils ont moins faim, donc ils mangent moins, et en outre ce qu'ils avalent est propice à la perte de poids (légumes, eau...). Les potages lisses, mixés, calment moins l'appétit, même s'ils restent intéressants, notamment en raison de leurs apports en eau, minéraux et fibres. Mais si l'objectif est de mater votre faim, préférez les soupes chinoises et autres bouillabaisses aux veloutés de légumes que vous préparait Mamie.

Si vous avez l'habitude de consommer	... essayez plutôt...
De la soupe industrielle en brique	De la soupe faite maison (c'est vous, la maison) ou surgelée
Des croûtons beurrés	Des dés de légumes frais
Du gruyère râpé	Une cuillère de crème légère
De la crème fraîche	Du lait

Les conseils IS

- Une soupe, c'est la somme des ingrédients qui bouillonnent ensemble. Nous sommes d'accord que si, dans la vôtre, des tonnes de lardons sont coiffées de gruyère râpé, tout cela ne donnera rien de bon d'un point de vue ligne. C'est justement le moment de foncer sur les légumes et, la grande quantité d'eau aidant, nul besoin de gras : aucun risque que vous trouviez votre soupe « sèche » !

- Ajoutez le moins possible de sel. L'un des avantages de la soupe est de rétablir l'équilibre sodium/potassium. Résultat : une meilleure protection cardiaque, et un drainage express des déchets et des toxines. Buvez, éliminez !

- Une portion de soupe = 150 g de légumes environ. Super ! En revanche, elle ne remplace pas les fruits et légumes crus... sauf si elle est crue bien sûr. Dans ce cas, on peut préparer de super-soupes avec un blender, également indispensable pour confectionner de délicieux smoothies (jus de fruits avec la pulpe, les fibres, etc.)

- Préférez les légumes frais, que vous rincez simplement sous le robinet lors de la phase de préparation plutôt que de les laisser tremper. À tous les points de vue, notamment économique, c'est plus rentable !

Soupe poireaux	Faite maison	Déshydratée	En brique	Au rayon frais
Prix au litre	0,95 €	1,10 €	2,19 €	5, 83 €

Source : SECODIP – Relevés de prix GMS à Paris en septembre 2003, toutes marques confondues.

- L'option surgelée est également un excellent compromis rapport qualité/prix. Optez de préférence pour des légumes ou un potage « nature », les préparations mixées et gourmandes pouvant vite grimper dans les sommets caloriques. Le must : des légumes pour soupes à simplement faire cuire avec de l'eau. Plus simple, plus minceur, plus « IS » et moins cher, ça n'existe pas.

- La soupe au rayon frais est en nette amélioration ces dernières années mais reste chère (très chère !) et encore trop souvent riche en sel, en féculents et/ou en matières grasses.

- Évitez les boîtes, toujours trop salées. Et nous ne parlons même pas des potages déshydratés, dont le seul avantage est de prendre peu de place dans le placard.

- La soupe est tout spécialement recommandée aux personnes constipées. Un simple grand bol de soupe fournit environ 7,5 g (selon les légumes choisis), soit 25 % de notre quota !

Arnaud, 31 ans, webmaster

« Eh bien je ne dois pas être comme tout le monde, mais moi la soupe, ça ne me cale pas. J'aime bien ça, à condition que ce soit plutôt un velouté bien onctueux, bien épais, genre potiron, carottes, courgettes avec de la crème… Là, ok, j'en veux bien une fois de temps en temps en hors-d'œuvre. Mais toutes les autres soupasses aux légumes, pour moi, c'est presque une boisson qui accompagne le repas ! En entrée, il me faut des choses à mastiquer, des crudités, des tartines… »

Roselyn, 33 ans, caissière

« Quand j'ai quelques kilos à perdre, c'est encore les soupes que je préfère. J'en prépare une pleine thermos, goût différent chaque matin, et hop j'en bois une petite tasse de temps en temps dans la journée. Ça m'aide à ne pas avoir faim et c'est sympa, ça fait boire en même temps. Le soir, chez moi, je fais un vrai repas, comme des œufs et des pâtes. »

Olivier, 65 ans, instituteur à la retraite

« J'aime bien inviter des gens, surtout depuis que je vis seul. Je propose toujours une soupe en entrée, versée dans des verres pour faire joli et petites portions (raffinés), et aussi, souvent, une soupe sucrée en dessert, avec des fruits mixés, ça, je sais faire et j'ai remarqué que tout le monde terminait ses verrines. C'est pratique pour garder une impression

de "fruits et légumes" dans le repas, alors qu'au milieu je prévois un plat bien roboratif, genre cassoulet ou petit salé aux lentilles. Si je ne proposais pas mes soupes en plus, ça ferait un peu "rustique", là ça change tout. »

SUCRE ET SUCRERIES (BONBONS, CHOCOLATS)

Sans surprise, n'attendez aucune absolution ou révélation de notre part : cette catégorie d'aliments est prohibée pendant un régime minceur. Du sucre et rien d'autre ou presque – à part souvent des colorants – les bonbons et confiseries en général ne peuvent prétendre apporter autre chose que du plaisir, ce qui est très bien, et des kilos, ce qui l'est nettement moins. Le problème majeur étant qu'il est quasiment impossible, inhumain, de manger un seul bonbon. C'est vrai, partager quelques confiseries avec des amis, des enfants, des petits-enfants même, agit comme un sorte de repère social et culturel. Autrement dit, le plaisir et les bonbons sont un peu indissociables, et l'abstinence totale laisse soupçonner le triste sire. Cependant, ne vous laissez pas piéger : il est tout à fait possible de faire la fête sans manger de bonbons ! Les alternatives à base de fruits, par exemple, ne manquent pas. Le chocolat tire un peu son épingle du jeu. Plus il est noir, donc riche en cacao, plus il est encensé par les spécialistes pour ses vertus antioxydantes, et c'est vrai qu'il renferme des antioxydants. Mais tout antioxydant qu'il soit (et encore, tout dépend de la qualité de votre plaque, sachant qu'elle a quand même perdu pas mal de plumes bénéfiques dans son processus de fabrication), le chocolat reste avant tout un aliment plaisir, calorique !

Les conseils IS

- Quitte à choisir des bonbons, faites-vous bien plaisir, puisque c'est la fonction première de cet aliment ! Mais n'en consommez qu'exceptionnellement. Cela veut dire n'achetez pas de gros paquets à dévorer devant la télé (il n'y a pas pire), ne grignotez pas vos « becs » n'importe quand, ne les associez pas à un plaisir ou à une détente particulière, sinon ils vont vite devenir un rituel.

- Évitez quand même les sucreries les pires pour les dents, c'est-à-dire tout ce qui colle, adhère, type caramel.

- Une orgie de bonbons mène toujours à une mémorable fringale très rapidement après. L'astuce : mangez vos (rares) bonbons en fin de repas, ou accompagnés d'autres aliments, par exemple un fromage blanc au goûter. Des bonbons seuls, c'est une catastrophe : un afflux de sucre dans le sang avec rien pour le freiner, un métabolisme en déroute et de vrais problèmes pour maîtriser sa faim. À éviter, vraiment, dans une optique IS.

Astuce : achetez une plaque de chocolat noir de noir, chaque semaine. Et limitez-vous à ça, côté sucreries. Plus le chocolat est noir, plus son amertume est salutaire car vous en mangerez un carré (avec plaisir), pas deux. Un système de régulation qui ne marche pas du tout avec le chocolat au lait.

Jenny, 38 ans, secrétaire

« Oui c'est vrai, quand je suis sous tension, les bonbons me font du bien. J'aime par-dessus tout les choisir un à un à la boulangerie, dans les bacs en plastique, me délectant d'avance du goût "fraise" ou "banane", de la texture gélatineuse ou piquante, des petits grains de sucres collés dessus. Je sais très bien que pour la ligne c'est pas génial, mais je n'en mange pas souvent : juste disons une fois par mois à peu près, j'achète pour 4 € de becs et je les avale dans l'après-midi. C'est un petit bonheur pour moi, je fais juste attention le soir et le lendemain à ne pas manger de dessert, et ça passe en "pertes et profits". »

Béatrice, 30 ans, secrétaire

« Je boulottais tous les jours quelques bonbons par-ci, quelques caramels par-là, jusqu'à ce que je regarde la réalité en face : 10 kg de trop. J'en ai pris conscience en remplissant un carnet alimentaire, c'est-à-dire que je notais tous les jours ce que je mangeais exactement, avec les grammages (ou les unités) et les circonstances. À la fin de la semaine, j'ai été horrifiée de voir que les bonbons représentaient quasiment la moitié de ce que je mangeais. Ou peut-être un tiers, n'exagérons rien. Mais en tout cas certains jours je ne mangeais jamais de fruit ou de légume, alors qu'aucun jour je ne me privais de bonbons. J'ai arrêté d'en acheter, et donc d'en manger. Ça a été plus dur pour moi que d'arrêter de fumer, ce que j'ai aussi fait il y a 7 ans. L'appel du sucré me rendait dingue parfois. J'ai remplacé par du thé vert et des raisins secs (seulement au goûter). J'ai perdu 6 kg en trois semaines, mais je précise que j'ai modifié d'autres choses dans mon comportement alimentaire. »

Matthieu, 40 ans, maquettiste

« Je n'ai pas été habitué aux bonbons, quand j'étais enfant il n'y en avait pas à la maison. Du coup j'en ai mangé peu et ce n'est pas à ça que je pense pour me réconforter

quand “ça va mal”. Je vais plutôt marcher, m’aérer la tête, j’écoute de la musique. Je ne vois pas l’intérêt des bonbons, ça n’a aucun goût particulier à part celui du sucre, ça fait une haleine de cheval, toutes ces couleurs-là, ça ne m’inspire pas. Je peux mâcher parfois un chewing-gum ou une guimauve (ma compagne en boulotte non-stop), mais sans conviction. C’est surtout pour lui faire plaisir à elle ! »

VIANDES ET VOLAILLES

Toutes les viandes sont d’excellentes sources de protéines. En revanche, certaines sont également d’excellentes sources… de graisses, ce qui est beaucoup moins bien. Donc entre le bœuf, le veau, le porc, l’agneau, la volaille (c’est-à-dire tout ce qui piaille, court ou galope dans une basse-cour, lapin compris), laissez-vous guider pour profiter au mieux de cette catégorie si vaste d’aliments. Trois paramètres principaux sont à prendre en considération pour choisir votre viande :

- *La qualité de l’élevage :* une viande « bien élevée » est meilleure au goût et pour la santé ! L’idéal étant de se procurer des produits labellisés (AB, AOC ou Label Rouge) lorsqu’on en a les moyens.

- *La transformation :* mieux vaut acheter une viande « nature » à préparer vous-même qu’une viande déjà présentée en sauce dans un emballage plastique, au rayon frais…

- *La préparation :* si votre viande est effectivement « nature », veillez à ne pas réduire son intérêt nutritionnel en lui faisant subir, par exemple, une cuisson trop agressive, notamment au gril ou au barbecue non maîtrisé.

Les petits génies

Plus une viande est foncée, plus elle renferme de *myoglobine*, une protéine comparable à *l'hémoglobine*, qui transporte l'oxygène dans le sang. Toutes deux renferment du fer, qui leur confère cette fameuse couleur rouge. Mais l'hémoglobine est dans le sang alors que la myoglobine est dans les muscles. Les animaux qui utilisent davantage leur muscles ont besoin de plus d'oxygène, donc ont plus de myoglobine dans les muscles : c'est le cas du bœuf par rapport au veau par exemple, ou des animaux qui « bougent » par rapport à ceux qui ne marchent jamais. De même, les oiseaux migrant sur de grandes distances (oies et canards sauvages) ont eux aussi une chair foncée. Mais la couleur de la viande dépend aussi de l'âge de l'animal, de la façon dont il a été abattu, etc.

QUELQUES MOTS À PROPOS DES ABATS

Les abats, ce sont tous les organes comestibles d'un animal « à viande », en dehors de la viande. Les amateurs estiment que les abats les plus fins proviennent du veau, grand fournisseur notamment de la tête du même nom. Mais c'est affaire de goût et de région, les Méditerranéens préférant les pieds et paquet (autrement dit les pansettes) de mouton et d'agneau. Les amateurs de langue, queue, cœur, museau, rognons, foie et autres tripes font le plein d'un fort quota de nutriments intéressants. Encore faut-il distinguer les différents abats et ne pas tout gâcher par une préparation aberrante, comme un excès de crème ou de gras. D'une manière générale, mieux vaut les consommer très épisodiquement, pour vous faire plaisir, car ils n'ont pas que des avantages.

- La **cervelle** : à éviter en raison de sa forte teneur en cholestérol et de son faible apport en protéines. C'est l'abat le moins intéressant.

- Le **cœur** : c'est un muscle, sa composition nutritionnelle est donc comparable à celle de la viande rouge. Des protéines, du fer, de la vitamine B12 ! Mais aussi des graisses saturées…

- Le **foie** : record poids lourd en apports vitaminique – vitamines A, B, PP, D… il en renferme même trop (notamment la vitamine A) pour pouvoir être consommé régulièrement ! Il est également excellent vecteur de protéines, de fer et de zinc… mais hélas aussi de cholestérol et de purines. C'est donc un très bon aliment, mais à déguster épisodiquement. À préférer d'origine biologique ou au moins d'élevage de très bonne qualité. Le foie de veau est le moins calorique, suivi de celui de bœuf puis de celui d'agneau.

- La **langue** : elle ne présente pas de différence majeure avec de la viande, sauf qu'elle apporte moins de fer et peu de cholestérol. Bouillie, c'est le plus calorique des abats (hors cervelle), donc vous ne la trouverez certainement pas dans nos recettes IS !

- La **queue de bœuf** : bonne pioche aussi, avec son taux plancher en cholestérol et son atout « zinc » appréciable. Hélas, nous sommes dans la fourchette calorique « haute », alors doucement !

- Le **ris** : il n'est pas passionnant lui non plus, et renferme en outre une forte teneur en purines, qui le rend peu recommandable aux personnes sujettes à la goutte. À éviter.

- Les **rognons** : encore une mine de cholestérol et de purines, à éviter au quotidien. De temps à autre, ils offrent tout de même une teneur correcte en fer.

- La **tête de veau** : pas du tout une hérésie alimentaire, au contraire ! Elle est globalement peu calorique, mais la qualité de ses protéines est moyenne. Même remarque pour les pieds.

- Les **tripes** : un modèle du genre, avec leur richesse en protéines et un tout petit score calorique ! Ce sont les abats les moins gras, et de loin.

Les conseils IS

Ne confondez pas « viande » et « produits à base de viande ». Le poulet n'a rien à voir avec les nuggets de poulet, une escalope de veau est bien préférable à la même, panée. Tous les produits « travaillés » sont plus riches en graisses et/ou en glucides (sucres), donc moins pourvus en protéines : leur IS est proportionnellement moins bon, leur profil nutritionnel moins recommandable.

Lorsque vous achetez du steak haché, regardez bien la teneur en matières grasses : 5 % de MG, c'est quatre fois moins de gras que 20 % de MG, même les nuls en maths peuvent le calculer sans gros efforts.

Méfiez-vous des portions : toujours dans la catégorie « steak haché », 100 g suffisent. Les XXL à 150 g voire plus, c'est forcément des calories en plus, c'est-à-dire en trop.

Les boulettes de « viande » hachée, ce n'est pas toujours de la viande « pure ». Souvent, on y trouve certes de la viande mais aussi des protéines de soja, de l'eau, de la chapelure, des additifs… L'IS est différent lui aussi, forcément, de l'ordre de 175 contre 240, par exemple, pour du rosbif.

Les abats sont globalement déconseillés, surtout si vous souffrez de calculs rénaux, de goutte, de troubles cardiaques (à voir avec votre médecin) et si vous avez l'œil braqué sur vos taux sanguins de graisse (triglycérides, etc.). En outre, ils sont plus fragiles que la viande. N'attendez pas pour les consommer après l'achat.

Ah bon ?

Le poulet est la viande la plus consommée au monde. Plus rares, le bison, l'autruche, le kangourou, le crocodile, le wapiti, le capri ou le caribou passent eux aussi à la casserole.

Jean-Marc, 27 ans, prof de tennis

« On m'a toujours dit que les sportifs devaient éviter de manger de la viande parce que ça agressait les muscles en augmentant le taux d'acide urique dans le sang, quelque chose comme ça. Récemment j'ai fait un stage de sport et il y avait de la viande à tous les repas. Je n'ai pas noté que mes muscles étaient spécialement plus abîmés, j'ai même l'impression de récupérer plus vite après l'entraînement. »

Marianne, 45 ans, avocate

« Je n'aime pas la viande, ni le goût, ni ce qu'elle véhicule comme image en général. Je ne suis pas végétarienne du tout, je mange des œufs, du poisson, et m'autorise même un peu de poulet de temps à autre, mais la viande rouge, ça me dégoûte, rien que de voir du sang dans la poêle, je ne sais pas comment font les gens pour manger ça. Je ne suis jamais malade, tout va bien pour moi, je n'ai pas l'impression de manquer de fer ou de protéines, on peut très bien se passer de viande ! »

Marion, 18 ans, fleuriste

« Je suis plus facilement calée quand je mange de la viande que quand je mange du poisson. Je ne sais pas si ça s'explique ? Peut-être parce que je la digère plus lentement ? En tout cas les jours de grosse faim, je commande un bon steak, il ne me viendrait pas à l'esprit de prendre un poisson ou, encore moins, des œufs. Avec ça, j'ai faim très vite, c'est sûr ! »

STRATÉGIE « PLUS JAMAIS FAIM » AU QUOTIDIEN

L'indice de satiété peut vous guider vers des aliments indéniablement satiétogènes mais il ne fait pas tout, tout seul. Ce serait beaucoup trop simple si, à eux seuls, un chiffre ou une quantité de calories pouvaient déterminer notre capacité à être rassasié. Si c'était le cas, nous ne serions certainement pas là en train d'en parler ! De plus, nous ne sommes pas tous égaux devant la faim. Quand l'un ne peut plus rien manger après un bol de soupe, un autre peut encore avaler un gamin de 15 ans avec ses galoches. Alors, que se passe-t-il au sein de nos estomacs et de nos cerveaux ? Petit passage en revue des points importants.

CE QUE L'INDICE DE SATIÉTÉ PREND EN COMPTE

Indubitablement, certains nutriments contribuent à la satiété, et ça, c'est mathématiquement prouvé. Parmi les incontournables, nous retrouvons :

LES CALORIES

La calorie est une unité de mesure correspondant à la quantité de chaleur nécessaire pour élever de 1 °C la température d'un gramme d'eau. Les calories servent ainsi à évaluer le « poids » énergétique des aliments. Pour ne pas avoir faim jusqu'au repas suivant et permettre à l'organisme de maintenir ses performances, il faut un minimum de calories. Rappelons que l'énergie de la journée devrait idéalement se répartir entre 3 ou 4 repas, un petit déjeuner, un déjeuner, un dîner et éventuellement un goûter, ce qui représente, par exemple, pour une femme consommant 1800 kcal par jour, environ 360 à 450 kcal au petit-déjeuner, 720 kcal au déjeuner, et 630 à 720 kcal au dîner (ou 180 kcal au goûter et 540 kcal au dîner). Évidemment, dans la vraie vie, il ne se passe pas exactement ça à la calorie près et heureusement sinon le quotidien serait bien triste. Ce qu'il faut retenir, c'est que pour ne pas avoir faim, il faut... manger au moins cela, tout simplement !

Lorsqu'on cherche à maîtriser son poids, les calories restent une valeur essentielle à considérer. Cependant, toutes ne se valent pas : à calories égales, certains aliments favorisent la prise de poids, d'autres aident à mincir. Ce qui compte, ce n'est donc pas seulement la valeur calorique (énergétique) de l'aliment, mais de quoi il est constitué et comment le corps va réagir à son arrivée. Par exemple, le sucre en excès est stocké sous forme de graisse, tandis que les protéines empruntent un tout autre chemin, sont tout de suite utilisées et ne sont pas stockées. Les calories sont donc des repères utiles, mais loin d'être déterminants pour maigrir. Il peut même arriver qu'on n'en mange pas assez et que ce manque nous empêche de maigrir, comme nous l'avons évoqué avec les hormones.

LES PROTÉINES

Par nature, elles possèdent un fort pouvoir rassasiant en déclenchant un signal de satiété au niveau du cerveau. Des chercheurs ont montré qu'après un repas riche en protéines, des personnes à qui on proposait une collation ingéraient environ 10 % de calories de moins que celles ayant bénéficié d'un repas riche en sucres. Nos besoins en protéines sont estimés à 1 g par kilo de poids et par jour, ce qui veut dire 60 g de protéines pour une femme de 60 kg, soit l'équivalent environ de 200 g de viande ou de poisson (ou 100 g de viande + 100 g de poisson, etc.) + 2 yaourts + 30 g de fromage à pâte dure par jour, par exemple. Pas suffisamment de protéines ? C'est la faim assurée. Des scientifiques affirment d'ailleurs qu'une baisse des réserves en acides aminés (constituant des protéines) dans l'organisme peut être associée à l'apparition de la sensation de faim.

LES LIPIDES (= GRAISSES)

Longtemps, la question des lipides a été retournée dans tous les sens : favorisent-ils la sensation de satiété ou pas ? Longtemps, on a pensé qu'ils étaient dotés d'un pouvoir satiétogène quasi nul, ce qui était illustré par le nombre de cas d'obésité chez les consommateurs de fast-food. Et puis, récemment, des chercheurs français de l'Inra (Institut national de la recherche agronomique) sont revenus sur cet avis. Les lipides auraient un impact sur la satiété, surtout chez les hommes (plus que les femmes). Du moins, au coup par coup. Car en mangeant chaque jour pendant plusieurs semaines (trois et plus) des repas très gras, l'estomac s'habituerait, et à la longue, l'effet satiétogène disparaîtrait. Mais ne nous faites pas dire ce que nous n'avons pas dit : les lipides sont nécessaires, surtout les lipides insaturés (ceux qu'on trouve dans les huiles, les végétaux, les noix, noisettes... et les poissons). Les éradiquer totalement de son alimentation ne ferait que créer des carences, et comme toutes les carences, entraînerait des prises alimentaires anarchiques. Donc un peu de vinaigrette ou un filet d'huile sur les pâtes, oui, car ils favorisent le rassasiement et la satiété (et évitent même qu'on se jette sur un énorme dessert ultra-gras à la fin du repas à cause d'une insatisfaction des papilles) ; mais du fast-food tous les jours, non !

LES GLUCIDES (= SUCRES)

La principale source d'énergie de notre corps, il lui en faut 250 g environ par jour, idéalement répartis en 200 g de glucides « complexes » et 50 g de glucides « simples ». Ce qui correspondrait à peu près, par exemple, à 40 g de müesli + 25 cl de lait + 250 g de riz ou de pâtes (cuits) + 50 g de pain + 200 g de légumes verts + 20 cl de potage de légumes + 200 g de lentilles (cuites) + 1 yaourt + 1 c. à s. de confiture + 2 c. à c. de sucre + 2 pommes. Oui, tout ça ! Des chercheurs ont évoqué une baisse de la glycémie de 7 % comme étant le seuil en deçà duquel se déclenchait la sensation de faim. Toutefois, la nature des glucides a aussi son rôle à jouer. Et ça, l'IS ne le prend pas (encore) en ligne de compte, principalement en ce qui concerne l'index glycémique (voir p. 121).

LES FIBRES

À calories égales, entre un bol de céréales soufflées (3 g de fibres) et un bol de céréales enrichies au son (27 g), ou du pain de mie industriel (1 g) et du pain intégral d'un magasin bio (8 g minimum), il y a une nette différence de teneurs en fibres. Et de satiété également. Plus un aliment est riche en fibres, plus il est digéré lentement, et tant qu'il est occupé à digérer, l'estomac ne réclame pas.

CE QUE L'INDICE DE SATIÉTÉ NE PREND PAS EN COMPTE

Vous engloutissez un paquet de 100 g de palmiers, ces fameux petits biscuits feuilletés. Indice de satiété très élevé, de l'ordre de 442, et nombre de calories très élevé aussi, de l'ordre de 506 kcal pour 100 g. Côté équilibre, pas terrible, et on ne vous raconte pas le taux de sucres (enfin si, 61 g pour 100 g). Malgré ce score, il est tout à fait possible que 3 heures plus tard, votre estomac glougloute, tire et crie. Pourquoi ? Parce que le volume des palmiers (une fois mâchés, en plus !) est ridiculement petit, et que l'estomac, après avoir morcelé et digéré le tout, quémande de quoi se mettre sous les enzymes. En plus, il est terriblement frustré de n'avoir eu pour unique nourriture qu'un seul type d'aliment. Enfin, la composition de ladite chose feuilletée ne vous a pas apporté les nutriments dont votre corps avait besoin (protéines, fibres, etc.).

En revanche, les fruits et légumes ont un indice de satiété plutôt bas, globalement sous la barre des 100 (fraises à 55, pommes à 75, haricots verts à 53, tomates à 32…). Ce qui ne veut surtout pas dire qu'ils ne sont pas intéressants, mais que seuls, s'ils peuvent rassasier grâce à leur volume, ils ne calent pas longtemps (on a faim après une platée de haricots verts sans rien d'autre, vous en conviendrez). Ils restent pourtant indispensables à la composition d'un repas : ils lui apportent des saveurs supplémentaires, du volume, des fibres, de l'eau, le tout avec peu de calories.

Conclusion ? Une grosse soupe bien light, ça cale mais ça ne rassasie pas longtemps, un faible poids de chips bien lourdes, non plus. Pour sortir de table l'estomac et l'esprit légers, et n'avoir ni faim ni envie de grignoter, il faut une juste proportion d'énergie, de volume, de plaisir, et avoir contenté tout le monde, c'est-à-dire s'être nourri de façon variée, colorée, savoureuse… Nous allons voir tout cela en détail. En plus de l'IS, il faut donc considérer :

LES PORTIONS

Évidemment, un aliment rassasiera plus longtemps si on s'en sert une pleine assiette que si on se contente de trois bouchées. Mais au fait, une portion « idéale », c'est quoi ?

Les céréales du petit déjeuner

☺ Flocons d'avoine, müesli (peu sucré, si possible avec avoine), céréales enrichies au son.

☹ La plupart des céréales classiques pour petit déjeuner (pétales de maïs, blé ou riz soufflé, céréales au chocolat…).

1 portion, c'est…

- 30 à 50 g + lait = 1 bol

Les produits laitiers

☺ Yaourt, fromage blanc 0 % ou 20 %, lait écrémé ou demi-écrémé, fromage frais 0 %.

☹ Desserts laitiers en général : mousses, fromage blanc + crème fouettée, fromage blanc ou yaourt aux fruits, crèmes-dessert vanille ou chocolat, riz au lait, desserts laitiers gourmands type yaourt goût pâtissier…

1 portion, c'est…

- 1 pot individuel de fromage blanc (100 g) ou de yaourt (125 g)
- 2 petits-suisses
- 1 bol (25 cl) de lait

Les fruits

☺ Tous les fruits nature, frais ou surgelés, les compotes sans sucre ajouté, les fruits pochés en infusion.

☹ La plupart des desserts aux fruits (yaourts aux fruits, tartes, mousses, etc.), les fruits au sirop autre que « léger », les compotes avec sucre ajouté.

1 portion, c'est…

- 1 fruit moyen (pomme, poire, orange) ou 2 petits (clémentines, prunes)
- 100 g (1 petite barquette) de fruits rouges
- 100 g de raisin (1 petite grappe)
- 1 belle tranche d'ananas ou de melon
- 3 c. à s. de fruits cuits

Les légumes verts

☺ Tous, à condition qu'ils soient nature (frais, surgelés ou éventuellement en conserve).

☹ Les légumes préparés (plats industriels frais ou surgelés, plats traiteur), gratins et autres fritures.

1 portion, c'est…

- 1 petite poignée de salade
- 1 tomate moyenne, ou 5 tomates-cerise
- 1 courgette
- 3 c. à s. bien bombées de légumes, crus ou cuits

Les pâtes

☺ Pâtes complètes, *al dente*, avec sauce tomate (nature) ou un peu d'huile d'olive + sel + muscade.

☹ Pâtes blanches, cuisson rapide et/ou trop cuites, avec beurre et/ou crème et/ou fromage râpé.

1 portion, c'est…

- 3 c. à s. très bombées de pâtes cuites

Le riz

☺ Riz complet, riz basmati, riz sauvage.

☹ Riz blanc, surtout à cuisson rapide, ou trop cuit (collant).

1 portion, c'est…

- 2 c. à s. très bombées de riz cuit

Les légumineuses

☺ Lentilles, haricots secs, pois chiches… en vrac, surgelés ou en boîte au naturel (bien égouttés), toujours non cuisinés.

☹ Les lentilles cuisinées et autres salades de haricots rouges baignant dans le gras (barquettes traiteurs).

1 portion, c'est…

- 3 c. à s. très bombées de haricots secs ou de lentilles cuits

- 2 bonnes c. à s. d'hoummos (purée de pois chiches)
- 1 bol de potage aux lentilles (ou aux châtaignes, ou aux pois cassés…)

Le pain

☺ Pain intégral, complet ou aux céréales, de toute façon au levain, pain noir (pain allemand ou « pumpernickel »), baguette « tradition », à la mie un peu grise, muffin à la farine complète.

☹ Pain blanc en général, pain levé à la levure ou au levain et à la levure, pain industriel, baguette trop blanche, pain de mie, brioche, muffins à la farine blanche…

1 portion, c'est…

- 1 à 2 tranches de pain ou ⅓ de baguette par repas
- 1 muffin à la farine complète

La viande

☺ Poulet, dinde, veau (de préférence, viande blanche), bœuf, canard (deux fois par semaine).

☹ Préparations à base de viande ou de volaille, viandes préparées (nuggets, hamburgers mi-viande/mi-protéines végétales, chair à saucisse, saucisses, viandes grillées – ou alors éliminez bien la partie calcinée).

1 portion, c'est…

- 1 steak calibré du boucher (100 g)
- 1 steak haché surgelé (100 g)
- 1 blanc de poulet (125 g)
- 2 tranches de rôti (125 g)
- 2 belles tranches de jambon dégraissées (100 g)

Le poisson

☺ Tout poisson frais ou surgelé nature, boîtes de thon au naturel (ou à l'huile d'olive) ou de sardines avec arêtes à l'huile d'olive (attention ! Égouttez impérativement !), poissons crus marinés (tartares, marinades…).

☹ Poissons cuisinés en sauce (surtout crème, beurre), préparations à base de poisson (poissons panés…), produits traiteur de la mer (tarama).

1 portion, c'est…
- 1 filet de poisson levé par le poissonnier (150 g)
- 1 pavé de colin, de cabillaud, frais ou surgelé (150 g)
- 1 pavé de saumon frais ou surgelé (100 à 125 g)
- 1 truite (150 g)
- 100 g de carpaccio ou autre poisson cru (sashimi)
- 1 boîte de thon ou de maquereau (approximativement 100 g de poisson en poids net, égoutté)

Les plats préparés

☺ Les plats individuels ou à partager avec de la viande, du poisson ou du tofu, des légumes et des féculents, surgelés ou au rayon frais. Critère de sélection, la quantité de gras ne doit pas dépasser la quantité de protéines. Et apporter minimum 15 g de protéines. Regardez bien les étiquettes, selon les marques, il existe de véritables différences !

☹ Les pizzas, flammekuche… ou tout plat déséquilibré, c'est-à-dire ne contenant soit pas de protéines, soit pas de féculents, soit pas de légumes.

1 portion, c'est…
- minimum 300 g (moins, c'est gage de faim assurée) et pas plus de deux fois par semaine.

Les corps gras

☺ Huiles d'olive, de colza, de noix.

☹ Autres huiles, saindoux, huile de palme, Végétaline, margarines en général.

1 portion, c'est…
- 2 à 3 c. à s. d'huile + un petit peu de beurre le matin sur les tartines/jour

Les produits de grignotage

☺ Fruits frais, fruits secs (doucement !), laitages 0 %, crudités (carotte, radis, mini-concombre…), yaourt ou fromage blanc 0 %, petit-suisse ou fromage 0 %, fromage frais + 1 tranche de pain complet, 1 œuf dur, 1 tranche de jambon cuit, 2 carrés de chocolat noir…

☹ Biscuits, barres chocolatées, milk-shakes, sodas (même sans sucre), jus de fruits (en excès), chewing-gums (même sans sucre)…

1 portion, c'est…
- 1 à 2 maxi par jour, à piocher impérativement parmi les ☺

Les boissons

☺ Eau, thé, tisane, café sans sucre, boisson magique à l'agar-agar
☹ Alcools (tous), boissons sucrées (toutes)

1 portion, c'est…
- À volonté (sauf pour le café, 2 tasses maxi par jour recommandées) !

Attention !
L'indice de satiété se calcule pour des portions de 100 g. Si vous vous servez 300 g de lentilles, il faut multiplier par trois le chiffre mentionné pour la portion indiquée dans la table, à savoir 100 g. Idem dans le sens inverse pour 10 g de beurre. Dans la table, vous trouverez des portions de 5 g, 33 cl ou 30 g. Eh oui : dans la vraie vie, personne ne consomme 100 g de cannelle d'un coup, nous sommes d'accord.

L'INDEX GLYCÉMIQUE

L'index glycémique sert à mesurer l'impact des aliments renfermant des « sucres » sur la glycémie. En fait, tous les sucres passent exactement à la même vitesse dans le sang, c'est-à-dire entre 20 et 30 minutes après le repas. Il n'existe donc pas vraiment de « sucre lent » ni de « sucre rapide » contrairement aux idées reçues. Ce qui les différencie, c'est que certains élèvent davantage la glycémie que d'autres. Ce qui s'exprime par un « index glycémique ». Certains sucres sont en effet plus « complexes » que d'autres, c'est-à-dire qu'ils doivent être « découpés » lors de la digestion pour devenir « simples », donc assimilables par l'organisme. Or, on a longtemps cru, assez logiquement c'est vrai, que les sucres « simples » passaient plus facilement et plus vite dans le sang que les autres. Et que, pour résumer, « goût sucré » = « sucre rapide » = « pas bien », alors que « goût neutre » (pâtes, riz) = « sucres complexes » = « bien ». Les études montrent qu'il n'en est rien. Un sucre simple comme celui des fruits (le fructose), de goût fortement sucré – encore plus que le sucre blanc ! – élève très peu la glycémie. On aurait dit avant qu'il s'agissait d'un sucre « lent ». Pourtant, il est « simple » et de saveur « sucrée » ! À l'inverse, le riz blanc possède des sucres complexes et un goût pas du tout sucré. Or, il élève énormément la glycémie (bien plus que le fructose des fruits !), comme indiqué sur le petit tableau ci-après. Le point de repère, désormais, c'est donc l'IG, et plus du tout « sucre lent / sucre rapide » ni « sucre simple / sucre complexe ». Ce qu'il faut savoir, c'est que plus on consomme d'aliments à index glycémique élevé au cours d'un repas, plus vite revient la faim. On a donc tout intérêt à privilégier les aliments à index glycémique bas (entre 0 et 35) qui, eux, rassasient longtemps ; et à IS égal, l'aliment qui aura l'IG le plus bas. Par exemple, le riz. Riz à cuisson rapide et riz complet possèdent respectivement un IS de 155 et 156. Mais le premier a un IG de 87, le second de 50.

	Aliments	**Index glycémique**
☺	Viandes et poissons	0
	Concombre (et légumes verts)	15
	Chocolat noir 70 %	25
	Fraise	25
	Fromage blanc	30
	Cassoulet	35
😐	Boulgour	45
	Ananas	45
	Lentilles	48
	Riz complet	50
☹	Pizza	60
	Sucre	70
	Pain blanc	70
	Céréales raffinées sucrées	70
	Riz cuisson rapide	87

Pour en savoir plus, lire *Le régime IG*, Leduc.s Éditions.

LE VOLUME

Prenez un aliment très calorique mais tout petit en taille, comme par exemple, une quiche individuelle en boulangerie. Du haut de ses 500 calories et de son IS plutôt élevé (300 environ), elle se fait tout de même toute petite dans l'estomac… qui concentre toute son énergie à sa dégradation, termine rapidement l'opération, et se remet à crier famine une fois la quiche expédiée vers l'intestin. En rajoutant une grande assiette de crudités pour apporter du volume, des fibres et de l'eau, l'estomac mettra plus longtemps à digérer l'ensemble (c'est ce qu'on appelle la « réplétion de l'estomac »), et tout ira bien jusqu'au repas suivant.

Retrouvez vos sensations

Un week-end, créez une véritable sensation de faim en ne mangeant pas « parce qu'il est l'heure » – voire en sautant un repas. Évitez surtout de vous demander toutes les 10 minutes si vous avez faim, laissez vos sensations apparaître spontanément. Passez alors seulement à table et mangez lentement, des aliments qui vous font envie. Concentrez-vous sur chaque bouchée : est-ce trop sucré à votre goût ? Trop salé ? Amer ? Acide ? Croquant ? Fondant ? Vraiment bon ou pas si terrible que ça ? Et arrêtez quand vos sens sont satisfaits. Ne vous est-il jamais arrivé de finir un gâteau au chocolat que vous ne trouviez pas si bon mais dont vous aviez fantasmé le plaisir ? Si vous ne l'appréciez pas pleinement, rien ne vous obligeait à le finir ! À la fin de ce repas, posez-vous la question : vous sentez-vous lourd en sortant de table ? Vous avez mangé plus qu'à votre faim. Vous êtes juste léger ? Parfait, c'est ce qu'il fallait. Réitérez plusieurs fois l'expérience : au fur et à mesure, votre seuil de rassasiement devrait vous apparaître de façon de plus en plus limpide.

LES ENNEMIS DU RASSASIEMENT

Le piège des régimes, l'écueil auquel nous nous confrontons tous régulièrement : manger quand on n'a pas ou plus faim. Quels sont donc les facteurs qui nous poussent à continuer d'absorber de la nourriture alors qu'on a théoriquement assez mangé ?

LA MONOTONIE

Une assiette monotone, qui n'accueille qu'un seul aliment, d'une seule couleur ou n'offrant qu'une seule saveur, c'est forcément l'envie de grignoter autre chose dans la journée… ou de manger davantage le soir. Tous les chefs cuisiniers des stations thermales spécialisées en minceur vous le diront : décorer l'assiette en lui donnant mille couleurs est essentiel pour satisfaire les appétits des curistes, alors que l'addition calorique descend parfois jusqu'à quelque 400 calories seulement par repas ! Et grâce à leurs talents de décoration, de choix d'aliments et d'aromatisation, tous les curistes sont d'accord : ils n'ont pas faim entre les repas. À la maison, pareil : on a le droit de faire une jolie assiette même si on n'est pas en cure thermale !

Le conseil IS

Au supermarché, mettez dans votre panier un aliment nouveau par semaine, histoire de varier vos menus. Achetez des herbes surgelées, prêtes à l'emploi et hyperfaciles à stocker, goûtez un peu de cumin sur des carottes, de la cannelle dans des boulettes de viande, de la coriandre sur des haricots plats… Étonnez vos papilles, changez vos repères, tordez le cou à la monotonie !

Laurent, 49 ans, journaliste

« Je mange tous les midis des carottes râpées et un steak haché/purée ! Je dirais que pour le tiers, c'est de la paresse, et pour les deux tiers, une volonté d'éviter la tentation. Un genre de cadre, qui m'empêche de saliver sur d'autres plats. Dans le même style, le soir je mange une soupe… Mais je n'ai pas le sentiment de me forcer ni de manquer : c'est comme ça. En revanche, quand je "lâche" mon cadre (le week-end, les vacances, etc.), j'aime la diversité, les surprises de goût, de couleurs, de consistance… »

LE BRUIT

Mauvaise nouvelle : en mangeant dans un environnement très bruyant, les saveurs sont moins bien perçues, le plaisir gustatif en pâtit et les prises alimentaires peuvent être plus importantes que lorsqu'on s'attable dans un endroit calme.

Le conseil IS

Fuyez les cantines surchargées, évitez les discussions animées à table… autant que possible.

Guy, 37 ans, contrôleur de gestion

« Je ne supporte plus du tout le bruit, particulièrement ces grandes salles où on mange à 500. Moi, ça ne m'ouvre pas l'appétit, au contraire : ça me le coupe. Je n'ai pas le choix le midi, c'est la cantine ou rien. Du coup j'abrège, j'avale un plat à toute vitesse et je vais faire quelques pas dehors. Mais à 4 heures, j'ai faim (hop ! Distributeur de barres chocolatées + soda) et le soir, je te dis même pas le festin. Avant ce n'était pas comme ça, mon rythme alimentaire était plus organisé. Je n'ai pas grossi mais je sens que quelque chose ne va pas et que je mange un peu n'importe quoi. »

LA TÉLÉVISION

Vous imagineriez une télé allumée dans le restaurant de la Tour d'Argent ? Non ? Bon. La télévision est l'ennemi juré de la ligne. Quand on est devant, on mange plus : plus longtemps, plus de calories et des quantités supérieures. En revanche, beaucoup moins de fruits et légumes ! C'est prouvé, démontré, non contesté. Même chose sans doute si l'on travaille devant son écran d'ordinateur ou que l'on s'adonne à n'importe quelle activité pendant que l'on se nourrit. Les « signaux de satiété », pourtant envoyés par l'organisme, ne sont pas entendus car on y prête moins attention. Voire pas du tout ! Donc, tout simplement, on continue de boulotter alors que le corps a clairement indiqué qu'il avait rempli les stocks. Et pour peu que le film dure encore 20 minutes après qu'on a fini notre assiette, que fait-on pour tenir jusqu'à la fin ? On se ressert ! Une étude américaine interrogeant des habitants de Paris et de Chicago confirme ce scénario. Soumis à la question « comment savez-vous que vous êtes rassasié ? », les Français répondent qu'ils arrêtent de manger quand ils n'ont plus faim ou que les aliments devant eux ne leur font plus envie, tandis que les Américains affirment continuer à manger jusqu'à ce que tout le monde sorte de table ou… jusqu'à la fin de leur émission ! Est-ce qu'on a besoin de vous reparler de l'obésité galopante aux États-Unis ?

Le conseil IS

Ne mangez pas devant la télé !

Firmin, 24 ans, serveur

« Chez moi, il y a toujours eu la télé pendant les repas. Les infos. Je ne dirais pas qu'on est tous gros dans la famille à cause de ça, mais en tout cas, on est tous gros et on regarde la télé en mangeant. Depuis que je suis serveur, j'ai des horaires décalés, évidemment j'ai perdu cette habitude (et pas vraiment des kilos parce qu'en restauration pour perdre du poids, c'est pas facile), mais j'ai trop souffert de ne pas pouvoir parler à table quand j'étais môme, alors maintenant que je vais être papa, c'est sûr, ça va changer : pas de télé pendant les repas. D'ailleurs ma femme m'a fait la guerre pour ça, et maintenant je la comprends. Pas très sympa pour l'autre, quand tu es hypnotisé par le petit écran et que tu fais à peine attention à ce qu'elle t'a préparé. C'est vrai, on se préoccupe moins des détails de l'assiette, déjà on ne regarde pas puisqu'on a les yeux rivés sur l'écran. On se nourrit, et sûrement trop. »

LES CONDITIONNEMENTS « EN VRAC »

On plonge la main dans le paquet de bonbons, et hop, un, puis deux, puis trois. Idem avec les paquets de chips, de biscuits apéritifs, de bols de cacahuètes… Dès que la main a accès à un aliment en libre-service, elle ne s'arrête plus. Une étude menée sur les chips Pringle (celles consciencieusement rangées dans leur étui cylindrique) conclut que face à un étui classique, un consommateur mange en moyenne 21 chips. Face à un étui où une chips toutes les dix chips est colorée en rouge, ce même consommateur n'en mange plus que quatorze. Et si l'on colore une chips sur cinq, le consommateur n'en mange plus que sept. Ce qui veut dire ? Que plus l'œil (et donc le cerveau) est « cadré » (par des couleurs ou des contenants), moins il est tenté de prolonger la dégustation au-delà des limites ! Mais ne tombez pas dans l'excès inverse non plus. Les sachets individuels restent du marketing, et ce n'est pas parce que vous avez quatre biscuits dans un sachet qu'il faut tous les manger. Vous avez parfaitement le droit de refermer ledit sachet et de le garder pour plus tard : c'est même recommandé !

Le conseil IS

Choisissez des pots individuels de fromage blanc plutôt que le bac d'un kilo, des Napolitains (petits carrés de chocolat emballés individuellement, qui agrémentent les cafés) plutôt qu'une tablette de chocolat… ou alors, servez-vous une portion sur une petite assiette et rangez le reste du paquet soigneusement à sa place.

LA TEMPÉRATURE

Méfiance si vous avez froid et que vous choisissez un plat type salade composée, tartare, carpaccio… Si manger chaud augmente légèrement la température du corps, manger froid l'abaisse temporairement. Or quand il a froid, l'organisme cherche invariablement une source d'énergie (donc des calories) et si on est en train de manger, il ne déclenche pas le signal de satiété. Résultat, on a fini notre immense assiette de saumon fumé et de salade piémontaise, on a saucé toute la sauce avec la corbeille de pain, et on a encore besoin d'avaler autre chose.

Le conseil IS

Prenez les devants et évitez le plan « salade/glace » si vous avez froid. Commencez par enfiler un pull (manger quand on se sent gelé entraîne de toute façon une mauvaise digestion), puis tournez-vous davantage vers des potages et des plats chauds. En dessert, un fruit sera plus pertinent aussi qu'un yaourt sortant du réfrigérateur. Et que dire des glaces ! Enfin, n'oubliez pas une grande tasse d'infusion chaude. Au fait, saviez-vous que les médecins chinois préconisaient de toujours manger et boire chaud ? Selon eux, l'organisme digère plus facilement le repas et assimile mieux les nutriments qu'il apporte.

Caliente, caliente ![4]

Le froid atténue la saveur sucrée. Ainsi, si votre dessert est très froid, il est possible que vous en mangiez davantage que s'il avait été à température ambiante, tiède ou chaud. Le goût sucré vous serait alors apparu de façon plus marquée et le signal « stop » aurait pu être envoyé plus rapidement.

Sarah, 34 ans, chargée de mission

« Quand j'ai faim, j'ai froid. Je me sens glacée, j'ai l'impression que j'ai les yeux qui se creusent… Un jour, j'étais au bureau, j'avais terriblement faim et je me sentais gelée. Une de mes collègues m'a regardée à cet instant et s'est exclamée : "Mais tu as les lèvres violettes !" Je ne m'en étais pas rendu compte mais c'était bien le cas. Du coup, je suis allée manger direct et ça a été beaucoup mieux. Dans ces cas-là, je prends des plats chauds et consistants et une grande boisson chaude après le repas, jamais de salades et ni de soda glacé ! »

Édouard, 29 ans, entrepreneur

« Quand les températures extérieures dépassent les 25 °C, j'ai une sensation de satiété quasi permanente qui s'installe. Comme il faut bien se nourrir, j'ai tendance à privilégier les salades, les soupes froides type gaspacho… J'évite les viandes rouges et je double facilement ma consommation de fruits et de légumes. Y aurait-il aussi un autre facteur, inconscient cette fois, à savoir retrouver la ligne avant l'été ? Sans doute… »

Audrey, 42 ans, fleuriste

« Les plats froids, ça ne me cale pas. Je peux manger une énorme salade composée à base de riz, de thon à l'huile, de maïs, avec plein de sauce et beaucoup de pain, j'ai quand même toujours l'impression d'en être à l'entrée. Par contre, un plat chaud de légumes verts et de poisson, ça me rassasie parfaitement même si c'est beaucoup moins calorique et je suis contente en me levant de table. Idem pour les desserts très froids, comme des salades de fruits ou des entremets genre gâteaux de semoule qui sortent juste du réfrigérateur ou les glaces : je peux en manger des kilos, j'ai encore l'impression de ne pas avoir assez mangé. »

4 Chaleur, chaleur !

LE SUCRE

« Le sucre appelle le sucre », on connaît la rengaine. Et c'est bien vrai ! On n'a presque plus faim, on se dit qu'on va juste prendre un petit biscuit, là, avec le café, et hop ! on finit la boîte ou presque.

Le conseil IS

Oscar Wilde disait : « La seule façon de se libérer d'une tentation, c'est d'y céder. » Certes, mais d'un point de vue IS, le meilleur moyen de résister, c'est plutôt de ne pas commencer…

Guillaume, 28 ans, ingénieur

« J'adore le sucré. Les alliances sucrées salées, les desserts… D'ailleurs, si j'ai faim en rentrant du travail le soir, je peux parfaitement commencer à préparer le dîner tout en grignotant du chocolat, puis dîner normalement et finir par du sucré à nouveau. Ça me rappelle un souvenir d'enfance, quand j'étais chez les scouts : il avait fallu inverser les repas sur une journée, c'est-à-dire prendre le dîner le matin, etc., et le petit déjeuner le soir. Eh bien un dîner "lait + tartines et confiture", ça m'allait très bien ! »

Élise, 29 ans, assistante de direction

« Finir un repas sans note sucrée ? Vous n'y pensez même pas ! Quand j'ai un déjeuner d'affaires où les gens font "plat du jour + café", ça me rend malheureuse. Du coup, je me rabats toujours sur les "cafés gourmands", où il y a quand même deux ou trois mignardises à croquer avec le café. Là, ça va déjà mieux. Mais à la maison, j'aime bien avoir mon dessert, même si c'est des fruits ou un yaourt, et croquer un petit biscuit ou du chocolat encore après. J'ai l'impression d'avoir eu mon repas complet et d'être contente. »

Magali, 25 ans, responsable logistique

« Quand je suis tombée enceinte, ma faim habituelle est devenue une faim de sucré ! Pour ne pas dévorer tout ce qui se trouvait dans mon placard, je me mettais à cuisiner… mais seulement des recettes sucrées ! Crêpes, tartes, gâteaux, toutes les recettes de mes livres y sont passées. Curieusement, le fait de cuisiner me coupait l'appétit et une fois à table, je n'avais plus spécialement envie de manger ce que je venais de préparer… Je ne me suis quand même pas privée et j'ai pris 15 kg pendant ma grossesse. Aujourd'hui, j'allaite ma petite fille d'un mois, ce qui me donne encore plus faim, surtout de féculents. Quand elle me réveille la nuit, vers 3 heures du matin, j'ai un appétit d'ogre. Une nuit,

> *il m'est arrivé de la changer et de la reposer dans son lit pour aller manger moi-même avant de revenir lui donner son biberon ! »*

LE SEL

Même piège que le sucre. Vous savez, les cacahuètes, les biscuits apéritifs… Le sel agit comme un exhausteur de goût et attise l'appétit. Dès qu'on commence, on n'arrive plus à s'arrêter. En plus, il donne soif, en particulier de… boissons sucrées, tant qu'à faire. En voici un qui ne fait pas partie des amis de la satiété.

Le conseil IS

Pas de salière à table, goûtez avant de resaler automatiquement, utilisez du cumin en poudre – à la saveur naturellement salée – plutôt que du sel fin, et limitez les plats cuisinés.

LA PROFUSION

Plus il y a de choix, plus on mange ! Prenons l'exemple des buffets à volonté : en moyenne, la prise alimentaire est augmentée de 30 % par rapport à un repas pris à table. On chope une noix de cajou ici, une tomate cerise là, sans la moindre idée, au final, de ce qu'on a avalé. Si on disposait le tout sur une assiette, bien à plat, cela ressemblerait à une petite montagne ! Mini-portions, maxi-kilos en trop… Idem avec les concepts « all inclusive » dans les clubs de vacances. On pourrait passer ses journées à manger, que ce soit à table au moment des repas (buffets) mais aussi au bar de la piscine, à celui du bowling, etc. Certes, le prix inclut cette prestation, mais de grâce, ce n'est pas parce que vous avez payé que vous devez manger non-stop. Les enfants aussi ! Stop au cornet de glace à la main toute la journée ! La même tentation existe dans les restaurants ou les selfs où certains ingrédients sont « à volonté ». Chez vous, vous auriez vraiment repris cette troisième assiette de carpaccio ? Ou ce deuxième ravier de mayonnaise aux herbes ? Bon.

Le conseil IS

Face à un buffet, occupez-vous les mains avec un verre de jus de tomate ou une eau pétillante. Limitez-vous à une dizaine de bouchées puis demandez-vous si vous avez encore faim. Non ? Alors éloignez-vous du buffet car à moins de s'appeler Superman, personne ne résiste à une magnifique réalisation d'un traiteur !

LA (MAUVAISE) COMPAGNIE

« Prenez du chocolat afin que les plus méchantes compagnies vous paraissent bonnes. »[5] Que nous soyons en bonne ou mauvaise compagnie conditionne plus ou moins nos besoins, envies, comportements et même, notre faim. Et la table, plus que toute autre activité humaine peut-être ! Pour de nombreux philosophes gastronomes, la table est un concentré de sagesse, une parenthèse de temps pour soi mais aussi pour les autres. Le poète gastronome Raoul Ponchon va même plus loin en affirmant qu'il est impossible de manger seul ! Le bonheur à table a beau être éphémère, temporaire, il revient tout de même plusieurs fois par jour. À nous de ne pas rater ce rendez-vous. Paradoxalement, en compagnie, certains vont manger davantage, se resservir de chaque plat, prendre l'apéritif ou du vin alors que seuls ils s'abstiennent, tandis que d'autres vont parler, être distraits par leurs convives et finalement, manger beaucoup moins que s'ils avaient été seuls. Et vous, vous faites partie de quel camp ? Mais plutôt que de longs discours, lisez nos témoignages.

Le conseil IS

Fuyez les nocifs. Du moins, dans la mesure du possible…

Marie, 52 ans, éditrice

« Moi c'est assez simple, quand j'ai faim même très faim ça ne me gêne pas quand je suis occupée, j'attends que ça passe. En revanche j'ai envie de manger même si je n'ai pas faim quand je suis bien avec quelqu'un. C'est plus lié à une ambiance qu'à la faim, l'idée de préparer un bon petit plat ou un super smoothie, de faire une jolie table et de partager. La seule fois où j'ai eu une compulsion alimentaire à ne plus pouvoir m'arrêter pendant trois heures, j'ai avalé tout ce qu'il y avait dans la maison y compris des spaghettis crus et du sucre en poudre : c'est l'unique fois où j'ai fumé un pétard. Je peux aussi faire la tête une soirée entière, mettre une sale ambiance et ne pas toucher à mon assiette si quelqu'un commence à manger tout seul sans attendre les autres ou n'importe comment ou si mon ami a mis de l'huile d'olive dans les coquillettes à la place du beurre parce que c'est plus sain. »

Paul Henri, 53 ans, chauffeur

« Je viens d'une famille nombreuse, on était sept frères et sœurs à table, il fallait partager le repas. On a toujours mangé à notre faim, mais sans plus : il n'y avait pas de quoi se

5 Madame de Sévigné.

resservir. Du coup, les grandes tablées sont, pour moi, plus liées à la restriction qu'à la débauche, et je mange toujours moins quand il y a plein de monde à se servir après moi (j'ai peur de les "léser" en prenant de trop grosses parts). En revanche, quand je mange seul, alors là, ça y va ! Personne ne me voit, donc je me prépare le double de pâtes ou, même, je prends deux plats au resto, si j'ai le temps. En revanche, je ne suis pas "sucré" : ça me sauve de l'obésité ! »

Françoise, 50 ans, maquettiste

« C'est l'envie de manger qui me donne faim. J'ai rarement faim en tant que tel. Je peux rester une journée sans manger, si l'occasion ne se présente pas, mais elle se réveille instantanément si je m'interroge sur ce que j'aurais envie de manger. Par exemple, je préfère ne pas manger plutôt que d'avaler une bricole pas bonne debout à la va-vite. En revanche, le matin, je me lèverais d'un coup si des croissants m'attendent, sinon, je traîne un peu. Pour moi, manger est récréatif : ça veut dire que c'est rarement seule et toujours réfléchi. »

MANGER AVEC LES DOIGTS

Cela peut paraître anecdotique, ça ne l'est pas forcément. Manger avec les doigts, c'est la quasi-garantie de manger trop, en tout cas plus qu'en utilisant des couverts. Regardez le nombre de cacahuètes que vous pouvez boulotter en seulement quelques minutes, même en les prenant une par une ! Regardez le nombre de petits fours qui n'attendent que vos doigts (graisseux au deuxième passage du plateau) pour rejoindre votre bouche : feuilletés, tapas, mini-quiches, pain-surprise… ça s'empile, ça s'entasse dans l'estomac ! Comptez le nombre de frites engouffrées dans la bouche à la main, alors que saisies une par une par les dents de la fourchette, c'est déjà moins catastrophique ! Les parts de pizza, le pain (et tout ce qui se met dessus), les biscuits extirpés un par un du paquet… Le « finger-food », hautement régressif – les enfants adorent manger avec les doigts ! – est pourtant une tendance lourde de l'alimentation actuelle. Pour une raison simple : nous consacrons désormais à peine une trentaine de minutes à notre repas, surtout à midi, contre 1 h 38 en 1975 ! Le challenge : avaler en moins de temps autant de calories qu'avant. Autant dire que dans ce cas le carcan du fond (repas rythme, équilibré) et de la forme vole légèrement en éclats. Si vous êtes adepte de finger-food, pourquoi pas, mais soyez vraiment attentif à la quantité que vous mangez, sinon vous courez à la catastrophe.

Le conseil IS

Prenez vos repas assis, devant une assiette, avec un couteau, une fourchette et un verre (d'eau). Avec une assiette, on dispose d'une portion bien précise, on n'est même pas obligé de la finir. La quantité d'aliments consommée est bien mieux maîtrisée.

Jerry, 38 ans, sportif professionnel

« C'est simple : je n'accepte plus aucune invitation type "buffet", ou alors je mange d'abord chez moi et je passe ensuite la soirée avec un verre d'eau en main, sans même regarder les plateaux proposés. Ce piège du "libre-service open buffet" a failli me faire perdre mon boulot, puisqu'il m'a fait d'abord perdre la ligne ! En plus, je ne mangeais que des trucs gras, pas vraiment nourrissants, je choisissais soigneusement mes "bouchées", et il y avait rarement de la salade dedans… Terminé tout ça ! Depuis que j'ai repris le contrôle de mon assiette, j'ai perdu mes bourrelets. »

Jeanine, 32 ans, attachée de presse

« Mon métier m'oblige à manger tout le temps et à organiser quasiment un à deux buffets par jour. C'est l'enfer, parce que non seulement je mange trop (et je le sais), mais en plus avant de proposer les buffets, je suis obligée de les tester, de goûter. Bref, en résumé, je me nourris à peu près n'importe comment toute la semaine. Résultat, je suis grosse. Pour compenser, dès que je suis chez moi, je ne mange rien, mais alors rien du tout. Ou alors j'avale seulement des jus de fruits quand j'ai faim. »

LES BONS RÉFLEXES POUR DOMPTER SA FAIM

RESTEZ AU MOINS 20 MINUTES À TABLE

Le signal de satiété a besoin au minimum de 20 à 25 minutes avant de se déclencher. Donc prenez le temps de mâcher, de poser vos couverts de temps en temps, de boire une gorgée d'eau, on n'est pas pressé !

Le conseil IS

Si vous avez du mal à refréner votre rythme, forcez-vous à choisir des aliments plus longs à manger. Par exemple, des filets de rouget, pleins d'arêtes à ôter, plutôt que des croquettes de poisson pané qu'on avale quasiment sans mâcher ; une assiette de crevettes, à décortiquer, plutôt que les mêmes en salade avec de l'avocat et de la sauce cocktail ; une glace qui va devoir ramollir un peu plutôt qu'un brownie prêt à avaler ; un kiwi à peler au couteau plutôt qu'une clémentine qui s'épluche en trois secondes...

MASTIQUEZ

Votre estomac gargouille. Entre une pomme à croquer ou un verre de jus de pomme, lequel apaisera au mieux votre faim ? La pomme crue, indéniablement. Idem entre un fruit entier et une compote de ce même fruit, un bol de lait avec du müesli et un bol de lait avec des pétales de maïs soufflé, une assiette de carottes râpées et une assiette de purée de carottes, un steak haché et un steak entier, des croquettes de poisson et un pavé de poisson grillé... À calories égales, tous les aliments qui croquent et qui obligent à mastiquer rassasient davantage que leurs homologues attendris par la cuisson, qui n'offrent plus de résistance ni aux mandibules... ni aux enzymes digestives. Résultat, on gobe à la vitesse de l'éclair (donc on a le temps d'avaler autre chose après, comme un méga-dessert, par exemple) et on digère aussi beaucoup plus vite. Méfiance !

Le conseil IS

Privilégiez autant que possible les aliments crus, ou entiers, plutôt que les mêmes en purée, en compote, mixés...

SOIGNEZ LES APPARENCES

Il n'y a pas que le goût qui importe dans le mécanisme de l'acte de manger. Avant de porter un aliment à la bouche, que faites-vous en priorité ? Vous le regardez. Et cette première rencontre est hautement importante. Imaginez deux assiettes de purée. L'une à l'aspect pâle, flasque et crayeux, et une autre à la couleur jaune dorée, pimpante, dans laquelle le passage de la fourchette dessine des crêtes et des sillons. Imaginez qu'en plus, elle soit parsemée de quelques feuilles de persil frais, et qu'une noisette de beurre fonde à son sommet... Quant au pouvoir des mots... Citons quelques exemples tirés des cartes de restaurants. Entre une « compotée de légumes de Provence confits à l'huile d'olive et herbes de la garrigue » et de la ratatouille (puisqu'il s'agit scrupuleusement des mêmes aliments), des « pommes rôties au beurre salé et fleur de sel » et des patates sautées, ou encore une « symphonie de penne rigate aux copeaux de vieux parmesan » et des pâtes au fromage, que prenez-vous ? Une jolie mise en scène des aliments stimule le plaisir alimentaire mais surtout, participe à la satisfaction des sens. C'est-à-dire, lutte contre la frustration. Donc, contre la surconsommation desdits aliments.

Le conseil IS

Dans l'assiette, ne négligez jamais la présentation. Même si vous mangez tout seul, et d'ailleurs, surtout si vous mangez seul ! On ne se sert pas son jambon à même le papier du charcutier, ni sa salade à même le sachet. Présentez tout ça sur une assiette ou dans un saladier, ajoutez des herbes fraîches, quelques quartiers de tomates, c'est facile et ça change tout.

UTILISEZ DES PETITES ASSIETTES

Une petite assiette remplie donne l'illusion d'être plus satisfaisante qu'une grande assiette, garnie de la même quantité de nourriture. On a l'impression d'avoir eu son quota, on est content, on pense à autre chose. Regardez le dessin ci-dessous : le rond interne semble plus gros à gauche qu'à droite, et pourtant, ils ont strictement le même diamètre. La même illusion d'optique se produit avec les aliments, servis dans une grande ou une petite assiette.

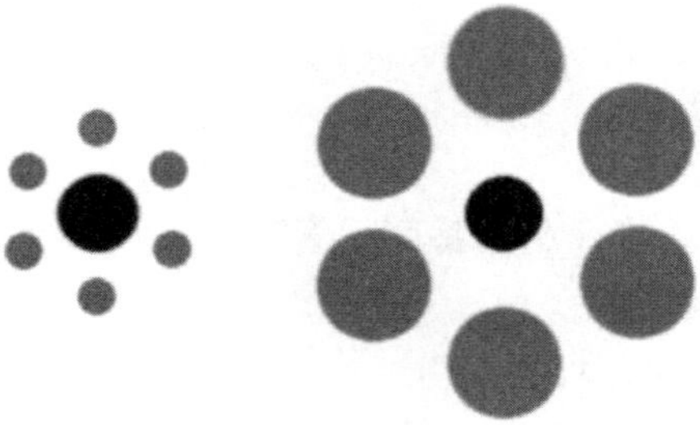

VEILLEZ AUX TEXTURES

Avez-vous entendu parler de ces défis où il faut avaler quatre petit-beurre d'un coup en moins de 40 secondes ? Quasi impossible sans boire en même temps ! En fait, les « inventeurs » de ce jeu ont simplement tiré parti de la texture des dits biscuits. Tout ce qui est sec en bouche donne l'impression (même momentanée) de caler. Notre propos n'est évidemment pas de vous dire de faire des petit-beurre votre seule nourriture, loin de nous cette pensée, mais de vous convaincre de l'importance des textures. Ainsi, l'incorporation d'air dans l'aliment (comme dans le cas des glaces ou des mousses), la consistance liquide ou solide, la viscosité, la sensation en bouche… participent au rassasiement.

Les châtaignes, les pois chiches, les haricots rouges, une banane à peine mûre... Vous voyez ce que ça donne sous la dent ? Nettement plus « bourratif » que les pâtes ou le maïs, vous ne trouvez pas ? Pourtant, ils font tous partie de la famille des féculents. Cette particularité de texture leur est conférée par l'amidon spécifique (l'amylose) qu'ils renferment. Celui-là même dont la digestion est lente et qui rassasie longtemps. Des amis pour la vie !

D'autre part, plus c'est épais, plus ça cale. C'est le cas de la soupe, nous l'avons vu plus haut, avec nos mangeurs de soupe qui avalent 20 % de calories de moins que les autres. Mention spéciale aux soupes avec morceaux, comme les soupes chinoises aux vermicelles, celles de légumes simplement passées au moulin à légumes, les potages avec des petites pâtes alphabets... qui, en plus, rassasient plus longtemps dans la durée.

Le conseil IS

À calories égales, préférez les aliments les plus épais : 100 g de compote de pomme plutôt que 10 cl de jus de pomme, 100 g de fromage blanc à 0 % plutôt que 10 cl de lait... Découvrez aussi l'agar-agar : cette poudre extraite d'algues, consommée traditionnellement au Japon depuis des millénaires, investit depuis peu les cuisines européennes. L'agar-agar, permet de gélifier n'importe quel ingrédient (compote, potage, coulis de fruits, lait, purée de légumes...), de lui apporter de la consistance et de le transformer en flans (ou aspics, ou terrines, ou bavarois...) hautement rassasiants. N'oublions pas de mentionner l'essentiel : tout ceci, sans apporter de calorie ![6]

Zoom sur le konnyaku

Konnyaquoi ? Étrange aliment connu de quelques initiés, le konnyaku nous vient du Japon. Il s'agit d'une préparation réalisée à partir d'un tubercule, le konjac, qui se présente sous forme de blocs (à découper et à cuisiner, dans des plats mijotés, des poêlées...) ou de vermicelles. Il renferme exactement 4 calories pour 100 g, 0 g de protéine, 0 g de lipide et 1 g de glucide. En fait, le konnyaku est pourvu d'une fibre « magique », le glucomannane, la fibre soluble la plus visqueuse qu'on puisse trouver dans la nature. Elle absorbe jusqu'à 100 fois son poids en eau, et forme un gel extrêmement compact, très dense. Le konnyaku remplit ainsi l'estomac comme aucune autre fibre (pour zéro calorie !) et, à raison de 60 g, cale comme aucun autre aliment sur cette planète ![7]

---

6 Lire *Agar-agar, la nouvelle arme antikilos*, Leduc.s Éditions

7 Lire *Konjac coupe-faim*, Leduc.s Éditions

SACHEZ RÉSISTER (AU MOINS UN PEU) AUX FAIMS « AFFECTIVES »

« Viens, on va manger chez Alain ! » (ou chez Georges, ou chez votre restaurateur préféré). Il suffit de ce simple déclic, de ce simple mot évoquant un instant culinaire, et vous voilà déjà attablé dans cet endroit qui vous est familier, en train de commander votre plat préféré… L'eau vous monte à la bouche. La représentation en pensée éveille les sens, le cerveau déclenche la sécrétion de salive et de sucs gastriques : c'est ce qu'on appelle une « faim affective », vous êtes tenté alors que vous n'avez pas faim. Les souvenirs gustatifs remontant à l'enfance sont particulièrement forts. Les crêpes à la fleur d'oranger de votre mère, les pommes sautées de votre grand-mère… Ces saveurs conditionnent énormément les habitudes alimentaires à l'âge adulte et attirent invariablement, même à l'âge adulte. C'est d'ailleurs pourquoi les industriels jouent la corde sensible en bardant leurs produits d'emballage « terroir » ou de mention « à l'ancienne ». Nostalgie quand tu nous tiens…

Le conseil IS

Ce n'est pas parce que l'étiquette d'un plat préparé revendique sa recette « à l'ancienne » ou « comme Grand-Mère » qu'il doit se retrouver dans votre panier. Par contre, si votre maman vous prépare vos crêpes de quand vous étiez petit, savourez votre plaisir comme il se doit !

Ony, 32 ans, journaliste

« Mon aliment réconfort, c'est… le riz ! J'en ai mangé deux fois par jour pendant 25 ans (c'est culturel, je suis d'origine malgache). Depuis, je ne peux m'en passer. C'est l'aliment vers lequel je reviens quand j'ai une grosse faim, un coup de blues ou tout simplement envie de faire un bon repas pour fêter un événement heureux. L'odeur et le goût du riz cuit me rassurent. »

DÉTOURNEZ LES YEUX QUAND IL LE FAUT

Vous passez devant une boulangerie, votre œil s'égare sur les arabesques en chocolat qui décorent un gâteau. Ou bien vous êtes attablé chez des amis autour d'une boîte de biscuits ouverte. Aussitôt, un signal est envoyé au cerveau. Celui-ci sécrète de l'insuline en vue d'une possible arrivée des fameux gâteaux dans l'estomac. Et cette sécrétion d'insuline ouvre physiologiquement l'appétit. Difficile de résister ensuite à la tentation !

Le conseil IS

Détournez le regard de la vitrine de la boulangerie et poursuivez votre chemin : l'effet « tentation » ne dure pas. Ouf ! En revanche, pour la boîte de biscuits, une seule option : la faire tourner pour la mettre hors de portée de main. Moralité ? Loin des yeux, loin du cœur… et de l'estomac aussi ! En revanche, la vue permet aussi de se satisfaire plus rapidement de l'aliment qui se trouve dans l'assiette. On a déjà dit que devant la télé, quand l'attention se focalisait sur autre chose que la nourriture, on mangeait plus. À l'inverse, observer la forme, la couleur, les petits grains de poivre, les herbes… favorise le rassasiement.

NE VOUS LAISSEZ PAS MENER PAR LE BOUT DU NEZ

Il existe des milliers et des milliers d'arômes ! Posez la question autour de vous, vous verrez : chacun a son odeur fétiche, celle qui fait saliver à sa seule pensée. Un effluve de poulet rôti, un parfum de vanille… Historiquement, c'est cette faculté qui permettait à l'homme d'identifier un aliment propre ou impropre à la consommation. Les industriels s'en servent toutefois pour nous appâter, comme c'est le cas dans le… métro ! Avez-vous déjà succombé à cette odeur de pain au chocolat tout chaud, absolument irrésistible, qui flotte aux alentours des points chauds dans les stations de métro ? Ou celle des pralines en train de caraméliser, à la fête foraine ou sur un salon ?

Le conseil IS

Prenez le temps de remarquer les arômes. Sentir un plat, c'est déjà le déguster… et déjà s'en régaler. Ce poulet rôti sent-il seulement le rôti ? Ou dégage-t-il l'odeur du sel, des herbes ou de la gousse d'ail dont on l'a parfumé avant de l'enfourner ? Et cette poêlée de légumes ? Libère-t-elle des notes d'huile d'olive, de beurre ? D'oignons fondus, d'épices ? À la dégustation, les molécules odorantes montent jusqu'à des récepteurs situés dans la cavité nasale. Des spécialistes ont ainsi créé un nom particulier pour définir cet ensemble de sensations gustatives et aromatiques : la « flaveur ».

La publicité qui se lèche, ou comment découvrir un produit sans le manger

Les lecteurs du magazine américain *People* ont eu la surprise de découvrir dans les pages de leur hebdomadaire une publicité... à lécher ! L'annonceur, Welch's, voulait ainsi faire découvrir son jus de raisin. En pratique ? On décolle la bandelette de film alimentaire contenant du jus de raisin (imprégné selon le même principe que les feuilles destinées à rafraîchir l'haleine) et on lèche. On n'arrête pas le progrès, surtout quand il s'agit de donner envie de manger !

ÉCOUTEZ

La croûte d'une baguette fraîche qui casse, le papier-alu d'un chocolat qui bruisse, les légumes qui rissolent dans la poêle, une marmite qui bouillonne... Ces bruits évoquent immédiatement le plaisir de la dégustation, et voilà, vous avez faim ! Tous les aliments ont « leurs » bruits. Même le pot de yaourt contre lequel vient cogner la cuillère... Certains industriels consacrent d'ailleurs beaucoup de temps à étudier ce facteur qui semble influencer la consommation du consommateur.

Le conseil IS

Une fois à table, prenez le temps de littéralement « écouter » votre assiette. Le croquant du gratin sous la dent, celui du croûton de pain... Tirez parti de toutes ces sensations auditives pour profiter à 100 % de votre repas.

Les 11 ou 12 saveurs

Les sacro-saintes « 4 saveurs » appartiennent depuis longtemps à la préhistoire. De même que le dessin de la langue, où il était question de ressentir le sucré ici, le salé là, etc. Tout cet attirail pourrait être rangé dans un musée du folklore. La bouche et le système gustatif sont bien plus complexes que cela, et toutes les régions de la langue ressentent chaque saveur, d'autant que certains récepteurs reçoivent indifféremment des signaux « sel » et « sucre » (ce qui explique que l'on puisse augmenter l'appétence pour un aliment en ajoutant soit du sel, soit du sucre), alors que, par exemple, le faux sucre aspartam passe par d'autres récepteurs que ceux du sucre. Le cerveau (car c'est bien lui qui goûte !) distingue donc en réalité l'acide, le salé, 2 saveurs sucrées, 4 ou 5 amères, 1 grasse et 2 umami (la saveur « glutamate » asiatique).

D'ailleurs, en matière de goût, nous ne sommes pas tous égaux. La saveur amère en particulier peut être ressentie de façon très variable entre deux individus, de l'ordre de 500 fois plus ou moins. C'est pour cela que certaines personnes vont trouver un pamplemousse très amer, d'autres, simplement acide. Et si, à la naissance, tous les individus éprouvent spontanément de l'appétence pour la saveur sucrée, au fil du temps, certains continueront à l'apprécier, tandis que d'autres s'en détourneront plus volontiers au profit de saveurs salées.

PETIT-DÉJEUNEZ… PAS TROP SUCRÉ

Halte au terrorisme du petit-déjeuner obligatoire ! Face au petit dej, il y a deux écoles : ceux qui ne peuvent rien avaler, et ceux qui, sans lui, n'arrivent absolument pas à démarrer, tout est question d'habitudes. Oui, on peut très bien être mince et performant au travail en ne petit-déjeunant pas. Et on peut aussi prendre ce repas du matin mais y accumuler les erreurs (type trop de viennoiseries + confiture + café noir) et se retrouver avec des kilos en trop.

En tout cas, une certitude : quand petit déjeuner il y a, les formules trop riches en sucres (type biscuits + brioche à la confiture + thé sucré) ou qui ne ressemblent à rien (café au saut du lit, croissant dans le métro, pomme en arrivant au bureau) engendrent des fringales tout au long de la journée. D'autre part, les spécialistes affirment que chez certaines personnes, une prise alimentaire trop faible ou absente en début de journée favorise les fringales et les grignotages de l'après-midi, ainsi que les « lâchages » à l'heure du dîner. C'est dire si ce premier repas est important !

Le conseil IS

Faites un check-up de votre petit déjeuner et corrigez les erreurs s'il y en a. Sur la table, il faut en priorité des protéines (jambon, fromage, produits laitiers) et du pain (complet, de la boulangerie) pour les fibres. Ces deux catégories sont hautement satiétogènes. En revanche, il faut limiter au maximum les « sucres ajoutés » : brioche, viennoiseries, biscuits, yaourts sucrés…

Si vous vous reconnaissez dans le profil du « non-petit-déjeuneur-grignoteur-d'après-midi » et que vous prenez du poids à cause de ces fringales tardives, essayez de prendre un petit déjeuner équilibré le matin et de voir si vos pulsions s'assagissent. Pas envie de manger en vous levant ? Prenez une collation protéinée (laitage, œuf dur, mini-sandwich au jambon, pas des biscuits ou un croissant) un peu plus tard… mais néanmoins avant 10 heures pour ne pas vous empêcher de déjeuner normalement.

Annie, 64 ans, organisatrice d'événements

« J'ai besoin de manger à heures parfaitement régulières pour ne pas avoir faim, sinon il m'arrive souvent de frôler les malaises. Je dois impérativement faire des vrais petits déjeuners avec lait, céréales, pain, beurre, miel… Un jour, j'avais dû petit-déjeuner plus tôt que d'habitude, midi approchait et j'ai commencé à me sentir mal. J'étais dans la rue, juste à côté d'une épicerie italienne. Je m'y suis précipitée pour acheter un assortiment de jambons secs, de chorizo, de pancetta… et j'ai tout mangé à la main, à même le paquet, sur le trajet pour rentrer à la maison ! Ouf ! J'ai trouvé cette charcuterie délicieuse et aujourd'hui encore, elle fait partie des aliments qui me laissent un souvenir gustatif inoubliable ! »

Frank, 60 ans, ophtalmologiste

« À cause du rythme des consultations, je n'ai pas le temps de faire de pause déjeuner. Pour parer aux baisses de régime, je prends le matin à jeun une cuillère à soupe d'huile d'olive et deux de miel. Au petit déjeuner, je mange une énorme assiette de riz avec encore un peu d'huile d'olive, et je n'ai pas faim à midi. Pour l'après-midi, j'ai une tablette de chocolat dans le tiroir de mon bureau. Je tiens comme ça jusqu'au dîner… où je fais un vrai repas. »

Marie, 52 ans, journaliste

« C'est quoi cette dictature du petit déjeuner ? Sous prétexte que je suis un peu ronde, et que j'avais essayé plein de régimes sans succès, un médecin m'a asséné : "Vous ne petit-

déjeunez pas, votre problème vient de là. Donc, avalez un solide petit dej le matin, et on se revoit dans trois mois." Je n'ai jamais eu faim le matin, sinon je m'attablerais avec plaisir, d'autant que j'ai le temps. Donc, je me suis forcée. Mal m'en a pris car bilan trois mois plus tard = 7 kg de plus. Contrairement à ce qu'il avait dit, je n'avais pas compensé ni moins mangé aux autres repas, j'avais simplement ajouté un repas en plus à mes habitudes, et donc avalé plus de calories. J'ai cessé de me forcer à manger le matin, j'ai changé de médecin et j'ai reperdu en trois mois mes 7 kg ! Je suis ronde, je resterai ronde, voilà, j'ai fini par comprendre ça. »

Laurence, 30 ans, attachée de presse

« Le petit déjeuner, c'est sacré ! Même si j'ai un avion et que je suis obligée de me lever vraiment tôt, je petit-déjeune quand même. Au réveil, mon premier réflexe est d'allumer la cafetière et de me préparer une véritable bassine de céréales au lait. Pas possible de commencer par la douche ! Et je dois avouer que j'ai une analyse de sang à faire à jeun, ça fait un an qu'elle attend, et pourtant le labo est en bas de chez moi... Mais sortir de chez moi le ventre vide, non, vraiment non ! »

FAITES DU SPORT CONTRE LES FRINGALES

Si vous avez déjà couru pendant une bonne heure, fait du sport en salle ou suivi un cours de step sur un rythme effréné, vous connaissez cette sensation de satisfaction que l'on éprouve après l'effort. Pourquoi ? Parce qu'un flot d'endorphines vient d'être déversé dans votre corps. Ces molécules ont d'incroyables capacités : entre autres, elles agissent sur les douleurs en les calmant, elles sont antistress, améliorent le sommeil et la récupération après un effort, procurent une formidable sensation de bien-être, et surtout, suppriment comme par magie les pulsions alimentaires injustifiées ou liées à l'ennui ! Seul impératif, il faut, pour les sécréter de façon optimale, pratiquer une activité d'endurance pendant 45 minutes minimum (jogging, marche rapide, natation, vélo...). La quantité d'endorphines peut alors être multipliée par 5 ! Bonus : les sportifs régulent naturellement mieux leurs apports alimentaires que les autres, et comme les muscles consomment du sucre, même au repos, ils brûlent plus de calories que les muscles de non-sportifs. Ils permettent ainsi d'éponger (du moins en partie) les bêtises type craquage et participent, à leur façon, à la régulation de la satiété.

Le conseil IS

Bougez ! Pédalez, nagez, courez, jouez au tennis... Ce que vous voulez, mais remuez !

AMUSEZ-VOUS, DÉTENDEZ-VOUS

Il vous est certainement déjà arrivé de vous lancer dans une lecture (une peinture/une broderie/une réussite...) et de relever la tête seulement car vous commenciez à être gêné par la baisse de lumière, et de vous dire : « Oh là, il est déjà cette heure-là ? » Passionné par ce que vous étiez en train de faire, vous en avez oublié l'heure, vous aviez envie de poursuivre votre œuvre... pas de manger. Comme dans le cas du sport, vous avez sécrété une bonne dose d'endorphines. Dans la même logique, tout ce qui vous est familier et agréable suscite une sécrétion d'endorphines : vos amis, votre famille, votre chanson préférée, votre promenade préférée... En revanche, effet inverse avec les parasites (votre boss aigri, vos copains pique-assiettes, votre voisine acariâtre. À fuir !).

Le conseil IS

Accordez-vous un peu plus de temps pour vous faire plaisir, voir vos amis, votre famille, ce sera autant de temps où vous n'aurez pas envie de grignoter ! Trouvez-vous aussi de nouvelles passions ou de nouvelles habitudes (massage, collection...) : en trois semaines, elles deviendront aussi créatrices d'endorphines.

TOMBEZ AMOUREUX (OU RESTEZ-LE) !

Eh oui, quand vous l'avez rencontré(e), vous qui étiez capable d'engloutir un paquet de Pim's après le repas devant la télé, plus rien, plus envie, seule comptait la sonnerie du téléphone. Trêve de plaisanterie, en plus de son effet sur l'humeur générale, le sentiment amoureux influe sur notre comportement alimentaire : touchés par Cupidon, nous sécrétons des endomorphines, sortes d'opioïdes aux effets euphorisants... qui réduisent naturellement l'appétit et les envies de grignoter. Le proverbe ne dit-il pas « vivre d'amour et d'eau fraîche » ?

Le conseil IS

Difficile de tomber amoureux sur commande, surtout si la motivation c'est simplement de moins manger ! Mais si vous l'êtes, pourquoi ne pas essayer de l'être encore plus, de vous épanouir totalement grâce à l'autre ? Prenez conscience de tous les bons moments passés avec lui, de sa simple présence, du plaisir éprouvé en le retrouvant après un moment d'absence... Retrouvez l'euphorie du début et les émois de vos 14 ans et demi !

Karine, 36 ans, infirmière

> *« Quand je suis amoureuse, tout au début, j'ai tendance à ne pas manger. Moi qui suis ultra-gourmande ! Je me souviens que mon ami, aujourd'hui mon mari, m'avait apporté une religieuse, ma pâtisserie préférée. Elle est restée quatre jours au réfrigérateur sans que j'y touche, j'ai fini par la jeter. Mais de toute façon, cet effet ne dure pas. Je me mets à cuisiner de bons petits plats pour deux et mon appétit revient ! »*

20 ASTUCES POUR NE PLUS MANGER PAR ENNUI

Une envie de manger en pleine après-midi ? Si vous avez déjeuné plutôt léger et que votre organisme est VRAIMENT en quête de glucides pour maintenir son activité à un niveau optimal, il FAUT manger (ce qui ne veut pas dire avaler deux paquets de biscuits au chocolat, entendons-nous bien). Si ce n'est pas du tout le cas, ça sent l'ennui. Voyons voir... Vous êtes au travail sur une tâche qui ne vous emballe pas plus que ça. Vous regardez par la fenêtre, auriez plutôt envie d'être partout ailleurs sauf là... Et hop, insidieusement, arrive ce petit creux si caractéristique des périodes d'ennui. Piochez donc l'astuce qui vous convient le mieux parmi celles listées ci-dessous :

1. Envie de sucre ou de chocolat ? Préparez-vous une infusion à la menthe. Coup de fatigue, de « ras-le-bol » ou de baisse de moral ? Une infusion au gingembre. Elle dope sur les deux plans.
2. Imaginez-vous en train de croquer un radis ou une carotte crue. Ça vous ferait vraiment du bien ? Ou seriez-vous plutôt tenté par une madeleine ? Dans le premier cas, vous avez vraiment faim, dans le second, oubliez.
3. Descendez vous aérer si vous êtes au bureau. Prenez une douche ou un bain si vous êtes chez vous.
4. Feuilletez un magazine (pas de cuisine, de déco c'est mieux).
5. Riez (le rire crée des endorphines, hormones du plaisir qui calment aussitôt les envies de manger d'origine psychologique). Souvenez-vous d'un dernier fou rire qui vous a fait mal aux côtes. Ça va mieux ?
6. Ouvrez votre boîte mail et prenez (enfin) le temps de répondre à deux ou trois mails qui vous attendent. Ou envoyez la petite lettre que vous vouliez écrire depuis longtemps.

.../

20 ASTUCES POUR NE PLUS MANGER PAR ENNUI *(SUITE)*

7. Passez le chiffon sur votre bureau ou sur l'étagère, oui, là, en face de vous. En plus, on perd en acariens.
8. Allez vous peser, ça calme.
9. Faites une série de 50 abdos, ça calme aussi.
10. Préparez-vous un verre d'eau avec du citron pressé.
11. Prenez 3 minutes pour vous masser les sourcils, les tempes, le front et la paume des mains.
12. Descendez la poubelle (ou bien allez chercher le courrier, ou encore décidez-vous à ranger à la cave ce carton qui traîne depuis des semaines…).
13. Passez un coup de téléphone. Pas chez Pizza 30' !
14. Faites une grille de mots croisés, fléchés, ou de sudoku…
15. Mâchez un chewing-gum.
16. Calculez dans combien de temps est le prochain repas. Pas tant que ça, en raisonnant bien !
17. Croquez un comprimé de vitamine C, dopant et antifatigue.
18. Respirez quelques gouttes d'arôme vanille (ses molécules odorantes ont la particularité de satisfaire les récepteurs olfactifs et d'apaiser les pulsions alimentaires).
19. Prenez 5 minutes pour regarder le programme des films au cinéma le week-end prochain.
20. Lavez-vous les dents. Redoutablement efficace contre les envies de sablés bretons.

CONCLUSION

Curieusement, quand c'est bon, joli et savoureux, on a tendance à moins manger, à davantage respecter la nourriture et à ne pas en abuser. Ce qui s'explique : le regard, les papilles, l'odorat sont comblés, la faim s'incline, vaincue. Du moins, à condition d'être conscient de toutes ces perceptions. Car le meilleur repas, s'il est avalé dans la précipitation, l'agitation ou devant la télé ne vous laissera jamais cette douce impression d'être repu mais léger, d'avoir satisfait votre appétit et votre gourmandise sans avoir trop mangé. Donc : dégustez !

À TABLE AVEC L'IS

Vous avez compris qu'au cours d'un repas, certaines combinaisons peuvent être, disons-le clairement, franchement nulles d'un point de vue satiétogène et/ou rassasiant. Venons-en maintenant à vous, dans votre cuisine. Petite démonstration avec deux menus types :

DEUX MENUS AU MICROSCOPE IS

☺ **Menu 1**	☹ **Menu 2**
Carottes râpées (huile d'olive + citron). Escalope de dinde poêlée accompagnée de fèves + 1 c. à s. de beurre. Fromage blanc à 0 % et rondelles de banane.	Pas d'entrée. Grande salade grecque (salade verte, tomates, olives noires, feta + 1 c. à s. d'huile d'olive). Tarte au citron meringuée.
Indice de satiété global : 952	Indice de satiété global : 839
Calories : 698	Calories : 931

Le premier menu est copieux, équilibré et s'inclut parfaitement dans un programme minceur. Vous sortez de table sans faim grâce aux fibres et à la texture des carottes râpées, aux protéines et à la texture serrée de la viande, aux glucides des fèves, au pouvoir rassasiant des protéines du fromage blanc et à la consistance dense de la banane.

Le second menu est gras, sucré et malgré son faible volume et son nom de « salade », apporte trop de calories pour s'inclure dans une démarche d'amincissement. Cependant, vous sortez de table également sans faim car vos papilles ont eu leur comptant de gras (feta, olives, vinaigrette), de mastication (grâce à la salade verte et aux tomates) et de notes sucrées (tarte au citron). Mais trois heures après, que se passe-t-il ? Direction le distributeur de confiseries car la faim est revenue. Eh oui : où sont les glucides complexes et les fibres de ce menu ? CQFD. Sans oublier qu'il contient beaucoup moins de protéines que le premier menu.

SI VOUS FAITES UN RÉGIME…

L'important sera de composer des repas pas trop riches en calories, bien sûr, mais pas seulement. Ils devront être d'une part fortement rassasiants, pour vous aider à ne pas trop manger à table, ne pas avoir envie de vous resservir ni de vous venger sur la corbeille de pain, et d'autre part fortement satiétogènes, afin d'empêcher toute velléité de grignotages qui iraient directement se loger sur les fesses (ou les hanches, ou les cuisses, au choix).

Exemple. À midi, vous déjeunez d'un sandwich. Que préférez-vous ? Un sandwich au thon préparé le matin même par vos soins, ou un sandwich végétarien acheté à la boulangerie du coin ? « Un sandwich végétarien, pleins de légumes, c'est bon pour la ligne », pensez-vous. Certes, c'est mieux qu'un saucisson-beurre. Mais observez ce tableau d'un peu plus prêt :

	Calories	Protéines	Lipides	Glucides	Fibres	Indice de satiété
Sandwich au thon maison*	392	21	4	68	7	569,2
Sandwich « campagnard » du commerce**	377	12	9	62	6	474,5

* Baguette aux céréales, salade verte émincée, thon au naturel émietté, rondelles de tomates, ciboulette ciselée.

** Baguette, champignons de Paris grillés, tomates, carottes râpées, concombre, roquette, sauce moutarde.

À calories (quasiment) égales, le sandwich au thon calera bien mieux. Explication : il renferme beaucoup plus de protéines que le sandwich campagnard, un peu moins de lipides et un poil plus de fibres. C'est aussi simple que ça !

LES MEILLEURS ALIMENTS IS/CALORIES

Bien sous tous rapports : sobres sur le plan des calories, mais ultra-satiétogènes, ces aliments s'intègrent avec bonheur dans une alimentation minceur garantie zéro fringale !

Toutes les indications sont données pour 100 g, sauf mention particulière.

	Cal	IS	IS/cal
Viandes			
Autruche	106	184,3	1,74
Dinde :			
Blanc	106	194,8	1,84
Escalope	105	193,5	1,81
Cuisse	108	174	1,61
Bœuf :			
Faux-filet	166	245,5	1,48
Jarret	161	263,5	1,64
Paleron	210	299,9	1,43
Rosbif	149	239,1	1,60
Rumsteck	123	210,2	1,71
Steak haché 5 % MG	129	182,3	1,41
Porc :			
Côte de porc	119	198,5	1,67
Filet	158	247,6	1,57
Bacon	108	195,2	1,81
Jambon blanc	113	181,2	1,60
Rognon	93	141,9	1,53
Poulet rôti	161	232,3	1,44
Cheval (steak)	110	185,5	1,69
Pintade	151	207,8	1,38
Tripes à la mode de Caen	119	202,2	1,70
Veau :			
Filet	224	334,1	1,54
Foie	109	164,5	1,51
Escalope	147	258,8	1,76
Ris	165	268,9	1,63
Viande des grisons	132	249,5	1,63
Poissons			
Aiglefin	107	208,2	1,95
Araignée de mer	95	143,6	1,51
Bar	96	169,2	1,76
Lotte	93	180,1	1,94
Bigorneau	134	240,2	1,79

	Cal	IS	IS/cal
Crevettes	98	174,8	1,78
Brochet	94	177	1,88
Bulot	97	183,4	1,89
Cabillaud	77	148,4	1,93
Calamar	77	137,2	1,78
Colin	78	140,5	1,8
Saint Jacques	82	146,3	1,78
Crabe	97	169,9	1,75
Flétan	111	170,3	1,53
Haddock	101	192,9	1,91
Huîtres (la dz)	110	162,2	1,48
Langoustine	91	173	1,9
Lieu	82	152,2	1,86
Merlan	79	155	1,96
Moule	103	173,8	1,69
Raie	88	175,5	1,99
Saumon fumé	157	220,6	1,41
Sole	77	148,7	1,93
Thon (conserve au naturel)	117	212,3	1,81
fruits & légumes			
Ananas	47	70,7	1,51
Artichaut	47	86,3	1,84
Asperge	19	38,3	2,02
Aubergine	29	51,2	1,76
Banane	89	128	1,44
Blette	20	40	2
Betterave rouge	30	43,7	1,46
Brocoli	35	60,2	1,72
Carotte	41	60,5	1,48
Cassis	50	101,2	2,02
Céleri	14	23,7	1,69
Champignon	28	47,8	1,71
Chou	24	42,4	1,77
Choucroute	15	33,7	2,24
Cœurs de palmiers	28	48,6	1,74

	Cal	IS	IS/cal
Coing	27	74,2	2,75
Concombre	15	24,9	1,66
Courgette	16	28,3	1,77
Cresson	32	51,8	1,62
Endive	17	32,8	1,93
Épinard	23	47,6	2,07
Fenouil	31	52	1,68
Fraise	34	55,9	1,64
Framboise	36	87,9	2,44
Fruit de la passion	62	113	1,82
Germe de soja	13	35,8	2,75
Haricot vert	24	53,3	2,22
Jardinière de légumes (200 g)	134	200,8	1,5
Kiwi	53	80,6	1,52
Macédoine de légumes (conserve)	36	54,9	1,53
Maïs	64	96,9	1,51
Mandarine	44	66,1	1,5
Mangue	56	87,1	1,56
Melon	34	51,7	1,52
Mûre	33	77,8	2,36
Navet	15	34,3	2,29
Oignon	44	65,9	1,5
Orange		63	95,4
Pamplemousse	45	67,4	1,5
Poire	70	111,5	1,59
Poivron	25	45,5	1,82
Pomme	49	75,2	1,53
Potiron	30	53,8	1,79
Pousses de bambou	12	23,6	1,62
Radis	16	25,8	1,62
Rhubarbe	10	26,1	2,61
Salade	13	25,2	1,94
Salsifis (conserve)	27	88,6	3,28
Tomate	21	33	1,57

	Cal	IS	IS/cal
LAIT & LAITAGES			
Fromage blanc 0 % MG	80	125,6	1,57
Fromage frais	46	80	1,74
Lait écrémé (15 cl)	51	80,1	1,57
Lait écrémé en poudre (1 CS)	35	54,6	1,56
Yaourt 0 % MG	44	62,8	1,43
PAINS & BISCOTTES			
All Bran pétales (Kellogg's, 40 g)	128	208,5	1,63
All Bran + (Kellogg's, 40 g)	108	209,7	1,94
Biscottes Céréal son	(1)	35	52
Céréales au son (40 g)	106	212,5	2,00
Craquottes complètes (Céréal)	360	508,8	1,41
Pain complet (1 tr)	35	52,5	1,5
Pain de seigle (1 tr)	24	34,6	1,44
Wasa fibres (1 tr)	42	71,3	1,70
FÉCULENTS, LÉGUMINEUSES, PÂTES ET RIZ			
Fèves	125	187,6	1,50
Flageolets	98	195,1	1,99
Haricots blancs	78	157,2	2,25
Haricots rouges	93	192,3	2,07
Lentilles	89	180.1	2.02
Patate douce	101	154,1	1,44
Pâtes complètes	332	485,5	1,46
Pâtes fraîches (250 g)	210	325,6	1,55
Petits pois	62	128,4	2,07
Petits pois carottes (conserve)	38	64	1,69
Pois cassés	110	186	1,69
Pois chiches	135	227,6	1,69
Pois gourmands	90	167,7	1,86
Polenta	110	160,4	1,46
Pomme de terre (vapeur)	86	119,6	1,39
Riz complet	117	156,1	1,32
Semoule	110	153,6	1,40
EXTRAS ET DOUCEURS			
Abricot sec (l'unité)	16	25,3	1,58

	Cal	IS	IS/cal
Boisson cacaotée sucrée	39	86,5	2,22
Compote sans sucre	57	83,3	1,46
Datte sèche (l'unité)	22	33	1,5
Figue sèche (l'unité)	36	57,8	1,61
Marron glacé (l'unité)	25	41,5	1,66
Petit-beurre (l'unité)	32	47,5	1,48
Pruneau (l'unité)	29	58,1	2
Raisin sec (20 g)	53	78,7	1,48
Herbes, épices et assaisonnement			
Basilic (5 g)	27	49,9	1,85
Cannelle (5 g)	18,2	39	2,15
Curry (pincée)	1	1,7	1,7
Câpres	13	36,9	2,84
Cerfeuil	42	94,4	2,25
Ciboulette	30	53,6	1,79
Coriandre	23	41,5	1,80
Paprika (5 g)	14	24,1	1,72
Sauce soja (1 c. à c.)	3	4,5	1,5
Sauce tomate (100 g)	42	65,9	1,57

(Merci à Isabelle Delaleu)

DU MATIN AU SOIR AVEC L'INDICE DE SATIÉTÉ

En pratique, cela donne quoi ? Regardez nos exemples. (Quand certains ingrédients sont suivis d'un astérisque, vous en retrouverez la recette au chapitre « Les 50 (et une) meilleures recettes IS », p. 177.)

À LA MAISON

Le petit déjeuner

☺ La meilleure formule Et retrouvez-en 9 autres ci-dessous	☹ La pire formule
1 boisson chaude (thé, café, infusion)	1 café sucré
1 **bol de London porridge***	2 croissants confiture
1 pomme à croquer	

Crac-crac

- 1 boisson chaude nature (thé, café, infusion) sans lait ni sucre
- Tartines type Wasa + fromage frais à tartiner allégé
- Pomme à croquer

À l'ancienne

- 1 boisson chaude nature (thé, café, infusion) sans lait ni sucre
- 2 tranches de pain au levain + 1 c. à c. de confiture de framboises (avec pépins)
- 1 bol de lait

Müesli express

- 1 boisson chaude nature (thé, café, infusion) sans lait ni sucre
- 1 bol de **Müesli croustillant***

Grand Hôtel

- 1 boisson chaude nature (thé, café, infusion) sans lait ni sucre
- 2 œufs brouillés
- 2 galettes de riz soufflé
- 1 kiwi

Banana p'tit déj

- 1 boisson chaude nature (thé, café, infusion) sans lait ni sucre
- 200 g de fromage blanc à 0 % + cannelle en poudre
- 1 banane coupée en rondelles
- 3 c. à s. de céréales enrichies au son

On monte le son !

- 1 boisson chaude nature (thé, café, infusion) sans lait ni sucre
- 2 biscottes au son
- 1 noix de beurre + 1 c. à c. de confiture allégée
- 2 petits-suisses à 0 % + cannelle en poudre

Amandez-vous !

- 1 boisson chaude nature (thé, café, infusion) sans lait ni sucre
- 200 g de fromage blanc + 1 c. à s. de poudre d'amandes + 1 pomme en dés
- 2 biscottes au son + 1 noix de beurre

100 % bio

- 1 boisson chaude nature (thé, café, infusion) sans lait ni sucre
- 1 petit pain complet aux noix
- 1 noix de purée d'amandes complètes (magasin bio)
- 1 bol de lait de soja

Becs salés

- 1 boisson chaude nature (thé, café, infusion) sans lait ni sucre
- 2 petites tartines de pain complet
- 1 portion de fromage à pâte dure (30 g) type gruyère ou comté
- 1 petite tranche de jambon

La collation

☺ La meilleure formule Et retrouvez-en 9 autres ci-dessous	☹ La pire formule
1 boisson chaude nature (thé, café, infusion) sans lait ni sucre 1 pomme à croquer 1 fromage blanc à 0 % 1 carré de chocolat	1 canette de soda classique 1 barre chocolatée au caramel et aux amandes

Milk-shakée

- 1 infusion ou grande boisson chaude nature sans lait ni sucre
- Smoothie crémeux à la banane (½ banane mixée avec 30 cl de lait de soja, l'autre moitié coupée dedans en mini-dés)

Salée

- 1 infusion ou grande boisson chaude nature sans lait ni sucre
- 2 tartines type Wasa
- 2 portions de fromage frais allégé
- Quelques radis ou tomates-cerise

Canadian snack

- 1 infusion ou grande boisson chaude nature sans lait ni sucre
- 1 pot de fromage blanc + 1 c. à s. de céréales All Bran
- 2 c. à s. de cranberries séchées

Amandine

- 1 infusion ou grande boisson chaude nature sans lait ni sucre
- 2 biscottes avec fine couche de purée d'amandes complètes
- 2 clémentines ou 2 abricots

Nomade

- 1 infusion ou grande boisson chaude nature sans lait ni sucre
- 1 poire à croquer
- 2 noix

« Gâte-riz »

- 1 infusion ou grande boisson chaude nature sans lait ni sucre
- 2 galettes de riz avec fine couche de purée d'amandes complètes
- 1 poignée de fraises (ou 1 clémentine)

À l'allemande

- 1 infusion ou grande boisson chaude nature sans lait ni sucre
- 2 tranches de Vollkornbrot (pain noir allemand)
- 1 noix de beurre
- 1 petite tranche de jambon blanc

Choco Croc

- 1 infusion ou grande boisson chaude nature sans lait ni sucre
- 1 tartine au chocolat, faite d'1 tranche de pain complet ou aux céréales et de 2 carrés de chocolat, le tout superposé et passé quelques minutes au four
- 1 clémentine

Régressif

- 1 infusion ou grande boisson chaude nature sans lait ni sucre
- 1 bol dessert fait de : 1 pot de fromage blanc, 2 c. à s. de compote, 2 noix concassées, 1 c. à s. de céréales All Bran

Les repas principaux

☺ La meilleure formule Et retrouvez-en 19 autres ci-dessous	☹ La pire formule
Salade de chou blanc Rôti de dinde aux pruneaux, lentilles corail Fromage blanc à 0 % + pomme en dés	Pas d'entrée ou des cacahuètes et une bière ou un soda en attendant le plat 1 pané de viande ou de poisson, salade verte 1 pâtisserie

Tradi

- Fonds d'artichauts en salade
- Gigot d'agneau, flageolets
- Pruneaux au vin rouge

Grand Océan

- Assiette de bulots
- Brochettes de thon, taboulé
- Pêche (ou fruit de saison)

Du placard

- Salade de cœur de palmier
- 1 boîte de sardines à l'huile (bien égouttées), pommes vapeur
- 1 fromage blanc + 3 abricots secs

Douce France

- Œuf « mayo » (à la place de la mayo, fromage blanc + moutarde)
- **Crousti-moelleux de truite***
- Crème renversée

Tutti Frutti

- Salade de crevettes et pamplemousse
- Rôti de porc, pommes fruits, purée de patate douce
- Salade de fruits

Feuilles d'automne

- Salade de chou rouge
- Aiguillettes de canard, lentilles corail
- **Crème au chocolat à l'agar-agar***

Tout-au-four

- Champignons farcis (fromage frais + fines herbes), le tout 5 minutes au four
- Gigot d'agneau, pommes de terre vapeur
- Poire en papillote

Tex Mex

- **Guacamole***
- **Chili con carne***
- Mangue

Les 3 P

- Potage de potiron maison
- **Penne des deux petits cochons***
- Poire

Près du feu

- Soupe à l'oignon
- **Poêlée de châtaignes aux choux de Bruxelles***
- Fromage blanc et confiture de fraise

Jardinier

- Poireaux vinaigrette
- **Rôti de porc et légumes qui rendent aimables***
- Fromage blanc et coulis de fruits rouges

La saladière (à emporter en Tupperware®)

- **Salade de poulet plein Sud***
- 1 pomme à croquer
- 1 eau gazeuse

Sandwich IS (maison)

- 2 tranches de pain au levain
- Fine couche d'**Hoummos light***
- Jambon de dinde
- Salade émincée
- 1 barquette de tomates-cerise à grignoter
- 1 pomme à croquer
- 1 eau gazeuse

Dimanche en famille

- Mâche + saumon fumé
- Hachis Parmentier
- Salade de fruits

À l'italienne

- Melon jambon de Parme (dégraissé)
- **Thon mijoté sous l'olivier***
- Sorbets (2 boules)

Plateau TV

- 1 ramequin de carottes râpées maison
- 1 tranche de jambon blanc + cornichons
- Pain complet + 1 part de gruyère
- 1 banane

Alsacien

- Salade de pommes de terre
- Rôti de porc, choucroute (achetée nature)
- 3 ou 4 prunes

Forestier

- Salade de mesclun aux noix
- **Filet tout mignon aux champignons***
- Fromage blanc à la crème de marron (1 c. à c.)

Tête à tête

- Carpaccio de Saint Jacques
- Pavé de saumon, poireaux fondus et timbale de riz basmati
- Poire Belle-Hélène (poire pochée + coulis de chocolat chaud maison)

10 menus extra-light

Spicy

- Carottes râpées au cumin
- Tournedos au poivre, haricots verts et pommes vapeur
- Quinoa aux fruits et aux épices

Lendemain de fête

- Germes de soja en salade
- Escalope de dinde persillée, quinoa
- Deux petits-suisses à 0 % + 1 c. à c. de sirop d'érable

Retour de marché

- **Petits pois carottes pas comme d'habitude***
- Rôti de porc, gratin de chou-fleur
- Compote de pomme + All Bran

Entre copines

- Salade Iceberg émincée et sauce yaourt au citron
- Blanc de poulet, lentilles corail
- 2 petits-suisses à 0 % + 1 carré de chocolat noir râpé

Home sweet home

- Bol de soupe bien épaisse
- Jambon blanc + pâtes + une noix de beurre
- Pomme cuite à la cannelle
- 1 carré de chocolat

Végétarien

- Potage de légumes maison
- **Couscous au quinoa***
- Fromage blanc à 0 % + dés de fruits frais

Marin

- **Œufs farcis au crabe***
- Moules marinières, riz complet
- Salade d'abricots

Oriental

- **Taboulé libanais***
- Brochette de poulet au citron, salade tomate concombre
- Salade d'oranges à la cannelle

Provençal

- Salade de riz complet aux tomates et feta
- **Mimi la sardine***
- Salade d'abricots

Charcutier

- Œuf en gelée
- ¼ de jambonneau dégraissé, salade de lentilles
- Fromage blanc + 1 c. à c. de confiture d'abricots

3 astuces pour ne plus JAMAIS avoir encore faim en sortant de table (même après un repas léger)

1. Saupoudrez de **son d'avoine** toutes vos crudités, salades, potages, yaourts. Indice de satiété = 525,4. Même en petites quantités (1 c. à c., c'est 5 g), vous comprenez l'importance de la chose ?
2. Commencez tous vos repas par une **entrée.** Oui, une assiette de carottes râpées, un bol de salade verte, des tomates, des radis, ça croque, ça apporte de l'eau, des fibres, des vitamines et des minéraux… Tout le contraire de la formule « blinis tarama », cela va sans dire.
3. Prenez systématiquement une **boisson chaude à la fin des repas.** Un thé ou un café, une infusion à la menthe ou à la verveine (qui de plus ont des vertus digestives), ôtent la saveur de la dernière bouchée de gâteau, celle qui donnait tellement envie de se resservir.

À L'EXTÉRIEUR

Les menus de ce chapitre ont été élaborés à partir de cartes de restaurants existantes. Nous y avons pioché les pires combinaisons (parfois les choix étaient infinis !) mais aussi les meilleures, afin de vous permettre de trouver votre bonheur IS minceur quel que soit le lieu où vous irez manger. Quand il s'agit de spécialités étrangères, nous avons décrit les plats pour pointer leurs avantages et leurs faiblesses. Enfin, nous avons pris chaque fois le parti de retenir une entrée, un plat et un dessert afin d'être le plus complet possible mais il va de soi que vous pouvez aussi ne pas prendre d'entrée ou de dessert.

Les huit commandements des repas au restaurant

1. Si les plats tardent, ce n'est pas parce qu'une corbeille de pain ou un ramequin de cacahuètes se trouvent devant vous qu'il faut y plonger la main. Commandez plutôt un jus de tomate, une eau pétillante ou un citron pressé pour attendre avec quelque chose à la bouche.
2. Évitez les plats en sauce et préférez généralement les grillades.
3. Si la garniture du plat n'est pas indiquée, demandez à vous la faire préciser. Ce sont des frites ? Changez-les contre les pommes de terre vapeur et une salade verte, ou du riz blanc et des haricots verts, ou encore des petits légumes. Un serveur attentif saura vous trouver cela en cuisine ! Il n'y a vraiment QUE des frites ? Mangez-en cinq ou six et croquez plutôt un tronçon de pain en guise de féculents.
4. Demandez la sauce à part, ça ne coûte rien. Et cela vous évitera aussi de finir la corbeille de pain avec le fond de sauce dans votre assiette !
5. Vous prenez un plat déjà en sauce (blanquette de veau, waterzoi, escalope à la crème…) ? Piquez les morceaux de viande à la fourchette, égouttez quelques instants et ne saucez pas.
6. Laissez la salière où elle est ! En revanche, n'hésitez pas à poivrer : le sel ouvre l'appétit, le poivre favorise la digestion.
7. La formule « entrée-plat » apporte toujours moins de sucres que la formule « plat-dessert ». Et souvent moins de calories, si vous évitez les entrées à base de fromage ou de charcuteries. Si vous devez faire un choix…
8. En dessert, de nombreux restaurants proposent maintenant des « cafés gourmands », c'est-à-dire le traditionnel expresso accompagné de deux ou trois mini-desserts : tuile, mini-canelé, macaron ou mini-crème brûlée. Un choix plutôt malin si vous sentez que vous avez envie de craquer pour un dessert et que les choix offerts sont outrageusement caloriques.

Au resto chinois

- Salade de germes de soja aux crevettes
- Poulet aux champignons noirs, riz et/ou brocolis vapeur
- Litchis
- Thé au jasmin

☹
- Nems ou beignets de crevettes
- Porc sauté, légumes chop-suey
- Beignet à la pomme ou perles de coco
- Bière chinoise

En entrée, la salade de soja aux crevettes commence déjà à rassasier alors que les nems, dans leur sauce sucrée salée, ont plutôt tendance à ouvrir l'appétit. En plat, associez protéines maigres et riz et/ou légumes vapeur plutôt que viande grasse et légumes sautés qui ne calent pas longtemps. En dessert, pas beaucoup de choix « diététique » chez les Chinois. Optez pour des fruits et oubliez les beignets ou perles de coco, très riches mais peu satiétogènes. Côté boisson, souvenez-vous que la bière est la boisson au plus fort index glycémique ! En revanche, le thé n'élève pas la glycémie d'un cheveu.

Au resto japonais

☺
- 1 soupe miso
- 1 salade de chou chinois
- 1 bol de riz
- 4 brochettes de poulet ou 12 tranches de sashimi
- 1 thé vert

☹
- 18 makis

ou

- 1 bol de riz
- 2 brochettes bœuf-fromage, 2 boulettes de poulet, 2 cailles
- 1 bière japonaise

Une soupe pour réchauffer l'organisme et occuper un peu de place dans l'estomac, une salade de chou à mâcher, un bol de riz blanc pour les glucides, voici les bons réflexes. Oubliez la bière au profit d'un thé vert, et choisissez les brochettes les moins grasses et les plus « riches en viandes » (cailles, boulettes et bœuf au fromage – ou fromage au bœuf, pour être plus exact – en apportent finalement assez peu). Associés au bol de riz, les sashimis apportent le quota de protéines nécessaires (plus que l'assortiment de makis, déséquilibré côté protéines).

Au resto thaï

☺
- Potage traditionnel de légumes au tofu
- Poisson cuit vapeur dans une feuille de bananier, riz au jasmin
- Fruits frais

☹
- Chaussons croustillants de poulet
- Porc au caramel et gingembre, nouilles sautées aux noix de cajou
- Nems au chocolat

Jetez-vous sur les soupes terriblement parfumées des thaïs, hyperrassasiantes grâce aux légumes et aux protéines du tofu ! En plat, évitez les sauces au lait de coco ou les préparations aux noix de cajou, riches en graisses, et préférez les cuissons vapeur. Enfin, faites comme les Thaïlandais, ne prenez pas de dessert à midi (ou alors des fruits) et surtout, fuyez cette invention toute française de nems au chocolat !

Au resto indien

☺
- Raïta
- Curry de gambas ou de poulet et riz basmati
- Mangue fraîche

☹
- Beignets d'aubergines
- Agneau biryani et riz sauté
- Gulab Jamun

Vive le raïta, cette salade de concombre au yaourt, rafraîchissante, pauvre en calories mais riche en fibres et en protéines ! Les beignets ne calent pas et ouvrent même l'appétit. Préférez les protéines maigres (crevettes, poulet ou poisson plutôt qu'agneau) et le riz nature. En dessert, les gulab jamun sont la pire option (boules de semoule frites dans l'huile puis nappées de sirop, vous voyez ?). Restez sur la mangue fraîche, encore mieux que le sorbet grâce à ses teneurs en fibres.

Au resto grec

☺
- Salade grecque (concombre, tomates, feta)
- Poisson au four, riz et légumes
- Yaourt de brebis au miel

☹ • Tarama
- Moussaka
- Baklawa

Autant la cuisine grecque peut être équilibrée et riche en protéines et en légumes, autant elle peut être vraiment trop grasse. En entrée, optez toujours pour les légumes : même assaisonnés d'huile d'olive, ils restent plus light que les préparations feuilletées à la pâte filo ou le tarama. La moussaka maison est honnête, mais celle des restos est souvent inutilement trop grasse. Côté dessert, le baklawa a un indice de satiété élevé certes, mais il est tellement calorique (sirop de sucre + pistaches + pâte + beurre) qu'on l'oublie tout de suite.

Au resto libanais

☺ • Taboulé
- Brochette de poulet grillée, boulgour et crudités
- Mouhallabieh

☹ • Saucisses épicées à la viande
- Brochette mixte, boulgour
- Kadaïf

Mention excellente au taboulé (quelques grains de boulgour, crudités, persil en abondance, huile d'olive). Certains restaurants proposent des brochettes d'agneau très maigres, d'autres plus grasses. Si celles du restaurant où vous allez sont plutôt maigres, ne vous en privez pas. Ou bien prenez du poulet. En revanche, évitez toutes les préparations à base de saucisses ou de viandes hachées, plus grasses et moins rassasiantes. Côté dessert, le kadaïf remporte les mêmes remarques que son cousin le baklawa (paragraphe ci-dessus). Le mouhallabieh (flan de riz au lait et à la fleur d'oranger) est certes sucré mais reste plus léger.

Au resto italien

☺ • Melon, jambon de Parme
- Spaghetti à la « vongole » (palourdes)
- Coupe de fruits frais

☹
- Beignets de calmars ou assortiment de charcuteries (salami, prosciutto, pancetta)
- Tagliatelles à la carbonara
- Tiramisu

Des crudités et un peu de jambon (à dégraisser par vos soins) en entrée, c'est une bonne formule. Adoptez les pâtes, rassasiantes et satiétogènes, surtout si elles sont accompagnées de protéines maigres (les fruits de mer remplissent la tâche, ce que ne fait pas spécialement la sauce carbonara). En dessert, les zuppa inglese, tiramisu, panna cotta et autres desserts sont tous très sucrés, et gras : le mascarpone l'est encore plus que la crème fraîche entière. Des fruits frais, ou bien, pour finir sur une note italienne, pourquoi pas un cappuccino ? Onctueux, sucré, c'est presque un dessert.

Au resto espagnol

☺
- Gaspacho
- Daurade à la plancha, riz blanc
- Salade de pêches

☹
- Friture de supions
- Paella
- Crème catalane

Globalement, fuyez les viandes en sauce et les fritures. Focalisez-vous sur tout ce qui s'appelle « à la plancha » (grillé) et évitez les tapas, qui, servies en petites quantités, ont tendance à se grignoter sans (faim) fin. La traditionnelle Paella est bien satiétogène mais peut parfois être très grasse. Si vous en voulez vraiment, observez-la d'abord dans l'assiette des voisins, et, si elle n'a pas l'air trop ruisselante, prenez-la plutôt au déjeuner qu'au dîner. Et la crème catalane, sous un faible volume, est très extra-calorique (crème + jaunes d'œufs + sucre). Méfiance.

À la pizzeria

☺
- Salade verte
- Pizza jambon champignons ou végétarienne
- Coupe de sorbets

☹
- Pizza quatre fromages ou double pepperoni
- Banana split

Grâce à la pâte et au fromage, la pizza apporte un bon quota de protéines : une aux légumes peut suffire. Laissez tomber les garnitures type saucisses, lardons et autres charcuteries, trop grasses, et accompagnez d'un bol de salade verte pour rajouter des crudités qui lui manquent grandement. Évitez aussi de rajouter de l'huile piquante par litres : piquante certes, mais cela reste de l'huile. En dessert, faites light : après la pizza, la crème glacée à la Chantilly, c'est un peu trop.

À la saladerie

☺
- Salade de riz au thon, tomates et olives noires
- Cubes de fruits frais
- Yaourt
- Eau

☹
- Salade verte, carottes râpées, gruyère et dés de jambon
- 1 brownie
- 1 soda

Dans la salade, il y a impérativement du riz, du maïs ou des pâtes. Le buisson de salade verte, c'est joli mais ça ne cale pas. La sauce, à côté, merci, on la dosera comme on veut. Côté dessert, optez pour des fruits frais à picorer, et un yaourt. Beaucoup plus long à avaler qu'un carré de brownie, non ?

Au resto de viandes

☺
- Salade verte
- Pavé de rumsteck, pommes au four, haricots verts
- Coupe de sorbets

☹
- Petit pot de rillettes
- Entrecôte, ketchup, frites
- Coupe de glaces à la Chantilly

L'entrecôte est plus grasse que le rumsteck, le ketchup appelle les frites, qui elles-mêmes ne calent pas longtemps à cause de leur index glycémique hyperélevé (95 contre 70 pour le sucre de table, vous vous rendez compte ?). Les pommes au four et la salade associent en revanche leurs glucides et leurs fibres pour un résultat satiétogène plus durable. Pas de bière mais de l'eau gazeuse, merci !

À la brasserie traditionnelle

☺
- Poireaux vinaigrette ou œuf mayo (en enlevant la mayo)
- Suprême de volaille ou filet de poisson et petits légumes
- Fromage blanc aux fruits rouges

☹
- Pâté de campagne
- Côtes d'agneau, pommes sautées
- Profiteroles

Bon choix, la brasserie : on peut facilement y trouver des légumes, en entrée et en garniture. N'hésitez pas à faire changer celle-ci si seules des pommes sautées sont proposées : n'importe quel serveur pas trop mal luné vous trouvera des haricots verts ou une timbale de riz. Et l'œuf, débarrassé de sa mayo, est un somptueux coupe-faim. En dessert, pléthore de possibilités « IS correct » : fromages blancs, salades de fruits, coupes de sorbets. Mais exit moelleux au chocolat, tartes Bourdaloue (aux amandes) ou profiteroles.

Au self

☺
- Salade de crudités (tomates, concombre…)
- Escalope de dinde, sauce tomate, tagliatelles
- Fromage blanc
- Fruit frais

☹
- Salade de crevettes sauce cocktail
- Escalope milanaise, béarnaise, tagliatelles
- Pâtisserie

Au self, on fait ce qu'on veut, mais pas n'importe quoi ! Toujours des crudités au bar à salade plutôt que des entrées élaborées, des sauces tomate ou pas de sauce plutôt que des produits trop lourds, des féculents avec le plat (les tagliatelles auront toujours un IG assez modéré), et un dessert basique plutôt qu'un gâteau. L'inconvénient : comme tout est à dispo, on a souvent les yeux plus gros que le ventre…

À la boulangerie

☺
- 1 sandwich baguette aux céréales crudités-poulet (de préférence sans mayo)
- 1 pomme à croquer
- 1 eau gazeuse

☹
- 1 sandwich au pain polaire
- 1 pâtisserie (éclair au chocolat, tarte aux pommes)
- 1 soda

Pas facile de faire le bon choix car tout dépend aussi de la façon de faire du boulanger. Mieux vaut se tourner vers des sandwiches que tout autre feuilleté ou quiche, si possible en choisissant du pain aux céréales plutôt que du pain blanc, ou de la baguette aux céréales plutôt que de pains polaires, à la mie extra-blanche et extra-sucrée. Les sandwiches tout prêts sont généralement garnis de mayo. Demandez à ce qu'on vous en prépare un « sans » ou, si ce n'est pas possible, prenez un jambon beurre : il contiendra de toute façon moins de gras ! En dessert, de plus en plus de boulangeries vendant des menus à emporter proposent une corbeille de fruits. Choisissez-y le vôtre !

Au fast-food

☺
- 1 hamburger simple
- 1 petite salade composée
- 1 sachet de fruits à croquer
- 1 bouteille d'eau

☹
- 1 cheeseburger
- 1 frite
- 1 doughnut
- 1 soda

Ici, le but est de limiter la casse. On choisit donc le hamburger le plus simple, sans frites mais avec salade (attention au sachet de sauce format familial) et on adopte le paquet de fruits à croquer en lieu et place de toute pâtisserie, milk-shake ou crème glacée.

Au bar du TGV

☺
- 1 sandwich fermier
- 1 salade composée
- Fruits frais à croquer
- Eau minérale

☹
- Tarte salée du jour
- 1 moelleux au chocolat
- Verre de vin

Pain, poulet rôti, crudités : le sandwich fermier se défend côté protéines. Ce n'est pas forcément le cas de la tarte salée (ou des croque-monsieur, ou des bagels, ou des pâtes et plats chauds) qui contient généralement peu de protéines et beaucoup de lipides. En dessert, il y a les bons (fruits, yaourts classiques…) et les méchants (crèmes brûlées, yaourts gourmands à la crème…). Quant au verre de vin, est-ce qu'on l'apprécie vraiment dans un train qui roule et qui secoue ? Alors on prend un verre d'eau, c'est mieux.

À la crêperie

☺
- 1 crêpe au sarrasin jambon tomate champignon fromage
- 1 bol de salade verte
- 1 crêpe sucrée à la compote

☹
- 1 crêpe au sarrasin 4 fromages
- 1 crêpe sucrée confiture

Vive le sarrasin ! Cette céréale riche en fibres mérite une mention bien. Misez sur la crêpe la plus garnie en terme de légumes et de protéines (poulet, jambon, thon, œuf) et délaissez celles jouant la carte des terroirs (« façon tartiflette aux pommes de terre », « savoyarde à la raclette »…). Idem pour la sauce de fond : la sauce tomate est nettement plus recommandable que la crème fraîche. En dessert, crêpes à la compote ou beurre-citron sont les meilleurs choix. Chantilly, noix, coulis de chocolat chaud offrent le maximum de calories, et celles à la confiture apportent vraiment beaucoup de sucre. À éviter.

Au bureau

☺
- 1 salade maison à emporter dans une boîte
- 2 tranches de pain aux noix
- 1 yaourt nature
- 1 fruit

☹
- 1 salade en boîte du commerce (appertisée ou traiteur au rayon frais)
- 1 tablette de chocolat (poursuivie voire finie dans l'après-midi)

Dans la salade maison, on met des féculents, des morceaux de légumes crus ou cuits, de l'œuf, du jambon ou du thon et un peu de vinaigrette maison. Prévoyez une boîte assez grande pour contenir environ 300 g (le minimum pour assurer la satiété). Emportez des couverts, une serviette, et NE TRAVAILLEZ PAS en même temps. Le piège des salades du commerce : peu volumineuses, elles contiennent souvent trop de graisses. Résultat, l'estomac encore vide réclame d'urgence un apport d'énergie supplémentaire. Et se manifeste à nouveau dans l'après-midi.

Au kebab

☺
- 1 sandwich kebab avec tomates, salade et oignons
- 1 eau gazeuse

☹
- 1 sandwich kebab avec mayonnaise sans crudités, mais avec frites
- 1 pâtisserie orientale
- 1 soda

Le kebab, c'est le sandwich façon self. Donc oui aux crudités, et même « encore un peu s'il vous plaît », mais pas de frites, merci. Proscrivez la mayonnaise (et la « sauce blanche », de la même composition que la mayo) au profit de moutarde ou de ketchup. Et là, pas d'alternative possible, on évite les desserts, quitte à acheter des fruits chez un primeur un peu plus loin.

Au resto antillais

☺
- Crabe farci
- Blaff de poissons, riz blanc
- Fruits exotiques

☹
- Acras de morue
- Poulet mafé (à la pâte d'arachide), aloco
- Gâteau à la noix de coco

Une cuisine assez peu légère car surfant sur les sauces et les fritures. En entrée, le crabe farci représente la solution la plus riche en protéines et la moins calorique. En plat, évitez les sauces « mafés » (aux arachides) et les fritures (les aloco, garniture traditionnelle, ne sont rien d'autre que des rondelles de bananes plantain frites), mais piochez dans les blaff de poisson (plat mijoté) et les coupes de sauces pimentées (par petites touches, attention). En dessert, les pâtisseries sont toujours très sucrées, préférez les fruits, délicieux !

Au resto scandinave

☺
- Saumon fumé et pain noir
- Pavé de biche sauce aux airelles, pommes vapeur
- Roedgroed (fruits rouges cuits dans du vin blanc sucré)

☹
- Crevettes en sauce et blinis
- Koulibiac
- Fromage de chèvre caramélisé sur gaufres ou camembert frit à la confiture d'airelles

Bonne idée, le pain noir : riche en protéines et en minéraux, il cale mille fois mieux que les blinis. La biche, comme toutes les viandes de gibier, est maigre et peu calorique. Des pommes vapeur, une sauce aux airelles : léger et digeste. En revanche, les sauces (crevettes, mais aussi boulettes de viande chaudes), les préparations feuilletées (koulibiac) et autres déclinaisons de pommes de terre frites ou sautées sont à proscrire pour cause de plombage d'estomac intensif. En dessert, optez autant que possible pour des fruits ou une glace, mais évitez certaines spécialités… qui se passent elles-mêmes de commentaires.

Au resto alsacien

☺
- Jambon cru de la Forêt Noire
- Choucroute et petit salé
- Tarte fine aux quetsches

☹
- Flammeküche
- Choucroute aux saucisses ou pieds de porc panés aux pommes de terre
- Linzertorte

Pas facile de faire light dans ce type de restaurant ! Toutefois, s'il n'y a pas possibilité de prendre des crudités en entrée, le jambon cru est une bonne solution riche en protéines, à condition de d'éliminer le gras, bien sûr. La flammeküche (pâte, crème et lardons) est riche et déséquilibrée. Si vous ne pouvez prendre qu'une choucroute, laissez la charcuterie sur le côté et mangez les pommes de terre et le petit salé en le dégraissant : sa chair serrée est très rassasiante. En dessert, optez pour le plus simple à base de fruits mais oubliez les pâtisseries, très riches. La sachertorte (gâteau au chocolat fourré à la crème fouettée) ou la linzertorte, à base de pâte sablée (farine + sucre + beurre), confiture de framboises et amandes, en sont de bons exemples.

Au bouchon lyonnais

☺
- Salade lyonnaise (frisée, lardons, œuf poché)
- Bœuf à la ficelle
- Cervelle de Canut

☹
- Saucisson en brioche
- Tablier de sapeur, pommes lyonnaises
- Bugnes au sucre

Gloups, ici encore, difficile de rester diététiquement correct. En entrée, la salade lyonnaise, avec salade et œuf poché, est raisonnable en termes de gras si vous laissez quelques lardons sur le bord de l'assiette. Ne vous aventurez pas trop du côté des spécialités purement lyonnaises : crique de pommes de terre, tablier de sapeur (autrement dit, steak de gras-double), andouillettes, charcuteries... Mais le bœuf à la ficelle (variante de pot-au-feu) est parfaitement honorable. Quant aux desserts, bugnes, tartes aux pralines... À éviter quand on est au régime. Préférez le choix « fromage plutôt que dessert » et dégustez de la cervelle de Canut (fromage frais aux fines herbes).

Au resto marocain

☺
- Salade Mechouïa (tomates et poivrons)
- Tajine poulet, citron confit, olives vertes, semoule
- Salade d'oranges à la fleur d'oranger

☹
- Briouat (feuilleté de fromage de chèvre)
- Tajine d'agneau, pruneaux, pignons, semoule
- Pastilla aux amandes

Dans le tajine, on opte pour une viande maigre ou du poisson et des légumes type carotte, fenouil, courgette… plutôt que surabondance de fruits secs (qu'on peut toutefois laisser en partie dans l'assiette). Vous partagez un plat à deux ? Attribuez-vous le blanc de poulet et laissez les ailes et les cuisses. Faites aussi don de quelques-uns de vos pignons, bien satiétogènes mais très caloriques, et autres abricots secs. En dessert, entre les baghrirs (crêpes aux mille trous à base de farine de pois chiches, servies nappées de beurre), les pâtisseries, les salades de fruits secs et autres desserts ultra-sucrés, pas facile de se faire plaisir en restant léger. Alors ? Alors, salade de fruits frais.

Au resto de poissons et fruits de mer

☺
- 6 huîtres
- Dorade grise grillée, fenouil et timbale de riz
- Sorbet citron

☹
- Bulots mayonnaise
- Aile de raie au beurre noir et aux câpres sur écrasé de pommes de terre en croustille
- Paris-Brest

Ici, pas de difficulté à trouver du light : les fruits de mer sont tous de fidèles amis, hautement rassasiants et pauvres en lipides. Le danger principal consiste à devoir résister au piège de la mayonnaise et des sauces beurre blanc, nantua, rouilles et autres aïoli. Un peu de pain de seigle, riche en fibres, et une fine couche de beurre, accompagneront beaucoup mieux le tout. Quant aux accompagnements, du riz ou des légumes vapeur, merci !

Au resto provençal

☺
- Filets de sardines marinés au citron
- Poulpe frais à la niçoise, riz
- Minestrone de fruits frais, sorbet pamplemousse

☹
- Beignets d'aubergines
- Poche de veau farcie, petits légumes
- Tourta de bléa (tourte aux bettes)

En entrée, oubliez les beignets et optez pour des salades de poulpe, sardines marinées… S'il y a trop de sauce, épongez au préalable avec un peu de mie de pain. Méfiez-vous des « petits légumes », souvent imbibés d'huile d'olive, et préférez du bon riz vapeur. En dessert, la tourte aux bettes contient certes du légume, mais aussi : moult farine, du beurre, moult sucre, des pignons, des raisins secs et de l'huile d'olive. Bof…

Au resto du Sud-Ouest

☺
- Asperges des Landes et fines tranches de jambon de Bayonne
- Magret de canard aux cèpes, pommes vapeur
- Glace aux pruneaux et à l'Armagnac

☹
- Terrine de foie gras de canard mariné au Jurançon
- Cuisse de canard confite, pommes sarladaises
- Croustade aux pommes à l'Armagnac

Là encore, terrain miné ! Les spécialités du Sud-Ouest sont certes satiétogènes mais aussi dramatiquement caloriques. En entrée, préférez les tranches de jambon à dégraisser à toute autre spécialité. Le magret fait partie des morceaux rassasiants, et maigres à condition de ne pas manger la peau. Ce n'est pas le cas de la cuisse… En dessert, pas de gâteau basque aux amandes ou autre croustillant. La crème glacée reste la valeur la plus sûre, mais n'en abusez pas. Et non à la Chantilly, n'insistez pas.

Au resto gastronomique

☺
- Salade de langoustines
- Filet de turbot poêlé sur sabayon au champagne, légumes oubliés
- Fraises à la gelée de rose, sorbet verveine

☹
- Mille-feuilles de légumes confits au crabe
- Rognons de veau rôtis, pommes boulangère, émulsion de foie gras
- Mi-cuit au chocolat, sauce gianduja et sorbet coco

Une chance : dans ce type de restaurant, les portions restent globalement très raisonnables. Une malchance : les sauces sont toujours ultra-riches. Restez plutôt sur des recettes à base de poissons ou de fruits de mer, ou sur des viandes grillées. Des mille-feuilles de légumes ? Méfiance, ils sont souvent imbibés d'huile. Des légumes oubliés ? Parfait : panais, topinambour et autre potiron sont très intéressants en termes de composition. En dessert, si les pâtisseries sont des bombes sucrées, les desserts à base de fruits constituent des options souvent légères et acceptables.

Au resto Tex-Mex

☺
- Salade de cactus
- Pavé de bœuf mariné, riz blanc, sauce salsa
- Salade d'orange, menthe, sorbet citron vert

☹
- Nachito
- Enchilada
- Gâteau au chocolat et au fudge

Oui, mille fois oui au cactus, riche en eau, en fibres, et hyperpauvre en calories : c'est l'équivalent mexicain du concombre. Mais les nachitos, tortilla-chips recouvertes de fondue de cheddar… comment vous dire ? En plat, évitez les nachos, tacos et enchiladas (globalement galettes de blé farcies de viande, légumes, guacamole, cheddar, crème fraîche…), très caloriques, et préférez le traditionnel Chili con Carne, une pièce de bœuf grillée ou une spécialité au blanc de poulet, à condition de ne pas dévorer toutes les fajitas (galettes de blé) qui l'accompagnent. En dessert, attention aux gâteaux au chocolat nappés de « fudge » (sauce caramel), surtout accompagnés de glace vanille et Chantilly, 100 % pur sucre, qui font monter la glycémie et laissent de furieuses envies d'en reprendre. Idem pour les cocktails, outrageusement sucrés.

« La gourmandise commence quand on n'a plus faim. »

Alphonse Daudet

LES 50 (ET UNE) MEILLEURES RECETTES IS

Nos recettes jouent sur deux tableaux : le rassasiement immédiat, pour vous permettre de sortir de table sans avoir faim, et la satiété longue durée pour éviter les envies de grignotage 2 heures plus tard.

Mode d'emploi des céréales complètes et légumineuses

Parce qu'on hésite souvent à les mettre au menu, tout simplement parce qu'on ne sait pas bien comment les cuisiner, voici un petit pense-bête…

Blé à cuire

- **Portion IS** : 60 à 80 g par personne.
- **Cuissons IS**
  À l'eau : 10 minutes à l'eau bouillante salée.
  Pilaf : faites revenir le blé dans de l'huile d'olive avec des oignons, versez 1,5 fois son volume d'eau et faites cuire 15 minutes à partir de l'ébullition.

Boulgour

- **Portion IS** : 60 à 80 g par personne.
- **Cuissons IS**
  À l'eau : 10 à 12 minutes à l'eau bouillante salée.

Pilaf : faites revenir le boulgour dans de l'huile d'olive avec des oignons, versez deux fois son volume d'eau et faites cuire 12 minutes à partir de l'ébullition.

Flageolets secs

- **Portion IS** : 60 à 80 g par personne.
- **Cuisson IS** : 1 heure à l'eau bouillante. Salez en fin de cuisson.

Flocons d'avoine

- **Portion IS** : 60 à 80 g par personne.
- **Cuisson IS** : versez les flocons (non précuits) dans de l'eau ou du lait bouillants (80 g pour 50 cl) et laissez cuire 15 minutes en remuant constamment avec un fouet. La cuisson est terminée lorsque le mélange épaissit et devient crémeux. Pour les flocons d'avoine précuits, 2 minutes suffisent.

Haricots blancs frais

- **Portion IS** : 120 à 150 g par personne, 1 kg de cosses donnant 450 g de grains écossés.
- **Cuisson IS** : plongez-les dans un grand volume d'eau froide (parfumée de thym, de laurier, d'oignon) ou dans une sauce tomate assez liquide puis comptez 30 à 35 minutes et salez en fin de cuisson.

Haricots blancs secs

- **Portion IS** : 60 à 80 g par personne
- **Trempage** : 12 heures
- **Cuisson** : après trempage, égouttez, rincez puis plongez-les dans de l'eau froide et faites cuire une heure environ. Salez en fin de cuisson.

Haricots rouges secs

- **Portion IS** : 60 à 80 g par personne
- **Trempage** : 12 heures
- **Cuisson IS** : après trempage, égouttez, rincez puis plongez-les dans l'eau froide et portez à ébullition 10 minutes Baissez le feu et cuisez à frémissements pendant 45 minutes. Salez en fin de cuisson.

Lentilles corail

- **Portion IS** : 60 à 80 g par personne
- **Cuisson IS :** 20 minutes à l'eau bouillante. Salez en fin de cuisson.

Lentilles vertes

- **Portion IS** : 60 à 80 g par personne
- **Cuisson IS :** 20 à 25 minutes à l'eau bouillante. Salez en fin de cuisson.

Pois cassés

- **Portion IS** : 60 à 80 g par personne
- **Cuisson IS :** rincez-les abondamment puis plongez-les dans de l'eau froide. Portez à ébullition et laissez cuire 30 minutes Salez en fin de cuisson.

Pois chiches

- **Portion IS** : 60 à 80 g par personne
- **Trempage** : 12 heures
- **Cuisson IS :** égouttez les pois chiches après trempage, rincez abondamment puis faites cuire 2 heures environ. Salez en fin de cuisson.

Quinoa

- **Portion IS** : 60 à 80 g par personne
- **Cuisson IS** : rincez-le à grande eau, plongez-le dans deux fois son volume d'eau froide puis portez à ébullition et faites cuire à feu doux 10 à 15 minutes Salez en fin de cuisson.

Riz complet

- **Portion IS** : 60 à 80 g par personne
- **Cuisson IS :** versez un volume de riz pour cinq volumes d'eau bouillante salée, faites cuire 10 minutes (si cuisson rapide) ou 30 minutes (si cuisson classique) puis laissez gonfler 5 minutes encore dans la casserole hors du feu.

PETITS DÉJEUNERS

Fromage blanc aux fruits rouges

Pour 1 pers. • Préparation : 5 min • Cuisson : non

40 g de flocons d'avoine
150 g de fromage blanc à 0 %
1 c. à s. de miel
1 c. à c. de son de blé
6 fraises
10 framboises
2 prunes

- Mélangez les flocons d'avoine, le son de blé, le miel et le fromage blanc dans un bol.
- Rincez les fruits et essuyez-les délicatement. Coupez les fraises en quatre, dénoyautez les prunes et coupez-les en quatre également. Disposez les fruits sur le fromage blanc.
- Servez frais.

Le conseil IS

Décorez avec quelques feuilles de menthe fraîche. Une petite précaution : les flocons d'avoine crus sont extrêmement rassasiants mais peu digestes. Si vous avez les intestins fragiles, respectez bien les quantités indiquées et n'en mangez pas tous les jours.

Granola au lait de soja

Pour 4 pers. • Préparation : 10 min • Attente : 12 h • Cuisson : non

1 l de lait de soja
4 abricots secs
4 pruneaux
2 kiwis
100 g d'amandes entières
1 c. à s. de graines de courge
1 c. à c. de cannelle

♦ La veille, coupez les abricots et les pruneaux en petits dés. Mettez-les dans un bol et couvrez d'eau (minérale de préférence). Dans un autre bol, mélangez les amandes et les graines de courge. Couvrez également d'eau et laissez reposer le tout pendant 12 heures.

♦ Le lendemain matin, concassez grossièrement le mélange d'amandes dans le bol du mixeur. Versez dans un saladier, ajoutez les pruneaux et les abricots, puis les kiwis coupés en rondelles, la cannelle et le lait de soja.

Le conseil IS

D'origine américaine, le « granola » est un consistant mélange varié, de fruits secs et d'oléagineux voire de céréales. Génial pour éviter les petites faims en cas d'activité sportive intense le matin, comme une randonnée aux sports d'hiver, ou si l'heure de déjeuner s'annonce tardive. Préparez-le la veille pour le lendemain afin de laisser le temps aux ingrédients de se ramollir.

Müesli croustillant

Pour 4 pers. • Préparation : 5 min • Cuisson : 3 à 4 min

100 g de flocons d'avoine
4 c. à s. de céréales complètes
(flocons de blé complet ou céréales enrichies au son)
1 c. à s. de graines de courge
2 c. à s. d'amandes effilées
2 c. à s. de noisettes concassées
4 yaourts de soja
40 cl de lait de soja
1 c. à s. de sirop d'érable
1 c. à c. de cannelle

- Faites dorer les flocons d'avoine quelques minutes dans une poêle antiadhésive, sans ajouter de matière grasse, et en remuant constamment pour ne pas qu'ils brûlent. Quand ils sont dorés, versez-les dans un saladier puis ajoutez les céréales de votre choix (flocons de blé complet ou céréales enrichies au son), les graines de courge, les amandes effilées, les noisettes et la cannelle. Mélangez puis répartissez dans quatre bols.

- Fouettez les yaourts avec le lait de soja et le sirop d'érable puis versez le mélange sur le müesli.

- Servez aussitôt.

Le conseil IS

Une recette familiale idéale en vacances, avant une matinée de ski ou de sport, surtout s'il fait froid.

London porridge

Pour 1 bol • Préparation : 5 min • Cuisson : 5 min

40 g de flocons d'avoine
25 cl de lait demi-écrémé (ou de soja)
1 c. à s. de miel
1 pincée de cannelle

- Versez le lait, le miel et la cannelle dans une casserole. Portez à ébullition le lait puis versez les flocons d'avoine en pluie. Baissez le feu puis faites cuire 5 minutes environ, en remuant sans cesse, jusqu'à ce que la préparation épaississe.

- Ôtez du feu et laissez tiédir.

Le conseil IS

À partir de cette base, ajoutez autant de fruits frais en dés que vous voulez, ou, mais en quantités plus raisonnables, des oléagineux (noix, amandes, noisettes…) ou des graines (lin, sésame, pavot…).

ENTRÉES

Hoummos light

Pour 4 pers. • Préparation : 5 min • Cuisson : non

400 g de pois chiches en conserve
1 gousse d'ail
1 citron
1 pincée de paprika
1 pincée de cumin en poudre
2 c. à s. de tahin (crème de sésame en épiceries orientales, sinon 2 c. à s. d'huile d'olive)
Feuilles de persil
Sel, poivre

- Égouttez les pois chiches en conservant le liquide de trempage.
- Versez les pois chiches dans le bol du mixeur, ajoutez la gousse d'ail pelée et écrasée, le jus du citron, le paprika et le cumin, le tahin (ou l'huile d'olive), salez et poivrez.
- Mixez en ajoutant un peu de liquide de trempage des pois chiches jusqu'à obtenir une crème de la consistance d'une purée.
- Décorez de persil et servez bien frais.

Le conseil IS

Servez cet hoummos en entrée, avec des bâtonnets de légumes crus, ou accompagné de salade, en garniture de brochettes de poulet grillées. En fine couche, il remplace aussi parfaitement la mayonnaise ou le beurre dans les sandwiches.

Mimi la sardine

Pour 4 pers. • Préparation : 10 min • Cuisson : 10 min

8 sardines
100 g de fromage blanc à 20 %
2 c. à s. de persil ciselé
1 gousse d'ail
2 c. à s. de jus de citron
Sel, poivre

- Écaillez et videz les sardines. Ouvrez-les largement sur le côté et coupez l'arête après l'avoir sectionnée de chaque extrémité de la sardine. Rincez-les et épongez-les délicatement.

- Mélangez le fromage blanc, le jus de citron, la gousse d'ail pressée, le persil, du sel et du poivre.

- Préchauffez le four th. 7 (210 °C). Farcissez chaque sardine de farce, enveloppez-les dans une feuille de papier sulfurisé et rangez-les dans un plat à four. Faites cuire 10 minutes.

Le conseil IS

Ultra-riche en protéines, le fromage blanc renforce le caractère rassasiant (déjà bien affirmé) de la chair de sardines. Essayez aussi avec de l'estragon à la place de persil et de l'ail !

Minestrone aux céréales

Pour 8 bols • Préparation : 10 min • Cuisson : 1 h

25 g d'orge perlé
40 g de millet
40 g d'épeautre
1 l d'eau
100 g de haricots verts
1 courgette
1 carotte
100 g de céleri-branche
Sel

♦ Versez l'eau dans une cocotte, salez, portez à ébullition puis ajoutez l'orge et faites cuire 15 minutes Ajoutez le millet et l'épeautre, faites cuire encore 15 minutes.

♦ Épluchez la carotte, rincez la courgette et le céleri. Coupez les légumes en dés puis ajoutez-les dans la cocotte.

♦ Baissez le feu puis faites mijoter 30 minutes environ.

♦ Parsemez de persil au moment de servir.

Le conseil IS

Recette italienne typique (en italien, « soupe » se dit « minestra »), le minestrone est une soupe à base de légumes (oignons, carottes, tomates, haricots verts…), de légumes secs et de petites pâtes ou de riz. L'orge perlé ? Il s'agit d'un grain d'orge dont on a enlevé la première enveloppe. Il se trouve dans tous les magasins diététiques et bio. Version facile ? Utilisez 100 g de grains de blé à cuire à la place du mélange de céréales.

Œufs farcis au crabe

Pour 4 pers. • Préparation : 5 min • Cuisson : non

6 œufs durs
100 g de fromage à tartiner allégé
100 g de miettes de crabe
1 pincée de curry
Sel, poivre

♦ Écalez les œufs et coupez-les en deux. Ôtez délicatement les jaunes, sans fendre les moitiés de blancs. Écrasez-les à la fourchette avec le fromage, le curry, un peu de sel et de poivre, afin d'obtenir un mélange bien crémeux. Incorporez les miettes de crabe puis farcissez chaque moitié d'œuf avec le mélange.

♦ Servez bien frais.

Le conseil IS

Un concentré de protéines dotées de tous les acides aminés essentiels, hyperrassasiant. À la place des miettes de crabe, vous pouvez aussi utiliser des miettes de thon ou de saumon en conserve.

Petits pois carottes pas comme d'habitude

Pour 4 pers. • Préparation : 5 min • Cuisson : 2 min • Réfrigération : 2 h

2 g d'agar-agar
150 g de petits pois
50 cl de jus de carottes
1 pincée de sucre
Sel, poivre

♦ Délayez l'agar-agar dans le jus de carottes. Ajoutez le sucre, salez, poivrez, portez à ébullition, puis baissez le feu et faites cuire 2 minutes sur feu doux sans cesser de remuer.

♦ Ôtez du feu. Égouttez les petits pois. Répartissez-les dans des ramequins et recouvrez avec le jus de carottes. Laissez refroidir puis faites prendre 2 heures minimum au réfrigérateur.

♦ Démoulez sur des assiettes de service.

Le conseil IS

Achetez du jus de carottes en magasins bio, infiniment plus goûteux. Ou, si vous avez une centrifugeuse, préparez-le vous-même !

Potage de lentilles au saumon fumé

Pour 4 pers. • Préparation : 10 min • Cuisson : 1 h

200 g de lentilles vertes
100 g de saumon fumé
1 c. à s. d'huile d'olive
1 carotte
1 oignon
1 l d'eau
Persil
Sel, poivre

- Pelez la carotte et l'oignon. Émincez-les en rondelles puis mettez-les dans une cocotte avec les lentilles, l'eau, du sel et du poivre. Portez à ébullition puis baissez le feu et faites cuire 1 heure environ, jusqu'à ce que les lentilles soient bien tendres.

- Réservez le tiers des lentilles et mixez le reste pour obtenir un potage bien lisse. Ajoutez les lentilles réservées puis servez dans des bols.

- Coupez le saumon en petites lanières, répartissez-les dans des bols et décorez de persil.

Le conseil IS

Troquez les lentilles vertes contre des lentilles corail : leur index glycémique est encore plus bas que celui de leurs cousines vertes, et avec le saumon, leur couleur rose orangé est juste sublime. Et qui dit plaisir des yeux assuré, dit faim encore mieux maîtrisée !

Potage qui fait le pois

Pour 4 pers. • Préparation : 10 min • Cuisson : 1 h

150 g de pois cassés
1 l d'eau
200 g de talon de jambon blanc
2 branches de céleri
Sel, poivre

- Rincez les branches de céleri et coupez-les en tronçons. Mettez-les dans une cocotte avec l'eau, les pois cassés et faites cuire 1 heure à feu doux. Salez et poivrez en fin de cuisson.

- Si le potage vous semble trop épais, rallongez-le avec un peu d'eau jusqu'à obtenir la consistance souhaitée. Coupez le jambon en dés.

- Servez dans des bols et répartissez les dés de jambon à la surface de chaque potage.

Le conseil IS

Avec le jambon, cette soupe peut quasiment se transformer en plat complet léger (rajoutez alors une grande assiette de salade verte ou des crudités). Vous pouvez aussi ne faire que le potage, sans jambon, pour le servir en guise d'entrée légère.

Taboulé d'épeautre

Pour 4 pers. • Préparation : 10 min • Cuisson : 20 à 25 min • Repos : 1 h

250 g de petit épeautre précuit
1 bouquet de persil plat
1 bouquet de menthe
1 oignon
1 gousse d'ail
3 tomates
½ c. à c. de cumin
1 citron
4 c. à s. d'huile d'olive
Sel, poivre

- Faites cuire l'épeautre 20 à 25 minutes à feu doux, à l'eau bouillante salée. Égouttez et laissez refroidir.

- Rincez et séchez les herbes, ôtez les queues et ciselez-les. Épluchez l'oignon et l'ail, émincez-les finement. Détaillez les tomates en petits dés.

- Mettez le tout dans un grand saladier. Salez, poivrez, ajoutez le cumin, versez l'huile d'olive, le jus du citron et mélangez. Laissez reposer 1 heure et servez frais.

Le conseil IS

Rien à voir avec les taboulés pleins de gras vendus en barquettes ! Accompagné d'un filet de poisson vapeur ou d'une brochette de poulet grillée, il se transforme en repas complet, hyperrassasiant et tout ce qu'il y a de léger.

Taboulé libanais

Pour 4 pers. • Préparation : 10 min • Cuisson : 12 min • Attente : 30 min

100 g de boulgour
4 tomates
4 oignons blancs
2 bouquets de persil plat frais
2 citrons
2 c. à s. d'huile d'olive
Sel, poivre

♦ Faites cuire le boulgour 12 minutes à l'eau bouillante salée. Égouttez et laissez refroidir.

♦ Lavez les tomates et coupez-les en petits dés. Épluchez et émincez finement les oignons. Équeutez le persil et ciselez les feuilles à l'aide d'une paire de ciseaux.

♦ Dans un saladier, mélangez le boulgour, les tomates, le persil, salez et poivrez. Ajoutez l'huile d'olive et le jus des citrons. Mélangez bien et laissez reposer 30 minutes au réfrigérateur.

Le conseil IS

Servi avec des brochettes d'agneau ou de poulet, ce taboulé devient une parfaite garniture minceur. Mille fois mieux que des pommes de terre sautées !

Terrine chicken run

Pour 4 pers. • Préparation : 15 min • Cuisson : 15 à 20 min • Réfrigération : 2 h

3 blancs de poulet
1 carotte
50 cl d'eau
1 cube de bouillon de légumes
5 cl de vin blanc
2 g d'agar-agar
4 brins d'estragon
Sel, poivre

- Épluchez la carotte et coupez-la en fines rondelles.

- Versez l'eau et le vin blanc dans un faitout. Salez, poivrez, ajoutez un brin d'estragon, les rondelles de carottes et le cube de bouillon de légumes. Plongez-y les blancs de poulet, portez à ébullition puis faites-les pocher 10 à 15 minutes dans le mélange frémissant.

- Égouttez en conservant le bouillon. Faites refroidir celui-ci. Émincez les blancs de poulet en longues lanières, dans le sens de la fibre de la viande. Rangez-les dans une petite terrine (à défaut, un petit moule rond) en disposant, entre chaque couche, des rondelles de carottes et de l'estragon ciselé. Salez et poivrez légèrement entre chaque couche également.

- Mesurez 30 cl de bouillon dans un verre gradué. Délayez-y l'agar-agar puis portez à nouveau à ébullition. Faites cuire pendant 2 minutes en remuant sans cesse puis versez la préparation sur le poulet. Laissez refroidir et faites prendre 2 heures minimum au réfrigérateur.

- Démoulez sur un plat de service.

Le conseil IS

Avec du basilic, c'est délicieux aussi. Si vous pouvez anticiper un peu, préparez cette terrine la veille : le poulet aura eu le temps de se gorger des parfums de la gelée. Pour en faire un plat « satiété longue durée », servez avec une salade de mâche et des lentilles.

Turkish salade

Pour 4 pers. • Préparation : 5 min • Cuisson : 10 à 12 min

150 g de lentilles vertes (en conserve)
150 g de boulgour
2 tomates
100 g de feuilles d'épinards
2 brins de menthe
10 brins de persil plat
2 c. à s. d'huile d'olive
4 noix
1 citron
Sel, poivre

- Faites cuire le boulgour 10 à 12 minutes dans de l'eau bouillante salée. Égouttez et laissez refroidir.

- Coupez les tomates en dés. Rincez les feuilles d'épinards et séchez-les délicatement. Ciselez les herbes. Cassez les noix et hachez grossièrement les cerneaux.

- Dans un saladier, réunissez le boulgour, les lentilles, les dés de tomates, les herbes ciselées, les feuilles d'épinards et les noix. Arrosez avec le jus de citron et l'huile d'olive, salez, poivrez et mélangez délicatement.

Le conseil IS

Mélanger légumineuses (lentilles) et céréales (boulgour) ? Un excellent réflexe, surtout s'il s'agit comme ici d'un plat 100 % végétal : les légumineuses et les céréales manquent en effet chacune d'un acide aminé essentiel (que l'organisme ne peut fabriquer). En les associant, on retrouve la protéine complète, dont l'organisme humain a besoin. Ce modèle végétarien se trouve dans de nombreux plats populaires exotiques : couscous (semoule et pois chiches), chili con carne (riz et haricots rouges)…

PLATS

Chili con carne
Couscous de quinoa
Crousti-moelleux de truite
Dorade et pommes au four
Émincés de thon trop bons
Filet de cabillaud au citron et risotto
Filet tout mignon aux champignons
Magrets aux pêches et riz sauvage
Nos courgettes farcies
Penne des deux petits cochons
Poêlée de châtaignes aux choux de Bruxelles
Poivrons rouges à la grecque
Risotto d'avoine express aux Saint Jacques
Riz cantonais Popeye
Rôti de porc et légumes qui rendent aimables
Salade de lentilles aux œufs mollets
Salade de blé du capitaine
Salade de poulet plein Sud
Salade du placard
Salade tex mex
Saumon aux céréales et petits légumes
Saumon de Maître Taka
Sauté de veau aux fèves
Soupe miso comme à Tokyo
Thon mijoté sous l'olivier

Chili con carne

Pour 4 pers. • Préparation : 15 min • Cuisson : 20 min

600 g de haricots rouges (en conserve)
400 g de viande de bœuf hachée
1 grande boîte de tomates pelées
2 oignons
3 gousses d'ail
2 c. à s. d'huile d'olive
1 c. à c. de cumin
1 pincée de piment de Cayenne
1 cube de bouillon de légumes
1 c. à c. d'origan
Poivre

♦ Pelez les oignons et les gousses d'ail, émincez-les. Chauffez l'huile dans une grande casserole, faites-les revenir 2 minutes en mélangeant puis ajoutez la viande. Remuez le tout pendant 3 minutes à l'aide d'une fourchette.

♦ Versez les haricots égouttés et les tomates pelées, ajoutez le cube de bouillon, le cumin, le piment et poivrez. Mélangez, couvrez la casserole et laissez mijoter 15 minutes.

♦ Parsemez d'origan avant de servir.

Le conseil IS

Il s'agit ici d'une version vraiment light de la spécialité mexicaine. Pour une préparation bien savoureuse, demandez à votre boucher de ne pas hacher trop finement la viande de bœuf.

Couscous de quinoa

Pour 4 pers. • Préparation : 10 min • Cuisson : 30 min

200 g de pois chiches en boîte
250 g de quinoa
2 carottes
2 navets
2 oignons
2 courgettes
2 c. à s. d'huile d'olive
2 c. à s. de raisins secs
Sel, poivre

- Rincez le quinoa à grande eau, plongez-le dans deux fois son volume d'eau froide puis portez à ébullition et faites cuire à feu doux 10 à 15 minutes Salez en fin de cuisson.

- Pendant ce temps, pelez les carottes et les navets, ôtez les extrémités des courgettes. Coupez le tout en cubes puis faites cuire 10 minutes à la vapeur.

- Pelez et émincez les oignons. Chauffez l'huile dans une sauteuse. Faites dorer les oignons puis ajoutez les légumes et les raisins secs. Salez, poivrez et faites revenir 5 minutes en mélangeant sans cesse.

- Présentez le quinoa dans un plat et disposez les légumes au centre.

Le conseil IS

- Pas besoin de rajouter de viande ou de poisson dans ce plat 100 % végétarien qui se suffit à lui-même en termes de protéines : l'association pois chiches + quinoa apporte en effet tous les acides aminés essentiels à l'organisme.
- Rajoutez une touche épicée en saupoudrant le plat d'une pincée de ras-el-hanout ou de piment de Cayenne, ou encore, accompagnez-le d'un petit pot de harissa dont chacun se servira comme il veut. Les épices, surtout fortes, participent activement à la sensation de rassasiement.

Crousti-moelleux de truite

Pour 4 pers. • Préparation : 15 min • Cuisson : 12 + 20 min

4 filets de truite
1 poivron jaune
1 citron (bio si possible)
1 oignon
½ c. à c. de cannelle
250 g de quinoa
8 abricots secs
50 g d'amandes effilées
2 c. à s. d'huile d'olive
Sel, poivre.

♦ Déposez les filets de truite dans le panier du cuit-vapeur et faites-les cuire 15 minutes.

♦ Prélevez une bande de zeste de citron, ébouillantez-la 30 secondes puis coupez-la en lanières.

♦ Chauffez l'huile dans une grande casserole et faites revenir l'oignon émincé pendant 2 minutes, en remuant.

♦ Ajoutez le poivron coupé en tout petits dés, les abricots secs coupés en quatre, le zeste et le jus du citron ainsi que la cannelle. Mélangez puis salez et poivrez.

♦ Rincez le quinoa à l'eau froide. Versez-le dans la casserole avec les légumes poêlés et deux fois son volume d'eau. Couvrez et laissez cuire 20 minutes à feu moyen.

♦ Faites dorer les amandes effilées quelques minutes dans une poêle antiadhésive, sans cesser de remuer avec une cuillère en bois pour ne pas les laisser noircir.

♦ Quand le quinoa est cuit, présentez-le dans un plat, disposez les filets de truite par-dessus, parsemez d'amandes et servez.

Le conseil IS

Vous n'aimez pas le sucré/salé. Pas de problème, ne mettez ni abricots ni cannelle. Mais vous pouvez rajouter 2 ou 3 c. à s. de pois chiches pour obtenir des textures différentes, essentielles dans la démarche satiété.

Dorade et pommes au four

Pour 4 pers. • Préparation : 15 min • Cuisson : 45 min

4 dorades préparées par le poissonnier
1 citron (bio si possible)
800 g de pommes de terre à chair ferme
8 tomates
2 gousses d'ail
40 g d'olives noires
4 c. à c. de romarin séché
4 c. à s. d'huile d'olive
1 c. à c. de fleur de sel, poivre

♦ Préchauffez le four th. 7 (210 °C). Lavez le citron à l'eau chaude, séchez-le et coupez-le en fines tranches. Garnissez les dorades de romarin séché et de tranches de citron, salez et poivrez. Rangez-les dans un plat à four beurré.

♦ Pelez les pommes de terre et les tomates et coupez-les en quartiers. Épluchez les gousses d'ail et détaillez-les en fines lamelles dans le sens de la hauteur. Disposez le tout dans le plat autour des dorades ainsi que les olives.

♦ Arrosez avec l'huile et un verre d'eau puis faites cuire 45 minutes, en rajoutant un peu d'eau si nécessaire. Si la surface noircit trop vite, couvrez le plat avec une feuille d'aluminium.

Le conseil IS

Attention à ne pas cuire le plat plus longtemps que prévu. La chair maigre de la dorade sécherait et perdrait de sa finesse. Si possible, glissez le plat au four avant de passer à table, en fonction du temps que vous estimez pour manger l'entrée.

Émincés de thon trop bons

Pour 4 pers. • Préparation : 10 min • Cuisson : 2 min

2 pavés épais de thon (150 g chacun)
4 c. à s. de graines de sésame
2 c. à s. d'huile d'olive
2 c. à c. de vinaigre balsamique
1 petit poivron rouge
2 petits avocats
5 tomates bien mûres
1 citron
2 c. à s. de coriandre ciselée
2 c. à s. d'huile d'olive
Sel, poivre

♦ Rincez le poivron, ôtez les pépins et coupez la chair en tout petits dés. Faites de même avec les tomates. Pelez et dénoyautez les avocats, coupez-les en dés également et assaisonnez-les aussitôt avec le jus du citron. Mélangez le tout avec la moitié de l'huile d'olive et la coriandre, salez et poivrez.

♦ Salez et poivrez les pavés de thon. Passez-les dans les graines de sésame puis saisissez-les dans le reste d'huile, 1 minute de chaque côté. Arrosez de vinaigre balsamique, ôtez de la poêle et détaillez-les en fines tranches. Répartissez-les sur les assiettes et servez aussitôt, garnis de salade.

Le conseil IS

Le thon ? C'est bon. Et c'est assurément l'un des meilleurs aliments minceur qui soit ! Sa chair dense et serrée cale rapidement les appétits les plus féroces, ses teneurs records en protéines préservent la masse musculaire, et tout ça, avec moins de 2 g de lipides/100 g.

Filet de cabillaud au citron et risotto

Pour 4 pers. • Préparation : 15 min • Cuisson : 35 min

4 dos de cabillaud (avec la peau)
1 oignon
1 gousse d'ail
4 c. à s. d'huile d'olive
300 g de riz spécial risotto
40 cl de vin blanc sec
1 cube de bouillon de légumes bio
4 c. à c. de feuilles de thym
Fleur de sel, poivre

- Chauffez 70 cl d'eau avec le cube de bouillon et le vin blanc.
- Épluchez l'oignon, émincez-le finement, épluchez l'ail, pressez-le. Faites-les dorer dans 2 c. à s. d'huile chaude dans une cocotte, ajoutez le riz et mélangez jusqu'à ce qu'il devienne transparent.
- Ajoutez une louche de bouillon et faites cuire en remuant jusqu'à ce qu'il soit absorbé. Recommencez jusqu'à avoir utilisé la totalité du liquide (20 minutes environ). Salez, poivrez, ajoutez le persil.
- Mettez le thym dans une assiette et passez les dos de cabillaud dedans, des deux côtés, pour y faire adhérer les feuilles de thym. Chauffez le reste d'huile dans une poêle antiadhésive puis faites dorer les dos 5 minutes côté peau, puis 3 minutes côté chair. Parsemez de fleur de sel et de poivre.
- Servez les dos de poisson accompagnés de risotto.

Le conseil IS

Pour une saveur supplémentaire, faites fondre à part 6 champignons de Paris coupés en fines lamelles, dans une poêle antiadhésive, en remuant. Quand ils ont rendu leur eau, ajoutez-les au risotto. Encore plus de fibres rassasiantes !

Filet tout mignon aux champignons

Pour 4 pers. • Préparation : 5 min • Cuisson : 50 min

800 g de filet mignon
1 c. à s. d'huile d'olive
1 oignon
200 g de mélange de champignons type « mélange forestier » (surgelé ou en conserve)
2 c. à s. de crème allégée à 8 %
2 c. à s. de persil ciselé
250 g de riz complet
Sel, poivre

♦ Chauffez l'huile dans une cocotte et faites revenir l'oignon émincé pendant 2 minutes en remuant. Faites colorer le filet mignon de chaque côté pendant quelques minutes. Ajoutez le mélange forestier (égoutté s'il est en conserve), la crème, salez, poivrez puis couvrez la cocotte et laissez cuire 40 minutes sur feu moyen.

♦ Pendant ce temps, faites cuire le riz à l'eau bouillante salée 20 minutes environ (selon les indications du paquet). Égouttez.

♦ Coupez le filet mignon en tranches, parsemez de persil, entourez de champignons à la crème et servez avec le riz.

Le conseil IS

Avec sa chair serrée et dense, hyperriche en protéines (25 g pour 100 g de viande cuite), le filet mignon fait partie des viandes les plus rassasiantes. En plus, elle est très maigre, donc parfaite pour la ligne.

Magrets aux pêches et riz sauvage

Pour 4 pers. • Préparation : 10 min • Cuisson : 30 à 35 min

2 magrets de canard (250 g chacun)
4 pêches
250 g de mélange de riz (basmati et sauvage)
Sel, poivre

- Chauffez une poêle antiadhésive sans matière grasse. Incisez la peau des magrets en croisillons et déposez-les, côté peau, dans la poêle. Faites cuire 6 minutes environ, puis retournez-les et faites cuire encore 6 minutes.

- Pendant ce temps, pelez les pêches et coupez-les en quartiers. Égouttez la graisse rendue par les magrets puis disposez les quartiers de pêches autour et laissez cuire encore 5 minutes.

- Faites cuire le riz selon les indications données sur l'emballage (15 à 20 minutes environ) puis égouttez.

- Coupez les magrets en tranches et servez avec les pêches et le mélange de riz sauvage.

Le conseil IS

À la place d'un mélange de riz déjà prêt, vous pouvez mélanger 200 g de riz basmati et 50 g de riz sauvage (en magasins bio). Faites d'abord cuire le riz sauvage car il nécessite 40 minutes de cuisson, puis faites cuire le riz basmati dans une autre casserole 20 minutes plus tard, car il ne demande que 15 à 20 minutes de cuisson. Égouttez les deux riz puis mélangez-les.

Nos courgettes farcies

Pour 4 pers. • Préparation : 20 min • Cuisson : 15 min

4 grosses courgettes
400 g de bœuf à hacher
2 c. à s. de concentré de tomate
½ bouquet de persil plat
½ bouquet de menthe
2 oignons
250 g de boulgour
Sel, poivre

- Plongez le boulgour dans une grande casserole d'eau bouillante salée et faites cuire 10 à 12 minutes. Égouttez et réservez au chaud.

- Pendant ce temps, pelez et émincez les oignons, coupez le bœuf en morceaux en les dégraissant, ôtez les queues des herbes. Rincez les courgettes et coupez-les en deux dans le sens de la longueur. Creusez-les à l'aide d'une petite cuillère et récupérez la chair.

- Mixez la viande avec les oignons émincés, le concentré de tomate, la chair de courgette et les herbes. Mettez dans un saladier, ajoutez 5 c. à s. de boulgour, salez et poivrez et mélangez.

- Garnissez les courgettes avec la farce. Déposez-les dans le panier d'un cuit-vapeur et faites-les cuire 15 minutes. Servez avec le boulgour.

Le conseil IS

Réservez quelques feuilles de persil et de menthe pour décorer le plat au moment de servir. Du bœuf « à hacher » plutôt que déjà haché ? Oui ! Allez voir p. 110 si vous avez oublié pourquoi.

Penne des deux petits cochons

Pour 4 pers. • Préparation : 5 min • Cuisson : 10 à 15 min

250 g de penne complètes (pâtes)
200 g de fèves pelées surgelées
200 g de talon de jambon blanc
50 g de tranches de filet de bacon
1 c. à c. de thym
2 c. à s. de crème allégée à 8 %
Poivre

- Portez une grande casserole d'eau salée à ébullition et plongez-y les pâtes selon les instructions de temps pour une cuisson ***al dente*** données sur le paquet (10 minutes environ).

- Pendant ce temps, faites cuire les fèves à l'eau bouillante également, pendant 10 minutes. Égouttez le riz et les fèves. Détaillez le jambon et les tranches de bacon en dés.

- Remettez les pâtes et les fèves dans une casserole, parsemez de thym, ajoutez la crème, les dés de jambon et de bacon, mélangez rapidement puis poivrez. Réchauffez quelques instants avant de servir.

Le conseil IS

Si vous ne trouvez pas de penne complètes, prenez des macaroni ou des torsades. Le filet de bacon, ultra-maigre (moins de 3 g pour 100 g) est aussi très riche en protéines : parfait allié minceur. Mais comme il est aussi très salé, ne resalez pas la recette.

Poêlée de châtaignes aux choux de Bruxelles

Pour 4 pers. • Préparation : 15 min • Cuisson : 10 + 20 min

250 g de châtaignes cuites et épluchées (en conserve)
400 g de choux de Bruxelles surgelés
1 feuille de laurier
50 g de lardons fumés
1 c. à s. d'huile d'olive
Sel, poivre

♦ Plongez les choux de Bruxelles dans de l'eau bouillante salée et faites-les cuire 10 minutes. Égouttez.

♦ Faites revenir les lardons dans une poêle, sans ajouter de matière grasse. Laissez-les dorer sur feu vif, puis égouttez-les sur une feuille de papier absorbant.

♦ Essuyez la poêle puis chauffez-y l'huile. Faites-y dorer les choux de Bruxelles 3 à 4 minutes en remuant délicatement, puis ajoutez les lardons, les châtaignes, la feuille de laurier, salez très légèrement, poivrez et versez 1 verre d'eau.

♦ Laissez cuire sur feu doux 10 à 15 minutes, jusqu'à ce que le liquide ait quasiment disparu. Ôtez la feuille de laurier et servez aussitôt.

Le conseil IS

Vous pouvez utiliser des châtaignes fraîches en saison. Il faut alors les éplucher, les ébouillanter pour ôter la seconde peau, puis les faire cuire à l'eau 20 minutes environ. Dans les deux cas, leur texture est une parfaite alliée antigrignotage ! Et bien sûr, il y a la technique « super-flemmard » qui consiste à utiliser une boîte de châtaignes et une boîte de choux de Bruxelles… Mais bon, c'est toujours meilleur avec des ingrédients frais, quand même !

Poivrons rouges à la grecque

Pour 4 pers. • Préparation : 10 min • Cuisson : 50 min

4 poivrons rouges
60 g de pignons
150 g de riz long grain
50 g de raisins de Corinthe
1 cube de bouillon de légumes
1 c. à s. d'huile d'olive
2 oignons
75 g de feta
1 bouquet de persil plat
2 yaourts
1 citron
Sel

- Faites dorer les pignons à sec 3 minutes dans une poêle antiadhésive. Ôtez du feu. Chauffez l'huile dans une casserole, faites dorer les oignons émincés puis ajoutez le riz et mélangez. Quand il devient transparent, ajoutez 35 cl d'eau, le cube de bouillon et laissez cuire 12 minutes jusqu'à ce que le liquide soit absorbé.

- Rincez et ciselez le persil. Ajoutez-le au riz ainsi que les pignons, les raisins secs et la feta coupée en dés.

- Préchauffez le four th. 6 (180 °C). Coupez le chapeau des poivrons et videz les pépins. Remplissez-les de riz, rangez-les dans un plat à four et faites cuire 35 minutes environ.

- Battez le yaourt avec le jus de citron et du sel. Servez cette sauce bien fraîche en accompagnement des poivrons tout chauds.

Le conseil IS

Vive le contraste chaud-froid ! La différence de température étonne et comble les papilles qui ont l'impression d'avoir deux plats pour le prix d'un : une bonne façon de contribuer à la sensation de rassasiement.

Risotto d'avoine express aux Saint Jacques

Pour 4 pers. • Préparation : 5 min • Cuisson : 15 min

100 g de flocons d'avoine + 4 c. à s.
60 cl de lait demi-écrémé (ou de soja)
1 gros oignon
1 c. à s. d'huile d'olive
1 c. à s. d'huile de noix
400 g de noix de Saint Jacques surgelées
1 verre de vin blanc
Sel, poivre

♦ Pelez et émincez l'oignon. Chauffez l'huile d'olive dans une poêle antiadhésive et faites fondre l'oignon, sans le laisser dorer.

♦ Ajoutez les flocons d'avoine, mélangez rapidement puis versez doucement le lait. Salez, poivrez puis baissez le feu et laissez mijoter 10 minutes environ sans cesser de remuer à la cuillère. Ôtez du feu et ajoutez la cuillère d'huile de noix.

♦ Faites décongeler les Saint Jacques 2 à 4 minutes à la casserole, avec le vin blanc. Égouttez.

♦ Faites dorer les 4 c. à s. de flocons d'avoine restants dans la poêle antiadhésive, sans ajouter de matière grasse. Dès qu'ils commencent à dorer, ôtez du feu.

♦ Servez le risotto dans chaque assiette, répartissez les noix de Saint Jacques au centre et parsemez le tout de flocons grillés.

Le conseil IS

N'hésitez pas à remplacer les noix de Saint Jacques par des noix de pétoncle, un peu moins fines en termes de saveur, mais moins onéreuses à l'achat. Ou bien des moules, avec qui on est sûr de ne jamais se tromper pour une recette minceur !

Riz cantonais Popeye

Pour 4 pers. • Préparation : 20 min • Cuisson : 30 min

150 g de riz basmati
2 œufs
250 g de feuilles d'épinards frais
1 gousse d'ail
1 c. à s. de gingembre frais râpé
2 oignons
2 c. à c. de sauce soja
3 c. à s. de coriandre ciselée
150 g de petits pois (en boîte, égouttés)
100 g de germes de soja
2 c. à s. d'huile d'olive
Sel, poivre

- Faites cuire le riz à l'eau bouillante salée, 18 minutes environ. Égouttez.

- Pendant ce temps, rincez les feuilles d'épinards et séchez-les. Pelez la gousse d'ail et hachez-la. Pelez les oignons et émincez-les.

- Chauffez l'huile dans un wok ou une grande sauteuse. Jetez-y les petits pois, les oignons, les épinards et le gingembre et faites revenir tout en mélangeant, jusqu'à ce que les épinards soient fondus. Salez légèrement, poivrez.

- Cassez les œufs dans un saladier et battez-les en omelette avec la sauce soja et la coriandre. Chauffez une poêle antiadhésive et faites cuire l'omelette. Mettez-la dans une assiette et coupez-la en lanières. Ajoutez aux légumes ainsi que le riz cuit et égoutté puis réchauffez quelques minutes.

Le conseil IS

Au choix, vous pouvez acheter une racine de gingembre fraîche, la peler et la râper, ou bien directement des dés de gingembre surgelés au rayon surgelé de votre grande surface. Il n'y a plus qu'à mesurer la dose nécessaire et remettre le tout au congélateur : vous vous servirez du reste au fur et à mesure.

Rôti de porc et légumes qui rendent aimables

Pour 4 pers. • Préparation : 20 min • Cuisson : 1 h 30

1,2 kg de rôti de porc dans le filet (sans barde)
4 c. à s. d'huile d'olive
3 c. à s. de poivre noir
1 c. à c. de gros sel
600 g de carottes
1 gros oignon
50 g de raisins secs
2 c. à s. d'huile d'olive

- Pilez les grains de poivre avec le gros sel dans un mortier. Versez le mélange dans un plat. Huilez le rôti avec 2 c. à s. d'huile puis roulez-le dans le mélange de sel et poivre de façon à bien l'enrober sur toutes les faces. Rangez-le dans un plat à four et versez 1 verre d'eau au fond du plat.

- Préchauffez le four th. 6 (180 °C). Faites cuire le rôti 1 h 30 environ, en l'arrosant régulièrement.

- Pendant ce temps, préparez les carottes. Épluchez-les et coupez-les en bâtonnets. Émincez l'oignon. Chauffez le reste d'huile dans une sauteuse, faites-y fondre l'oignon puis ajoutez les carottes et faites revenir 3 à 4 minutes. Salez, ajoutez les raisins secs puis versez 20 cl d'eau et faites cuire à feu vif jusqu'à ce qu'il n'y ait plus d'eau. Les carottes doivent être cuites mais encore *al dente*.

- Servez le rôti coupé en tranches accompagné des carottes.

Le conseil IS

Rendre aimables, cela reste certainement à démontrer. Une chose en revanche est sûre : nos carottes *al dente* ont un pouvoir rassasiant élevé.

Si vous n'avez pas de mortier, vous pouvez concasser le gros sel et le poivre dans un petit mixeur, en ne donnant qu'une pulsion ou deux.

Salade de lentilles aux œufs mollets

Pour 4 pers. • Préparation : 10 min • Cuisson : 5 min

500 g de lentilles cuites (en conserve)
1 carotte
8 feuilles de laitue
1 échalote
2 c. à s. de ciboulette ciselée
4 œufs extra-frais.

Pour la vinaigrette :

3 c. à s. d'huile d'olive
4 c. à s. de vinaigre de cidre
2 c. à c. de moutarde à l'ancienne
Sel, poivre

- Faites cuire les œufs 5 minutes dans une casserole d'eau bouillante, sortez-les puis laissez-les refroidir.

- Pelez la carotte, râpez-la à la râpe à gros trous. Émincez l'échalote. Égouttez les lentilles, versez-les dans un saladier, ajoutez la carotte râpée et l'échalote émincée.

- Dans un petit bol, émulsionnez l'huile avec la moutarde et le vinaigre, salez et poivrez. Incorporez dans la salade de lentilles.

- Rincez les feuilles de laitue, essorez-les et disposez-les en rosace sur un plat. Présentez la salade de lentilles par-dessus.

- Ôtez la coquille des œufs en prenant soin de ne pas les fendre puis coupez-les en deux et disposez-les sur les lentilles. Parsemez de ciboulette et servez immédiatement.

Le conseil IS

Un œuf mollet réussi, c'est un blanc coagulé et un jaune encore liquide. Pour l'obtenir, un compte-minutes et la plus grande attention sont de rigueur ! Une astuce pour les écaler sans dégât : plongez-les rapidement dans de l'eau froide à la fin de la cuisson, claquez-les doucement sur le plan de travail et roulez-les sous la main, sans les écraser bien sûr. La coquille viendra facilement.

Salade de blé du Capitaine

Pour 4 pers. • Préparation : 10 min • Cuisson : 20 min

250 g de blé à cuire
250 g de filets de haddock
25 cl de lait demi-écrémé (ou de soja)
1 feuille de laurier
1 boîte de cœurs de palmier
1 pomme Granny-smith
4 c. à s. de ciboulette ciselée
4 c. à s. d'huile de noix
1 citron
Poivre

♦ Plongez le blé dans de l'eau bouillante salée et faites-le cuire 10 minutes. Égouttez et laissez refroidir.

♦ Rincez le haddock, plongez-le dans une casserole avec le lait, 1 verre d'eau et le laurier. Portez doucement à ébullition, ôtez du feu et laissez infuser 10 minutes. Égouttez et effeuillez le haddock.

♦ Pressez le citron, fouettez son jus avec l'huile de noix. Poivrez.

♦ Égouttez les cœurs de palmier et coupez-les en tronçons. Rincez et essuyez la pomme, coupez-la en quatre, ôtez les pépins puis retaillez-la en cubes.

♦ Mélangez les ingrédients et la sauce dans un grand saladier puis parsemez de ciboulette.

Le conseil IS

De la pomme à croquer, du haddock pour les protéines, du blé pour les glucides complexes : un jeu de textures et de nutriments parfaitement antifringales. Pas besoin de rajouter de sel, le haddock est déjà suffisamment salé.

Salade de poulet plein Sud

Pour 4 pers. • Préparation : 10 min • Cuisson : 10 à 12 min

250 g de boulgour
200 g de restes de poulet froid (sans peau)
2 petites courgettes
2 tomates
8 olives noires
4 c. à s. d'huile d'olive
1 citron
Sel, poivre

- Faites cuire le boulgour à l'eau bouillante salée, 10 à 12 minutes. Égouttez et laissez refroidir.

- Coupez les restes de poulet en dés. Lavez les courgettes, coupez-les en très fines rondelles. Lavez les tomates, coupez-les en quartiers. Mélangez le tout dans un saladier.

- Dans un bol, fouettez l'huile d'olive avec le jus du citron. Salez légèrement, poivrez et versez sur la salade. Répartissez les olives et servez.

Le conseil IS

Si si, crues, les courgettes ! Elles sont ainsi particulièrement rassasiantes. Si vous le souhaitez, vous pouvez parfumer le tout avec une pointe de cumin en poudre.

Salade du placard

Pour 4 pers. • Préparation : 5 min • Cuisson : non

800 g de haricots blancs (en bocal)
2 boîtes de maquereaux à la moutarde
4 tomates
1 c. à s. de vinaigre de Xérès
1 pincée d'herbes de Provence
Poivre

- Ouvrez les boîtes de maquereaux, versez le contenu dans un saladier et recoupez grossièrement les filets. Ajoutez le vinaigre, les herbes de Provence et poivrez légèrement.

- Égouttez les haricots. Rincez les tomates puis coupez-les en quartiers. Ajoutez haricots et tomates dans le saladier et mélangez délicatement.

Le conseil IS

Le plat idéal des soirs où le réfrigérateur est vide ! Haricots blancs, maquereaux, huile, vinaigre, herbes : normalement, tout cela se trouve dans un placard de cuisine. Ou en tout cas, devrait s'y trouver. Un bon réflexe qui permettra d'improviser un repas rapide… mais surtout sain !

Salade Tex Mex

Pour 4 pers. • Préparation : 10 min • Cuisson : non

400 g de haricots rouges (en conserve)
2 tomates
1 poivron rouge
200 g de talon de jambon
½ concombre
1 oignon rouge
2 avocats
8 olives noires
3 c. à s. d'huile de colza
4 c. à s. de vinaigre de vin
Quelques gouttes de Tabasco
½ c. à c. de cumin
2 c. à s. de persil ciselé
Sel

♦ Égouttez les haricots rouges, rincez les tomates, le poivron, le concombre. Coupez les tomates en quartiers, le poivron en lanières, le concombre en rondelles. Pelez l'oignon rouge, émincez-le finement. Taillez le talon de jambon en dés. Mélangez les ingrédients dans un grand saladier.

♦ Préparez la sauce en émulsionnant l'huile, le vinaigre, le Tabasco et le cumin dans un petit bol. Salez légèrement et versez sur la salade.

♦ Juste avant de servir, pelez les avocats et coupez-les en cubes. Disposez-les sur la salade, parsemez de persil ciselé et servez aussitôt.

Le conseil IS

Une salade parfaite à emporter dans une boîte pour un déjeuner express sur votre lieu de travail. Si vous la préparez la veille, évitez simplement de mettre de l'avocat : il s'oxyderait.

Saumon aux céréales et petits légumes

Pour 4 pers. • Préparation : 10 min • Attente : 1 h • Cuisson : 10 min

4 pavés de saumon
150 g de boulgour
1 oignon nouveau
1 bouquet de persil
2 carottes
1 citron jaune
1 citron vert
1 poivron rouge
1 c. à c. d'origan
1 c. à c. de thym
1 c. à s. d'huile d'olive
Sel, poivre

♦ Mettez le boulgour dans un grand saladier et recouvrez avec 30 cl d'eau bouillante. Détachez les grains avec les dents d'une fourchette puis laissez gonfler 1 heure.

♦ Préchauffez le four th. 7 (210 °C). Pelez et émincez l'oignon. Rincez et séchez le persil, hachez-le finement. Épluchez et râpez les carottes. Détaillez le poivron en tout petits dés. Ajoutez le tout au boulgour et assaisonnez avec le jus du citron jaune. Salez, poivrez, réservez au frais.

♦ Disposez les pavés de saumon dans un cuit-vapeur et faites cuire 10 minutes. Laissez tiédir puis effeuillez délicatement le poisson entre vos doigts. Rangez les morceaux de poisson sur le lit de boulgour et servez aussitôt, avec des quartiers de citron vert.

Le conseil IS

Issu de blé dur complet, précuit et concassé, le boulgour est plus riche en fibres et en minéraux que le riz, les pâtes ou la semoule traditionnelle. Atout supplémentaire : il est parfaitement digeste.

Saumon de Maître Taka

Pour 4 pers. • Préparation : 10 min • Attente : 2 h • Cuisson : 30 min

4 pavés de saumon avec la peau
4 c. à s. d'huile d'olive
2 c. à c. de gingembre frais râpé
1 citron
4 tomates
2 c. à c. de sauce soja
1 c. à c. de coriandre ciselée
1 c. à c. de ciboulette ciselée
250 g de riz basmati

- Pressez le citron, mélangez le jus avec 3 c. à s. d'huile d'olive et 1 c. à c. de gingembre. Déposez les pavés de saumon dans un plat, nappez de marinade puis couvrez de film étirable. Laissez reposer 2 heures au réfrigérateur.

- Faites cuire le riz 15 à 20 minutes environ à l'eau bouillante salée. Égouttez.

- Préparez le condiment aux tomates et au gingembre. Coupez les tomates en quartiers, épépinez-les puis détaillez-les en tout petits dés. Ajoutez-leur le reste d'huile et de gingembre, la sauce soja et les herbes. Réservez au frais.

- Faites chauffer une poêle antiadhésive. Égouttez les pavés de saumon et déposez-les dans la poêle côté peau. Laissez cuire 5 à 10 minutes (selon leur épaisseur) sans les toucher ni les retourner. Ils sont à point lorsque leurs bords ont blanchi, et que le dessus reste rosé.

- Servez les pavés et le riz avec le condiment à part.

Le conseil IS

Faites-vous partie des gens qui mangent la peau du poisson ? Comme vous voulez, en tout cas, sachez qu'elle regorge de vitamine D !

Sauté de veau aux fèves

Pour 4 pers. • Préparation : 10 min • Cuisson : 1 h

600 g de sauté de veau coupé en morceaux
500 g de fèves pelées surgelées
1 oignon
4 tomates
3 c. à s. d'huile d'olive
15 cl de vin blanc
Sel, poivre

♦ Pelez et émincez l'oignon. Coupez les tomates en dés.

♦ Chauffez 2 c. à s. d'huile dans une grande sauteuse. Faites dorer les cubes de veau sur toutes les faces, salez, poivrez.

♦ Jetez la graisse de cuisson, réservez la viande sur une assiette et versez le reste d'huile dans la sauteuse. Faites revenir les oignons, remettez la viande, arrosez de vin blanc et ajoutez les dés de tomates. Salez, poivrez puis versez un verre d'eau. Couvrez et faites cuire 30 minutes sur feu doux, puis encore 15 minutes à découvert.

♦ Ajoutez alors les fèves et terminez la cuisson 5 à 10 minutes.

Le conseil IS

À défaut de fèves, vous pouvez prendre des flageolets (en conserve). Dans les deux cas, il s'agit d'un plat traditionnel hautement satiétogène, comme la plupart des recettes type pot-au-feu, petit salé, navarin, blanquette… À ce propos, mettons un point d'arrêt à cette idée trop répandue qui dit que les plats traditionnels font grossir : préparés avec un minimum de matières grasses, ils sont au contraire bien équilibrés, rassasiants et donc dans danger pour la ligne !

Soupe miso comme à Tokyo

Pour 4 pers. • Préparation : 10 min • Cuisson : 25 min

150 g de nouilles asiatiques aux œufs
400 g de filet mignon de porc
2 c. à s. d'huile d'olive
2 c. à c. de sauce soja
2 c. à s. de gingembre frais râpé
50 g de pâte hatcho miso
Poivre

- Faites cuire les nouilles selon les instructions données sur le paquet (3 minutes environ). Égouttez.

- Chauffez l'huile dans un wok ou une grande sauteuse et faites dorer le filet mignon sur toutes les faces. Arrosez avec la sauce soja, poivrez, ajoutez un verre d'eau et laissez mijoter 20 minutes sur feu doux.

- Ôtez la viande du wok pour la couper en médaillons. Versez la pâte miso, le gingembre et 1,25 l d'eau dans le wok, portez à ébullition puis ôtez du feu.

- Répartissez les médaillons de filet mignon et les nouilles dans des assiettes creuses puis versez le bouillon par-dessus. Servez bien chaud.

Le conseil IS

Pâte de soja fermentée exceptionnellement riche en acides aminés, en minéraux, en vitamines et en fibres, le miso est un fortifiant naturel, hyperrassasiant grâce à ses fortes teneurs en nutriments. Il s'achète en magasins bio, diététiques ou asiatiques et s'utilise comme du bouillon-cube, dans les potages, sauces, plats mijotés…

Thon mijoté sous l'olivier

Pour 4 pers. • Préparation : 10 min • Cuisson : 15 à 20 min

4 darnes de thon
2 grosses aubergines
1 gousse d'ail
2 c. à s. d'huile d'olive
1 c. à c. d'origan
50 g de pignons de pin
4 tomates
2 oignons
12 olives noires
2 c. à s. de vinaigre balsamique
1 c. à s. de persil ciselé
Sel, poivre

- Pelez et émincez finement les oignons et la gousse d'ail. Rincez les légumes, coupez les tomates et les aubergines en cubes.

- Chauffez l'huile dans une grande sauteuse et faites dorer les darnes de thon rapidement de chaque côté. Mettez-les sur un plat.

- Remplacez les darnes par le mélange oignon-ail et ajoutez les tomates et les aubergines. Salez, poivrez, couvrez et faites cuire 10 minutes.

- Remettez le thon dans la sauteuse, ajoutez les olives et laissez mijoter encore 5 à 10 minutes.

- Faites dorer les pignons de pin quelques minutes dans une poêle antiadhésive, sans cesser de remuer avec une cuillère en bois pour ne pas qu'ils noircissent.

- Au moment de servir, versez le vinaigre, parsemez d'origan, de persil et de pignons de pin.

Le conseil IS

Testez la cuisson du thon : si la chair se détache facilement de l'arête centrale, elle est à point ! Pour un effet satiété super longue durée, servez avec des tagliatelles ou des spaghettis complets.

DESSERTS

Confiture de fraises « ultra-IS »
Crème au chocolat à l'agar-agar
Flan de patates douces
Moelleux pommes pruneaux de Montréal
Mousse IS au chocolat
Quinoa sucré aux fruits
Salade de fruits surprise
Taboulé sucré aux fruits
Tarte IS aux pommes
Verrines de poires aux amandes
Verrines de riz au lait, nectarines et pistaches

Confiture de fraises « ultra-IS »

Pour 2 pots • Préparation : 5 min • Cuisson : 1 min • Réfrigération : 2 h

2 g d'agar-agar
300 g de fraises
1 c. à s. de fructose
40 cl de jus de raisin rouge (ou de jus de pomme)

- Équeutez les fraises, placez-les dans une petite passoire, rincez-les délicatement sous un filet d'eau froide puis coupez-les en quatre (ou huit si ce sont des gros fruits).

- Faites-les cuire 4 à 5 minutes dans une casserole avec 10 cl de jus de raisin rouge ou de pomme et le fructose.

- Dans un verre, délayez l'agar-agar avec le reste de jus, puis versez dans la préparation aux fraises. Attendez que l'ébullition reprenne puis faites cuire 2 minutes en mélangeant délicatement sans arrêt à la cuillère.

- Ôtez du feu, versez dans des pots préalablement ébouillantés et fermez-les aussitôt. Laissez refroidir et placez au réfrigérateur.

Le conseil IS

Cette fausse confiture peut se déguster au bout de 2 heures, et se conservera une semaine au réfrigérateur. Légère et gélifiée, elle accompagne les fromages blancs, les tartines, les crêpes…

Crème au chocolat à l'agar-agar

Pour 4 pers. • Préparation : 3 min • Cuisson : 2 min • Réfrigération : 2 h

2 g d'agar-agar
50 cl de lait demi-écrémé (ou de soja)
50 g de miel
50 g de chocolat
½ c. à c. d'arôme vanille

- Versez le lait, le miel et l'arôme vanille dans une casserole. Délayez l'agar-agar puis portez à ébullition et faites cuire 2 minutes sans cesser de remuer. Ôtez la casserole du feu à chaque fois que le lait monte et remettez-la dès qu'il redescend.

- Cassez le chocolat en carrés et plongez-le dans la casserole. Couvrez, laissez fondre pendant 2 minutes puis remuez le mélange pour le rendre homogène.

- Versez la crème dans des ramequins, laissez refroidir puis faites prendre 2 heures au réfrigérateur.

- Servez dans les ramequins ou démoulez sur une assiette.

Le conseil IS

Vous pouvez aussi utiliser un quart de gousse de vanille pour parfumer vos crèmes. Fendez-le en deux et plongez-le dans le lait chaud. À la fin des 2 minutes, raclez les grains à l'aide de la lame d'un couteau, ajoutez-les au lait et mélangez bien pour uniformiser la préparation.

Flan de patates douces

Pour 8 pers. • Préparation : 25 min • Cuisson : 1 h

1 kg de patates douces
4 œufs
100 g de fructose
quelques gouttes d'arôme vanille
25 cl de lait demi-écrémé (ou de soja)

♦ Épluchez les patates douces et coupez-les en gros cubes. Faites-les cuire à la vapeur pendant 10 à 15 minutes puis passez-les au moulin à légumes pour obtenir une purée. Laissez refroidir.

♦ Préchauffez le four à 180 °C (th. 6). Cassez les œufs dans un saladier et battez-les en omelette avec le fructose et l'arôme vanille.

♦ Incorporez le lait puis les œufs battus dans la purée de patates douces. Mélangez bien pour obtenir une préparation homogène puis versez-la dans un grand moule à manqué beurré.

♦ Faites cuire 50 minutes environ puis laissez refroidir.

Le conseil IS

Pas de sucre, mais du fructose : celui-ci se trouve au rayon diététique des grandes surfaces et s'utilise exactement comme le sucre blanc. Il renferme la même quantité de calories mais son pouvoir sucrant est environ 60 % fois plus élevé : il en faut donc moitié moins ! En plus, son index glycémique est faible : 20 au lieu de 70 pour le sucre blanc (cf. le paragraphe « index glycémique », p. 121).

Moelleux pommes pruneaux de Montréal

Pour 4 pers. • Préparation : 5 min • Cuisson : 15 à 20 min • Réfrigération : 2 h

2 g d'agar-agar
600 g de pommes (type Canada)
4 pruneaux
1 c. à s. de sirop d'érable
1 pincée de cannelle en poudre

- Épluchez les pommes, ôtez les pépins puis coupez-les en petits cubes. Mettez-les dans une casserole avec la cannelle, le sirop d'érable et un verre d'eau, puis couvrez et faites cuire 10 à 15 minutes en remuant régulièrement, jusqu'à ce que les pommes soient cuites et fondantes lorsqu'on les pique avec un couteau pointu.

- Mélangez vivement avec un fouet ou une fourchette pour déliter les pommes et en faire de la compote. Versez l'agar-agar en pluie, mélangez aussitôt avec le fouet puis portez à nouveau à ébullition et faites cuire 2 minutes sans cesser de mélanger. Ôtez du feu et laissez refroidir.

- Pendant ce temps, dénoyautez les pruneaux et coupez-les en tout petits dés (opération plus facile en utilisant une paire de ciseaux). Incorporez-les à la compote, répartissez dans des ramequins et laissez refroidir. Faites prendre 2 heures minimum au réfrigérateur.

- Démoulez sur des assiettes individuelles.

Le conseil IS

Les pommes Canada sont idéales pour faire des compotes car elles se délitent facilement à la cuisson. Il suffit donc de bien les remuer à la cuillère ou au fouet, une fois cuites, pour les réduire en compote tout en conservant quelques morceaux.

Pour renforcer encore l'IS de ce dessert, remplacez les pruneaux par 4 c. à s. de haricots azukis cuits, ces petits haricots rouges très prisés en dessert par les Japonais (en magasins bio et dans les épiceries asiatiques). Leur texture farineuse et leur teinte rouge s'entendent parfaitement avec le moelleux de la compote.

Mousse IS au chocolat

Pour 4 pers. • Préparation : 5 min • Cuisson : 5 min • Attente : 2 h

200 g de chocolat noir à 70 %
4 œufs
1 pincée de cannelle

♦ Faites fondre le chocolat au bain-marie sur feu doux.

♦ Cassez les œufs en séparant les blancs des jaunes puis montez les blancs en neige très ferme.

♦ Hors du feu, ajoutez les jaunes au chocolat fondu tout en mélangeant vivement. Incorporez alors délicatement les blancs en neige, en remuant le mélange du bas du saladier vers le haut, comme si vous enveloppiez les blancs avec le chocolat.

♦ Versez dans de petits ramequins, et réservez 2 heures minimum au réfrigérateur.

Le conseil IS

Oui, oui, une mousse au chocolat ! Mais sans sucre ajouté, très noire, elle libère des arômes intenses en bouche et satisfait pleinement les papilles. Indice de satiété ? 209 !

Quinoa sucré aux fruits

Pour 4 pers. • Préparation : 5 min • Cuisson : non (avec du quinoa déjà cuit)

500 g de quinoa cuit
1 poire
1 banane pas trop mûre
4 abricots secs
1 c. à s. de sirop d'érable
1 c. à c. de cannelle

- Épluchez la poire, ôtez le cœur et coupez-la en dés, puis pelez la banane et coupez-la en rondelles. Taillez les abricots secs en lanières.

- Mélangez le quinoa cuit avec le sirop d'érable et les fruits coupés en dés, ajoutez la cannelle, mélangez et répartissez dans des bols. Servez bien frais de préférence.

Le conseil IS

Selon la saison, préparez ce quinoa avec des fraises et des framboises, de la pomme et de la poire, de l'orange et du kiwi ou encore des abricots et des nectarines. Faites cuire le quinoa la veille et gardez-le au réfrigérateur : il sera prêt à utiliser et bien frais.

Salade de fruits surprise

Pour 4 pers. • Préparation : 15 à 20 min • Cuisson : 2 min • Réfrigération : 2 h

200 g d'oreillons de mirabelles
200 g d'oreillons d'abricots
200 g d'oreillons de quetsches
200 g de cerises dénoyautées
2 sachets d'infusion à la verveine
50 cl d'eau
2 c. à s. de miel liquide (acacia)
2 g d'agar-agar

♦ Portez 30 cl d'eau à ébullition. Versez sur les sachets d'infusion, couvrez et laissez infuser 15 minutes.

♦ Délayez l'agar-agar dans le reste d'eau. Portez à ébullition, ajoutez l'infusion à la verveine (en ayant pris soin d'ôter les sachets), le miel et faites cuire 2 minutes sans cesser de remuer avec un fouet. Ôtez du feu.

♦ Mélangez les fruits dans un saladier, arrosez-les avec l'infusion. Laissez refroidir puis faites prendre 2 heures au réfrigérateur.

♦ Au moment de servir, cassez la gelée en mélangeant les fruits avec une fourchette afin d'obtenir une sorte de granité. Servez à la cuillère dans des verrines transparentes.

Le conseil IS

« Surprise », car cette salade de fruits est servie dans un écrin de gelée de verveine. Joli, et rassasiant grâce à l'utilisation d'agar-agar. Pour les fruits, vous pouvez parfaitement en utiliser des surgelés. Dans ce cas, faites-les décongeler au préalable selon les instructions données sur le paquet.

Taboulé sucré aux fruits

Pour 4 pers. • Préparation : 10 min • Cuisson : 30 min • Attente : 2 h

150 g de semoule
2 oranges à jus (bio si possible ou non traitées après récolte)
½ citron
4 kiwis
1 banane
1 poignée de cranberries séchées (rayon fruits secs)
2 c. à s. d'amandes effilées
2 c. à s. de miel
1 c. à s. d'eau de fleur d'oranger
½ c. à c. de cannelle

- À l'aide d'un couteau économe, prélevez une bande de zeste sur une orange. Ébouillantez-la 30 secondes, égouttez et coupez-la en fines lanières.

- Pressez les oranges et le citron. Complétez si besoin avec un peu d'eau minérale pour obtenir 25 cl. Versez la graine de couscous dans un saladier, ajoutez le mélange, l'eau de fleur d'oranger, le miel et la cannelle. Mélangez à la fourchette et réservez.

- Épluchez les kiwis et coupez-les en tranches. Pelez la banane, détaillez-la en rondelles.

- Ajoutez les fruits, les cranberries, les amandes effilées et les lanières de zeste d'orange dans le saladier. Couvrez et laissez gonfler 2 heures au réfrigérateur.

Le conseil IS

Parfait à la fin d'un repas où ni l'entrée ni le plat ne comportaient de féculents. En été, remplacez les kiwis par des pêches et la banane par 1 poignée de fraises. Délicieux ! À servir au petit déjeuner avec un laitage avant un effort sportif, ou bien en dessert ou en goûter reconstituant. N'hésitez pas à préparer le taboulé la veille : plus il repose, meilleur il est.

Tarte IS aux pommes

Pour 8 pers. • Préparation : 20 min • Cuisson : 50 min • Repos : 1 h

300 g de farine de petit épeautre
125 g de beurre mou
1 pincée de sel
4 pommes Golden
2 c. à s. de compote de pomme sans sucre ajouté
½ c. à c. de cannelle

♦ Versez la farine sur le plan de travail et creusez une fontaine. Mettez-y le beurre mou, coupé en dés, le sel et un peu d'eau tiède. Travaillez rapidement de façon à obtenir une boule de pâte lisse, en ajoutant un peu d'eau tiède si besoin, cuillère par cuillère. Emballez-la dans un film étirable et laissez reposer 1 heure au réfrigérateur.

♦ Pendant ce temps, rincez les pommes, coupez-les en quartiers, ôtez les cœurs et arrosez-les de jus de citron pour éviter l'oxydation.

♦ Préchauffez le four th. 6 (180 °C). Étalez la pâte à l'aide d'un rouleau à pâtisserie fariné. Garnissez-en un moule beurré et fariné et répartissez-y la compote. Rangez les quartiers de pommes, en les serrant bien. Saupoudrez de cannelle.

♦ Glissez au four et faites cuire 50 minutes.

Le conseil IS

Graminée rustique, le petit épeautre n'a jamais subi de sélection génétique. Il apporte de bonnes teneurs de magnésium, de phosphore, de fer et de vitamines du groupe B, et ses protéines s'illustrent par le fait qu'elles renferment les huit acides aminés essentiels, dont la lysine rarement présente dans une céréale. Idéalement rassasiant, donc. La farine d'épeautre se trouve dans les magasins bio et diététiques.

Verrines de poires aux amandes

Pour 4 pers. • Préparation : 5 min • Cuisson : 25 min

6 poires bien mûres
100 g de poudre d'amandes
1 orange
1 c. à c. de cannelle en poudre

- Épluchez les poires et retirez le cœur. Coupez-les en cubes. Pressez l'orange.
- Mettez les cubes de poires, la poudre d'amandes et la cannelle dans une casserole. Remuez puis versez le jus de l'orange et faites cuire 25 minutes à feu doux. Les poires doivent être tendres.
- Laissez tiédir et servez dans des verrines.

Le conseil IS

Le saviez-vous ? Deux cuillères à café de cannelle apportent davantage de fibres que 100 g de brocoli !

Verrines de riz au lait, nectarines et pistaches

Pour 4 pers. • Préparation : 5 min • Cuisson : 30 min

120 g de riz rond
50 cl de lait demi-écrémé (ou de soja)
50 g de miel
3 nectarines (ou brugnons jaunes)
12 pistaches non salées
2 pincées de cannelle en poudre

♦ Versez le riz et le lait dans une casserole. Ajoutez la cannelle, portez à ébullition puis baissez le feu et faites cuire sur feu très doux pendant 25 à 30 minutes, en remuant très régulièrement pour éviter au riz d'attacher.

♦ Épluchez les nectarines, ôtez les noyaux puis détaillez-les en dés. Répartissez-les dans des ramequins ou des verrines. Coupez grossièrement les pistaches avec un couteau à dents, récupérez les éclats et disposez-les sur les nectarines.

♦ Ajoutez le miel au riz, mélangez bien pour le faire fondre puis versez le riz sur les fruits.

♦ Servez tiède, ou bien froid.

Le conseil IS

En hiver, remplacez les nectarines (ou les brugnons) par des poires, et les pistaches par des noix. Hmm…

LA TABLE CALORIQUE / IS

COMMENT UTILISER CETTE TABLE ?

Comme dans une table calorique classique, vous trouverez les teneurs en calories, protides, lipides, glucides. Ces données restent importantes !

Les deux grandes nouveautés, ce sont :

1. la colonne IS correspondant à l'indice de satiété de chaque aliment, la barre de référence étant fixée à 500 et basée sur une portion de 100 g ou 100 ml. Plus le chiffre est élevé, plus l'aliment est rassasiant.

2. La colonne IS/calories, permettant de mesurer l'indice de satiété de l'aliment par rapport à son apport calorique. Cette colonne est la plus pertinente à prendre en compte si vous êtes au régime, si vous cherchez à mincir.

En dessous d'un score de 1,40, vraiment, ce n'est pas terrible. À partir de 1,60, ça commence à devenir acceptable. Au-delà de 2, c'est vraiment un excellent aliment IS pour un apport calorique minime !

	Quantité	Énergie (en kcal)	Protides	Lipides	Glucides	Catégorie d'aliment	IS	IS / Calories
A								
Abricot au sirop (conserve)	portion = 140 g	90	0,7	0,1	22,4	Fruits/Desserts	129,8	**1,44**
Abricot au sirop léger (conserve)	100 g	64	0,5	0,1	16	Fruits/Desserts	92,8	**1,45**
Abricot frais	unité = 30 g	13	0,2	0	3	Fruits	20,5	**1,58**
Abricot frais	100 g	42	0,8	0,1	10	Fruits	70,0	**1,67**
Abricot nectar pasteurisé	100 ml	59	0,4	0,1	13,8	Fruits/Boissons	75,4	**1,28**
Abricot nectar pasteurisé	verre = 15 cl	89	0,6	0,2	20,7	Fruits/Boissons	113,6	**1,28**
Abricot sec	unité = 8 g	16	0,3	0	3,1	Fruits secs	25,3	**1,58**
Abricot sec dénoyauté	100 g	205	4	0,6	39,3	Fruits secs	322,2	**1,57**
Abricot sec Monoprix Gourmet	100 g	294	5	0,2	67,9	Fruits secs	437,8	**1,49**
Absolut vodka	verre = 4 cl	111	0	0	0	Boissons/Alcools	19,5	**0,18**
Acras de morue congelés (mini)	100 g	222	11	13,3	14,6	Poissons	208,4	**0,94**
Acras de morue Servifrais	15 unités = 100 g	206	10,9	9,3	19,7	Poissons	221,6	**1,08**
Actifrais Bel	pot = 55 g	134	3,3	9,9	6,6	Produits laitiers	110,6	**0,83**
Actimel Danone - 0 % nature	pot = 93 g	34	2,9	0	5,1	Produits laitiers	49,7	**1,46**
Actimel Danone - goût orange	pot = 93 g	94	2,9	1,6	16,9	Produits laitiers	113,8	**1,21**
Actimel Danone - nature	pot = 93,7 g	88	3	1,7	15,1	Produits laitiers	105,8	**1,20**
Activia Danone - 0 % abricots orangés de Provence	pot = 125 g	64	4,6	0,1	0	Produits laitiers	45,4	**0,71**
Activia Danone - 0 % cerises griottes	pot = 125 g	65	4,5	0,1	11,4	Produits laitiers	94,5	**1,45**
Activia Danone - brassé nature	pot = 125 g	90	5,4	4,3	7,5	Produits laitiers	94,4	**1,05**
Activia Danone - nature	pot = 125 g	82	4,7	4,3	6,3	Produits laitiers	82,5	**1,01**
After Eight Nestlé - menthe	unité = 7 g	29	0,2	0,9	5,1	Chocolat	30,0	**1,04**
After Eight Nestlé - menthe	100 g	419	2,5	13,3	72,4	Chocolat	431,8	**1,03**
Agar-agar (poudre)	100 g	335	0,3	0,1	83,2	Gélifiant	917,4	**2,74**
Agneau : cervelle (cuite à l'eau)	unité	156	12	12	0	Viandes	132,7	**0,85**
Agneau : cervelle poêlée	unité	161	11,8	12,6	0	Viandes	132,9	**0,83**
Agneau : collier sauté (navarin)	2 morceaux = 100 g	250	25	16,4	0	Viandes	251,5	**1,01**
Agneau : côtes filet grillées	100 g	219	21	15	0	Viandes	214,5	**0,98**

Agneau : côtes premières grillées	100 g	249	23	17	0	Viandes	237,3	**0,95**
Agneau : épaule rôtie	100 g	194	22	12	0	Viandes	213,4	**1,10**
Agneau : foie (poêlé)	100 g	144	23	5,8	0	Viandes	203,6	**1,41**
Agneau : gigot rôti	100 g	174	23	8,9	0	Viandes	213,1	**1,22**
Agneau : langue	portion = 140 g	270	19,6	21	0	Viandes	221,3	**0,82**
Agneau : rognons	portion = 200 g	87	15	3	0	Viandes	130,5	**1,50**
Agneau : selle rôtie	100 g	232	22	16	0	Viandes	225,6	**0,97**
Agneau Légumes grillés et Semoule Joël Robuchon Fleury Michon	100 g	156	5,5	9	13,2	Plats préparés/Viandes	155,8	**1,00**
Aiglefin	portion = 150 g	107	25,5	0,4	0	Poissons	208,2	**1,95**
Aiguillette de poulet sauce moutarde Marie	plat individuel = 300 g	490	30	18	37,7	Plats préparés/Viandes	515,6	**1,05**
Aiguillette de poulet, tomates, tagliatelles Sveltesse Maggi	portion = 350 g	357	26,6	7,4	46,2	Plats préparés/Viandes	508,1	**1,42**
Aiguillettes de Poulet Légumes à la Paysanne aux Cèpes Fleury Michon	100 g	90	8,5	2,7	8	Plats préparés/Viandes	122,9	**1,37**
Ail	gousse = 3 g	4	0,2	0	0,7	Aromates/épices/condiments	5,2	**1,31**
Ail	tête = 30 g	40	2,1	0,2	7,4	Aromates/épices/condiments	60,6	**1,52**
Ail cru	100 g	149	6,4	0,5	31	Aromates/épices/condiments	222,2	**1,49**
Ail cru	portion = 25 g	37,3	1,6	0,1	7,7	Aromates/épices/condiments	55,2	**1,48**
Ail frais	100 g	133	7	0,5	24,5	Aromates/épices/condiments	201,1	**1,51**
Airelles	100 g	25	0,2	0	5	Fruits	52,3	**2,09**
Alburone liquide	100 ml	280	9,2	2,1	4,8	Boissons/Repas diététique	141,0	**0,50**
Alburone liquide	boîte = 375 ml	1050	34,5	7,9	18	Boissons/Repas diététique	528,8	**0,50**
Algue Agar fraîche (crue)	100 g	26	0,5	0,03	6,2	Algues	38,4	**1,48**
Algue Kombu fraîche	100 g	43	1,6	0,5	8,2	Algues	63,8	**1,48**
Algue Nori fraîche	100 g	35	5,8	0,3	4,8	Algues	72,3	**2,07**
Aligot Picard	portion = 220 g	362	13,2	20	25,4	Plats préparés	311,7	**0,86**
All-Bran Chocolat + lait demi-écrémé Kellogg's	30 g + 125 ml	165	7	4	26	Céréales/Petit déjeuner	224,2	**1,36**
All-Bran Chocolat Kellogg's	100 g	354	10	6	65	Céréales/Petit déjeuner	507,8	**1,43**
All-Bran Figue et Pomme Kellogg's	100 g	327	9	2,5	67	Céréales/Petit déjeuner	511,9	**1,57**
All-Bran Figue et Pomme Kellogg's + lait demi-écrémé	30 g + 125 ml	157	7	3	26	Céréales/Petit déjeuner	224,5	**1,43**

	Quantité	Énergie (en kcal)	Protides	Lipides	Glucides	Catégorie d'aliment	IS	IS / Calories
All-Bran pétales	100 g	326	10	2	67	Céréales/Petit déjeuner	518,5	**1,59**
All-Bran pétales	30 g + 125 ml lait demi-écrémé	157	7	3	26	Céréales/Petit déjeuner	224,5	**1,43**
All-Bran pétales Kellogg's	portion = 40 g	128	4,4	1	26,4	Céréales/Petit déjeuner	208,5	**1,63**
All-Bran plus Kellogg's	portion = 40 g	108	5,2	1,6	18	Céréales/Petit déjeuner	209,7	**1,94**
Allumettes de blanc de poulet Fleury Michon	100 g	121	23	3	1	Viandes	206,2	**1,70**
Allumettes de jambon Fleury Michon	100 g	116	18	4	3	Viandes	178,4	**1,54**
Allumettes de Lardon Fumés Sel Réduit 25 % et Oméga 3 Fleury Michon	100 g	257	16	21	1	Viandes	202,9	**0,79**
Amande	poignée = 20 g	115	4	10	0,9	Oléagineux	82,2	**0,72**
Amandes - poudre d'	20 g	115	3,8	10,7	0,9	Oléagineux	85,4	**0,74**
Amandes - poudre d'	100 g	634	20	54	17	Oléagineux	500,0	**0,79**
Amandes de Californie sèches	100 g	576	21	53,5	4,5	Oléagineux	423,6	**0,74**
Amandes enrobées de Chocolat au Lait Alter Eco	100 g	582	11,3	10,5	43,1	Confiseries	449,6	**0,77**
Amandine (boulangerie)	unité = 85 g	349	6,3	20,3	35,1	Pâtisseries	331,8	**0,95**
Amandine Céréal	100 g	351	11,8	2,3	70,8	Pâtisseries	510,0	**1,45**
Amuse-gueule à base de maïs	100 g	506	7,8	27,2	56	Snacks salés	454,9	**0,90**
Ananas - jus à base de concentré pasteurisé d'	100 ml	51	0,4	0,1	11,9	Fruits/Boissons	64,5	**1,26**
Ananas - jus à base de concentré pasteurisé d'	litre	510	4	1	119	Fruits/Boissons	645,1	**1,26**
Ananas - jus d'	verre = 15 cl	1	0	0	20,2	Fruits/Boissons	88,2	**88,19**
Ananas - pulpe fraîche	100 g	47	0,4	0,2	11,3	Fruits	69,4	**1,48**
Ananas à croquer McDonald's	100 g	47	0	0,9	11	Fruits	63,6	**1,35**
Ananas à croquer McDonald's	portion = 65 g	31	0	0,6	7	Fruits	42,9	**1,38**
Ananas au sirop (conserve)	100 g	64	0,4	0,1	16,3	Fruits/Desserts	90,9	**1,42**
Ananas au sirop (conserve)	portion = 140 g	90	0,6	0,1	22,8	Fruits/Desserts	127,7	**1,42**
Ananas en tranches sans sucre ajouté (conserve) Monoprix	100 g	47	0,8	0	11	Fruits/Desserts	70,7	**1,51**
Ananas frais	tranche = 40 g	19	0,2	0	4,5	Fruits	28,1	**1,48**
Ananas Séchés Bio Alter Eco	100 g	345	0,1	0	86,1	Fruits	479,6	**1,39**

Anchois à l'huile	4 filets = 10 g	16	2,2	0,8	0	Poissons	20,2	**1,26**
Anchois filets à l'huile (semi-conserve)	100 g	160	21,7	8	0,3	Poissons	201,1	**1,26**
Anchois frais	portion = 150 g	240	30	13,5	0	Poissons	282,8	**1,18**
Anchois frais (cru)	100 g	129	20,1	5,4	0	Poissons	178,9	**1,39**
Andouille de Guéméné	3 tranches = 30 g	71	5,4	5,4	0	Viandes	59,9	**0,84**
Andouille de Vire	3 tranches = 30 g	72	5,7	5,4	0	Viandes	62,2	**0,86**
Andouillette	100 g	234	18	18	0,1	Viandes	199,5	**0,85**
Andouillette	unité = 150 g	351	34,5	27	0	Viandes	354,1	**1,01**
Andouillette de Troyes	unité = 150 g	384	28,5	30	0,1	Viandes	320,0	**0,83**
Aneth	5 g	2,1	0,1	0,05	0,2	Aromates/épices/condiments	2,7	**1,27**
Anguille	portion = 150 g	375	25,5	30	0	Poissons	295,8	**0,79**
Anguille (cuite au four)	100 g	230	23,7	15	0	Poissons	236,4	**1,03**
Anguille fumée	portion = 70 g	214	14	17,5	0	Poissons	165,2	**0,77**
Anguille pochée	100 g	204	20,5	13,5	0	Poissons	206,1	**1,01**
Anis (sirop à l'eau)	dose = 10 g = 1 verre	33	0	0	8,2	Boissons/Alcools	41,5	**1,26**
Anisette Marie Brizard	verre = 4 cl	69	0	0	0	Boissons/Alcools	12,1	**0,18**
Antica Fonte Talians eau minérale	litre	0	0	0	0	Boissons/Eau minérale	0,0	**0**
Apéricube La Vache qui rit	unité = 5,3 g	16	0,9	1,2	0,1	Snack/Fromage	11,6	**0,72**
Apéricube La Vache qui rit	boîte de 24 = 125 g	384	21,6	28,8	2,4	Snack/Fromage	277,3	**0,72**
Apérimis Nature-Paprika-Curry Fleury Michon	100 g	174	8,4	11,5	9,2	Snacks salés/Poissons	148,6	**0,85**
Apérimis Provençale-Ail & Fines herbes-Poivre Fleury Michon	100 g	174	8,4	11,5	9,2	Snacks salés/Poissons	148,6	**0,85**
Apéritif à base de vin ou vermouth	verre = 4 cl	54	0	0	5,4	Boissons/Alcools	33,0	**0,61**
Apéritif à base de vin ou vermouth	100 ml	136	0,1	0	13,5	Boissons/Alcools	83,4	**0,61**
Apéritif à la gentiane	verre = 4 cl	60	0	0	6,4	Boissons/Alcools	38,4	**0,64**
Apéritif à la gentiane	100 ml	150	0	0	16	Boissons/Alcools	96,0	**0,64**
Apéritif anisé sans alcool	dose = 4 cl	5,6	0	0	1,4	Boissons/Alcools	7,1	**1,26**
Apéritif anisé sans alcool	100 ml	14	0	0	3,5	Boissons/Alcools	17,7	**1,26**
Apérivrais Saint-Môret à la provençale	100 g	327	9	31	3	Snacks salés	179,6	**0,55**
Apérivrais Saint-Môret à la provençale	unité = 6,6 g	21	0,6	2	0,2	Snacks salés	11,7	**0,56**
Apéro Champi	100 g	104	2,4	10,2	0,6	Snacks salés	62,5	**0,60**

	Quantité	Énergie (en kcal)	Protides	Lipides	Glucides	Catégorie d'aliment	IS	IS / Calories
Apple Minis Nestlé	portion = 40 g	149	1,8	1	33,3	Céréales/Petit déjeuner	196,4	**1,32**
Apple Minis Nestlé	100 g	372	4,5	2,4	83,2	Céréales/Petit déjeuner	490,9	**1,32**
Apple-pie McDonald's	unité = 85 g	253	2	14	29	Desserts	217,1	**0,86**
Aquarel Nestlé	litre	0	0	0	0	Boissons/Eau minérale	0,0	**0**
Araignée de mer	100 g	95	16	3	1	Poissons	143,6	**1,51**
Armagnac	verre = 4 cl	99	0	0	0	Boissons/Alcools	17,4	**0,18**
Armagnac J. de Maillac	verre = 4 cl	111	0	0	0	Boissons/Alcools	19,5	**0,18**
Artichaut - cœurs d' (conserve)	portion = 80 g	26	1,4	0,4	4	Légumes/conserve	42,8	**1,65**
Artichaut - fonds d' (conserve)	3 unités = 100 g	37	1,6	0,4	6,8	Légumes/conserve	60,9	**1,64**
Artichaut (congelé)	100 g	45	3,1	0,5	4,6	Légumes	80,0	**1,78**
Artichaut (cru)	100 g	47	3,2	0,2	5,9	Légumes	86,3	**1,84**
Artichaut (cuit)	100 g	50	3,5	0,2	5,8	Légumes	93,6	**1,87**
Artichauts à la romaine (Leader Price)	portion = 120 g	137	3,6	12	3,6	Légumes/conserve	101,3	**0,74**
Arvie	litre	0	0	0	0	Boissons/Eau minérale	0,0	**0**
Asperge (conserve)	100 g	15	1,8	0,2	1,5	Légumes	28,9	**1,93**
Asperge (cuite)	100 g	19	2,7	0,3	1,5	Légumes	38,3	**2,02**
Asperge (fraîche)	100 g	22	2,4	0,2	2,1	Légumes	43,4	**1,97**
Asperges Bonduelle surgelées	boîte = 300 g	75	8,4	0,3	9,9	Légumes	146,7	**1,96**
Asperges vertes Bonduelle surgelées	100 g	25	2,8	0,1	3,3	Légumes	48,9	**1,96**
Assaisonnement Maggi - Echalote xérès	c. à soupe = 15 g	61	2,1	1,8	9,1	Assaisonnement	68,4	**1,12**
Assaisonnement Maggi - Echalote xérès	100 g	404	14,3	11,9	60,6	Assaisonnement	457,1	**1,13**
Assaisonnement Maggi - Oignons Graines de moutarde	c. à soupe = 15 g	66	2,6	2,8	7,5	Assaisonnement	67,3	**1,02**
Assaisonnement Maggi - Oignons Graines de moutarde	100 g	438	17,6	18,7	49,9	Assaisonnement	450,2	**1,03**
Assaisonnement Maggi - Provençale basilic	c. à soupe = 15 g	59	2,2	2	8,2	Assaisonnement	65,1	**1,10**
Assaisonnement Maggi - Provençale basilic	100 g	396	14,7	13,3	54,6	Assaisonnement	434,4	**1,10**
Assiette orientale Sojasun	unité = 250 g	320	27,5	12,5	24,5	Plats préparés	383,7	**1,20**
Assiette provençale Sojasun	unité = 250 g	297	2,5	12,5	21,5	Plats préparés	181,4	**0,61**
Asti Alino	verre = 4 cl	19	0	0	0	Boissons/Eau minérale	3,3	**0,18**

Asti Alino	100 ml	49	0	0	0	Boissons/Eau minérale	8,6	**0,18**
Aubergine	100 g	35	0,8	0,2	6,2	Légumes	54,8	**1,57**
Aubergine	portion = 250 g	73	3,3	0,5	13,7	Légumes	128,5	**1,76**
Aubergines grillées Leader Price	portion = 120 g	127	1,2	12	3,6	Légumes	75,6	**0,60**
Aubergines grillées Paren Rolli	portion = 100 g	83	1,6	4,6	8,9	Légumes	83,8	**1,01**
Aubergines grillées Picard	100 g	83	1,6	4	8,9	Légumes surgelés	76,8	**0,93**
Autruche (steak de)	100 g	106	22	2	0	Viandes	184,3	**1,74**
Avocat (petit)	unité	361	4,7	36,9	2,1	Légumes	206,0	**0,57**
Avocat aux crevettes (en mayonnaise)	demi-avocat garni	287	4,3	28,2	3,9	Légumes	156,3	**0,54**
Avocat frais - pulpe d'	100 g	139	1,8	14,2	0,8	Légumes	79,2	**0,57**
Avoine (farine)	100 g	350	12	5	65	Céréales	471,2	**1,35**
Avoine (flocons)	100 g	367	14	5	67	Céréales	497,7	**1,36**
Avoine (grains entiers)	100 g	361	9,4	6,4	61,6	Céréales	447,1	**1,24**
Avoine (grains)	100 g	334	13,5	7	53	Céréales	429,9	**1,29**
B								
Baba au rhum à la crème vanillée Bonne Maman	100 g	172	2,4	3,1	33,6	Desserts	210,9	**1,23**
Babybel	mini = 22 g	68	5	5,8	0,8	Produits laitiers/Fromages	60,4	**0,89**
Babybel	portion = 40 g	141	11,6	10	1,2	Produits laitiers/Fromages	129,6	**0,92**
Bacardi (rhum blanc)	verre = 4 cl	104	0	0	0	Boissons/Alcools	18,2	**0,18**
Bacon fumé (cuit)	tranche = 20 g	77	3,4	7	0	Viandes	48,3	**0,63**
Bacon fumé (cuit)	100 g	385	17	35	0,3	Viandes	242,7	**0,63**
Bacon Petit Déjeuner Herta	100 g	201	16	15	0,5	Viandes	176,5	**0,88**
Badoit	litre	0	0	0	0	Boissons/Eau minérale	0,0	**0**
Baguette	unité = 250 g	678	20	2,5	140	Pain	934,7	**1,38**
Baguette céréales et graines	100 g	264	9,8	3,9	52,3	Pain	382,3	**1,45**
Baguette courante	100 g	255,3	9,5	0,3	57,7	Pain	390,4	**1,53**
Baguette de tradition française	100 g	252,7	9,2	0,4	56,8	Pain	380,8	**1,51**
Baguette farine T80	100 g	255,7	9,4	0,3	58,2	Pain	394,4	**1,54**
Balisto - fruits des bois	unité = 41 g	213	3	11,8	23	Snacks sucrés	180,9	**0,85**
Balisto - lait/miel/amande	unité = 41 g	220	3	12,7	22,6	Snacks sucrés	181,6	**0,83**

	Quantité	Énergie (en kcal)	Protides	Lipides	Glucides	Catégorie d'aliment	IS	IS / Calories
Balisto - muesli	unité = 41 g	213	2,7	11,5	24,2	Snacks sucrés	183,5	**0,86**
Balisto - noisettes	unité = 41 g	223	3,2	13,3	22	Snacks sucrés	181,8	**0,82**
Balisto - raisins	unité = 41 g	212	2,6	11,9	23,5	Snacks sucrés	180,7	**0,85**
Bambou - pousse de (conserve)	100 g	35	2,3	0,2	6	Légumes/conserve	68,1	**1,95**
Banana split	coupe = 200 g	412	7,4	18,5	54,2	Fruits/Desserts	394,7	**0,96**
Banane	unité = 150 g	134	1,7	0,5	31,5	Fruits	192,5	**1,44**
Banane	100 g	89	1,1	0,3	21	Fruits	128,0	**1,44**
Banane - pulpe déshydratée de	100 g	346	3,9	1,8	80,7	Fruits	490,5	**1,42**
Banane chips Monoprix	poignée = 30 g	167	0,6	9,4	20	Fruits	139,9	**0,84**
Banane chips Monoprix	100 g	556	1,9	31,4	66,5	Fruits secs	487,6	**0,88**
Banane mi-sèche	100 g	257	3	1	60,2	Fruits	364,9	**1,42**
Banane plantain cuite	100 g	116	0,8	0,2	28,8	Légumes	166,2	**1,43**
Banania	100 g	395	6	2,1	88	Boissons	518,5	**1,31**
Banania écrémé	bol = 20 g + 200 ml lait 1/2 écrémé	207	7,9	5	27,1	Boissons	221,0	**1,07**
Banyuls Valcros	verre = 4 cl	50	0	0	0	Boissons/Alcools	8,8	**0,18**
Bar	portion = 150 g	167	28,5	5,9	0	Poissons	248,5	**1,49**
Bar commun d'élevage	100 g	123	21,4	4,1	0,2	Poissons	186,6	**1,52**
Bar sauvage	100 g	96	20,1	1,6	0,3	Poissons	169,2	**1,76**
Barbue	portion = 150 g	176	27	7,5	0	Poissons	241,1	**1,37**
Barquette à la confiture LU	unité = 7 g	26	0,4	0,5	5,1	Biscuits	31,0	**1,19**
Barquette à la confiture LU	paquet de 18 = 120 g	468	7,2	9	91,8	Biscuits	558,8	**1,19**
Barquette aux Fruits LU	100 g	373	5,2	7	73	Biscuits	443,9	**1,19**
Barre BG-3 Nesvital - abricot	unité = 23 g	73	2	106	12,7	Snacks sucrés	253,7	**3,47**
Barre BG-3 Nesvital - abricot	unité = 23 g	80	2,1	2,5	12	Snacks sucrés	111,2	**1,39**
Barre BG-3 Nesvital - abricot	unité = 23 g	74	2	1,7	13	Snacks sucrés	112,1	**1,51**
Barre céréales aux Fruits Gerblé sport	100 g	386	6,2	6,6	75,5	Snacks sucrés	494,8	**1,28**
Barre céréales noisette Energie Gayelord Hauser	barre = 21 g	92	1,4	3,2	14,7	Snacks sucrés	106,0	**1,15**

Barre céréales raisins amandes Energie Gayelord Hauser	barre = 21 g	86	1,3	2	15,7	Snacks sucrés	107,0	**1,24**
Barre céréales/Fruits rouges Fortimel Nutricia	unité = 30 g	125	8,4	3,4	15	Snacks sucrés	165,3	**1,32**
Barre chocolat orange OligoDiffusion	unité = 35 g	119	10,3	3	11,5	Snacks sucrés	174,8	**1,47**
Barre chocolatée biscuitée	100 g	498	6,5	24,6	63	Snacks sucrés	451,7	**0,91**
Barre chocolatée enrobée	100 g	456	5,6	19,3	65,9	Snacks sucrés	438,7	**0,96**
Barre chocolatée Gerblé junior	unité = 30 g	134	3	6,6	16	Snacks sucrés	125,7	**0,94**
Barre Crunch Nestlé	unité = 25 g	108	2,1	3,7	16,7	Snacks sucrés	114,2	**1,06**
Barre de céréales noix de coco Gerblé	unité = 23 g	95	1,7	3,2	15	Snacks sucrés	107,6	**1,13**
Barre Délices pruneaux Taillefine LU	unité = 30 g	110	1,1	2,4	21	Snacks sucrés	129,6	**1,18**
Barre Easy Diet - cacahuètes/caramel	unité = 35 g	151	8	6,7	15,8	Snacks sucrés	176,1	**1,17**
Barre Easy Diet - noix de coco	unité = 35 g	157	7,6	7,9	14,9	Snacks sucrés	178,1	**1,13**
Barre Gerlinéa chocolat Gerblé	2 unités	212	15	9,9	16	Snacks sucrés	266,1	**1,26**
Barre Gerlinéa substitut de repas caramel	2 unités	214	15	9,9	16	Snacks sucrés	262,8	**1,23**
Barre Golden Grahams Nestlé	unité = 25 g	107	1,9	3,5	17,1	Snacks sucrés	114,0	**1,07**
Barre Isostar Perform Wander	barre = 23 g	100	1,1	3,8	15,4	Snacks sucrés	110,3	**1,10**
Barre Kellogg's - Choco Krispies	barre = 20 g	90	2	3	15	Snacks sucrés	101,3	**1,13**
Barre Kellogg's - Nutri-Grain Twists fraise	barre = 37 g	130	1,5	3	26	Snacks sucrés	157,5	**1,21**
Barre Kellogg's - Nutri-Grain Twists Fruits des bois	barre = 37 g	130	1,5	3	26	Snacks sucrés	157,5	**1,21**
Barre Kellogg's - Smacks	barre = 20 g	90	2	3	14	Snacks sucrés	98,2	**1,09**
Barre Kinder Bueno	100 g	569	3,9	38,5	47,5	Snacks sucrés	391,6	**0,69**
Barre Kinder Bueno	unité = 43 g	242	1,5	16,5	20,4	Snacks sucrés	171,2	**0,71**
Barre mémoire Gerblé	unité = 20 g	87	1,3	2,9	13,9	Snacks sucrés	95,6	**1,10**
Barre minceur Céréal	unité = 31 g	113	7,9	2,6	14,5	Snacks sucrés	157,4	**1,39**
Barre minceur Céréal	100 g	366	25,8	8,4	46,9	Snacks sucrés	511,3	**1,40**
Barre Nesquik Nestlé	unité = 25 g	109	1,8	3,7	17	Snacks sucrés	112,8	**1,04**
Barre Prince chocolat	25 g	132	1,9	7,5	14,9	Snacks sucrés	115,5	**0,88**
Barre Prince lait	25 g	133	1,9	7,5	14,5	Snacks sucrés	113,9	**0,86**
Barre raisins/céréales Gerblé	unité = 25 g	100	1,4	2,8	17,3	Snacks sucrés	116,4	**1,16**
Barre raisins/céréales Gerblé	100 g	400	5,8	11,3	69	Snacks sucrés	472,4	**1,18**
Barre vanille/chocolat Fortimel Nutricia	unité = 30 g	125	8	4,4	13,5	Snacks sucrés	153,4	**1,23**

	Quantité	Énergie (en kcal)	Protides	Lipides	Glucides	Catégorie d'aliment	IS	IS / Calories
Barres Amande Gayelord Hauser	100 g	453	8,4	16,5	68	Snacks sucrés/Diététique	491,4	**1,08**
Barres Amande Gayelord Hauser	1 barre = 25 g	113	2	4,1	17	Snacks sucrés/Diététique	120,5	**1,07**
Barres protéinées orange Diet Century	2 unités = 70 g	303	19	10,1	34	Snacks sucrés	371,3	**1,23**
Basilic déshydraté	5 g	12,5	0,7	0,2	1	Aromates/épices/condiments	21,3	**1,70**
Basilic frais	100 g	27	2,5	0,6	0,4	Aromates/épices/condiments	49,9	**1,85**
Batavia (sans assaisonnement)	portion = 80 g	20	1,2	0	3,2	Légumes	35,0	**1,75**
Bâtonnet colin pané Alaska Findus sans matières grasses	4 unités = 100 g	180	12	8	15	Poissons	198,0	**1,10**
Bâtonnet glacé Häagen Dazs - chocolat	unité = 108 ml	389	4,9	26,9	31,9	Desserts/Glaces	282,2	**0,73**
Bâtonnet glacé Häagen Dazs - vanille/amandes	unité = 108 ml	369	4,9	26,9	26,9	Desserts/Glaces	256,9	**0,70**
Bâtonnet glacé Häagen Dazs - vanille/caramel	unité = 108 ml	371	4,9	24,8	31,9	Desserts/Glaces	276,2	**0,74**
Bâtonnet glacé Häagen Dazs - vanille/chocolat au lait	unité = 108 ml	362	4	26,9	25,9	Desserts/Glaces	244,7	**0,68**
Bâtonnet glacé Häagen Dazs - vanille/chocolat noir	unité = 108 ml	390	4,9	26,9	32,8	Desserts/Glaces	286,3	**0,73**
Bâtonnet glacé Magnum Motta - amandes	unité = 120 ml	320	4,7	21	28,3	Desserts/Glaces	244,9	**0,77**
Bâtonnet glacé Magnum Motta - café	unité = 120 ml	306	4,1	19,9	27,7	Desserts/Glaces	233,8	**0,76**
Bâtonnet glacé Magnum Motta - chocolat	unité = 120 ml	326	4,3	21,2	29,3	Desserts/Glaces	247,6	**0,76**
Bâtonnet glacé Magnum Motta - chocolat blanc	unité = 120 ml	296	3,5	19	27,7	Desserts/Glaces	226,4	**0,76**
Bâtonnet glacé Magnum Motta - Classic	unité = 120 ml	254	3,5	18,6	18,4	Desserts/Glaces	178,0	**0,70**
Bâtonnet glacé Monoprix (fraise)	unité = 55 ml	123	1	8,2	11	Desserts/Glaces	90,0	**0,73**
Bâtonnets au quinoa et chocolat au lait Alter Eco	100 g	505	8,9	23,4	64,8	Biscuits	475,1	**0,94**
Bâtonnets chair de crabe Fleury Michon	10 unités = 170 g	189	14,1	8	15	Poissons	213,9	**1,13**
Bâtonnets de légumes façon tempura Picard	100 g	177	2,9	8,8	21,5	Plats surgelés	164,4	**0,93**
Bâtonnets de surimi cœur ail et fines herbes Fleury Michon	100 g	141	7,7	7,9	9,7	Poissons	163,2	**1,16**
Bâtonnets de surimi cœur fromage nature Fleury Michon	100 g	140	7,5	7,9	9,7	Poissons	149,9	**1,07**
Bâtonnets de surimi cœur fromage tomate basilic Fleury Michon	100 g	143	7,7	8,2	9,7	Poissons	163,4	**1,14**
Bâtonnets de surimi cœur poivre Fleury Michon	100 g	154	7,9	9,7	8,7	Poissons	136,7	**0,89**
Bâtonnets de surimi moelleux saveur Crabe Fleury Michon	100 g	122	8,6	4,9	10,8	Poissons	152,4	**1,25**
Baudroie ou lotte	100 g	93	22	0,6	0	Poissons	180,1	**1,94**

Bavarois Nestlé - chocolat	pot = 100 g	185	3,9	0,3	23,7	Desserts/Gâteaux	166,2	**0,90**
Bavarois Nestlé - citron	pot = 100 g	160	2,4	6,6	22,7	Desserts/Gâteaux	155,0	**0,97**
Bavarois Nestlé - framboise	pot = 100 g	156	2,4	3,4	23,9	Desserts/Gâteaux	155,2	**0,99**
Beaufort	portion = 40 g	160	10,6	13,1	0	Produits laitiers/Fromages	124,5	**0,78**
Beaufort	100 g	401	26,6	32,7	0	Produits laitiers/Fromages	312,2	**0,78**
Bécasse	unité	115	25	1,5	0	Viandes	207,4	**1,80**
Béghin Say - Ligne	morceau = 2,6 g	10	0	0	2,6	Sucres	13,1	**1,31**
Béghin Say - Ligne poudre	dose = 2,5 g	10	0	0	2,5	Sucres	12,6	**1,26**
Béghin Say - Ligne roux	morceau = 2,6 g	10	0	0	2,6	Sucres	13,1	**1,31**
Beignet	unité = 50 g	196	3,3	10,8	21	Desserts/Gâteaux	174,4	**0,89**
Beignet	100 g	391	6,6	21,7	42	Desserts/Gâteaux	348,7	**0,89**
Beignet à la confiture	unité = 50 g	196	3,3	10,9	21	Desserts/Gâteaux	174,5	**0,89**
Beignet à la confiture	100 g	335	6	13,4	47	Desserts/Gâteaux	341,8	**1,02**
Beignets de chou-fleur	6 unités	97	5	5	7	Plats préparés	109,9	**1,13**
Beignets de courgettes	unité	49	2,5	3	3	Plats préparés	47,4	**0,97**
Beignets de crevettes	100 g	400	31	21	22	Plats préparés	424,4	**1,06**
Beignets de crevettes Picard	100 g	355	7,1	25,9	23,4	Plats surgelés	252,3	**0,71**
Beignets de poulet Le Gaulois	5 unités = 100 g	264	13,9	15,8	15,6	Plats préparés	240,1	**0,91**
Beignets Herta - aubergines	100 g	292	6	21	21,5	Plats préparés	221,2	**0,76**
Beignets Herta - courgettes	100 g	151	5	5	21,5	Plats préparés	167,1	**1,11**
Beignets Herta - Légumes du soleil	100 g	226	3,2	11,4	27,5	Plats préparés	201,9	**0,89**
Belon	douzaine	80	10	2	5	Poissons	112,6	**1,41**
Bénédictine	verre = 4 cl	128	0	0	16	Boissons/Alcools	92,1	**0,72**
Bette (ou blette) (cuite)	100 g	20	1,8	0,1	2,3	Légumes	40,0	**2,00**
Bette (ou blette) (cuite)	portion = 200 g	40	3,6	0,2	4,6	Légumes	79,9	**2,00**
Betterave	100 g	30	0,7	0,1	5,9	Légumes	43,7	**1,46**
Betterave rouge	unité = 125 g	46	1,9	0,1	9,5	Légumes	76,6	**1,67**
Betterave rouge (cuite)	100 g	37	1,5	0,1	7,6	Légumes	61,3	**1,66**
Betteraves aux baies de cassis Raconte moi des Salades	100 g	95	1,1	6,3	8,4	Légumes	94,1	**0,99**
Betteraves rouges Martinet	plat individuel = 300 g	288	4,5	23	15,6	Plats préparés	189,5	**0,66**

	Quantité	Énergie (en kcal)	Protides	Lipides	Glucides	Catégorie d'aliment	IS	IS / Calories
Beurre	100 g	752	0,7	83	0,5	Produits laitiers	253,0	**0,34**
Beurre	noisette = 8 g	60	0	6,6	0	Produits laitiers	19,6	**0,33**
Beurre allégé	noisette = 8 g	32	0,6	3,3	0	Produits laitiers	14,6	**0,46**
Beurre allégé	100 g	401	7	41	1	Produits laitiers	182,7	**0,46**
Beurre Bleu-Blanc-Cœur 1/2 sel	100 g	726	0,5	80	82	Produits laitiers	604,1	**0,83**
Beurre Bleu-Blanc-Cœur doux	100 g	744	0,5	82	1	Produits laitiers	250,9	**0,34**
Beurre de cacahuète	c. à café = 10 g	61	2,6	5,1	1,1	Corps gras	46,1	**0,76**
Beurre de cacahuète	20 g	121	5,1	10,2	2,3	Corps gras	91,6	**0,76**
Beurre de cacahuète	100 g	606	25,5	51	11,4	Corps gras	457,9	**0,76**
Beurre de cacao	c. à soupe = 20 g	177	0	19,6	0	Corps gras	57,9	**0,33**
Beurre demi-sel	noisette = 8 g	37	0	4,1	0	Produits laitiers	12,1	**0,33**
Beurre demi-sel	100 g	742	0,6	82	1,5	Produits laitiers	253,5	**0,34**
Beurre tendre et léger 25 % mg Elle et Vire	2 noisette = 10 g	23	0	2,5	0	Produits laitiers	7,5	**0,32**
Beurre tendre et léger 25 % mg Elle et Vire - 1/2 sel	2 noisette = 10 g	23	0	2,5	0	Produits laitiers	7,5	**0,32**
Beurre tendre et léger Elle et Vire	2 noisette = 10 g	37	0	4,1	0	Produits laitiers	12,1	**0,33**
Beurre tendre et léger Elle et Vire - 1/2 sel	2 noisette = 10 g	37	0	4,1	0	Produits laitiers	12,1	**0,33**
Biche	portion = 150 g	174	30	6	0	Viandes	260,9	**1,50**
Bière blonde forte	100 ml	76	0	0	3	Boissons/Alcools	26,4	**0,35**
Bière brune	100 ml	45	0,4	0	3,5	Boissons/Alcools	26,1	**0,58**
Bière brune	canette = 33 cl	149	1,3	0	11,6	Boissons/Alcools	86,3	**0,58**
Bière brune	demi	225	2	0	18	Boissons/Alcools	132,7	**0,59**
Bière d'Abbaye (type Grimbergen/Leffe)	100 ml	52	0	0	3	Boissons/Alcools	22,2	**0,43**
Bière export	100 ml	61	0,5	0	4,8	Boissons/Alcools	35,3	**0,58**
Bière export	canette = 25 cl	153	1,3	0	12	Boissons/Alcools	88,7	**0,58**
Bière export	canette = 33 cl	201	1,7	0	15,8	Boissons/Alcools	116,7	**0,58**
Bière export	demi	305	3	0	24	Boissons/Alcools	180,2	**0,59**
Bière light	canette = 25 cl	84	0	0	8,3	Boissons/Alcools	50,9	**0,61**
Bière McDonald's	30 cl	116	1,3	0	7,6	Boissons/Alcools	63,1	**0,54**

Bière ordinaire (en moyenne)	100 ml	38	0,3	0	3	Boissons/Alcools	22,0	**0,58**
Bière ordinaire (en moyenne)	litre	380	3	0	30	Boissons/Alcools	219,5	**0,58**
Bifide Vivis minceur velouté aux pointes d'asperges	sachet repas	190	15	4,5	20	Plats préparés/diététique	256,2	**1,35**
Big Mac McDonald's	unité = 217 g	492	26,2	25,8	38,9	Plats préparés/Fast food	511,1	**1,04**
Bigorneau	poignée = 50 g	67	13,1	0,6	2,5	Poissons	120,5	**1,80**
Bigorneau	100 g	134	26,1	1,2	5	Poissons	240,2	**1,79**
Billes Kit Kat Ball Nestlé	100 g	536	6,7	29	62	Snacks sucrés	480,7	**0,90**
Biofruits fraise, cerise, groseille Jardin Bio et Equitable	100 g	119	0,3	0,1	29,2	Desserts/Fruits	156,6	**1,32**
Biscotte	100 g	388	10	5	73,6	Pains/Biscottes	494,3	**1,27**
Biscotte au gluten	unité = 10 g	40	2	0	6	Pains/Biscottes	51,1	**1,28**
Biscotte au gluten	100 g	400	20	0	60	Pains/Biscottes	510,6	**1,28**
Biscotte aux céréales complètes	100 g	360	15	6	62	Pains/Biscottes	514,9	**1,43**
Biscotte Céréal - au germe de blé	unité = 10 g	39	1,2	0,6	7,3	Pains/Biscottes	49,6	**1,27**
Biscotte Céréal - au germe de blé	100 g	390	11,5	5,7	73,3	Pains/Biscottes	493,1	**1,26**
Biscotte Céréal - au gluten 35 %	unité = 10 g	38	3,5	0,7	4,4	Pains/Biscottes	55,8	**1,47**
Biscotte Céréal - au gluten 35 %	100 g	383	35	7,4	44,1	Pains/Biscottes	559,6	**1,46**
Biscotte Céréal - au son/magnésium	unité = 10 g	35	1,5	0,6	5,8	Pains/Biscottes	52,0	**1,49**
Biscotte Céréal - au son/magnésium	100 g	347	14,5	6,4	57,8	Pains/Biscottes	512,2	**1,48**
Biscotte Céréal - aux algues bio	unité = 10 g	38	1,3	0,6	7	Pains/Biscottes	50,1	**1,32**
Biscotte Céréal - aux algues bio	100 g	383	12,9	5,5	70,4	Pains/Biscottes	501,7	**1,31**
Biscotte Céréal - complète lysine/fer	unité = 10 g	37	1,2	0,6	6,8	Pains/Biscottes	49,5	**1,34**
Biscotte Céréal - complète lysine/fer	100 g	373	12	5,7	68,4	Pains/Biscottes	497,2	**1,33**
Biscotte Céréal - complète sans sel	unité = 10 g	37	1,3	0,6	6,6	Pains/Biscottes	50,6	**1,37**
Biscotte Céréal - complète sans sel	100 g	372	13,1	6	66,4	Pains/Biscottes	506,1	**1,36**
Biscotte Céréal - pomm'son	unité = 10 g	33	1,7	0,7	5	Pains/Biscottes	51,6	**1,56**
Biscotte Céréal - pomm'son	100 g	329	17	6,6	50,4	Pains/Biscottes	517,2	**1,57**
Biscotte sans sel	unité = 10 g	39	1	0	7	Pains/Biscottes	47,2	**1,21**
Biscotte sans sel	100 g	390	10	0	70	Pains/Biscottes	472,1	**1,21**
Biscuit à la cuiller	100 g	315	9	4,4	60	Biscuits/Gâteaux	401,7	**1,28**
Biscuits apéritifs (en moyenne)	100 g	510	5	30	55	Snacks salés	413,4	**0,81**

	Quantité	Énergie (en kcal)	Protides	Lipides	Glucides	Catégorie d'aliment	IS	IS / Calories
Biscuits Lu Petit déjeuner - Cœur fondant au Yaourt	100 g	460	6,1	18	69	Biscuits/Gâteaux	473,4	**1,03**
Biscuits Lu Petit déjeuner - Cœur fondant Goût Chocolat Noisette	100 g	450	7,4	17	67	Biscuits/Gâteaux	477,3	**1,06**
Biscuits miel germe de blé Gayelord Hauser	unité	37	0,7	1,2	5,8	Snacks sucrés/Diététique	40,4	**1,09**
Biscuits muesli céréales et Fruits Gayelord Hauser	unité	38	0,6	1,4	5,7	Snacks salés/diététique	39,7	**1,05**
Biscuits petit déjeuner chocolat Bio aux billettes de quinoa Jardin Bio et Equitable	100 g	501	7	25	62	Snacks sucrés	458,9	**0,92**
Biscuits salés Taillefine - croustillants olive-romarin	boîte = 40 g	158	3,6	3,6	28	Snacks salés/diététique	196,1	**1,24**
Biscuits salés Taillefine - épis croustillants au sésame	5 unités = 27 g	108	3	3	17,3	Snacks salés/diététique	130,5	**1,21**
Biscuits salés Taillefine - fines feuilles salées	boîte = 45 g	173	2,3	4	31	Snacks salés/diététique	206,4	**1,19**
Biscuits salés Taillefine - pailles croustillantes au fromage	sachet = 25 g	95	3	2,4	15,5	Snacks salés/diététique	119,6	**1,26**
Biscuits salés Taillefine - petits crackers au sésame	20 unités = 25 g	101	2,3	2,8	16,8	Snacks salés/diététique	111,8	**1,11**
Biscuits sésame au germe de blé et fructose Vivis	3 unités = 26 g	129	5	6,6	12,6	Snacks sucrés/Diététique	128,5	**1,00**
Biscuits sésame sarrasin germe de blé Gayelord Hauser	unité	51	1	2,1	7	Snacks sucrés/Diététique	52,8	**1,04**
Biscuits son de blé pruneaux Gayelord Hauser	unité	36	0,9	1,5	4,8	Snacks sucrés/Diététique	44,6	**1,24**
Biscuits Taillefine - céréales et cœurs de Fruits abricot	unité = 31,7 g	117	1,3	2,1	22,8	Snacks sucrés/Diététique	144,7	**1,24**
Biscuits Taillefine - céréales et cœurs de Fruits pomme	unité = 31,7 g	117	1,1	2,1	23,1	Snacks sucrés/Diététique	143,9	**1,23**
Biscuits Taillefine - croquant chocolat	2 unités = 16 g	67	1	1,8	11,5	Snacks sucrés/Diététique	71,7	**1,07**
Biscuits Taillefine - croustillants abricot/noisette	4 unités = 54 g	219	4,1	2,3	37,3	Snacks sucrés/Diététique	270,9	**1,24**
Biscuits Taillefine - croustillants fins à l'abricot	4 unités = 54 g	189	3,2	2,7	42,7	Snacks sucrés/Diététique	270,7	**1,43**
Biscuits Taillefine - délice à l'orange	2 unités = 60 g	213	2,1	3,9	41,4	Snacks sucrés/Diététique	251,0	**1,18**
Biscuits Taillefine - délice aux pruneaux	unité = 30 g	110	1,1	2,3	21	Snacks sucrés/Diététique	129,5	**1,18**
Biscuits Taillefine - douceur Fruits rouges	unité = 25 g	76	1,1	1,6	15,8	Snacks sucrés/Diététique	103,0	**1,36**
Biscuits Taillefine - moelleux pépites chocolat	unité = 25 g	84	1,4	2,3	16,3	Snacks sucrés/Diététique	107,3	**1,28**
Biscuits Taillefine - plaisir aux abricots	2 unités = 25 g	88	0,9	1,9	18,8	Snacks sucrés/Diététique	115,9	**1,32**
Biscuits Taillefine - tuiles au citron	5 unités = 21,5 g	85	1,2	2	17,4	Snacks sucrés/Diététique	115,3	**1,36**
Biscuits Weight Watchers Les Gaufrettes framboise	6 biscuits = 20 g	71	0,8	0,2	16,1	Snacks sucrés/Diététique	92,5	**1,30**
Biscuits Weight Watchers Les Gaufrettes framboise	100 g	355	4	1	80,5	Snacks sucrés/Diététique	462,5	**1,30**

Biscuits Weight Watchers Les Petits Craquants cassis myrtilles	3 biscuits = 20 g	79	1,6	1,8	14	Snacks sucrés/Diététique	101,5	**1,28**
Biscuits Weight Watchers Les Petits Craquants cassis myrtilles	100 g	395	8	9	70	Snacks sucrés/Diététique	507,6	**1,28**
Biscuits Weight Watchers Les Petits Craquants céréales	3 biscuits = 20 g	79	1,6	1,8	14	Snacks sucrés/Diététique	101,5	**1,28**
Biscuits Weight Watchers Les Petits Craquants céréales	100 g	395	8	9	70	Snacks sucrés/Diététique	507,6	**1,28**
Biscuits Weight Watchers Les Petits Craquants citron vert	3 biscuits = 20 g	79	1,6	1,8	14	Snacks sucrés/Diététique	101,5	**1,28**
Biscuits Weight Watchers Les Petits Craquants citron vert	100 g	395	8	9	70	Snacks sucrés/Diététique	507,6	**1,28**
Biscuits Weight Watchers Les Tartelettes fruits rouges	2 biscuits = 30 g	109	1,4	2,7	19,7	Snacks sucrés/Diététique	140,0	**1,28**
Biscuits Weight Watchers Les Tartelettes fruits rouges	100 g	363	4,6	9	65,7	Snacks sucrés/Diététique	466,1	**1,28**
Biscuits Weight Watchers Les Tartelettes mangue passion	2 biscuits = 30 g	109	1,2	2,8	19,7	Snacks sucrés/Diététique	138,0	**1,27**
Biscuits Weight Watchers Les Tartelettes mangue passion	100 g	363	4	9,3	65,7	Snacks sucrés/Diététique	460,2	**1,27**
Biscuits Weight Watchers Petit déjeuner lait et framboises	2 biscuits = 25 g	98	2,2	2,2	17,4	Snacks sucrés/Diététique	127,7	**1,30**
Biscuits Weight Watchers Petit déjeuner lait et framboises	100 g	392	8,8	8,8	69,6	Snacks sucrés/Diététique	511,0	**1,30**
Biscuits Weight Watchers Petit déjeuner miel et pépites de chocolat	2 biscuits = 25 g	102	2,2	2,4	17,9	Snacks sucrés/Diététique	127,8	**1,25**
Biscuits Weight Watchers Petit déjeuner miel et pépites de chocolat	100 g	408	8,8	9,6	71,6	Snacks sucrés/Diététique	511,2	**1,25**
Bison	100 g	110	22	1,5	2	Viandes	193,0	**1,75**
Bisque de homard Liebig	assiette = 250 ml	73	8,2	2,5	4,6	Poissons	100,1	**1,37**
Bitters	verre = 7 cl	42	0	0	11	Boissons/Alcools	55,3	**1,32**
Blanc de dinde doré au four Fleury Michon	100 g	106	22	2	1	Viandes	194,8	**1,84**
Blanc de poulet - Plaisir et Equilibre Fleury Michon	tranche = 40 g	42	8,4	0,6	0,6	charcuterie/viande	73,0	**1,74**
Blanc de poulet - Plaisir et Equilibre Fleury Michon	100 g	104	21	1,5	1,5	charcuterie/viande	182,4	**1,75**
Blanc de poulet doré au four Fleury Michon	100 g	110	22	2	1	Viandes	195,5	**1,78**
Blanc de poulet sel réduit de 25 % Fleury Michon	100 g	110	22	2	1	Viandes	195,5	**1,78**
Blanc d'œuf	unité = 30 g	13	3,2	0	0	Œuf	26,0	**2,00**
Blanc d'œuf	100 g	44	10,5	0,1	0,3	Œuf	86,9	**1,98**
Blanquette de Fruits de mer surgelée Tipiak	portion = 200 g	168	12,4	9,4	8,4	Plats préparés	195,5	**1,16**
Blanquette de veau	100 g	140	15	7,5	3	Plats préparés	162,1	**1,16**
Blanquette de veau	portion = 300 g	420	45	22,5	9	Plats préparés	486,3	**1,16**
Blanquette de veau et riz blanc Fleury Michon	100 g	137	9,1	5	14	Plats préparés	165,5	**1,21**

	Quantité	Énergie (en kcal)	Protides	Lipides	Glucides	Catégorie d'aliment	IS	IS / Calories
Blanquette de veau William Saurin	portion = 305 g	390	21	13,7	45,4	Plats préparés	465,2	**1,19**
Blanquette de volailles et riz Picard	100 g	117	6,4	3,5	15	Plats surgelés	150,4	**1,29**
Blé - germe de	c. à café = 10 g	32	2,5	1	3,3	Féculents	49,8	**1,55**
Blé - germe de	c. à soupe = 20 g	65	5	2	6,7	Féculents	100,1	**1,54**
Blé - germe de	100 g	324	25	10	33,3	Féculents	498,9	**1,54**
Blé (germes de)	100 g	346	21	8,3	41,4	Céréales	458,0	**1,32**
Blé (tendre)	100 g	320	9,2	1,8	62,4	Céréales	463,4	**1,45**
Blé Ebly - cuisiné à la tomate et au basilic	unité = 220 g	475	12,8	14,5	73,9	Féculents/Plats préparés	570,0	**1,20**
Blé Ebly - cuisiné à l'huile d'olive	unité = 220 g	449	12,5	4,8	88,7	Féculents/Plats préparés	610,7	**1,36**
Blé Ebly - cuisiné au curry	unité = 220 g	436	13,2	7,3	79,4	Féculents/Plats préparés	596,8	**1,37**
Blé Ebly - Tendrissimo	sachet = 125 g cru = 2 portions	439	15	2	90	Féculents	626,2	**1,43**
Blé noir (sarrasin)	100 g	302	10	2,5	60	Féculents	430,1	**1,42**
Blé soufflé pour petit déjeuner	100 g	361	14,5	1,3	70,7	Féculents	536,1	**1,48**
Blé tendre entier ou froment	100 g	317	11,7	2	61,3	Féculents	471,3	**1,49**
Blédichef Morceaux - carottes/saumon/épinards	plat = 230 g	108	4,3	5,9	9,5	Plats préparés/Bébé	106,4	**0,99**
Blédichef Morceaux - farandole de Légumes/agneau	plat = 230 g	71	3,8	2,4	8,5	Plats préparés/Bébé	87,1	**1,23**
Blédichef Morceaux - filet de colin/riz/champignons	plat = 230 g	79	4,1	2,6	9,9	Plats préparés/Bébé	97,1	**1,23**
Blédichef Morceaux - haricots verts/dinde	plat = 230 g	67	3,9	2,7	6,8	Plats préparés/Bébé	80,1	**1,20**
Blédichef Morceaux - jambon/tomates/pâtes	plat = 230 g	78	4,2	3,5	7,5	Plats préparés/Bébé	88,4	**1,13**
Blédichef Morceaux - mousseline carottes/bœuf	plat = 230 g	69	4,3	1,7	9	Plats préparés/Bébé	91,7	**1,33**
Blédichef Morceaux - mousseline haricots verts/cabillaud/petits pois	plat = 230 g	57	3,9	1,1	7,9	Plats préparés/Bébé	81,0	**1,42**
Blédichef Morceaux - mousseline jardinière/dindonneau	plat = 230 g	61	4,1	0,8	9,4	Plats préparés/Bébé	89,3	**1,46**
Blédichef Morceaux - printanière Légumes/jambon	plat = 230 g	71	3,9	1,8	9,9	Plats préparés/Bébé	93,1	**1,31**
Bleu	portion = 40 g	137	8,1	11,6	0	Produits laitiers	99,9	**0,73**
Bleu	100 g	342	20,2	29	0	Produits laitiers	249,3	**0,73**
Blinis	2 unités = 70 g	226	5	11,9	24,6	Pains/Biscottes	212,5	**0,94**

Blop La Vache qui rit	unité = 18 g	48	2,2	4	0,8	Produits laitiers	33,7	**0,70**
Bœuf : aloyau	portion = 140 g	372	23,8	30,8	0	Viandes	283,7	**0,76**
Bœuf : araignée	portion = 140 g	280	24	19,9	0	Viandes	254,1	**0,91**
Bœuf : bavette	portion = 140 g	213	23,8	8,1	0	Viandes	224,7	**1,06**
Bœuf : bavette grillée	100 g	138	22	5,5	0	Viandes	194,7	**1,41**
Bœuf : bavette poêlée	100 g	139	22	5,7	0	Viandes	195,1	**1,40**
Bœuf : bifteck grillé	100 g	157	28	5	0	Viandes	241,8	**1,54**
Bœuf : bifteck grillé	portion = 140 g	220	39,2	7	0	Viandes	338,5	**1,54**
Bœuf : bourguignon	100 g	197	30	8,5	0	Viandes	268,4	**1,36**
Bœuf : bourguignon	portion = 135 g	266	40,5	11,5	0	Viandes	362,4	**1,36**
Bœuf : cœur (poêlé)	100 g	128	23	4,5	0	Viandes	199,0	**1,55**
Bœuf : collier (bourguignon)	100 g	184	33	5,8	0	Viandes	284,6	**1,55**
Bœuf : corned-beef	portion = 140 g	385	35	35	0	Viandes	374,7	**0,97**
Bœuf : côte	portion = 140 g	364	25,2	29,4	0	Viandes	290,8	**0,80**
Bœuf : entrecôte grillée	100 g	192	22	11,5	0	Viandes	212,4	**1,11**
Bœuf : entrecôte grillée	portion = 140 g	284	34	16,5	0	Viandes	324,3	**1,14**
Bœuf : faux-filet grillé	100 g	166	28,1	6	0	Viandes	245,5	**1,48**
Bœuf : faux-filet grillé	portion = 140 g	232	39,3	8,4	0	Viandes	343,3	**1,48**
Bœuf : faux-filet rôti	100 g	151	23	6,2	0	Viandes	205,3	**1,36**
Bœuf : filet	portion = 140 g	252	28	9	0	Viandes	263,9	**1,05**
Bœuf : filet grillé	100 g	136	22	5,3	0	Viandes	194,1	**1,43**
Bœuf : flanchet (cru)	100 g	195	19,6	13	0	Viandes	197,2	**1,01**
Bœuf : flanchet (cuit)	100 g	231	29,4	12,6	0	Viandes	275,5	**1,19**
Bœuf : flanchet (cuit)	portion = 140 g	323	41,2	17,6	0	Viandes	385,9	**1,19**
Bœuf : foie	portion = 140 g	190	29,4	7,4	0	Viandes	261,2	**1,37**
Bœuf : foie (poêlé)	100 g	136	21	5,3	0	Viandes	186,7	**1,37**
Bœuf : gîte	portion = 140 g	420	25,2	35	0	Viandes	308,3	**0,73**
Bœuf : hampe	portion = 140 g	280	38	14	0	Viandes	349,8	**1,25**
Bœuf : jarret (bouilli)	100 g	161	31	4,1	0	Viandes	263,5	**1,64**
Bœuf : langue (bouillie)	100 g	264	26	17,6	0	Viandes	263,0	**1,00**

	Quantité	Énergie (en kcal)	Protides	Lipides	Glucides	Catégorie d'aliment	IS	IS / Calories
Bœuf : macreuse braisée	100 g	224	34	10	0	Viandes	304,8	**1,36**
Bœuf : noix rôtie	portion = 140 g	258	26,6	16,8	0	Viandes	265,3	**1,03**
Bœuf : onglet grillé	100 g	172	23	8,8	0	Viandes	212,6	**1,24**
Bœuf : paleron bouilli (pot-au-feu)	100 g	210	34	8,2	0	Viandes	299,9	**1,43**
Bœuf : plat de côtes bouilli (pot-au-feu)	100 g	295	29	20	0	Viandes	293,9	**1,00**
Bœuf : plat de côtes et jarret bouillis (pot-au-feu)	100 g	239	28	14	0	Viandes	268,5	**1,12**
Bœuf : pot-au-feu	100 g	240	28,5	14	0	Viandes	272,4	**1,13**
Bœuf : pot-au-feu	portion = 135 g	324	38,5	18,9	0	Viandes	367,9	**1,14**
Bœuf : queue bouillie	portion = 100 g	196	28	9,3	0	Viandes	254,5	**1,30**
Bœuf : rognons poêlés	100 g	171	27	7	0	Viandes	239,6	**1,40**
Bœuf : rognons poêlés	portion = 200 g	342	54	14	0	Viandes	479,1	**1,40**
Bœuf : rosbif	100 g	149	28	4,1	0	Viandes	239,1	**1,60**
Bœuf : rosbif	portion = 140 g	209	39,2	5,7	0	Viandes	334,8	**1,60**
Bœuf : rumsteck grillé	100 g	123	25	2,5	0	Viandes	210,2	**1,71**
Bœuf : tende de tranche rôti	100 g	138	29	2,4	0	Viandes	242,3	**1,76**
Bœuf : tournedos	portion = 140 g	280	30,8	7	0	Viandes	286,8	**1,02**
Bœuf bourguignon cuisiné	portion = 140 g	299	44,9	11,8	3,8	Viandes/Plats cuisinés	431,9	**1,44**
Bœuf bourguignon et Penne Rigate Fleury Michon	100 g	131	8,8	3,1	16,9	Viandes/Plats préparés	177,8	**1,36**
Bœuf bourguignon Picard	100 g	90	6,9	2,8	9,4	Plats surgelés	124,0	**1,38**
Bœuf braisé	100 g	232	31	12	0	Viandes	286,7	**1,24**
Bœuf braisé	portion = 140 g	325	43,4	16,8	0	Viandes	401,5	**1,24**
Bœuf carottes	100 g	273	21,3	15,6	11,7	Viandes/Plats cuisinés	291,0	**1,07**
Bœuf carottes	portion = 300 g	273	21,3	15,6	11,7	Viandes/Plats cuisinés	291,0	**1,07**
Bœuf compotée d'aubergine au citron confit Joël Robuchon Fleury Michon	100 g	154	5,3	12,4	5,3	Viandes/Plats préparés	153,3	**1,00**
Bœuf mode aux carottes Monoprix Bien Vivre	plat individuel = 300 g	252	29,1	5,4	22,2	Viandes/Plats préparés	413,2	**1,64**
Bœuf oignon nouilles légumes Picard	100 g	100	5,6	2	14,8	Plats surgelés	138,6	**1,39**
Bœuf sauce barbecue et pommes de terre Fleury Michon	100 g	88	4,2	2,7	11,6	Viandes/Plats préparés	110,7	**1,26**

Boisson au jus de fruits exotiques	100 ml	41	0,1	0	10,4	Boissons	53,2	**1,30**
Boisson au jus d'orange gazéifiée	litre	420	1	0	107	Boissons	547,2	**1,30**
Boisson au jus d'orange gazéifiée	200 ml	85	0,2	0	21,4	Boissons	109,6	**1,29**
Boisson au soja	100 ml	39	3,6	2	1,7	Boissons	43,7	**1,12**
Boisson au soja	litre	390	36	20	17	Boissons	436,5	**1,12**
Boisson cacao sucrée	100 ml	39	3,6	3,9	9,8	Boissons	86,5	**2,22**
Boisson pomme/cassis Casino	33 cl	139	0	0	34,6	Boissons	176,4	**1,27**
Boisson Soja vanille Jardin Bio et Equitable	100 g	60	3,8	2,2	6,2	Boissons	72,4	**1,21**
Bol vapeur brocolis, choux fleurs, carottes Picard	100 g	20	2	0,3	2,2	Légumes surgelés	42,5	**2,13**
Bol vapeur brocolis, pois croquants, courgettes Picard	100 g	30	2,2	0,2	4,8	Légumes surgelés	52,0	**1,73**
Bol vapeur carottes, haricots plats, haricots verts Picard	100 g	31	1,5	0,6	5	Légumes surgelés	58,3	**1,88**
Bol vapeur fleurettes de brocolis Picard	100 g	28	3,4	0,6	2,2	Légumes surgelés	62,1	**2,22**
Bol vapeur haricots verts, choux fleurs, petits pois, épinards Picard	100 g	35	3,5	0,5	4	Légumes surgelés	71,2	**2,03**
Bol vapeur haricots verts, courgettes, carottes Picard	100 g	25	1,6	0,1	4,6	Légumes surgelés	54,3	**2,17**
Bol vapeur petits pois croquants, épinards Picard	100 g	42	3,8	0,4	5,7	Légumes surgelés	81,9	**1,95**
Bol vapeur pois croquants, pois gourmands, soja Picard	100 g	40	4,6	0,2	4,8	Légumes surgelés	71,5	**1,79**
Bolino - couscous Légumes	unité = 95 g	336	12	2,5	66,5	Plats préparés	471,8	**1,40**
Bolino - hachis parmentier	unité = 75 g	304	12,1	10,1	41,4	Plats préparés	368,0	**1,21**
Bolino - nouilles asiatiques au curry	unité = 70 g	273	7,1	5,1	49,8	Plats préparés	355,3	**1,30**
Bolino - parmentier lardons oignons	unité = 72 g	287	9,7	8,8	42,3	Plats préparés	349,4	**1,22**
Bolino - pâtes à la bolognaise	unité = 83 g	321	12,2	5,5	55,8	Plats préparés	428,2	**1,33**
Bolino - torsades à la napolitaine	unité = 79 g	319	9,4	8,4	51,5	Plats préparés	392,3	**1,23**
Bonbel	portion = 40 g	141	11,6	10	1,2	Produits laitiers	129,6	**0,92**
Bonbel-Babybel	portion = 40 g	126	9	9,9	0	Produits laitiers	102,3	**0,81**
Bonbel-Babybel	100 g	314	22,6	24,8	0	Produits laitiers	256,5	**0,82**
Bonbon (tout type)	unité	29	0,3	1,6	3,3	Confiseries	23,9	**0,82**
Bonbon (tout type)	100 g	379	0,4	0,3	95	Confiseries	483,7	**1,28**
Borek à la tomate et aubergine	unité	77	1	5	5	Plats préparés	52,6	**0,68**
Borek aux champignons	unité	172	5,5	10	15	Plats préparés	156,1	**0,91**

	Quantité	Énergie (en kcal)	Protides	Lipides	Glucides	Catégorie d'aliment	IS	IS / Calories
Bortsch	portion	321	11	20	21	Plats préparés	306,1	**0,95**
Bouchée à la reine (charcuterie)	unité = 180 g	463	12,9	30,3	34,7	Plats préparés	381,8	**0,82**
Bouchée à la reine au poulet	unité = 190 g	397	13,5	27,4	23,8	Plats préparés	338,0	**0,85**
Bouchée à la reine Picard	unité = 165 g	429	14,3	28,9	28	Plats préparés	355,1	**0,83**
Bouchées à la viande (sambousseks libanais)	unité	80	3	4	8	Plats préparés	82,8	**1,03**
Bouchées aux crevettes Picard	100 g	231	9,2	10,8	24,3	Plats surgelés	235,5	**1,02**
Bouchées de poulet au saté Picard	100 g	196	14,9	9,5	12,7	Plats surgelés	215,6	**1,10**
Bouchées de poulet et riz sauce au lait de coco Picard	100 g	125	4,3	4,3	17,3	Plats surgelés	141,2	**1,13**
Boudin antillais	100 g	180	9,3	10	13,2	Viandes	171,7	**0,95**
Boudin blanc	unité = 100 g	242	10	20	5,5	Viandes	167,9	**0,69**
Boudin blanc	unité = 120 g	290	12	24	6,6	Viandes	201,4	**0,69**
Boudin créole Picard	portion = 120 g	143	4,4	8,5	7	Viandes	99,8	**0,70**
Boudin noir	100 g	410	14	38	3	Viandes	240,8	**0,59**
Boudin noir	portion = 150 g	615	21	57	4,5	Viandes	361,1	**0,59**
Boudoir	unité = 10 g	35	0,8	0,4	7,2	Biscuits	44,0	**1,26**
Boudoir	100 g	353	7,6	3,9	72	Biscuits	449,6	**1,27**
Boudoir Brossard	unité = 5,8 g	22	0,4	0,2	4,6	Biscuits	27,1	**1,23**
Bouillabaisse Picard	100 ml	49	5	2,6	3,8	Soupe	71,9	**1,47**
Bouillon de légumes	louche = 200 ml	30	0	0	7,5	Soupe	37,9	**1,26**
Bouillon de légumes Picard	100 ml	23	0,3	0,8	3,6	Soupe	35,4	**1,54**
Bouillon de volaille Henri IV	portion	208	10	5	40	Soupe	291,7	**1,40**
Boules Disney family Nestlé	100 g	538	6,3	31,5	57,4	Confiseries/chocolat	461,4	**0,86**
Boulettes de viande aux pignons de pin	portion	450	27	31,1	16	Plats préparés/Viandes	409,8	**0,91**
Boulettes de viande kättbullar (Ikea)	100 g	240	17	17	4,5	Plats préparés/Viandes	217,1	**0,90**
Boulettes de viande libanaises	unité	45	3,5	2	3,5	Plats préparés/Viandes	51,8	**1,15**
Boulettes de volaille Hagalil	portion = 100 g	201	16	15	0,5	Plats préparés/Viandes	176,5	**0,88**
Boulgour (cru)	100 g	379	3,4	1,9	19	Céréales	189,3	**0,50**
Boulgour cuisiné à l'huile d'olive Picard	100 g	175	5,3	3,8	5,3	Plats surgelés	101,9	**0,58**

Boulgour fin Primeal	100 g	364,5	12,3	1,3	75,9	Céréales	600,5	**1,65**
Boulgour Taureau Ailé (cuit)	100 g	105	3,4	1,9	18,5	Céréales	139,1	**1,33**
Bounty Mars - barre glacée	100 g	383	4,7	24,7	34,4	Confiseries/chocolat	296,8	**0,77**
Bounty Mars - chocolat au lait	unité = 57 g	276	2,6	15,3	32,1	Confiseries/chocolat	247,6	**0,90**
Bounty Mars - chocolat noir	unité = 57 g	274	1,8	15	32,7	Confiseries/chocolat	249,1	**0,91**
Bouquet (crevettes)	10 unités	49	10,5	0,7	0	Poissons	87,3	**1,78**
Bouquet (crevettes)	100 g	98	21	1,5	0	Poissons	174,8	**1,78**
Bourbon	verre = 8 cl	224	0	0	0	Boissons/Alcools	39,3	**0,18**
Bourbon Old Virginia	verre = 4 cl	111	0	0	0	Boissons/Alcools	19,5	**0,18**
Boursault	portion = 40 g	142	12,4	8,8	3,2	Produits laitiers/Fromages	142,8	**1,01**
Boursin	20 g	83	1,4	8,4	0,4	Produits laitiers/Fromages	38,2	**0,46**
Boursin au poivre	unité = 150 g	621	10,5	63	3	Produits laitiers/Fromages	287,3	**0,46**
Brandade de morue à l'huile d'olive Picard	100 g	152	7,3	9,1	10,1	Plats surgelés	143,4	**0,94**
Brandade de morue Fleury Michon	plat individuel = 330 g	336	29	10,6	31,7	Plats préparés/Poissons	438,7	**1,31**
Brandade de morue Parmentier à la crème fraiche Fleury Michon	100 g	113	8,8	4,4	9,6	Plats préparés/Poissons	142,1	**1,26**
Brandy	verre = 8 cl	216	0	0	2,4	Boissons/Alcools	48,3	**0,22**
Braunschweiger	tranche = 15 g	54	2	5	0	Viandes/Plats préparés	31,1	**0,58**
Brehanes (biscuits St Michel)	100 g	446	7,5	12	77	Biscuits	498,0	**1,12**
Bresse Bleu	100 g	355	19	31	3	Produits laitiers/Fromages	258,6	**0,73**
Bretzel	unité	80	2,4	3,3	10,2	Féculents	86,9	**1,09**
Brick	unité = 17 g	59	1,7	0	13	Féculents	79,6	**1,35**
Brick	100 g	345	10	0,5	7	Féculents	171,9	**0,50**
Bridélice préparation à base de crème légère	100 g	163	2,8	15	4,2	Produits laitiers	88,2	**0,54**
Bridelight - 15 % crème épaisse	c. à café = 20 g	35	0,5	3	1,4	Produits laitiers/Fromages	20,1	**0,57**
Bridelight - 15 % fromage extra léger	100 g	152	25,2	5,5	0,4	Produits laitiers/Fromages	222,6	**1,46**
Bridelight - 15 % fromage extra léger	portion = 40 g	61	10,1	2,2	0,2	Produits laitiers/Fromages	89,4	**1,47**
Bridelight - 15 % fromage extra léger Moelleux	portion = 40 g	61	10,1	2,2	0,2	Produits laitiers/Fromages	89,4	**1,47**
Bridelight - 15 % fromage léger de caractère	portion = 40 g	69	9,8	3,2	0,2	Produits laitiers/Fromages	89,9	**1,30**
Bridelight - 5 % crème légère	c. à soupe = 20 g = 17 ml	18	0,3	1,4	1,1	Produits laitiers	12,1	**0,67**

	Quantité	Énergie (en kcal)	Protides	Lipides	Glucides	Catégorie d'aliment	IS	IS / Calories
Bridelight - 8 % crème épaisse	c. à soupe = 30 g	35	0,7	2,4	2,7	Produits laitiers	26,4	**0,75**
Brie	portion = 40 g	132	8,2	11	0	Produits laitiers/Fromages	99,0	**0,75**
Brie	100 g	330	20,6	27,5	0	Produits laitiers/Fromages	248,1	**0,75**
Brioche	tranche = 40 g	164	4	9,3	16,2	Pain/Viennoiseries	147,9	**0,90**
Brioche	100 g	410	9,9	23,3	40,5	Pain/Viennoiseries	369,7	**0,90**
Brioche (boulangerie)	unité = 68 g	279	6,7	15,8	27,5	Pain/Viennoiseries	251,1	**0,90**
Brioche fourrée au saucisson cuit Casino	portion = 1/4 brioche	338	11	22	24	Plats préparés	281,6	**0,83**
Brioche ronde pur beurre Carrefour	unité	158	3,5	6,4	21,5	Pain/Viennoiseries	162,2	**1,03**
Brioche tranchée Harry's	2 tranches = 56 g	196	4,7	5,4	32,3	Pain/Viennoiseries	229,7	**1,17**
Brioche tranchée Harry's	100 g	350	8,3	9,6	57,6	Pain/Viennoiseries	417,8	**1,19**
Brochet (cuit au four)	100 g	94	21,5	0,9	0	Poissons	177,0	**1,88**
Brochet (cuit au four)	portion = 150 g	141	32,3	1,4	0	Poissons	265,9	**1,89**
Brochettes d'acras de poisson et riz à la créole sauce tomate épicée Fleury Michon	100 g	141	5,6	5	18,4	Plats préparés/Poissons	162,5	**1,15**
Brochettes de keftas d'agneau et semoule sauce tajine Fleury Michon	100 g	189	7,2	9,9	17,7	Plats préparés/Viandes	204,9	**1,08**
Brochettes de poulet tandoori et boulgour sauce fromage blanc citron coriandre Fleury Michon	100 g	149	11	5,8	13,3	Plats préparés/Viandes	183,4	**1,23**
Brochettes de yakitoris de poulet et riz au pavot Fleury Michon	100 g	173	10,2	6,9	17,5	Plats préparés/Viandes	194,7	**1,13**
Brochettes thaï Picard	100 g	218	8,2	10,8	22,1	Plats surgelés	216,2	**0,99**
Brocoli (cru)	100 g	35	2,4	0,4	4,8	Légumes	60,2	**1,72**
Brocoli (cuit)	100 g	36	2,5	0,4	5,5	Légumes	66,0	**1,83**
Brocoli (cuit)	portion = 200 g	71	5	0,8	11	Légumes	131,8	**1,86**
Brocolis aux tomates et poulet Raconte moi des Salades	100 g	98	4,2	8,7	0,7	Légumes/Plats préparés	81,2	**0,83**
Brocolis des Landes Bonduelle	100 g	39	2,7	0,7	5,5	Légumes	68,4	**1,75**
Brownie McDonald's	unité = 50 g	264	2,8	17,7	23,4	Desserts/Gâteaux	211,8	**0,80**
Brownies	unité (part carrée)	386	5	22	41	Desserts	338,2	**0,88**
Brownies au chocolat et aux noix	unité = 85 g	381	3,9	19,6	46,8	Desserts/Gâteaux	342,5	**0,90**

Brownies au chocolat et aux noix	100 g	448	4,6	23	55	Desserts/Gâteaux	402,3	**0,90**
Brownies chocolat noisettes Leader Price	portion = 50 g	223	3,5	10,2	29,2	Desserts/Gâteaux	224,8	**1,01**
Brugnon	unité = 150 g	69	1,4	0,3	15,3	Fruits	109,9	**1,59**
Brunoise de légumes Picard	100 g	25,4	1,2	0,2	4,7	Légumes surgelés	46,4	**1,83**
Bûche glacée Carte d'Or Motta - 3 chocolats	150 g	204	3,5	10,2	29,2	Desserts/Glaces	209,1	**1,02**
Bûche glacée Carte d'Or Motta - caramel/vanille/praliné	150 g	264	23,7	8,9	21,9	Desserts/Glaces	335,6	**1,27**
Bûche glacée Carte d'Or Motta - chocolat/rhum/marron	150 g	175	3,4	7,2	23,8	Desserts/Glaces	175,6	**1,00**
Bûche glacée Carte d'Or Motta - framboise/nougat	150 g	149	2,1	5,3	23	Desserts/Glaces	155,3	**1,04**
Bûche glacée Carte d'Or Motta - framboise/vanille	150 g	156	2,2	4,4	27	Desserts/Glaces	173,5	**1,11**
Bûche glacée Carte d'Or Motta - mandarine/chocolat/Grand Marnier	150 g	177	3,1	7,3	24,8	Desserts/Glaces	178,2	**1,01**
Bûche glacée Carte d'Or Motta - poire/chocolat	150 g	141	2,4	4,9	21,9	Desserts/Glaces	150,8	**1,07**
Bulot	portion = 150 g	134	27,2	2,9	0	Poissons	228,9	**1,71**
Bulot	100 g	97	20,7	0,3	2,9	Poissons	183,4	**1,89**
Burritos	portion	770	30	46	59	Plats préparés/Viandes	739,1	**0,96**
Burritos Monoprix Exotique	unité = 120 g	280	15,1	12,7	26	Plats préparés/Viandes	297,8	**1,06**
C								
Cabillaud (cuit à la vapeur)	100 g	77	18,1	0,6	0	Poissons	148,4	**1,93**
Cabillaud (cuit au four)	100 g	97	22,1	1	0	Poissons	182,1	**1,88**
Cabillaud (cuit au four)	portion = 150 g	146	33,2	1,5	0	Poissons	273,6	**1,87**
Cabillaud (ou morue commune)	100 g	78	17,9	0,4	0,8	Poissons	150,3	**1,93**
Cabillaud provençal riz et courgettes Weight Watchers	portion = 380 g	327	19,4	10,3	39,1	Plats préparés/Poissons/diététique	410,2	**1,25**
Cabillaud sauce citron aux zestes confits Fleury Michon	100 g	111	8,5	2,6	13,4	Plats préparés/Poissons/diététique	149,3	**1,35**
Cabrette Rians	portion = 30 g	50	3,5	3,6	0,8	Produits laitiers/Fromages	43,1	**0,86**
Cacahuète	unité	10	0,4	0,8	0,1	Snacks salés	6,9	**0,69**
Cacahuète	100 g	577	25,3	49	8,6	Snacks salés	443,8	**0,77**
Cacahuète grillée salée	poignée = 35 g	209	9,4	17,7	3,1	Snacks salés	161,9	**0,77**
Cacahuète grillée salée	100 g	597	26,8	50,5	8,9	Snacks salés	463,1	**0,78**

	Quantité	Énergie (en kcal)	Protides	Lipides	Glucides	Catégorie d'aliment	IS	IS / Calories
Cacahuète salée Monoprix	poignée = 35 g	209	9,4	15,4	8	Snacks salés	180,1	**0,86**
Cacahuète salée Monoprix	100 g	596	27	44	23	Snacks salés	516,9	**0,87**
Cacahuètes grillées à sec légèrement épicées dorées au four Bénénuts	100 g	600	29	47	14	Snacks salés	488,7	**0,81**
Cacahuètes grillées à sec légèrement épicées dorées au four Bénénuts	portion = 25 g	150	7,3	11,8	3,5	Snacks salés	122,9	**0,82**
Cacao amer sans sucre	2 c. à café = 10 g	33	1,9	2,3	1,2	Chocolat	35,6	**1,08**
Cacao amer sans sucre	100 g	333	19,3	23,1	11,6	Chocolat	358,2	**1,08**
Cacao Bio Alter Eco	100 g	249	22	12	15	Chocolat	362,5	**1,46**
Cacao pur Bio Jardin Bio et Equitable	100 g	331	21	21	11,5	Chocolat	366,6	**1,11**
Café liégeois	unité = 115 g	134	3,4	5,1	19	Desserts	144,6	**1,08**
Café moulu	100 g	184	13	14	1,5	Boissons	543,2	**2,95**
Café noir (liquide)	tasse = 55 ml	2	0,2	0	0,3	Boissons	3,1	**1,57**
Café noir (liquide)	tasse = 100 ml	4	0,7	0	0,4	Boissons	7,6	**1,91**
Café poudre soluble	100 g	116	18,5	0,3	10	Boissons	201,4	**1,74**
Café poudre soluble	c. à café	8	1,3	0	0,7	Boissons	14,1	**1,76**
Café Starbucks Coffee - Café de la semaine	grand = 474 ml	5	1	0	0	Boissons	8,3	**1,66**
Café Starbucks Coffee - Caffé Latte	grand = 474 ml	190	12	7	18	Boissons	210,2	**1,11**
Café Starbucks Coffee - Caffé Moka	grand = 474 ml	330	13	15	43	Boissons	374,4	**1,13**
Café Starbucks Coffee - Cappuccino	grand = 474 ml	120	8	4	12	Boissons	138,1	**1,15**
Café Starbucks Coffee - Caramel Macchiato	grand = 474 ml	240	10	7	34	Boissons	273,9	**1,14**
Café Starbucks Coffee - Espresso	30 ml	5	0	0	1	Boissons	5,2	**1,05**
Café Starbucks Coffee - Espresso con Panna	30 ml	30	0	2,5	2	Boissons	17,4	**0,58**
Café Starbucks Coffee - Espresso Macchiato	30 ml	10	1	0	1	Boissons	13,5	**1,35**
Café Starbucks Coffee - Frappuccino à la crème - Chocolat	grand = 474 ml	510	14	19	78	Boissons	571,4	**1,12**
Café Starbucks Coffee - Frappuccino à la crème - Vanille	grand = 474 ml	470	12	14	75	Boissons	517,3	**1,10**
Café Starbucks Coffee - Frappuccino au café - Café	grand = 474 ml	240	5	3	48	Boissons	292,4	**1,22**
Café Starbucks Coffee - Frappuccino au café - Caramel	grand = 474 ml	380	6	15	57	Boissons	380,0	**1,00**

Café Starbucks Coffee - Frappuccino au café - Moka	grand = 474 ml	380	6	15	57	Boissons	380,0	**1,00**
Caille	unité = 80 g	92	19,2	1,6	0	Viandes	160,5	**1,75**
Cake (industriel)	tranche = 20 g	74	1	2,8	11,4	Desserts/Gâteaux	75,1	**1,02**
Cake (industriel)	100 g	370	5,1	13,9	57	Desserts/Gâteaux	376,2	**1,02**
Cake Brossard - aux Fruits	tranche = 50 g	200	1,7	7,4	31,6	Desserts/Gâteaux	207,8	**1,04**
Cake moelleux fibres pruneaux Céréal	unité = 30 g	100	1,5	2,1	18,7	Desserts/Gâteaux	122,3	**1,22**
Calamar	100 g	77	16,2	1,1	0,5	Poissons	137,2	**1,78**
Calamar nature	portion = 150 g	125	24	1,7	3,5	Poissons	217,3	**1,74**
Calamars à l'américaine	portion = 300 g	282	18,3	3,9	43,2	Poissons/Plats préparés	403,3	**1,43**
Calamars à l'américaine et riz blanc Fleury Michon	100 g	113	6,5	3,3	14,3	Poissons/Plats préparés	141,0	**1,25**
Calamars en salade Auchan	barquette = 200 g	538	20	50	2	Poissons/Plats préparés	319,7	**0,59**
Calamars farcis au riz	100 g	118	12	25	12	Poissons/Plats préparés	202,3	**1,71**
Calamars frits (égouttés)	100 g	171	22	7,5	4	Poissons	221,3	**1,29**
Calin 20 % nature	100 g	72	7,3	3,1	3,5	Produits laitiers	86,2	**1,20**
Calisson d'Aix	unité = 8 g	33	0,3	0,8	6	Confiseries	38,3	**1,16**
Calvados	verre = 4 cl	100	0	0	0	Boissons/Alcools	17,5	**0,18**
Camembert 45 %	portion = 40 g	113	8,5	8,8	0	Produits laitiers/Fromages	94,8	**0,84**
Camembert 45 %	100 g	283	21,2	22	0	Produits laitiers/Fromages	236,8	**0,84**
Camembert allégé 20-30 %	100 g	199	24,7	11,1	0	Produits laitiers/Fromages	233,1	**1,17**
Camembert Président	portion = 30 g	82	6,3	6,3	0	Produits laitiers/Fromages	69,7	**0,85**
Camomille	tasse	0	0	0	0	Boissons	0,0	**0**
Campari (apéritif)	verre = 8 cl	130	0	0	11,2	Boissons/Alcools	71,6	**0,55**
Canada Dry	canette = 33 cl	128	0	0	32	Boissons	161,9	**1,26**
Canada Dry	litre	388	0	0	97	Boissons	490,7	**1,26**
Canard rôti	100 g	190	25	10	0	Viandes	232,2	**1,22**
Canard rôti	portion = 150 g	285	37,5	15	0	Viandes	348,3	**1,22**
Canard sauvage	portion = 150 g	189	33	0	0	Viandes	277,6	**1,47**
Cancoillotte (fromage)	unité = 250 g	262	40	10,2	2,5	Produits laitiers/Fromages	367,1	**1,40**
Cancoillotte Landel à l'ail	100 g	105	16	4,1	0	Produits laitiers/Fromages	142,5	**1,36**
Cancoillotte Landel à l'ail	boîte = 250 g	263	40	10,2	2,5	Produits laitiers/Fromages	367,3	**1,40**

	Quantité	Énergie (en kcal)	Protides	Lipides	Glucides	Catégorie d'aliment	IS	IS / Calories
Cancoillotte Landel nature	100 g	105	16	4,1	1	Produits laitiers/Fromages	146,9	**1,40**
Cancoillotte Landel nature	boîte = 250 g	263	40	10,2	2,5	Produits laitiers/Fromages	367,3	**1,40**
Canderel - classique	comprimé	0	0,2	0	0,6	Sucres/Edulcorants	4,1	**#DIV/0!**
Canderel - le demi	comprimé	0	0,1	0	0,7	Sucres/Edulcorants	3,8	**#DIV/0!**
Canderel - poudre	c. à café = 0,5 g	2	0	0	0,5	Sucres/Edulcorants	2,5	**1,26**
Canderel - poudre	100 g	384	3	0	93	Sucres/Edulcorants	494,7	**1,29**
Canderel - Sticks Caramel	100 g	362	0,9	0	89,6	Sucres/Edulcorants	503,7	**1,39**
Candia Fraîcheur - orange	grand verre = 250 ml	118	3,8	0,1	25,4	Produits laitiers	159,6	**1,35**
Candia Fraîcheur - pêche	grand verre = 250 ml	115	3,7	0,1	25,4	Produits laitiers	158,4	**1,38**
Candia Fraîcheur - pomme	grand verre = 250 ml	113	3,4	0	23,4	Produits laitiers	146,9	**1,30**
Candy'up Candia - chocolat	briquette = 200 ml	127	4,6	2,1	22	Produits laitiers	155,1	**1,22**
Candy'up Candia - Energie	bouteille = 250 ml	191	10	3,6	29,6	Produits laitiers	241,5	**1,26**
Candy'up Candia - fraise	briquette = 200 ml	122	4	1,3	23,4	Produits laitiers	154,8	**1,27**
Candy'up Candia - vanille	briquette = 200 ml	114	4	1,3	21,1	Produits laitiers	143,3	**1,26**
Canneberges - sauce sucrée de (conserve)	250 ml	442	0	0	114	Aromates/épices/condiments	586,5	**1,33**
Canneberges séchées	100 g	308	0,07	1,3	76,6	Fruits secs	425,2	**1,38**
Cannelle	5 g	18,2	0,2	0,2	4	Aromates/épices/condiments	39,0	**2,15**
Cannelloni à la bolognaise Picard	100 g	154	6,8	7,9	14	Plats surgelés	155,4	**1,01**
Cannelloni à la viande (conserve)	100 g	207	11,4	13,5	9,8	Plats préparés/Viandes/ Féculents	185,0	**0,89**
Cannelloni à la viande (conserve)	portion = 250 g	518	28,5	33,8	24,5	Plats préparés/Viandes/ Féculents	463,0	**0,89**
Cannelloni au poulet, crème de champignons Picard	100 g	165	10	8,7	11,6	Plats surgelés	171,6	**1,04**
Cantal	portion = 40 g	147	9,2	12,2	0	Produits laitiers/Fromages	110,6	**0,75**
Cantal	100 g	367	23	30,5	0	Produits laitiers/Fromages	276,5	**0,75**
Cantuccini alla mandorla croquants aux amandes Sapori	unité = 10 g	44	1	1,6	6,5	Biscuits/Gâteaux	46,9	**1,07**
Caponata	portion	379	3	36	10	Légumes/Plats préparés	200,1	**0,53**

Cappelletti au jambon cru Leader Price	barquette = 250 g	717	30,7	14	112	Plats préparés/Viandes/ Féculents	866,5	**1,21**
Câpre	100 g	13	1	0	2	Aromates/épices/condiments	36,9	**2,84**
Caprice des Dieux	portion = 40 g	138	6,6	12,4	0	Produits laitiers/Fromages	90,1	**0,65**
Caprice des Dieux	100 g	345	16,4	31	0,1	Produits laitiers/Fromages	224,9	**0,65**
Carambole - pulpe fraîche de	100 g	29	0,5	0,3	6,3	Fruits	47,1	**1,63**
Caramel	unité	45	0,1	0,6	9,6	Confiseries	51,3	**1,14**
Caramel	100 g	408	1,5	6	87	Confiseries	469,9	**1,15**
Cardon	100 g	22	0,7	0,1	3,6	Légumes	35,4	**1,61**
Cari ou curry	pincée	1	0	0	0,2	Aromates/épices/condiments	1,7	**1,66**
Carotte - jus de	100 ml	30	0,7	0,1	6,8	Boissons/Jus de Fruits	45,8	**1,53**
Carotte (conserve)	100 g	22	0,6	0,3	4,5	Légumes	38,8	**1,76**
Carotte (crue)	100 g	41	0,9	0,2	7,1	Légumes	60,5	**1,48**
Carotte (cuite)	100 g	35	0,76	0,2	5,5	Légumes	52,7	**1,50**
Carotte (cuite)	portion = 200 g	50	1,6	0,6	10	Légumes	98,3	**1,97**
Carotte (purée surgelée) Bonduelle	galet = 30 g	7	0,4	0	1,1	Légumes	14,5	**2,08**
Carotte Bonduelle surgelées	100 g	22	1,3	0,2	3,7	Légumes	49,0	**2,23**
Carotte Bonduelle surgelées	portion = 200 g	44	2,6	0,4	7,4	Légumes	98,0	**2,23**
Carotte Céréal - jus de	100 g	27	0,5	0	6	Légumes/Boissons	38,9	**1,44**
Carottes râpées assaisonnées à la pulpe de citron	100 g	100	1	7,1	8,1	Légumes	85,4	**0,85**
Carottes râpées au citron Leader Price	plat individuel = 300 g	282	3	21,3	19,8	Légumes	218,0	**0,77**
Carottes râpées aux abricots Raconte moi des Salades	100 g	65	1	2,3	10,1	Légumes/Plats préparés	91,3	**1,40**
Carottes râpées Plats cuisinés Martinet	barquette = 200 g	168	2	13,2	10,6	Légumes/Plats préparés	127,1	**0,76**
Carottes râpées vinaigrette	100 g	128	1	10	8,5	Légumes	96,6	**0,76**
Carpaccio + filet d'huile	70 g + 15 g huile	226	1,4	18,7	0	Viandes	75,6	**0,33**
Carpe (cuite au four)	100 g	136	20,4	6	0	Poissons	183,2	**1,35**
Carpe (cuite au four)	portion = 150 g	204	30,6	9	0	Poissons	274,8	**1,35**
Carpe d'élevage	100 g	100	17,7	2,5	1,4	Poissons	158,2	**1,58**
Carré chocolat dégustation Nestlé - Eclat noir	unité = 8 g	43	0,6	2,8	3,9	Chocolat	32,8	**0,76**
Carré chocolat dégustation Nestlé - Intense noir	unité = 8 g	44	0,6	3,5	2,3	Chocolat	27,0	**0,61**

	Quantité	Énergie (en kcal)	Protides	Lipides	Glucides	Catégorie d'aliment	IS	IS / Calories
Carré d'agneau ratatouille Monoprix Gourmet	plat individuel = 250 g	340	31,5	21	6,2	Viandes	367,3	**1,08**
Carré de l'Est	portion = 40 g	126	8,4	10,2	0	Produits laitiers/Fromages	98,3	**0,78**
Carré de l'Est	100 g	314	21	25,5	0	Produits laitiers/Fromages	245,6	**0,78**
Carré de porc rôti Fleury Michon	100 g	128	22	4	1	Viandes	201,4	**1,57**
Carré frais 0 % Gervais	carré = 25 g	22	4,5	0	1	Produits laitiers/Fromages	41,5	**1,89**
Carré frais Gervais	portion = 25 g	45	3,4	3,2	0,8	Produits laitiers/Fromages	40,9	**0,91**
Carré frais Gervais	portion = 75 g	136	10,1	9,6	2,3	Produits laitiers/Fromages	121,8	**0,90**
Carré frais Gervais	100 g	181	13,4	12,8	3	Produits laitiers/Fromages	161,6	**0,89**
Carrelet (à la vapeur)	100 g	94	19	2	0	Poissons	160,0	**1,70**
Carrelet (à la vapeur)	2 filets = 150 g	141	28,5	3	0	Poissons	239,9	**1,70**
Carrelet (frit)	100 g	254	16,9	15,9	10,5	Poissons	237,3	**0,93**
Cassis - jus de	verre = 15 cl	30	0	0	7,5	Boissons/Jus de Fruits	38,6	**1,29**
Cassis frais	100 g	50	1,3	0,3	9	Fruits	101,2	**2,02**
Cassolette bacon aux 3 fromages et crozets Fleury Michon	100 g	253	11	17,7	12,3	Plats préparés	210,5	**0,83**
Cassolette de saumon Flan de courgettes et dés de chèvre Fleury Michon	100 g	170	10,4	12,6	3,8	Plats préparés	151,2	**0,89**
Cassolette de St Jacques en persillade et flan de brocolis Fleury Michon	100 g	180	8,8	13,3	6,3	Plats préparés	175,8	**0,98**
Cassolette de St Jacques Fleury Michon	100 g	115	7,5	7,1	5,2	Plats préparés	114,9	**1,00**
Cassolette d'écrevisses et son moelleux d'épinards Fleury Michon	100 g	152	8,2	11,3	4,3	Plats préparés	125,3	**0,82**
Cassolette volaille tomate/riz safrané Cuisine légère Maggi	portion = 350 g	466	26,6	14,4	57,4	Plats préparés	567,1	**1,22**
Cassoulet (conserve)	100 g	155	9	8,2	11	Plats préparés	177,1	**1,14**
Cassoulet (conserve)	boîte = 400 g	620	36	32,8	44	Plats préparés	708,3	**1,14**
Cassoulet Leader Price	plat individuel = 285 g	425	20	28,5	28,5	Plats préparés	422,9	**1,00**
Cassoulet maison	portion = 350 g	910	53,2	60,3	38,5	Plats préparés	853,4	**0,94**
Cavatelli 4 couleurs et jambon, sauce crème Fleury Michon	100 g	142	6	4,9	18,5	Plats préparés	164,1	**1,16**
Caviar	100 g	250	25	17	0	Poissons	252,3	**1,01**

Caviar d'aubergines	100 g	199	2,4	19	4,5	Légumes	116,8	**0,59**
Caviar de tomates à l'ail Sacla	100 g	186	3	10,3	14,7	Légumes	151,5	**0,81**
Caviar de tomates à l'ail Sacla	pot = 190 g	353	5,7	19,6	28	Légumes	271,5	**0,77**
Céleri - branche (conserve)	100 g	9	0,8	0,1	1,3	Légumes	27,5	**3,06**
Céleri rémoulade	portion = 150 g	416	2,4	44,1	2,4	Légumes	188,8	**0,45**
Céleri rémoulade Martinet	plat individuel = 300 g	402	3	39	11,4	Légumes	245,2	**0,61**
Céleri-branche cru	100 g	14	0,7	0,2	1,5	Légumes	23,7	**1,69**
Céleri-branche cuit	100 g	18	0,8	0,2	2,6	Légumes	29,3	**1,63**
Céleri-rave (cru)	100 g	42	1,5	0,3	7,4	Légumes	62,2	**1,48**
Céleri-rave (cuit)	100 g	27	1	0,2	4,7	Légumes	40,3	**1,49**
Céleri-rave râpé nature	portion = 150 g	27	2,3	0,5	3,6	Légumes	84,4	**3,13**
Cèpe	100 g	15	2	0,5	0,5	Légumes	38,8	**2,59**
Cèpes à la provençale Gyma	portion = 200 g	104	7,7	5,4	5,8	Légumes/Plats préparés	132,6	**1,28**
Cèpes en risotto Gyma	portion = 200 g	92	3,9	0,5	17,9	Légumes/Plats préparés	148,4	**1,61**
Céréal - Galettes de régime	3 unités = 33 g	142	7,1	4	19,3	Diététique/Snacks sucrés	178,2	**1,25**
Céréal - Goûters 4S aux pommes	2 unités = 42 g	181	3,7	7,1	25,6	Diététique/Snacks sucrés	198,3	**1,10**
Céréal - Goûters aux raisins	2 unités = 56 g	157	3,9	5,4	23,3	Diététique/Snacks sucrés	173,4	**1,10**
Céréal - Infusion Digestion facile biologique	sachet	0	0	0	0	Boissons/Tisanes	0,0	**0**
Céréal - Infusion Minceur biologique	sachet	0	0	0	0	Boissons/Tisanes	0,0	**0**
Céréal - Riz'al	2 galettes	52	1,2	0,4	7,9	Diététique/Snacks salés	56,1	**1,08**
Céréales au son pour petit-déjeuner	portion = 40 g	106	5,6	1,1	18,2	Céréales/Petit déjeuner	212,5	**2,00**
Céréales au son pour petit-déjeuner	100 g	265	14	2,7	45,6	Céréales/Petit déjeuner	531,6	**2,01**
Céréales chocolatées pour petit-déjeuner	portion = 40 g	159	2	1,1	34,8	Céréales/Petit déjeuner	197,1	**1,24**
Céréales chocolatées pour petit-déjeuner	100 g	397	5	2,7	87,1	Céréales/Petit déjeuner	493,5	**1,24**
Céréales Diet Century Wheat bran (son de blé complet)	portion = 40 g	108	5,2	1,2	18,8	Céréales/Petit déjeuner	210,1	**1,95**
Céréales Gayelord Hauser	30 g + 125 ml lait écrémé	150	9,8	1,8	24,3	Céréales/Petit déjeuner	228,8	**1,53**
Céréales sucrées pour petit-déjeuner	portion = 40 g	155	2,2	0,7	34,7	Céréales/Petit déjeuner	199,9	**1,29**
Céréales sucrées pour petit-déjeuner	100 g	388	5,5	1,7	86,8	Céréales/Petit déjeuner	499,8	**1,29**
Cérécof	100 g	351	4,2	0,1	83,5	Boissons	499,8	**1,42**
Cerf	portion = 200 g	232	40	8	0	Viandes	347,9	**1,50**

	Quantité	Énergie (en kcal)	Protides	Lipides	Glucides	Catégorie d'aliment	IS	IS / Calories
Cerfeuil frais	100 g	42	3,6	0,5	6,2	Aromates/épices/condiments	94,4	**2,25**
Cerise fraîche	poignée = 100 g	67	1,3	0,5	15,3	Fruits	99,2	**1,48**
Cervelas	2 tranches = 20 g	61	2,4	5,6	0,2	Viandes	37,0	**0,61**
Cervelas	100 g	305	12	28	1,1	Viandes	185,5	**0,61**
Cervelas d'Alsace Herta	100 g	311	11,5	28,5	2	Viandes	187,5	**0,60**
Ceviche de saumon Picard	1 ceviche = 100 g	148	15,7	9,1	0,7	Plats préparés	157,8	**1,07**
Chabichou	portion = 40 g	138	7,8	11,8	0	Produits laitiers/Fromages	98,1	**0,71**
Chabichou	100 g	344	19,5	29,6	0	Produits laitiers/Fromages	245,3	**0,71**
Chair à saucisse	324	13	30	0,6	0	Viandes	225,3	**17,33**
Chakchouka aux œufs	portion	272	18	16	14	Plats préparés	288,6	**1,06**
Chambor abricot Nestlé	100 g	199	4,5	12,8	16,3	Desserts/Fruits	163,0	**0,82**
Chambor fraise Nestlé	100 g	199	4,5	12,8	16,3	Desserts/Fruits	163,0	**0,82**
Champagne brut	flûte	75	0	0	1,4	Boissons/Alcools	19,2	**0,26**
Champagne doux	flûte	120	0	0	2,2	Boissons/Alcools	30,6	**0,26**
Champignon (cru)	100 g	28	2,1	0,5	3	Légumes	47,8	**1,71**
Champignon (cuit)	portion = 200 g	56	6	0	8	Légumes	107,6	**1,92**
Champignon à la grecque	100 g	54	2,1	4,1	2,1	Légumes	70,0	**1,30**
Champignon à la grecque	portion = 120 g	65	2,5	4,9	2,5	Légumes	83,9	**1,29**
Champignon de Paris (conserve)	100 g	25	1,9	0,3	2,3	Légumes	46,2	**1,85**
Champignon Enoki (cru)	100 g	34	2,3	0,4	4,4	Légumes	58,8	**1,73**
Chanterelle	100 g	12	1,6	0,5	0,2	Légumes	44,5	**3,71**
Chanterelle	portion = 200 g	24	3,2	1	0,4	Légumes	89,0	**3,71**
Chaource	portion = 40 g	117	7,1	9,8	0	Produits laitiers/Fromages	86,5	**0,74**
Chaource	100 g	292	17,8	24,5	0	Produits laitiers/Fromages	216,6	**0,74**
Chapati	unité	100	3	3	15	Pains/Biscottes	115,4	**1,15**
Chapelure	100 g	382	12,5	4,5	73	Pains/Biscottes	508,5	**1,33**
Charlotte poires William/sauce chocolat Monoprix Gourmet	portion = 125 g	174	4,3	3,5	31,2	Desserts	209,3	**1,20**
Chartreuse	verre = 4 cl	128	0	0	16	Boissons/Alcools	92,1	**0,72**

Châtaignes grillées	100 g	211	4	3	42	Fruits	285,8	**1,35**
Chateaubriand	portion	386	38	25	0,1	Viandes	383,9	**0,99**
Chausson aux pommes (boulangerie)	unité	300	1	7,5	57	Pains et viennoiseries	324,8	**1,08**
Chausson aux pommes McDonald's	unité = 80 g	220	2,2	12	25,8	Desserts/Fast food	189,9	**0,86**
Chavroux allégé Ligne et Plaisir	portion = 17,8 g	24	2,3	1,3	0,7	Produits laitiers/Fromages	26,1	**1,09**
Cheddar	portion = 40 g	162	10,4	13,4	0	Produits laitiers/Fromages	123,8	**0,76**
Cheddar	100 g	406	26	33,5	0	Produits laitiers/Fromages	309,7	**0,76**
Cheerios miel/amandes Nestlé	portion = 40 g	157	3,2	2	31,6	Céréales/Petit déjeuner	199,1	**1,27**
Cheerios miel/amandes Nestlé	100 g	392	8	4,9	79	Céréales/Petit déjeuner	497,4	**1,27**
Cheese cake (moyenne)	portion = 166 g	366	14	8,8	57,8	Desserts/Gâteaux	431,8	**1,18**
Cheeseburger	unité = 95 à 110 g	260	13,7	11	25,8	Fast food/Viandes	286,9	**1,10**
Cheeseburger double McDonald's	unité = 170 g	449	26,4	23,9	32	Fast food/Viandes	458,8	**1,02**
Cheeseburger McDonald's	unité = 119 g	304	16	12,8	31,2	Fast food/Viandes	337,0	**1,11**
Cheesy (hamburger)	unité (en moyenne)	455	26,4	23,9	32	Fast food/Viandes	459,9	**1,01**
Chérimole - pulpe fraîche de	100 g	59	1,3	0,4	13,3	Fruits	93,3	**1,58**
Cherry	verre = 4 cl	108	0	0	12	Boissons/Alcools	71,2	**0,66**
Cheval - steak de	portion = 140 g	178	30	6,4	0	Viandes	262,2	**1,47**
Cheval - viande de (crue)	100 g	127	21,4	4,6	0	Viandes	187,1	**1,47**
Chèvre doux d'Ardèche Chèvretine	unité = 20 g	51	3,8	4	0,1	Produits laitiers/Fromages	43,0	**0,84**
Chèvre frais	portion = 40 g	32	1,9	2,4	0,6	Produits laitiers/Fromages	25,6	**0,80**
Chèvre frais	100 g	79	4,7	6,1	1,5	Produits laitiers/Fromages	63,6	**0,80**
Chèvre frais Rians	portion = 30 g	61	3,6	5	0,5	Produits laitiers/Fromages	46,4	**0,76**
Chèvre mi-sec	portion = 40 g	131	7,3	11,3	0	Produits laitiers/Fromages	92,5	**0,71**
Chèvre pâte molle	portion = 40 g	82	4,4	7	0,5	Produits laitiers/Fromages	58,7	**0,72**
Chèvre sec	portion = 40 g	186	11	15,8	0	Produits laitiers/Fromages	135,8	**0,73**
Chevreau	portion = 200 g	320	38	19	0	Produits laitiers/Fromages	363,6	**1,14**
Chevreuil rôti	100 g	174	32,6	4,8	0	Viandes	278,6	**1,60**
Chevreuil rôti	portion = 200 g	348	65,2	9,6	0	Viandes	557,1	**1,60**
Chicken McNuggets McDonald's	4 unités = 73 g	157	12,4	8,5	7,6	Fast food/Viandes	178,3	**1,14**
Chicken McNuggets McDonald's	6 unités = 109 g	234	18,5	12,8	11,4	Fast food/Viandes	266,3	**1,14**

	Quantité	Énergie (en kcal)	Protides	Lipides	Glucides	Catégorie d'aliment	IS	IS / Calories
Chicken McNuggets McDonald's	9 unités = 164 g	352	27,9	19,2	17,1	Fast food/Viandes	400,7	**1,14**
Chicorée (Boissons)	tasse	0	0	0	0	Boissons	0,0	**0**
Chicorée frisée (sans assaisonnement)	100 g	12	1,6	0,2	0	Légumes	30,3	**2,52**
Chicorée soluble Leroux	dose = 5 g	17	0,2	0	3,4	Boissons	26,1	**1,53**
Chicorée soluble Leroux	100 g	336	4,3	0,1	68,1	Boissons	526,5	**1,57**
Chili con carne	100 g	122	10,4	6	6,7	Plats préparés/Viandes	152,5	**1,25**
Chili con carne	portion = 300 g	366	32,1	18	20,1	Plats préparés/Viandes	464,2	**1,27**
Chili con carne et riz (préparé congelé)	portion = 300 g	306	19,5	6	43,5	Plats préparés/Viandes	445,2	**1,45**
Chili con carne et riz blanc Fleury Michon	100 g	131	6,4	3,9	17,5	Plats préparés/Viandes	168,0	**1,28**
Chinchard gras	100 g	143	19,6	6,8	0,6	Poissons	182,2	**1,27**
Chinchard maigre	100 g	96	18,7	2,1	0,4	Poissons	160,0	**1,67**
Chipolata	unité = 100 g	342	13,5	31,7	0,6	Viandes	206,0	**0,60**
Chips	100 g	566	5	38	51	Snacks salés	472,3	**0,83**
Chips à l'ancienne Monoprix	100 g	557	6,1	37	50	Snacks salés	437,3	**0,79**
Chips allégées	100 g	501	6	25	63	Snacks salés	502,8	**1,00**
Chips allégées Monoprix	paquet = 100 g	519	6	27	63	Snacks salés	471,6	**0,91**
Chips de maïs	portion	235	3	13	25	Snacks salés	196,3	**0,84**
Chips Monoprix	paquet = 125 g	707	6,3	47,5	63,7	Snacks salés	544,2	**0,77**
Chocapic Nestlé	portion = 40 g	157	3,1	1,8	32	Céréales/Petit déjeuner	201,0	**1,28**
Chocapic Nestlé	100 g	392	7,7	4,6	79,9	Céréales/Petit déjeuner	501,8	**1,28**
Choco à boire Nestlé	100 g	89	3,4	1	13	Boissons/Chocolat	105,0	**1,18**
Choco juniors Gerblé	2 unités = 44 g	214	3,1	9,7	28,6	Diététique	202,7	**0,95**
Choco juniors Gerblé	100 g	486	7	22	65	Diététique	459,7	**0,95**
Choco Krispies Kellogg's	portion = 40 g	152	1,8	0,8	34	Céréales/Petit déjeuner	195,4	**1,29**
Choco Krispies Kellogg's	100 g	380	4,5	2	85	Céréales/Petit déjeuner	488,5	**1,29**
Choco Krispies Kellogg's	barre = 20 g	90	2	3	15	Céréales/Petit déjeuner	101,3	**1,13**
Choco Pop's Kellogg's	portion = 40 g	152	2	0,6	34,4	Céréales/Petit déjeuner	198,3	**1,30**
Choco Pop's Kellogg's	100 g	380	5	1,5	86	Céréales/Petit déjeuner	495,9	**1,30**

Chocolat à croquer	carré = 7 g	36	0,3	2,1	4	Chocolat	31,3	**0,87**
Chocolat à croquer	barre = 30 g	155	1,4	9	17,3	Chocolat	136,4	**0,88**
Chocolat à croquer	100 g	516	4,5	30	57,8	Chocolat	453,2	**0,88**
Chocolat au lait	carré = 7 g	38	0,5	2,2	4	Chocolat	31,4	**0,83**
Chocolat au lait	barre = 30 g	162	2,3	9,6	17	Chocolat	135,1	**0,83**
Chocolat au lait	100 g	541	7,5	32	56,5	Chocolat	448,5	**0,83**
Chocolat au lait 3 céréales au fructos Vivis	3 carrés = 20 g	112	2,4	7,7	8,2	Chocolat	86,2	**0,77**
Chocolat au lait amandes croquantes Nestlé	100 g	547	8,2	34,7	50,4	Chocolat	441,1	**0,81**
Chocolat au lait et riz Beaumont	100 g	529	8	29	60	Chocolat	465,5	**0,88**
Chocolat au lait Milka	100 g	535	7,3	31,3	56,2	Chocolat	443,7	**0,83**
Chocolat au lait noisettes au fructose Vivis	3 carrés = 20 g	117	2,5	8,6	7,3	Chocolat	85,1	**0,73**
Chocolat au lait supérieur à la noix de coco caramélisée Entr'aide Marque Repère	100 g	560	8	36	50	Chocolat	443,2	**0,79**
Chocolat blanc	barre = 30 g	130	1,9	6,4	16,3	Chocolat	116,7	**0,90**
Chocolat blanc Beaumont	2 carrés	46	0,6	2,7	4,7	Chocolat	36,7	**0,80**
Chocolat blanc Beaumont	barre = 17 g	91	1,2	5,3	9,5	Chocolat	73,5	**0,81**
Chocolat blanc Beaumont	100 g	546	7,5	32	57	Chocolat	443,5	**0,81**
Chocolat blanc Côte d'Or	100 g	561	7,4	34,6	55	Chocolat	440,2	**0,78**
Chocolat Blanc Croustillant Bio Alter Eco	100 g	580	6	39	51	Chocolat	428,0	**0,74**
Chocolat blanc Nestlé	100 g	560	6,8	34,8	54,9	Chocolat	435,5	**0,78**
Chocolat blanc noisettes/amandes Nestlé	100 g	579	11,8	40,3	42,2	Chocolat	458,9	**0,79**
Chocolat chaud McDonald's	20 cl	134	1,8	4,8	21	Chocolat	134,9	**1,01**
Chocolat Crunch + biscuits Nestlé	100 g	507	6,4	26,2	61,4	Chocolat	452,1	**0,89**
Chocolat Crunch lait Nestlé	100 g	514	7	26,5	61,9	Chocolat	459,1	**0,89**
Chocolat Crunch Nestlé	100 g	519	5,7	28,3	60,2	Chocolat	445,4	**0,86**
Chocolat Crunch Noir Nestlé	100 g	507	5,1	29,9	53,8	Chocolat	413,2	**0,81**
Chocolat Dessert Alter Eco	100 g	540	4	35	59	Chocolat	466,4	**0,86**
Chocolat Disney Family Nestlé	100 g	543	5,8	32	57,8	Chocolat	443,1	**0,82**
Chocolat en poudre	2 c. à café = 10 g	39	0,6	0,5	8,1	Chocolat	47,3	**1,21**
Chocolat en poudre Poulain	2 c. à soupe = 20 g	72	1,5	0,7	15	Chocolat	96,2	**1,34**

	Quantité	Énergie (en kcal)	Protides	Lipides	Glucides	Catégorie d'aliment	IS	IS / Calories
Chocolat Frigor	tablette = 100 g	565	6	38	50	Chocolat	438,1	**0,78**
Chocolat Galak Nestlé	100 g	543	7	30,7	59,5	Chocolat	493,4	**0,91**
Chocolat gourmand poudre bio Jardin Bio et Equitable	100 g	367	6,7	6,7	70	Chocolat	440,5	**1,20**
Chocolat instantané sucré en poudre	c. à café = 10 g	39	0,6	0,5	8,1	Chocolat	47,3	**1,21**
Chocolat lait amandes croquantes Nestlé	100 g	562	9,2	35,2	52,2	Chocolat	457,8	**0,81**
Chocolat lait Dégustation Bio Alter Eco	100 g	555	7	36	52	Chocolat	443,6	**0,80**
Chocolat lait Eclats de Miel Alter Eco	100 g	546	6	33	57	Chocolat	443,0	**0,81**
Chocolat lait Energie Alter Eco	100 g	544	7	35	54	Chocolat	442,8	**0,81**
Chocolat lait extra-fin Côte d'Or	100 g	575	10,2	41,1	41,2	Chocolat	424,6	**0,74**
Chocolat lait Fondant Bio Alter Eco	100 g	534	7	34	50	Chocolat	427,2	**0,80**
Chocolat lait Mokaccino Alter Eco	100 g	558	6	37	53	Chocolat	445,5	**0,80**
Chocolat lait Nestlé	100 g	539	5,5	31,6	58,1	Chocolat	442,8	**0,82**
Chocolat lait Noisettes Bio Alter Eco	100 g	565	8	41	41	Chocolat	417,2	**0,74**
Chocolat lait noisettes entières Côte D'Or	100 g	529	8,3	31,4	53,5	Chocolat	461,2	**0,87**
Chocolat lait noisettes entières Milka	100 g	561	8,8	37,9	46,1	Chocolat	434,9	**0,78**
Chocolat lait noisettes entières Nestlé	100 g	581	8,5	39,1	48,7	Chocolat	448,5	**0,77**
Chocolat lait noisettes Nestlé	100 g	558	6,9	36,5	50,5	Chocolat	434,4	**0,78**
Chocolat Nesquik tablette Nestlé	100 g	555	7	35	53	Chocolat	446,6	**0,80**
Chocolat Nestlé - Fondant extrême	100 g	583	8	45,6	28,5	Chocolat	357,4	**0,61**
Chocolat Nestlé Dessert	100 g	527	4,9	33,9	50	Chocolat	438,1	**0,83**
Chocolat Nestlé noir doux et fondant, éclats noisettes	100 g	570	8,8	44,9	32,7	Chocolat	442,6	**0,78**
Chocolat noir Absolu Bio Alter Eco	100 g	600	7	55	21	Chocolat	391,9	**0,65**
Chocolat noir Amandes Bio Alter Eco	100 g	550	7	41	39	Chocolat	430,0	**0,78**
Chocolat noir au fructose Vivis	3 carrés = 20 g	109	2	8	7,2	Chocolat	83,7	**0,77**
Chocolat noir Citron Bio Alter Eco	100 g	513	5	34	55	Chocolat	462,6	**0,90**
Chocolat noir extra Monoprix La Forme 64 %	tablette = 100 g	482	5,9	40,8	41,3	Chocolat	395,0	**0,82**
Chocolat noir extra-fin Côte d'Or	100 g	500	4,7	28,2	56,9	Chocolat	439,9	**0,88**
Chocolat noir Fondant Bio Alter Eco	100 g	554	6	38	45	Chocolat	420,6	**0,76**

Chocolat noir Intense Bio Alter Eco	100 g	550	7	41	39	Chocolat	430,0	**0,78**
Chocolat noir Lanvin	100 g	539	6,1	37,1	51	Chocolat	443,6	**0,82**
Chocolat noir Menthe Bio Alter Eco	100 g	515	5	34	56	Chocolat	467,3	**0,91**
Chocolat noir Nestlé	100 g	548	6,2	35,6	40	Chocolat	422,5	**0,77**
Chocolat noir Nestlé - amandes croquantes	100 g	530	8,9	36,5	41,2	Chocolat	445,8	**0,84**
Chocolat noir Nestlé - corsé	100 g	596	9,6	49,1	20,7	Chocolat	344,2	**0,58**
Chocolat noir Nestlé - Eclat noir	100 g	573	7,7	37	52,4	Chocolat	492,1	**0,86**
Chocolat noir Nestlé - Fruité	100 g	550	7,8	39,6	33,6	Chocolat	372,2	**0,68**
Chocolat noir Nestlé - Intense noir	100 g	575	8,2	44,4	29,2	Chocolat	380,5	**0,66**
Chocolat noir Nestlé - noisettes entières	100 g	568	8,4	40,9	36,9	Chocolat	425,0	**0,75**
Chocolat noir Nestlé - raisins	100 g	488	6,2	32,6	42,1	Chocolat	402,2	**0,82**
Chocolat noir Nestlé - raisins noisettes amandes	100 g	512	7,7	34,4	42,9	Chocolat	423,5	**0,83**
Chocolat noir Newtree - 73 % de cacao	100 g	520	10,6	38,3	33,4	Chocolat	456,6	**0,88**
Chocolat noir noisettes entières Côte d'Or	100 g	568	7,7	41,5	41	Chocolat	423,0	**0,74**
Chocolat noir Orange Bio Alter Eco	100 g	513	5	34	55	Chocolat	462,6	**0,90**
Chocolat noir Quinoa Bio Alter Eco	100 g	524	6	37	52	Chocolat	469,2	**0,90**
Chocolat Nougatti Côte d'Or	100 g	513	7,3	26,7	60,9	Chocolat	476,8	**0,93**
Chocolat Or de Lanvin	100 g	545	7,4	36,7	53,2	Chocolat	463,3	**0,85**
Chocolat pâtissier Meunier	100 g	496	6,2	28,8	52,9	Chocolat	427,6	**0,86**
Chocolat tablette Nesquik	100 g	562	7,5	35,4	53,3	Chocolat	459,5	**0,82**
Chocolat top Crunch Nestlé	100 g	510	6,7	25	62,7	Chocolat	461,3	**0,90**
Chocolat top Crunch Nestlé	100 g	499	7,4	23,1	65,4	Chocolat	473,7	**0,95**
Chocos Kellogg's	portion = 40 g	148	3,2	0,8	32,4	Céréales/Petit déjeuner	201,8	**1,36**
Chocos Kellogg's	100 g	370	8	2	81	Céréales/Petit déjeuner	504,5	**1,36**
Chop Suey Sauce créative Maggi	sachet = 44,5 g	94	3,2	2,1	15,6	Plats préparés	111,0	**1,18**
Chop Suey Sauce créative Maggi	100 g	349	12	7,8	57,9	Plats préparés	413,0	**1,18**
Chorba	assiette	76	3,8	1,4	12,1	Soupe	96,1	**1,26**
Chorizo sec	100 g	499	20	45	3,5	Viandes	312,6	**0,63**
Chorizo sec	2 tranches = 20 g	100	4	9	0,7	Viandes	62,6	**0,63**
Chorizo sec	3 tranches = 30 g	150	6	13,5	1,1	Viandes	94,0	**0,63**

	Quantité	Énergie (en kcal)	Protides	Lipides	Glucides	Catégorie d'aliment	IS	IS / Calories
Chou (cru)	100 g	24	1,4	0,1	3,8	Légumes	42,4	**1,77**
Chou (cuit)	100 g	22	1	0,4	2,8	Légumes	34,5	**1,57**
Chou cavalier (cru)	100 g	30	2,5	0,4	2	Légumes	55,3	**1,84**
Chou cavalier (cuit)	100 g	26	2,1	0,4	2,1	Légumes	47,1	**1,81**
Chou chinois à la crème	portion = 200 g	130	5	7	12	Légumes/Plats préparés	152,6	**1,17**
Chou de Bruxelles	100 g	36	2,6	0,5	3,5	Légumes	63,7	**1,77**
Chou de Chine (cru)	100 g	16	1,2	0,2	2	Légumes	28,1	**1,76**
Chou de Chine (cuit)	100 g	14	1,5	0,2	0,7	Légumes	27,4	**1,96**
Chou en salade	100 g	69	1,3	2,6	11	Légumes	82,5	**1,20**
Chou farci Picard	unité = 75 g	222	9,4	16,4	9,3	Légumes/Plats préparés	177,7	**0,80**
Chou gras (cru)	100 g	43	4,2	0,8	3,3	Légumes	78,8	**1,83**
Chou gras (cuit)	100 g	32	3,2	0,7	2,9	Légumes	55,9	**1,75**
Chou rouge (cru)	100 g	31	1,4	0,2	5,2	Légumes	51,7	**1,67**
Chou rouge (cuit)	100 g	29	1,5	0,1	4,3	Légumes	51,1	**1,76**
Chou vert frisé (congelé)	100 g	28	2,7	0,5	2,9	Légumes	50,6	**1,81**
Chou vert frisé (cru)	100 g	50	3,3	0,7	7,6	Légumes	82,7	**1,65**
Chou vert frisé (cuit)	100 g	28	1,9	0,4	3,6	Légumes	47,6	**1,70**
Choucroute (chou seul)	100 g	15	1,3	0,3	1,7	Légumes	33,7	**2,24**
Choucroute (chou seul)	portion = 200 g	30	2,6	0,6	3,4	Légumes	67,3	**2,24**
Choucroute (conserve)	100 g	19	0,9	0,2	1,8	Légumes	33,5	**1,77**
Choucroute Findus	barquette = 300 g	630	12	57,3	16,8	Légumes/Plats préparés	388,1	**0,62**
Choucroute garnie (conserve)	100 g	134	5,8	11,5	1,8	Légumes/Plats préparés	102,4	**0,76**
Choucroute garnie (conserve)	portion = 300 g	402	17,4	34,5	5,4	Légumes/Plats préparés	307,2	**0,76**
Choucroute garnie Monoprix Gourmet	portion = 300 g	339	15,9	51	0,3	Légumes/Plats préparés	285,5	**0,84**
Chou-fleur (cru)	100 g	25	2	0,1	3,6	Légumes	46,1	**1,85**
Chou-fleur (cuit)	100 g	23	1,8	0,5	1,4	Légumes	40,8	**1,77**
Chou-fleur (surgelé)	100 g	19	2	0,3	2,1	Légumes	41,9	**2,21**
Chou-fleur en fleurettes Bonduelle	100 g	19	1,6	0,6	1,8	Légumes	35,0	**1,84**

Chou-navet	100 g	34	1,5	0	7	Légumes	72,3	**2,13**
Chouquette	unité = 10 g	43	1	2,4	4,2	Pains et viennoiseries	36,5	**0,85**
Chouquettes	100 g	427	10	24,1	42	Pains et viennoiseries	365,0	**0,85**
Chou-rave (cru)	100 g	27	1,7	0,1	2,6	Légumes	51,0	**1,89**
Chou-rave (cuit)	100 g	29	1,8	0,1	5,6	Légumes	49,7	**1,72**
Chubbs (pétales de blé croustillants chocolat) Casino	portion = 30 g	114	2,4	1	23	Céréales/Petit déjeuner	139,3	**1,22**
Chullos - Pâtes au quinoa Bio Jardin Bio et Equitable	100 g	290	12	1,6	73	Céréales	481,6	**1,66**
Chutney à la mangue	portion	128	0	4	23	Aromates/épices/condiments	134,3	**1,05**
Chutney à la menthe	portion	21	2	1	1	Aromates/épices/condiments	30,4	**1,45**
Chutney à la noix de coco	portion	290	2	14	39	Aromates/épices/condiments	261,0	**0,90**
Chutney à la tomate	portion	180	1	3	37	Aromates/épices/condiments	210,5	**1,17**
Chutney aux pommes	portion	119	0,3	6	16	Aromates/épices/condiments	107,2	**0,90**
Ciboule fraîche	100 g	25	3	0,6	1,9	Aromates/épices/condiments	49,9	**2,00**
Ciboulette fraîche	100 g	30	3,2	0,7	1,9	Aromates/épices/condiments	53,6	**1,79**
Ciboulette lyophilisée	5 g	16,5	1,05	0,1	1,9	Aromates/épices/condiments	27,1	**1,64**
Cidre brut	100 ml	31	0	0	2,5	Boissons/Alcools	16,3	**0,53**
Cidre brut	verre = 15 cl	47	0	0	3,8	Boissons/Alcools	24,8	**0,53**
Cidre doux	100 ml	35	0	0	6	Boissons/Alcools	32,3	**0,92**
Cidre doux	verre = 15 cl	53	0	0	9	Boissons/Alcools	48,5	**0,92**
Cidre traditionnel	100 ml	33	0	0	1,8	Boissons/Alcools	13,6	**0,41**
Cinzano blanc	verre = 4 cl	44	0	0	0	Boissons/Alcools	7,7	**0,18**
Cinzano blanc	100 ml	111	0	0	0	Boissons/Alcools	19,5	**0,18**
Citron	unité = 50 g	13	0,4	0,2	1,3	Fruits	18,0	**1,38**
Citron - jus frais de	100 ml	28	0,4	0,1	3,6	Fruits/Boissons	24,3	**0,87**
Citron (préparation à diluer)	15 ml	2	0	0	0,5	Fruits	2,5	**1,26**
Citron (préparation à diluer)	100 ml	12,8	0,2	0	3	Fruits	17,4	**1,36**
Citron frais - pulpe de	100 g	26	0,7	0,3	2,5	Fruits	34,0	**1,31**
Citron givré Picard	unité = 120 ml	79	0,2	0,1	19,3	Fruits/Desserts	99,6	**1,26**
Citrouille	100 g	34	1,1	0,3	5,2	Légumes	55,1	**1,62**
Civet de lapin	portion	848	82	23	24	Viandes	892,1	**1,05**

	Quantité	Énergie (en kcal)	Protides	Lipides	Glucides	Catégorie d'aliment	IS	IS / Calories
Clafoutis (boulangerie) en moyenne	part	270	9	5	48	Gâteaux	342,3	**1,27**
Clafoutis aux cerises Brioche Dorée	100 g	160	4,7	6,2	21,6	Desserts	169,8	**1,06**
Clafoutis aux cerises Brioche Dorée	unité = 140 g	225	6,5	8,6	30,2	Desserts	237,1	**1,05**
Clam, praire ou palourde	douzaine	77	15,4	1	1,5	Poissons	135,5	**1,76**
Clémentine ou mandarine	unité	20	0,3	0,1	4,6	Fruits	30,2	**1,51**
Clémentine ou mandarine	3 belles unités	66	1,1	0,3	15	Fruits	98,4	**1,49**
Clou de girofle en poudre	5 g	16	0,3	1	1,3	Aromates/épices/condiments	22,6	**1,41**
Clusters Nestlé	portion = 40 g	155	4,1	3,4	26,9	Céréales/Petit déjeuner	201,6	**1,30**
Clusters Nestlé	100 g	387	10,3	8,5	67,3	Céréales/Petit déjeuner	504,0	**1,30**
Coca-Cola	verre = 15 cl	67	0	0	16,8	Boissons	84,9	**1,27**
Coca-Cola	cannette = 33 cl	148	0	0	37	Boissons	187,2	**1,26**
Coca-Cola	0,5 litre	672	0	0	168	Boissons	849,8	**1,26**
Coca-Cola light	verre = 15 cl	0	0	0	0	Boissons	0,0	**0**
Coca-Cola light	cannette = 33 cl	1	0	0	0	Boissons	0,2	**0,18**
Coca-Cola light Lemon	verre = 15 cl	2	0	0	0	Boissons	0,4	**0,18**
Coca-Cola light Lemon	cannette = 33 cl	4	0	0	0	Boissons	0,7	**0,18**
Coca-Cola light McDonald's	40 cl	1	0	0	0	Boissons	0,2	**0,18**
Coca-Cola light sans caféine	verre = 15 cl	0	0	0	0	Boissons	0,0	**0**
Coca-Cola light sans caféine	cannette = 33 cl	1	0	0	0	Boissons	0,2	**0,18**
Coca-Cola McDonald's	40 cl	173	0	0,4	42,4	Boissons	215,6	**1,25**
Cocktail de noix nobles Bénénuts	100 g	650	16	62	7	Snacks salés	409,7	**0,63**
Cocktail de noix nobles Bénénuts	25 g	163	4	15,5	1,8	Snacks salés	102,7	**0,63**
Cocktail diététique de Légumes Céréal	100 g	18	0,8	0,1	3,6	Boissons/Diététique	29,2	**1,62**
Coco - noix fraîche de	100 g	353	3,4	35,1	5,9	Oléagineux	219,5	**0,62**
Coco - noix sèche râpée de	c. à soupe = 20 g	119	1,2	11,6	2,4	Oléagineux	77,1	**0,65**
Coco - noix sèche râpée de	100 g	593	6,2	58	11,8	Oléagineux	385,8	**0,65**
Cœur de Lion - léger	part = 35 g	73	8,2	4,4	0,2	Produits laitiers/Fromages	80,4	**1,10**
Cœur de lion camembert allégé	100 g	209	23,5	12,5	0,5	Produits laitiers/Fromages	230,0	**1,10**

Cœur de lion camembert allégé	portion = 40 g	84	9,4	5	0,2	Produits laitiers/Fromages	92,1	**1,10**
Cœurs d'artichaut braisés	portion	162	4	15	3	Légumes	128,7	**0,79**
Cœurs d'artichauts cuisinés Picard	100 g	70	2,5	6,4	0,5	Légumes/Plats préparés	54,1	**0,77**
Cœurs de palmier (conserve)	100 g	28	2,5	0,6	2,2	Légumes	48,6	**1,74**
Cœurs de Palmiers Entiers Alter Eco	100 g	30	2,5	0,5	3,9	Légumes	55,0	**1,83**
Cognac Courvoisier	verre = 4 cl	111	0	0	0	Boissons/Alcools	19,5	**0,18**
Coing frais	100 g	27	0,3	0,2	6,3	Fruits	74,2	**2,75**
Coing frais	unité	43	0,5	0,3	10,1	Fruits	118,6	**2,76**
Cointreau	verre = 4 cl	111	0	0	0	Boissons/Alcools	19,5	**0,18**
Cointreau	100 ml	277	0	0	0	Boissons/Alcools	48,5	**0,18**
Colin à l'andalouse Weight Watchers	portion = 380 g	304	23,9	9,1	31,5	Plats préparés/Poissons/ Diététique	404,7	**1,33**
Colin crevettes riz et blé sauce aurore Weight Watchers	portion = 330 g	280	15,2	7,3	38,3	Plats préparés/Poissons/ Diététique	363,3	**1,30**
Colin d'Alaska (lieu)	filet = 100 g	78	16,9	1,2	0	Poissons	140,5	**1,80**
Colin d'Alaska /blé/petits Légumes/concassée tomates Sveltesse Maggi	portion = 350 g	371	26,6	9,5	44,8	Plats préparés/Poissons/ Diététique	495,0	**1,33**
Colin d'Alaska à la bordelaise et riz aux légumes Picard	100 g	150	6,6	7,1	14,8	Plats surgelés	167,9	**1,12**
Colin d'Alaska au pesto rosso, légumes grillés Picard	100 g	49	5,2	2,3	1,8	Plats surgelés	75,4	**1,54**
Colin d'Alaska aux légumes et purée de pommes de terre Picard	100 g	95	6	3,3	10,2	Plats surgelés	128,6	**1,35**
Colin d'Alaska et compotée de légumes Picard	100 g	54	5,5	1,6	4,5	Plats surgelés	90,5	**1,68**
Colin d'Alaska et petits légumes Fleury Michon	100 g	74	5,2	2,1	8,6	Plats préparés/Poissons	99,9	**1,35**
Colin d'Alaska sauce citronnée et légumes croquants Picard	100 g	73	5,1	3,6	5	Plats surgelés	95,8	**1,31**
Colin d'Alaska/courgettes/tomates et pistou Maggi	100 g	46	9,9	0,7	2,2	Plats préparés/Poissons	95,6	**2,08**
Colin d'Alaska/courgettes/tomates et pistou Maggi	portion = 185 g	85	18,3	1,3	4,1	Plats préparés/Poissons	176,9	**2,08**
Colin d'Alaska/fondue de poireaux/riz Sveltesse Maggi	100 g	294	21,7	3,5	43,8	Plats préparés/Poissons/ Diététique	432,6	**1,47**
Colin grillé aux petits légumes et semoule méridionale Fleury Michon	100 g	125	8,5	6,2	8,9	Plats préparés/Poissons	137,7	**1,10**
Colin ou merlu	darne = 150 g	117	25,4	1,8	0	Poissons	211,1	**1,80**

	Quantité	Énergie (en kcal)	Protides	Lipides	Glucides	Catégorie d'aliment	IS	IS / Calories
Compote Andros-Compotées-Poire Williams	100 g	88	0,4	0,3	21	Desserts/Fruits	110,3	
Compote Andros-Compotées-Pomme cannelle	100 g	92	0,3	0,3	22	Desserts/Fruits	114,6	
Compote Andros-Compotées-Pomme nature	100 g	92	0,3	0,3	22	Desserts/Fruits	114,6	
Compote Andros-Desserts Fruitiers-Abricot	100 g	82	0,5	0,4	19	Desserts/Fruits	101,4	
Compote Andros-Desserts Fruitiers-Ananas Coco	100 g	123	1	4,8	19	Desserts/Fruits	118,3	
Compote Andros-Desserts Fruitiers-Banane	100 g	83	0,5	0,5	19	Desserts/Fruits	101,7	
Compote Andros-Desserts Fruitiers-Cassis	100 g	82	0,4	0,5	19	Desserts/Fruits	100,8	
Compote Andros-Desserts Fruitiers-Cerise	100 g	83	0,5	0,5	19	Desserts/Fruits	101,7	
Compote Andros-Desserts Fruitiers-Châtaigne	100 g	137	0,8	0,6	32	Desserts/Fruits	170,2	
Compote Andros-Desserts Fruitiers-Coing	100 g	86	0,3	0,5	20	Desserts/Fruits	105,1	
Compote Andros-Desserts Fruitiers-Fraise	100 g	82	0,4	0,5	19	Desserts/Fruits	100,8	
Compote Andros-Desserts Fruitiers-Fraise Litchi	100 g	83	0,5	0,5	19	Desserts/Fruits	101,7	
Compote Andros-Desserts Fruitiers-Framboise	100 g	83	0,5	0,5	19	Desserts/Fruits	101,7	
Compote Andros-Desserts Fruitiers-Mangue	100 g	82	0,4	0,5	19	Desserts/Fruits	100,8	
Compote Andros-Desserts Fruitiers-Passion	100 g	83	0,5	0,6	19	Desserts/Fruits	101,9	
Compote Andros-Desserts Fruitiers-Poire	100 g	81	0,3	0,4	19	Desserts/Fruits	99,8	
Compote Andros-Desserts Fruitiers-Pomme	100 g	82	0,3	0,5	19	Desserts/Fruits	100,1	
Compote Andros-Desserts Fruitiers-Pruneau	100 g	120	0,4	0,3	29	Desserts/Fruits	150,8	
Compote Andros-Desserts Fruitiers-Rhubarbe	100 g	80	0,4	0,3	19	Desserts/Fruits	100,2	
Compote Andros-Desserts Fruitiers-Vanille	100 g	82	0,3	0,5	19	Desserts/Fruits	100,1	
Compote au fructose Vivis	pot = 100 g	66	0,3	0,4	15,4	Desserts/Fruits	91,3	**1,38**
Compote au fructose Vivis - pommes abricots	pot = 100 g	66	0,4	0,3	15,4	Desserts/Fruits	91,9	**1,39**
Compote au fructose Vivis - pommes pruneaux d'Agen	pot = 100 g	66	0,3	0,4	15,4	Desserts/Fruits	112,3	**1,70**
Compote de pêches avec morceaux allégée Saint-Mamet	100 g	69	0,1	0,1	17	Desserts/Fruits	96,9	**1,40**
Compote fraîche Gran'Fruits Danone	100 g	100	0,3	0,3	24	Desserts/Fruits	134,6	**1,35**
Compote Materne 100 % Fruits	pot = 100 g	71	0,5	0,6	16	Desserts/Fruits	97,8	**1,38**
Compote Pomme Melon Hero sans sucre ajouté	100 g	64	0,5	0,6	14,3	Desserts/Fruits	87,3	**1,36**
Compote pommes-vanille des Isles Bjorg	pot = 100 g	66	0,3	0,5	15	Desserts/Fruits	89,7	**1,36**

Compote sans sucre	100 g	57	0	0	14	Desserts/Fruits	83,3	**1,46**
Compote sans sucre ajouté Hero - pomme banane	pot = 100 g	73	0,7	0,4	17	Desserts/Fruits	102,5	**1,40**
Compote sans sucre ajouté Hero - pomme fraise	pot = 100 g	53	0,4	0,4	12	Desserts/Fruits	65,1	**1,23**
Compote sans sucre ajouté Hero - pomme pêche	pot = 100 g	57	0,4	0,3	13	Desserts/Fruits	79,9	**1,40**
Compote sans sucre ajouté Hero - pomme poire	pot = 100 g	57	0,4	0,4	13	Desserts/Fruits	80,0	**1,40**
Compote sucrée (conserve)	3 c. à soupe = 100 g	76	0,2	0,1	19,1	Desserts/Fruits	108,0	**1,42**
Compote Weight Watchers Fruits gourmands 0 % ananas	pot = 125 g	89	3,4	0,1	16,8	Desserts/Fruits	126,5	**1,42**
Compote Weight Watchers Fruits gourmands 0 % pruneaux	pot = 125 g	88	4,7	0,1	16,6	Desserts/Fruits	135,1	**1,53**
Compote Weight Watchers Fruits gourmands 0 % yaourt/ agrumes	pot = 125 g	90	5	0,1	16,4	Desserts/Fruits	136,8	**1,52**
Compotée de Légumes basilic Marie	plat individuel = 330 g	89	5	0,1	16,8	Légumes/Plats préparés	156,8	**1,76**
Compotée fraises et fraises des bois Bonne Maman	100 g	117	0,6	0,3	28	Desserts/Fruits	157,2	**1,34**
Compotée pommes caramélisées Bonne Maman	100 g	93	0,3	1,8	19	Desserts/Fruits	113,7	**1,22**
Comté	portion = 40 g	160	11,7	12,5	0	Produits laitiers/Fromages	131,9	**0,82**
Comté	100 g	399	29,2	31,3	0	Produits laitiers/Fromages	329,2	**0,82**
Concombre	100 g	15	0,7	0,1	2,9	Légumes	24,9	**1,66**
Concombre au yaourt libanais	portion	70	7	2	6	Légumes/Plats préparés	105,4	**1,51**
Confit de foie de porc	portion = 40 g	129	6,4	11,2	0,4	Viandes	87,1	**0,68**
Confit de foie de volaille	portion = 40 g	142	5,6	13,2	0,2	Viandes	85,3	**0,60**
Confiture	100 g	264	0,5	0,1	68	Desserts/Fruits	352,6	**1,34**
Confiture	c. à dessert = 20 g	53	0,1	0	13,6	Desserts/Fruits	70,5	**1,33**
Confiture 100 % fruits Abricots Gayelord Hauser	100 g	123	0,5	0,1	30	Desserts/Fruits	162,3	**1,32**
Confiture 100 % fruits Fraise-Cranberry Gayelord Hauser	100 g	127	0,4	0,3	30,7	Desserts/Fruits	171,1	**1,35**
Confiture 100 % fruits Framboises Gayelord Hauser	100 g	125	0,7	0,1	30	Desserts/Fruits	170,3	**1,36**
Confiture 100 % fruits Fruits Rouges Gayelord Hauser	100 g	124	0,4	0,3	30	Desserts/Fruits	168,2	**1,36**
Confiture 100 % fruits Myrtilles Mûres Gayelord Hauser	100 g	125	0,4	0,4	30	Desserts/Fruits	168,5	**1,35**
Confiture 100 % fruits Pêches Abricots Gayelord Hauser	100 g	123	0,5	0,1	30	Desserts/Fruits	168,5	**1,37**
Confiture allégée Andros - abricot	100 g	183	0,4	0,1	45	Desserts/Fruits	237,4	**1,30**
Confiture allégée Andros - fraise	100 g	183	0,4	0,1	45	Desserts/Fruits	237,4	**1,30**
Confiture allégée Andros - framboise	100 g	183	0,4	0,1	45	Desserts/Fruits	237,4	**1,30**

	Quantité	Énergie (en kcal)	Protides	Lipides	Glucides	Catégorie d'aliment	IS	IS / Calories
Confiture allégée Andros - groseille	100 g	183	0,4	0,1	45	Desserts/Fruits	237,4	**1,30**
Confiture allégée Andros - orange	100 g	183	0,4	0,1	45	Desserts/Fruits	237,4	**1,30**
Confiture allégée Andros - pêche	100 g	183	0,4	0,1	45	Desserts/Fruits	237,4	**1,30**
Confiture allégée Andros - reine-claude	100 g	183	0,4	0,1	45	Desserts/Fruits	237,4	**1,30**
Confiture au fructose Céréal - 4 Fruits rouges	100 g	26	0,1	0	6,4	Desserts/Fruits	35,7	**1,37**
Confiture au fructose Céréal - 4 Fruits rouges	100 g	131	0,5	0,1	32	Desserts/Fruits	178,6	**1,36**
Confiture au fructose Céréal - abricot	c. à dessert = 20 g	26	0,1	0	6,2	Desserts/Fruits	34,8	**1,34**
Confiture au fructose Céréal - abricot	100 g	130	0,5	0,1	31,2	Desserts/Fruits	174,0	**1,34**
Confiture au fructose Céréal - fraise	c. à dessert = 20 g	26	0	0	6,4	Desserts/Fruits	34,9	**1,34**
Confiture au fructose Céréal - fraise	100 g	131	0,4	0,1	32,2	Desserts/Fruits	179,3	**1,37**
Confiture au fructose Vivis - abricot	c. à dessert = 20 g	26	0,1	0	6,4	Desserts/Fruits	35,0	**1,35**
Confiture au fructose Vivis - abricot	c. à dessert = 20 g	38	0,1	0	9,2	Desserts/Fruits	48,7	**1,28**
Confiture au fructose Vivis - abricot	c. à dessert = 20 g	38	0,1	0	9,2	Desserts/Fruits	48,7	**1,28**
Confiture au fructose Vivis - cerise	c. à dessert = 20 g	27	0	0	6,6	Desserts/Fruits	34,7	**1,29**
Confiture au fructose Vivis - fraise	c. à dessert = 20 g	26	0,1	0	6,4	Desserts/Fruits	35,0	**1,35**
Confiture au fructose Vivis - framboise	c. à dessert = 20 g	27	0,2	0	6,4	Desserts/Fruits	36,0	**1,33**
Confiture au fructose Vivis - myrtille sauvage	c. à dessert = 20 g	26	0	0	6,4	Desserts/Fruits	34,9	**1,34**
Confiture au fructose Vivis - orange	c. à dessert = 20 g	26	0	0	6,4	Desserts/Fruits	33,7	**1,30**
Confiture Bonne Maman Légère - abricot	c. à dessert = 20 g	38	0,1	0	9,2	Desserts/Fruits	48,7	**1,28**
Confiture Bonne Maman Légère - abricot et coing	c. à dessert = 20 g	38	0,1	0	9,2	Desserts/Fruits	48,7	**1,28**
Confiture Bonne Maman Légère - cerise	c. à dessert = 20 g	38	0,1	0	9,2	Desserts/Fruits	48,7	**1,28**
Confiture Bonne Maman Légère - fraise	c. à dessert = 20 g	38	0,1	0	9,2	Desserts/Fruits	48,7	**1,28**
Confiture Bonne Maman Légère - framboise	c. à dessert = 20 g	38	0,1	0	9,2	Desserts/Fruits	48,7	**1,28**
Confiture Bonne Maman Légère - groseille	c. à dessert = 20 g	38	0,1	0	9,2	Desserts/Fruits	48,7	**1,28**
Confiture Bonne Maman Légère - myrtille	c. à dessert = 20 g	38	0,1	0	9,2	Desserts/Fruits	48,7	**1,28**
Confiture Bonne Maman Légère - pêche	c. à dessert = 20 g	38	0,1	0	9,2	Desserts/Fruits	48,7	**1,28**
Confiture Bonne Maman Légère - rhubarbe et fraise	c. à dessert = 20 g	38	0,1	0	9,2	Desserts/Fruits	48,7	**1,28**
Confiture de goyave Bio allégée en sucre Jardin Bio et Equitable	100 g	171	0,5	0,1	45,6	Desserts/Fruits	249,8	**1,46**

Confiture diététique PurFruits Céréal - abricot	c. à dessert = 20 g	29	0	0	7,8	Desserts/Fruits	42,2	**1,45**
Confiture diététique PurFruits Céréal - fraise	c. à dessert = 20 g	31	0	0	8,1	Desserts/Fruits	43,8	**1,41**
Confiture diététique PurFruits Céréal - myrtille	c. à dessert = 20 g	29	0	0	8,1	Desserts/Fruits	43,5	**1,50**
Confiture diététique Vivis - abricots	c. à dessert = 20 g	25	0,1	0	6,2	Desserts/Fruits	33,4	**1,33**
Confiture diététique Vivis - abricots pêches	c. à dessert = 20 g	25	0,1	0	6,2	Desserts/Fruits	33,4	**1,33**
Confiture diététique Vivis - griottes groseilles	c. à dessert = 20 g	24	0,1	0	6	Desserts/Fruits	33,6	**1,40**
Confiture diététique Vivis - myrtilles mûres	c. à dessert = 20 g	25	0,1	0	6	Desserts/Fruits	34,4	**1,37**
Confiture d'Umbu Alter Eco	100 g	204	0,6	0,2	52,1	Desserts/Fruits	290,9	**1,43**
Congolais (mini)	unité	130	1	7,5	14	Gâteaux	113,8	**0,88**
Congre	portion = 200 g	220	40	6	0	Poissons	343,1	**1,56**
Contrex	litre	0	0	0	0	Boissons/Eau minérale	0,0	**0**
Contrex Beauté	100 ml	7	0,1	0,1	1,5	Boissons/Eau minérale	9,9	**1,41**
Contrex Beauté	33 cl	22	0,4	0,1	5	Boissons/Eau minérale	33,1	**1,50**
Contrex Ligne et tonus	100 ml	5	0,1	0	1	Boissons/Eau minérale	12,1	**2,43**
Contrex Ligne et tonus	33 cl	16	0,4	0,1	3,4	Boissons/Eau minérale	41,1	**2,57**
Contrex pêche/orange/fleur d'oranger	verre = 200 ml	2	0	0	0	Boissons/Eau minérale	0,4	**0,18**
Contrex poire/vanille des îles	verre = 200 ml	2	0	0	0	Boissons/Eau minérale	0,4	**0,18**
Cookie au chocolat McDonald's	unité = 60 g	292	4,1	13,7	37,9	Desserts/Fast food	271,7	**0,93**
Cookie hyperprotidique Easy Diet Oligopharma	unité = 55 g	168	15	6,5	23	Biscuits	254,0	**1,51**
Cookies aux pépites de Chocolat Alter Eco	100 g	494	6,5	24,1	62,8	Biscuits	459,9	**0,93**
Cookies chocolat et noix Carrefour	unité = 16,7 g	85	1,1	4,3	10,3	Biscuits	80,0	**0,94**
Cookies chocolat et noix Carrefour	100 g	510	6,5	26	62	Biscuits	468,0	**0,92**
Cookies fourrés cacao Céréal	unité = 18 g	91	2	5,1	10,4	Biscuits	85,5	**0,94**
Cookies fourrés cacao Céréal	100 g	507	6,1	28,1	57,5	Biscuits	437,3	**0,86**
Cookies fourrés chocolat Leader Price	4 unités = 75 g	367	5,5	18,4	46,9	Biscuits	353,2	**0,96**
Cookies fourrés fraise Leader Price	4 unités = 75 g	310	3,5	8,2	55,5	Biscuits	345,7	**1,12**
Cookies McDonald's	portion = 67 g	308	4	11	49	Biscuits/Fast Food	318,4	**1,03**
Cookies Nougatine aux Pépites de Chocolat Alter Eco	100 g	515	6,3	26,9	62	Biscuits	462,5	**0,90**
Cookies pépites chocolat noir Picard	unité = 28 g	132	1,8	5,6	18,6	Biscuits	127,7	**0,97**
Cookies quinoa aux pépites de chocolat Alter Eco (mini)	100 g	514	8,7	26,6	59,9	Biscuits	470,5	**0,92**

	Quantité	Énergie (en kcal)	Protides	Lipides	Glucides	Catégorie d'aliment	IS	IS / Calories
Cookies Temptation Nestlé	20 g	87	1,5	2,3	15,2	Biscuits	98,2	**1,13**
Coppa	2 tranches = 35 g	101	9,4	7	0,1	Viandes	97,4	**0,96**
Coppa	100 g	290	27	20	0,4	Viandes	280,0	**0,97**
Coquelet (avec peau)	100 g	150	24	7	0	Viandes	213,7	**1,42**
Coquille Saint-Jacques	portion = 180 g	139	28,1	0,9	5	Poissons	255,5	**1,84**
Coquille Saint-Jacques (crue)	100 g	77	15,6	0,5	2,8	Poissons	141,9	**1,84**
Coquille Saint-Jacques noix avec corail	100 g	82	17	1,2	1	Poissons	146,3	**1,78**
Coquille Saint-Jacques noix seule	100 g	83	17,9	0,7	1,3	Poissons	153,8	**1,85**
Coquilles Saint-Jacques à la bordelaise Picard	portion = 350 g	448	20,7	30,1	23,5	Poissons	381,7	**0,85**
Coraya râpé de la mer saveur crabe	100 g	137	8	5	15	Poissons	161,7	**1,18**
Cordon bleu Captain Igloo	unité = 100 g	224	14	12	15	Plats préparés	231,0	**1,03**
Cordon bleu Herta	unité = 100 g	211	14	9	18,5	Plats préparés	239,8	**1,14**
Cordon bleu Le Gaulois	unité = 100 g	234	13	14	13	Plats préparés	219,3	**0,94**
Cordon bleu Père Dodu	unité = 100 g	216	15,7	10,5	14,6	Plats préparés	238,3	**1,10**
Coriandre (brins)	100 g	23	2,1	0,5	0,9	Aromates/épices/condiments	41,5	**1,80**
Corn Flakes Bio Bjorg	portion = 40 g	145	2,8	1	13,8	Céréales/Petit déjeuner	109,5	**0,76**
Corn Flakes Original Kellogg's	100 g	362	7	2,5	34,5	Céréales/Petit déjeuner	273,7	**0,76**
Corn Flakes Original Kellogg's	portion = 40 g	148	3,2	0,4	32,8	Céréales/Petit déjeuner	200,5	**1,35**
Corne de gazelle	portion = 40 g	226	3,1	17,3	14,4	Gâteaux	162,6	**0,72**
Corned-beef	boîte = 340 g	935	85	85	0	Viandes	910,1	**0,97**
Cornet glacé vanille/chocolat Monoprix	unité = 120 ml	228	2,8	12,2	26,8	Desserts/Glaces	197,3	**0,87**
Cornetta glace Motta - chocolat/pistache	unité = 120 ml	195	2,9	8,9	26	Desserts/Glaces	181,2	**0,93**
Cornetta glace Motta - vanille/café	unité = 120 ml	200	3,7	8,2	28,1	Desserts/Glaces	196,1	**0,98**
Cornetta glace Motta - vanille/chocolat	unité = 120 ml	229	3,5	10,7	29,7	Desserts/Glaces	210,1	**0,92**
Cornetta glace Motta - vanille/fraise	unité = 120 ml	178	2,9	6,8	26,3	Desserts/Glaces	176,6	**0,99**
Cornichons à la russe	100 g	117	0,4	0,3	30,7	Aromates/épices/condiments	164,4	**1,41**
Cornichons au vinaigre	100 g	11	0,3	0,2	1	Aromates/épices/condiments	16,2	**1,47**
Corps gras pour friture (type Végétaline)	100 g	899	0	99,9	0	Corps gras	294,6	**0,33**

Côte de Porc cuite préparée dans le filet Fleury Michon	100 g	119	22	3	1	Viandes	198,5	**1,67**
Cottage cheese Danone	100 g	89	11,2	3,9	2,3	Produits laitiers/Fromages	113,9	**1,28**
Cottage cheese Danone	unité = 200 g	178	22,4	7,8	4,6	Produits laitiers/Fromages	227,9	**1,28**
Coulommiers	portion = 40 g	144	6,8	12,8	0,4	Produits laitiers/Fromages	94,9	**0,66**
Coulommiers	100 g	360	17	32	1	Produits laitiers/Fromages	237,3	**0,66**
Coulommiers Roitelet	portion = 40 g	144	6,8	12,8	0,4	Produits laitiers/Fromages	94,9	**0,66**
Country Just Right Kellogg's	portion = 40 g	144	3,2	1,2	30,4	Céréales/Petit déjeuner	195,4	**1,36**
Country Just Right Kellogg's	100 g	360	8	3	76	Céréales/Petit déjeuner	488,5	**1,36**
Courge	100 g	56	0,7	0,3	14,3	Légumes	83,9	**1,50**
Courgette (crue)	100 g	16	1,2	0,2	2,2	Légumes	28,3	**1,77**
Courgette (cuite)	100 g	16	0,6	0,1	2,5	Légumes	26,9	**1,68**
Courgettes en rondelles Bonduelle surgelées	100 g	16	1,8	0,2	1,9	Légumes/Plats préparés	33,3	**2,08**
Courgettes farcies et semoule méridionale Fleury Michon	100 g	147	6,1	6,8	15,4	Légumes/Plats préparés	157,9	**1,07**
Courgettes farcies viande/riz	portion	330	17	18	25	Légumes/Plats préparés	342,1	**1,04**
Courgettes purée Bonduelle surgelée	galet = 30 g	14	0,6	0,7	1,4	Légumes/Plats préparés	20,1	**1,44**
Couscous à la marocaine Fleury Michon - plat familial	100 g	159	7,4	8,8	12,5	Plats préparés/Viandes/ Légumes	162,8	**1,02**
Couscous à la marocaine Fleury Michon - plat individuel	100 g	144	8	7,5	11,2	Plats préparés/Viandes/ Légumes	156,5	**1,09**
Couscous aux légumes Bolino	100 g	245	9,2	2,5	46,5	Légumes/Plats préparés	329,5	**1,34**
Couscous de poulet 5 Légumes raisins secs Sveltesse Maggi	portion = 350 g	378	18,6	9,5	54,2	Plats préparés/Viandes/ Légumes	465,6	**1,23**
Couscous mouton	100 g	145	7,5	6,4	14	Plats préparés/Viandes/ Légumes	159,4	**1,10**
Couscous mouton	portion = 300 g	435	22,5	19,2	42	Plats préparés/Viandes/ Légumes	478,2	**1,10**
Couscous Picard	100 g	130	5,7	4,8	15,9	Plats surgelés	153,2	**1,18**
Couscous poulet merguez agneau Leader Price	plat individuel = 450 g	594	33,3	27,9	52,2	Plats préparés/Viandes/ Légumes	628,8	**1,06**
Couscous poulet merguez Fleury Michon	100 g	119	7,2	4,6	12,3	Plats préparés/Viandes/ Légumes	153,2	**1,29**

	Quantité	Énergie (en kcal)	Protides	Lipides	Glucides	Catégorie d'aliment	IS	IS / Calories
Couscous Ras-el-Hanout Weight Watchers	portion = 395 g	442	29,6	13,4	50,6	Plats préparés/Viandes/Légumes	547,9	**1,24**
Couscous royal Marie	portion = 375 g	506	28,1	16,8	60	Plats préparés/Viandes/Légumes	593,7	**1,17**
Couscous surgelé Marie	portion = 250 g	335	17,5	11,3	42	Plats préparés/Viandes/Légumes	399,2	**1,19**
Crabe (conserve)	100 g	97	19,7	1,6	1,1	Poissons	169,9	**1,75**
Crabe (conserve)	boîte = 120 g	116	23,6	1,9	1,3	Poissons	203,4	**1,75**
Crabe (cuit à l'eau)	100 g	128	20,1	5,2	0	Poissons	178,5	**1,39**
Crackers à la farine complète Monoprix La Forme	unité = 7 g	31	0,7	1,1	4,5	Biscottes	34,8	**1,12**
Crackers à la farine complète Monoprix La Forme	100 g	438	9,5	15,8	64,5	Biscottes	493,1	**1,13**
Crackers au blé complet Heudebert	100 g	414	12,5	12,5	62,9	Biscottes	505,1	**1,22**
Cracotte Céréales Complètes	100 g	360	11	4	70	Biscottes	508,8	**1,41**
Cracotte Froment	100 g	375	11	3,5	75	Biscottes	499,2	**1,33**
Cracotte Gourmande	100 g	380	12	3,5	75	Biscottes	510,5	**1,34**
Cranberries - jus de (cocktail en bouteille)	grand verre = 250 ml	155	0	0	40	Boissons/Jus de Fruits	201,5	**1,30**
Cranberries - sauce de (conserve sucrée)	250 ml	155	0	0	40	Fruits/sauce	204,5	**1,32**
Cranberries (fraîches)	100 g	46	0,4	0,1	12,2	Fruits	92,7	**2,02**
Cranberries (séchées, sucrées)	100 g	308	0,1	1,4	82,4	Fruits	450,9	**1,46**
Craquelins de St Malo (traditionnels, natures)	100 g	365	13,5	4,5	72	Biscottes	490,0	**1,34**
Crème anglaise	100 g	123	5,5	6	11,9	Desserts/sauce	122,4	**0,99**
Crème anglaise Babette	briquette = 50 cl	114	2,7	4,1	16,2	Desserts/sauce	116,2	**1,02**
Crème anglaise Bridélice	briquette = 50 cl	246	7,8	7,6	36,8	Desserts/sauce	271,7	**1,10**
Crème au café La Laitière	pot = 100 g	222	4,7	13,9	19,6	Produits laitiers/Desserts	178,2	**0,80**
Crème aux Fruits exotiques Picard	unité = 120 g	181	3,6	5,4	29,6	Produits laitiers/Desserts/Fruits	199,1	**1,10**
Crème aux œufs avec noix de coco râpée Bridélice Desserts	pot = 100 g	148	5,4	5,7	18,7	Produits laitiers/Desserts	161,4	**1,09**
Crème aux œufs Charles Gervais	pot = 100 g	181	3,9	8,4	22,3	Produits laitiers/Desserts	169,3	**0,94**
Crème aux œufs Charles Gervais - chocolat	pot = 100 g	209	4,5	10,4	24,3	Produits laitiers/Desserts	190,1	**0,91**

Crème aux œufs Charles Gervais - noix de coco	pot = 100 g	199	4	10,8	21,6	Produits laitiers/Desserts	173,4	**0,87**
Crème aux œufs Charles Gervais pêche/abricot	pot = 100 g	174	3,5	7	24,6	Produits laitiers/Desserts	173,2	**1,00**
Crème aux œufs Charles Gervais pomme/raisin	pot = 100 g	173	3,3	6,8	24,6	Produits laitiers/Desserts	171,3	**0,99**
Crème aux œufs Charles Gervais saveur vanille	pot = 100 g	179	3,8	8,4	22	Produits laitiers/Desserts	166,9	**0,93**
Crème aux œufs chocolat Weight Watchers	pot = 100 g	138	4,7	4,3	20,2	Produits laitiers/Desserts	152,9	**1,11**
Crème aux œufs vanille Weight Watchers	pot = 100 g	119	4,8	3,2	17,7	Produits laitiers/Desserts	137,9	**1,16**
Crème brûlée aux œufs frais Bonne Maman	100 g	247	4,3	17,1	18,9	Produits laitiers/Desserts	180,9	**0,73**
Crème brûlée Nestlé	100 g	336	3,4	29	15,3	Produits laitiers/Desserts	190,5	**0,57**
Crème brûlée Rians avec sachet sucre	portion = 100 g	375	4,9	28,1	25,6	Produits laitiers/Desserts	252,1	**0,67**
Crème brûlée Rians sans sachet sucre	portion = 100 g	337	5	29	14	Produits laitiers/Desserts	196,9	**0,58**
Crème brûlée Thiriet	unité = 120 g	254	4,7	17,3	19,5	Produits laitiers/Desserts	188,0	**0,74**
Crème caramel aux œufs frais Bonne Maman	100 g	176	4,4	9,6	17,9	Produits laitiers/Desserts	154,6	**0,88**
Crème caramel Bridélice Desserts	pot = 100 g	119	4,6	2	20,6	Produits laitiers/Desserts	147,4	**1,24**
Crème caramel Charles Gervais	pot = 100 g	136	4,5	4,4	19,6	Produits laitiers/Desserts	148,6	**1,09**
Crème chantilly sucrée Babette	4 c. à soupe = 20 g	61	0,4	5,6	2,3	Produits laitiers/Desserts	31,4	**0,51**
Crème croustilles griottes Rians	portion = 100 g	224	3,5	14,5	19,9	Produits laitiers/Desserts	173,0	**0,77**
Crème croustilles noisettes Rians	portion = 100 g	247	4,6	18,5	15,5	Produits laitiers/Desserts	174,0	**0,70**
Crème croustilles pomme/caramel Rians	portion = 100 g	217	3,5	12,5	22,7	Produits laitiers/Desserts	183,7	**0,85**
Crème d'asperge Liebig Grand Siècle	200 ml	86	1,4	5,2	8,4	Soupe	100,0	**1,16**
Crème d'asperges	200 ml	210	0	6	39	Soupe	245,8	**1,17**
Crème de cacao	verre = 4 cl	100	0	0	18	Boissons/Alcools	96,0	**0,96**
Crème de cassis	verre = 4 cl	120	0	0	16	Boissons/Alcools	90,7	**0,76**
Crème de cèpes Liebig Grand Siècle	200 ml	80	2,3	4,4	8	Soupe	96,6	**1,21**
Crème de gruyère	portion = 16 g	47	2,7	3,6	1,4	Produits laitiers/Fromages	39,3	**0,84**
Crème de gruyère	100 g	292	16,8	22,8	2,8	Produits laitiers/Fromages	219,1	**0,75**
Crème de lait (crue)	100 g	320	2,2	33,5	2,4	Produits laitiers	128,8	**0,40**
Crème de lait épaisse	100 g	320	2,3	33,3	2,8	Produits laitiers	131,0	**0,41**
Crème de lait légère	100 g	204	2,7	20	3,4	Produits laitiers	98,0	**0,48**
Crème de lait pasteurisée	100 g	316	2,3	33,4	1,6	Produits laitiers	125,2	**0,40**
Crème de lait stérilisée liquide	100 g	331	2,2	34,1	3,9	Produits laitiers	138,1	**0,42**

	Quantité	Énergie (en kcal)	Protides	Lipides	Glucides	Catégorie d'aliment	IS	IS / Calories
Crème de laitue surgelée Picard	200 ml	160	2,7	12,8	8,4	Soupe	126,9	**0,79**
Crème de légumes	200 ml	200	0	11	25	Soupe	183,8	**0,92**
Crème de marrons vanillée (conserve)	100 g	255	2	0,6	60,1	Desserts	340,7	**1,34**
Crème Dessert (conserve)	100 g	125	3,5	3,7	19,5	Produits laitiers/Desserts	139,1	**1,11**
Crème Dessert 0 % chocolat Weight Watchers	pot = 125 g	118	4,8	0,8	22,9	Produits laitiers/Desserts	157,1	**1,33**
Crème dessert chocolat (industrielle)	100 g	129	4,2	4,1	18,9	Produits laitiers/Desserts	141,7	**1,10**
Crème dessert Danette	100 g	136	4,6	4,3	19,5	Produits laitiers/Desserts	148,8	**1,09**
Crème dessert Danette (en moyenne)	pot = 125 g	170	5,8	5,4	24,4	Produits laitiers/Desserts	186,5	**1,10**
Crème dessert Danette Double Saveur (en moyenne)	100 g	142	3,7	3,7	23,4	Produits laitiers/Desserts	159,3	**1,12**
Crème dessert Danette Double Saveur (en moyenne)	pot = 125 g	178	4,6	4,6	29,3	Produits laitiers/Desserts	199,2	**1,12**
Crème dessert Montblanc	4 c. à soupe = 100 g	124	2,9	3	21,3	Produits laitiers/Desserts	140,1	**1,13**
Crème dessert Montblanc - vanille	unité = 125 g	176	4,8	5,8	26,4	Produits laitiers/Desserts	189,4	**1,08**
Crème extra légère 3 % Elle et Vire	100 g	82	2,8	5	6,3	Produits laitiers	69,4	**0,85**
Crème extra légère 8 % Bridélight épaisse	100 g	83	2,7	4	9	Produits laitiers	79,2	**0,95**
Crème fleurette légère de Normandie Bridélice	c. à café = 20 g	44	2,5	4,2	1	Produits laitiers	36,3	**0,83**
Crème fraîche entière Gervais à 30 %	100 g	296	2,3	30,5	3	Produits laitiers	123,8	**0,42**
Crème fraîche entière stérilisée liquide	100 g	331	2,2	34,1	3,9	Produits laitiers	138,1	**0,42**
Crème fraîche épaisse	c. à café = 20 g	64	0,5	6,7	0,6	Produits laitiers	26,7	**0,42**
Crème fraîche épaisse	100 g	320	2,3	33,3	2,8	Produits laitiers	131,0	**0,41**
Crème fraîche légère à 15 %	100 g	169	2,6	15	6	Produits laitiers	95,6	**0,57**
Crème fraîche pasteurisée à 30 %	100 g	316	2,3	33,4	1,6	Produits laitiers	125,2	**0,40**
Crème fraîche stérilisée liquide	c. à café = 20 g	66	0,4	6,8	0,8	Produits laitiers	27,3	**0,41**
Crème glacée à la vanille en cornet	100 g	176	3,8	8,2	21,9	Desserts/Glaces	165,7	**0,94**
Crème glacée Carte d'Or Motta - amandes	2 boules = 125 ml	141	2,4	6,6	18	Desserts/Glaces	130,0	**0,92**
Crème glacée Carte d'Or Motta - banane	2 boules = 125 ml	140	2,3	4,3	22,7	Desserts/Glaces	146,4	**1,05**
Crème glacée Carte d'Or Motta - café	2 boules = 125 ml	140	2,3	4,3	22,7	Desserts/Glaces	146,4	**1,05**
Crème glacée Carte d'Or Motta - café	2 boules = 125 ml	140	2,4	6,6	18	Desserts/Glaces	129,8	**0,93**
Crème glacée Carte d'Or Motta - caramel	2 boules = 125 ml	130	2,4	5,1	18,5	Desserts/Glaces	128,2	**0,99**

Crème glacée Carte d'Or Motta - chocolat au lait	2 boules = 125 ml	162	3,2	7,5	20,1	Desserts/Glaces	150,0	**0,93**
Crème glacée Carte d'Or Motta - chocolat blanc	2 boules = 125 ml	168	1,7	8,4	21,5	Desserts/Glaces	147,2	**0,88**
Crème glacée Carte d'Or Motta - chocolat noir	2 boules = 125 ml	162	2,9	7,9	20	Desserts/Glaces	147,9	**0,91**
Crème glacée Carte d'Or Motta - fraise	2 boules = 125 ml	119	2,1	3,7	19,2	Desserts/Glaces	125,1	**1,05**
Crème glacée Carte d'Or Motta - Grand Marnier	2 boules = 125 ml	136	2	6,4	17,6	Desserts/Glaces	124,1	**0,91**
Crème glacée Carte d'Or Motta - marron	2 boules = 125 ml	161	1,9	5,2	26,5	Desserts/Glaces	164,9	**1,02**
Crème glacée Carte d'Or Motta - menthe	2 boules = 125 ml	125	3,2	4,1	18,7	Desserts/Glaces	132,7	**1,06**
Crème glacée Carte d'Or Motta - noix de coco	2 boules = 125 ml	124	2,1	4	19,9	Desserts/Glaces	129,5	**1,04**
Crème glacée Carte d'Or Motta - noix de pécan	2 boules = 125 ml	147	2,5	7,4	17,6	Desserts/Glaces	131,1	**0,89**
Crème glacée Carte d'Or Motta - nougat	2 boules = 125 ml	172	3,5	9	19,2	Desserts/Glaces	152,1	**0,88**
Crème glacée Carte d'Or Motta - pistache	2 boules = 125 ml	140	2	6,2	18,9	Desserts/Glaces	130,2	**0,93**
Crème glacée Carte d'Or Motta - praliné	2 boules = 125 ml	151	2,6	7,4	18,6	Desserts/Glaces	136,9	**0,91**
Crème glacée Carte d'Or Motta - pruneaux/armagnac	2 boules = 125 ml	142	2,2	5,1	21,6	Desserts/Glaces	142,3	**1,00**
Crème glacée Carte d'Or Motta - rhum/raisin	2 boules = 125 ml	146	2,4	5,5	21,6	Desserts/Glaces	145,0	**0,99**
Crème glacée Carte d'Or Motta - vanille	2 boules = 125 ml	148	3,1	7,2	17,6	Desserts/Glaces	135,5	**0,92**
Crème glacée Häagen-Dazs - beurre de cacahuète	2 boules = 125 ml	346	6,4	22,4	29,8	Desserts/Glaces	268,6	**0,78**
Crème glacée Häagen-Dazs - beurre de pécan	2 boules = 125 ml	304	5,4	17,7	30,7	Desserts/Glaces	251,3	**0,83**
Crème glacée Häagen-Dazs - brisures de macadamia	2 boules = 125 ml	313	4,7	20,4	27,4	Desserts/Glaces	237,0	**0,76**
Crème glacée Häagen-Dazs - café	2 boules = 125 ml	285	5	18,7	23,7	Desserts/Glaces	215,9	**0,76**
Crème glacée Häagen-Dazs - caramel cône explosion	2 boules = 125 ml	336	5	21,1	31,5	Desserts/Glaces	262,1	**0,78**
Crème glacée Häagen-Dazs - choco chip	pot individuel = 100 ml	244	4,4	14,8	23,4	Desserts/Glaces	197,6	**0,81**
Crème glacée Häagen-Dazs - chocolat noir	2 boules = 125 ml	310	5	18,5	30,7	Desserts/Glaces	250,5	**0,81**
Crème glacée Häagen-Dazs - cookies et crème	2 boules = 125 ml	282	5	18,4	24,4	Desserts/Glaces	218,0	**0,77**
Crème glacée Häagen-Dazs - fraise	pot individuel = 100 ml	209	3,7	12,8	19,6	Desserts/Glaces	167,0	**0,80**
Crème glacée Häagen-Dazs - fraise	2 boules = 125 ml	261	4,6	16	24,5	Desserts/Glaces	208,5	**0,80**
Crème glacée Häagen-Dazs - fraise/gâteaux fromage blanc	2 boules = 125 ml	291	4,2	17,5	29	Desserts/Glaces	232,5	**0,80**
Crème glacée Häagen-Dazs - rhum/raisin	2 boules = 125 ml	264	4,2	18	27,1	Desserts/Glaces	220,2	**0,83**
Crème glacée Häagen-Dazs - triple brownie	2 boules = 125 ml	316	4,9	20,9	27,4	Desserts/Glaces	239,7	**0,76**
Crème glacée Häagen-Dazs - vanille	pot individuel = 100 ml	219	4	14	19,3	Desserts/Glaces	171,3	**0,78**
Crème glacée Häagen-Dazs - vanille	2 boules = 125 ml	274	5	17,5	24,1	Desserts/Glaces	214,1	**0,78**

	Quantité	Énergie (en kcal)	Protides	Lipides	Glucides	Catégorie d'aliment	IS	IS / Calories
Crème glacée Häagen-Dazs - vanille/noix de pécan/praliné	2 boules = 125 ml	295	5,1	18,3	27,4	Desserts/Glaces	234,0	**0,79**
Crème glacée Monoprix Gourmet	pot individuel = 100 ml	74	0,7	2,3	12,6	Desserts/Glaces	76,2	**1,03**
Crème glacée Monoprix Gourmet	2 boules = 125 ml	93	0,9	2,9	15,8	Desserts/Glaces	95,8	**1,03**
Crème légère saveur onctueuse Elle et Vire	c. à café = 20 g	34	0,5	3,1	1	Produits laitiers	18,3	**0,54**
Crème légère sous pression Bridélice dessert	100 g	238	2,5	20	12	Produits laitiers	140,0	**0,59**
Crème Montblanc Nestlé - cappucino/pépites chocolat noir	pot = 125 g	201	5,1	7	29,4	Produits laitiers/Desserts	210,7	**1,05**
Crème Montblanc Nestlé - chocolat noir pépites orange	pot = 125 g	183	3,8	6,2	27,9	Produits laitiers/Desserts	190,3	**1,04**
Crème Montblanc Nestlé - vanille pépites Crunch	pot = 125 g	194	4,3	6,3	29,8	Produits laitiers/Desserts	204,3	**1,05**
Crème pâtissière maison	100 g	159	4,9	5,6	22,3	Produits laitiers/Desserts	170,9	**1,07**
Crème semi-épaisse Babette	20 cl	207	2,4	20	4,4	Produits laitiers	100,7	**0,49**
Crème semi-épaisse Bridélice 15 %	c. à café = 20 g	35	0,5	3	1,5	Produits laitiers	20,5	**0,59**
Crème sucrée sous pression UHT	2 c. à soupe	99	0,6	9,4	2,9	Produits laitiers/Desserts	47,3	**0,48**
Crème sucrée sous pression UHT	100 g	329	2,1	31,4	9,6	Produits laitiers/Desserts	158,1	**0,48**
Crémerin léger	portion = 35 g	58	6,6	3,4	0,7	Produits laitiers/Fromages	66,8	**1,15**
Crêpe au jambon (cuite surgelée)	unité = 100 g	173	7,4	5,8	22	Plats préparés	195,1	**1,13**
Crêpe nature	unité	80	1,2	6	5	Plats préparés	56,6	**0,71**
Crêpe orientale	unité	345	10	0,5	7,5	Plats préparés	169,8	**0,49**
Cresson (cru)	100 g	32	2,6	0,7	4,4	Légumes	51,8	**1,62**
Cresson (cuit)	100 g	23	1,9	0,6	3,1	Légumes	36,8	**1,60**
Cresson de fontaine cru	100 g	11	2,3	0,1	0,8	Aromates/épices/condiments	25,7	**2,33**
Crevette (cuite)	poignée = 100 g	103	21,8	1,8	0	Poissons	182,0	**1,77**
Crevette bouquet	100 g	99	22,8	0,8	0,3	Poissons	188,6	**1,91**
Crevette en beignet	100 g	322	10,1	19,2	26,4	Poissons	279,4	**0,87**
Crevette grise	poignée = 100 g	98	21	1,5	0	Poissons	174,8	**1,78**
Crevette royale rose	100 g	113	26,6	0,6	0,2	Poissons	218,5	**1,93**
Crevette sauce au lait de coco et au curry, riz parfumé Picard	100 g	151	6,6	7	15,4	Plats surgelés	164,4	**1,09**
Crevette tropicale Monodon	100 g	98	23,4	0,4	0,4	Poissons	192,8	**1,97**
Crevette tropicale Vannamei	100 g	94	22,6	0,3	0,3	Poissons	185,6	**1,97**

Crevettes et moules en risotto Fleury Michon	100 g	159	5,4	8,6	14,9	Plats préparés/Poissons	146,4	**0,92**
Crevettes farfalles sauce corail Weight Watchers	portion = 380 g	373	10,1	19,2	26,4	Poissons	288,3	**0,77**
Crevettes sauce piquante et riz thaï Picard	100 g	147	6,5	3,6	22,1	Plats surgelés	187,5	**1,28**
Crispy Sea Kellogg's	portion = 40 g	152	2,4	1,2	33,2	Céréales/Petit déjeuner	199,4	**1,31**
Crispy Sea Kellogg's	100 g	380	6	3	83	Céréales/Petit déjeuner	498,4	**1,31**
Crocks Indian Curry Lima	100 g	421	7,3	10,1	75,3	Snacks salés	476,6	**1,13**
Crocks Paprika Lima	100 g	418	7,3	9,9	74,8	Snacks salés	484,7	**1,16**
Crocks Tomato Basil Lima	100 g	417	7,3	9,3	75	Snacks salés	479,7	**1,15**
Croissant	100 g	410	7,5	17,2	55	Pains et viennoiseries	404,2	**0,99**
Croissant (boulangerie)	unité = 46,5 g	191	3,5	8	25,6	Pains et viennoiseries	188,1	**0,98**
Croissant (industriel)	unité = 41 g	168	3,1	7,1	22,6	Pains et viennoiseries	166,2	**0,99**
Croissant au jambon	100 g	287	10,5	16,6	23,1	Plats préparés	263,8	**0,92**
Croissant aux amandes (en moyenne)	unité	451	8,1	25,1	48,2	Pains et viennoiseries	402,0	**0,89**
Croq'pain multicéréales Gayelord Hauser	2 unités = 25 g	92	3,2	1	16,8	Féculents	125,5	**1,36**
Croquant au sésame	unité = 40 g	208	5,1	11,6	20,9	Biscuits	193,6	**0,93**
Croquants au lait et Fruits rouges Taillefine	3 unités = 31,5 g	124	2,2	3	22,1	Biscuits	155,1	**1,25**
Croquants aux amandes Sapori	unité = 10 g	44	1	1,6	6,5	Biscuits	45,6	**1,04**
Croquants chocolat Taillefine LU	3 biscuits = 24 g	104	1,4	3,1	17,8	Biscuits	115,3	**1,11**
Croque bolognaise Le Gaulois	unité = 100 g	236	13	14	13	Plats préparés	215,4	**0,91**
Croque chèvre Herta	unité = 100 g	281	14	13	27	Plats préparés	290,3	**1,03**
Croque fondant Légumes Bonduelle	4 unités = 150 g	260	8,1	17,5	17,7	Plats préparés	208,5	**0,80**
Croque fromage Le Gaulois	unité = 100 g	214	15,5	12	11	Plats préparés	218,6	**1,02**
Croque fromage Père Dodu	unité = 100 g	248	13,4	15	14,7	Plats préparés	229,2	**0,92**
Croque jambon Père Dodu	unité = 100 g	221	13,4	11,7	15,3	Plats préparés	222,6	**1,01**
Croque nature La Gaulois	unité = 100 g	214	15,5	12	11	Plats préparés	218,6	**1,02**
Croque nuggets Le Gaulois	5 unités = 100 g	215	13	10	17	Plats préparés	223,6	**1,04**
Croque purée jambon Le Gaulois	unité = 110 g	236	9,9	11,5	23,1	Plats préparés	233,0	**0,99**
Croque tomates Le Gaulois	unité = 100 g	229	12,5	15	11	Plats préparés	203,1	**0,89**
Croque-gratin Père Dodu	unité = 100 g	225	9,2	13,7	16,1	Plats préparés	198,4	**0,88**
Croque-gratin pomme de terre/jambon/tomate Père dodu	unité = 100 g	183	7,6	9,7	16,4	Plats préparés	175,0	**0,96**

	Quantité	Énergie (en kcal)	Protides	Lipides	Glucides	Catégorie d'aliment	IS	IS / Calories
Croque-madame	unité	449	23	32	17	Plats préparés	368,9	**0,82**
CroqueMcDo McDonald's	unité = 95 g	257	14,3	9,8	27,9	Plats préparés/Fast food	295,9	**1,15**
Croque-monsieur	unité = 100 g	293	14,3	16,2	22	Plats préparés	284,6	**0,97**
Croque-monsieur (boulangerie)	unité = 146 g	428	20,9	23,7	32,1	Plats préparés	415,8	**0,97**
Croque-monsieur Herta	unité = 100 g	283	13	13,5	27,5	Plats préparés	286,1	**1,01**
Croquette poisson à l'ail Findus	100 g	136	11,1	1,7	19,1	Plats préparés/Poissons	193,5	**1,42**
Croquette poisson pané Findus	100 g	126	11,2	0,4	19,4	Plats préparés/Poissons	192,0	**1,52**
Croquette poisson panée à l'huile Findus	100 g	261	11,2	15,4	19,4	Plats préparés/Poissons	236,2	**0,91**
Croquettes de morue	unité	85	8	4	4,2	Plats préparés/Poissons	104,1	**1,22**
Croquettes de poisson frites	100 g	198	13,5	11,3	10,2	Plats préparés/Poissons	197,7	**1,00**
Crosne	portion = 200 g	80	2,7	0	17,3	Légumes	134,1	**1,68**
Crottin de chavignol	portion = 40 g	147	8	12,8	0	Produits laitiers/Fromages	102,6	**0,70**
Crottin de chavignol	portion = 60 g	220	11,9	19,1	0	Produits laitiers/Fromages	152,9	**0,70**
Crottin de chavignol	100 g	367	19,9	31,9	0,1	Produits laitiers/Fromages	255,9	**0,70**
Crottin de chavignol Rians	portion = 50 g	164	9,4	14	1	Produits laitiers/Fromages	121,9	**0,74**
Crousti Vico	paquet = 50 g	22	1	4	40	Snacks salés	192,9	**8,77**
Croustillant abricot/noisette Taillefine LU	4 unités = 54 g	219	4,1	2,3	37,3	Desserts/diététique	270,9	**1,24**
Cruesli Chocolat Quaker	100 g	450	7	19,5	61,5	Céréales/Petit déjeuner	474,8	**1,06**
Crumble	portion = 225 g	628	4,4	32,2	89	Desserts	580,8	**0,92**
Crumble mangue framboise Brioche Dorée	100 g	256	2,5	16,8	23,7	Desserts	205,7	**0,80**
Crumble mangue framboise Brioche Dorée	unité = 110 g	282	2,7	18,5	26,1	Desserts	226,4	**0,80**
Crunch céréales Nestlé	portion = 40 g	165	2,4	2,9	32,3	Céréales/Petit déjeuner	197,0	**1,19**
Crunch céréales Nestlé	100 g	413	6,2	7,3	80,9	Céréales/Petit déjeuner	495,6	**1,20**
Cube pour bouillon	10 g	18	2	0,8	0,8	Assaisonnement	22,6	**1,25**
Cuisse de canard sauce aux airelles, pêches, pommes de terre Picard	100 g	160	9,4	9,3	9,6	Plats surgelés	170,8	**1,07**
Cumin	5 g	18,7	0,8	1,1	1,6	Aromates/épices/condiments	20,8	**1,11**
Curaçao	verre = 4 cl	108	0	0	12	Boissons/Alcools	71,2	**0,66**

Curaçao bleu Marie Brizard	verre = 4 cl	78	0	0	0	Boissons/Alcools	13,7	**0,18**
Curcuma	2 g (= 5 ml)	8	0,2	0,2	1,5	Epices		**0,00**
Curry d'agneau Monoprix bien Vivre	plat individuel = 300 g	444	27,6	21,9	33,9	Plats préparés	466,2	**1,05**
Curry de Légumes Taureau Ailé	portion = 350 g	371	6,3	8,7	66,5	Plats préparés	438,1	**1,18**
Curry de poissons	portion	180	16	10	6	Plats préparés	196,1	**1,09**
Curry en poudre	5 g	10	1	1	2	Aromates/épices/condiments	25,4	**2,54**
D								
Danao Danone	verre = 200 ml	95	1,4	0,2	22	Produits laitiers/Boissons	123,2	**1,30**
Danette Danone	100 g	136	4,6	4,3	19,5	Produits laitiers/Desserts	148,8	**1,09**
Danette Danone	pot = 125 g	170	5,8	5,4	24,4	Produits laitiers/Desserts	186,5	**1,10**
Danette Double Saveur Danone	100 g	142	3,7	3,7	23,4	Produits laitiers/Desserts	159,3	**1,12**
Danette Double Saveur Danone	pot = 125 g	178	4,6	4,6	29,3	Produits laitiers/Desserts	199,2	**1,12**
Danette grains de malice Danone	unité = 125 g	195	4	4,8	34	Produits laitiers/Desserts	218,5	**1,12**
Dan'up Danone	500 ml	395	14,5	5	72,5	Produits laitiers/Boissons	499,4	**1,26**
Dany Danone	100 g	130	3,1	3,4	21,8	Produits laitiers/Desserts	145,4	**1,12**
Datte sèche	unité = 8 g	22	0,2	0	5,5	Fruits secs	33,0	**1,50**
Datte sèche	100 g	278	2,5	0,5	69	Fruits secs	412,4	**1,48**
Dattes Deglet Nour Bio Alter Eco	100 g	276	2	0,5	66,1	Fruits secs	388,9	**1,41**
DauFruits - Compote sans sucre ajouté - pêche	pot = 100 g	44	0,5	0,1	10	Desserts/Fruits	65,0	**1,48**
DauFruits - Compote sans sucre ajouté - poire	pot = 100 g	53	0,4	0,3	12	Desserts/Fruits	74,8	**1,41**
DauFruits - Compote sans sucre ajouté - pomme ananas	pot = 100 g	56	0,4	0,4	13	Desserts/Fruits	79,8	**1,43**
DauFruits - Compote sans sucre ajouté - pomme banane orange	pot = 100 g	63	0,5	0,4	14	Desserts/Fruits	86,2	**1,37**
Daurade	portion = 200 g	154	34	2	0	Poissons	281,6	**1,83**
Délice de compote aux 3 pommes Leader Price	100 g	74,5	0,4	0,1	18	Desserts/Fruits	101,4	**1,36**
Délice de soja et lentilles Bio Jardin Bio et Equitable	100 g	76	6,5	1,6	8,9	Plats préparés	121,6	**1,60**
Délices à la framboise bio l'Arbre à Biscuit	100 g	390	3,3	9,2	74	Biscuits	440,2	**1,13**
Délices de surimi à la chair de crabe Fleury Michon	100 g	109	9	4,3	8,5	Poissons	142,3	**1,31**
Deluxe Potatoes McDonald's	moyenne portion = 112 g	233	3,7	11,3	29,2	Fast food	218,4	**0,94**
Deluxe Potatoes McDonald's	grande portion = 160 g	333	5,2	16,2	41,8	Fast food	311,1	**0,93**

	Quantité	Énergie (en kcal)	Protides	Lipides	Glucides	Catégorie d'aliment	IS	IS / Calories
Demi-lunes aux 4 fromages Leader Price	barquette = 250 g	817	30,7	28,5	105	Plats préparés	869,1	**1,06**
Demi-lunes aux 4 fromages Leader Price	portion = 125 g	409	15,4	14,3	52	Plats préparés	433,8	**1,06**
Demi-lunes aux champignons Leader Price	barquette = 250 g	754	17,4	28,8	106,2	Plats préparés	765,1	**1,01**
Demi-lunes aux champignons Leader Price	portion = 125 g	377	8,7	14,4	53,1	Plats préparés	383,5	**1,02**
Dés de jambon léger Fleury Michon	100 g	107	19	3	2	Viandes	178,5	**1,67**
Dés d'épaule Fleury Michon	100 g	112	17	4	2	Viandes	165,9	**1,48**
Dés d'épaule fumés Fleury Michon	100 g	114	18	4	2	Viandes	173,7	**1,52**
Dessert glacé allégé Picard - cerise griotte	pot = 125 g	24	0,5	0,2	5	Desserts/Glaces	30,6	**1,27**
Dessert glacé allégé Picard - chocolat	pot = 125 g	44	4,9	4,5	0,8	Desserts/Glaces	54,3	**1,23**
Dessert glacé allégé Picard - poire williams	pot = 125 g	37	0,2	7,3	0,1	Desserts/Glaces	19,0	**0,51**
Dessert glacé allégé Picard - vanille	pot = 125 g	97	3,8	0,2	20	Desserts/Glaces	133,2	**1,37**
Desserts de Fruits Bjorg - pomme fraise	pot = 100 g	83	0,3	0,5	19,3	Desserts/Fruits	111,4	**1,34**
Desserts de Fruits Bjorg - pomme poire vanille	pot = 100 g	85	0,2	0,2	21	Desserts/Fruits	118,0	**1,39**
Desserts Energy Novartis	pot = 125 g	200	6	7,8	26,5	Desserts/diététique	205,7	**1,03**
Desserts Fruitiers Andros Sans Sucres Ajoutés-Ananas	100 g	57	0,4	0,4	13	Desserts/Fruits	79,4	**1,39**
Desserts Fruitiers Andros Sans Sucres Ajoutés-Ananas Passion	100 g	62	0,7	0,5	14	Desserts/Fruits	90,1	**1,45**
Desserts Fruitiers Andros Sans Sucres Ajoutés-Banane	100 g	70	0,6	0,4	16	Desserts/Fruits	93,2	**1,33**
Desserts Fruitiers Andros Sans Sucres Ajoutés-Framboise	100 g	55	0,5	0,5	12	Desserts/Fruits	84,2	**1,53**
Desserts Fruitiers Andros Sans Sucres Ajoutés-Litchi	100 g	59	0,5	0,5	13	Desserts/Fruits	83,1	**1,41**
Desserts Fruitiers Andros Sans Sucres Ajoutés-Mangue Goyave	100 g	59	0,4	0,5	13	Desserts/Fruits	84,2	**1,43**
Desserts Fruitiers Andros Sans Sucres Ajoutés-Pêche abricot	100 g	50	0,5	0,4	11	Desserts/Fruits	72,7	**1,45**
Desserts Fruitiers Andros Sans Sucres Ajoutés-Pomme nature	100 g	55	0,3	0,6	12	Desserts/Fruits	77,3	**1,41**
Desserts Fruitiers Andros Sans Sucres Ajoutés-Pomme poire	100 g	54	0,4	0,5	12	Desserts/Fruits	81,4	**1,51**
Desserts Fruitiers Andros Sans Sucres Ajoutés-Pruneau	100 g	100	0,8	0,5	23	Desserts/Fruits	137,9	**1,38**
Dimples (céréales fourrées) Casino	portion = 30 g	120	2,5	3,6	20	Céréales/Petit déjeuner	132,9	**1,11**
Dinde - blanc de - Herta	tranche = 40 g	44	9	0,7	0,3	Viandes	76,6	**1,74**
Dinde - blanc de - Herta	100 g	110	22,5	1,8	0,8	Viandes	191,9	**1,74**
Dinde : cuisse chair et peau	100 g	155	18,9	8,8	0	Viandes	179,2	**1,16**

Dinde : cuisse chair sans peau	100 g	108	20,4	2,9	0	Viandes	174,0	**1,61**
Dinde : escalope	100 g	105	23,4	1,3	0	Viandes	193,5	**1,84**
Dinde : escalope	portion = 130 g	192	38,9	4,2	0	Viandes	327,6	**1,71**
Dinde : escalope sautée	100 g	148	29,9	3,2	0	Viandes	251,8	**1,70**
Dinde rôtie	100 g	144	29,4	2,9	0	Viandes	247,0	**1,72**
Dinde rôtie (cuisinée)	portion = 180 g	238	39,4	9	0	Viandes	345,9	**1,45**
Dindonneau rôti	portion = 100 g	260	22	19	0	Viandes	234,6	**0,90**
Dolmas (feuille de vigne) Tassos	3 unités = 100 g	206	1,5	12,7	21,9	Entrées	166,2	**0,81**
Dorade grise	100 g	129	20,5	5,1	0,2	Poissons	182,3	**1,41**
Dos de colin d'Alaska, légumes verts, boulgour et quinoa Picard	100 g	85	7,8	2,6	7,5	Plats surgelés	120,6	**1,42**
Double cheeseburger (en moyenne)	100 g	256	14,9	13	19,4	Fast food/Viandes	266,9	**1,04**
Double cheeseburger McDonald's	unité = 170 g	449	26,4	23,9	32	Fast food/Viandes	463,7	**1,03**
Douceur au yaourt Weight Watchers	pot = 100 g	44	4,7	0,1	5,5	Produits laitiers diététiques	66,6	**1,51**
Douceur au yaourt Weight Watchers - 0 % vanille	pot = 100 g	72	4,3	0,1	12,8	Produits laitiers diététiques	100,4	**1,39**
Dragée	unité = 5 g	23	0,5	0,9	3,3	Confiseries	24,0	**1,04**
Dragée	100 g	472	10	17,5	66	Confiseries	483,8	**1,03**
Dry gin Gordon	verre = 4 cl	102	0	0	0	Boissons/Alcools	17,9	**0,18**
Duo de poissons et torsades, sauce crème citron Picard	100 g	117	6,2	4,4	13,1	Plats surgelés	135,7	**1,16**
Duo de saumon sauce oseille Monoprix Gourmet	plat individuel = 270 g	480	26,2	24	39,7	Poissons/Plats préparés	508,8	**1,06**
E Eau Abatilles	litre	0	0	0	0	Boissons/Eau minérale	0,0	**0**
Eau Aquarel Nestlé	litre	0	0	0	0	Boissons/Eau minérale	0,0	**0**
Eau Arvie	litre	0	0	0	0	Boissons/Eau minérale	0,0	**0**
Eau Badoit	litre	0	0	0	0	Boissons/Eau minérale	0,0	**0**
Eau Biovive	litre	0	0	0	0	Boissons/Eau minérale	0,0	**0**
Eau Contrex	litre	0	0	0	0	Boissons/Eau minérale	0,0	**0**
Eau de source Valperle (source Valon-Metzéral)	litre	0	0	0	0	Boissons/Eau minérale	0,0	**0**
Eau de vie Poire Morand	verre = 4 cl	119	0	0	0	Boissons/Alcools	20,9	**0,18**
Eau Decantae (pays de Galles)	litre	0	0	0	0	Boissons/Eau minérale	0,0	**0**
Eau Evian	litre	0	0	0	0	Boissons/Eau minérale	0,0	**0**

	Quantité	Énergie (en kcal)	Protides	Lipides	Glucides	Catégorie d'aliment	IS	IS / Calories
Eau Hépar	litre	0	0	0	0	Boissons/Eau minérale	0,0	**0**
Eau Hépar	litre	0	0	0	0	Boissons/Eau minérale	0,0	**0**
Eau Hildon (eau minérale anglaise)	litre	0	0	0	0	Boissons/Eau minérale	0,0	**0**
Eau Perrier	litre	0	0	0	0	Boissons/Eau minérale	0,0	**0**
Eau Plancoët	litre	0	0	0	0	Boissons/Eau minérale	0,0	**0**
Eau Saint-Yorre	litre	0	0	0	0	Boissons/Eau minérale	0,0	**0**
Eau Salvetat	litre	0	0	0	0	Boissons/Eau minérale	0,0	**0**
Eau Salvetat - abricot	verre = 150 ml	34	0	0	8,3	Boissons/Eau minérale	42,1	**1,24**
Eau Salvetat - citron/citron vert	verre = 150 ml	0	0	0	0	Boissons/Eau minérale	0,0	**0**
Eau Salvetat - fraise	verre = 150 ml	34	0	0	8,3	Boissons/Eau minérale	42,1	**1,24**
Eau Salvetat - orange mandarine	verre = 150 ml	0	0	0	0	Boissons/Eau minérale	0,0	**0**
Eau San Pellegrino	litre	0	0	0	0	Boissons/Eau minérale	0,0	**0**
Eau Selters	litre	0	0	0	0	Boissons/Eau minérale	0,0	**0**
Eau Taillefine	litre	0	0	0	0	Boissons/Eau minérale	0,0	**0**
Eau Thonon	litre	0	0	0	0	Boissons/Eau minérale	0,0	**0**
Eau Valvert	litre	0	0	0	0	Boissons/Eau minérale	0,0	**0**
Eau Vichy Célestins	litre	0	0	0	0	Boissons/Eau minérale	0,0	**0**
Eau Vittel	litre	0	0	0	0	Boissons/Eau minérale	0,0	**0**
Eau Volvic	litre	0	0	0	0	Boissons/Eau minérale	0,0	**0**
Eau Volvic - citron/citron vert	verre = 150 ml	0	0	0	0	Boissons/Eau minérale	0,0	**0**
Eau Volvic - menthe	verre = 200 ml	5	0	0	1,1	Boissons/Eau minérale	3,9	**0,79**
Eau Volvic - orange	verre = 200 ml	7	0	0	1,2	Boissons/Eau minérale	6,5	**0,92**
Eau Volvic - orange/mandarine	verre = 150 ml	0	0	0	0	Boissons/Eau minérale	0,0	**0**
Eau Volvic magic - goût cassis	verre = 150 ml	35	0	0	8,3	Boissons/Eau minérale	42,3	**1,21**
Eau Volvic magic - goût fraise	verre = 150 ml	35	0	0	8,3	Boissons/Eau minérale	42,3	**1,21**
Eau Volvic magic - goût pêche orange	verre = 150 ml	35	0	0	8,3	Boissons/Eau minérale	42,3	**1,21**
Eau Wattwiller	litre	0	0	0	0	Boissons/Eau minérale	0,0	**0**
Eau-de-vie	verre = 4 cl	94	0	0	n.d.	Boissons/Alcools	16,5	**0,18**

Eau-de-vie	100 ml	235	0	0	n.d.	Boissons/Alcools	41,2	**0,18**
Ebly cuisiné à la tomate et au basilic	unité = 220 g	475	12,8	14,5	73,9	Féculents	570,0	**1,20**
Ebly cuisiné à l'huile d'olive	unité = 220 g	449	12,5	4,8	88,7	Féculents	610,7	**1,36**
Ebly cuisiné au curry	unité = 220 g	436	13,2	7,3	79,4	Féculents	596,8	**1,37**
Ebly Tendrissimo	sachet = 125 g cru = 2 parts	439	15	2	90	Féculents	626,2	**1,43**
Echalote	unité (en moyenne)	4	0	0	0,9	Aromates/épices/condiments	5,2	**1,31**
Echalote (crue)	100 g	72	2,5	0,1	14,7	Aromates/épices/condiments	107,7	**1,50**
Echalote (lyophilisée)	5 g	17,4	0,6	0	4	Aromates/épices/condiments	25,5	**1,47**
Eclair	unité = 100 g	240	5,9	11	29,5	Desserts/Gâteaux	232,5	**0,97**
Eclair au café Picard	unité = 50 g	181	1,8	13	14,1	Desserts/Gâteaux	127,4	**0,70**
Eclair au chocolat Picard	unité = 50 g	181	1,8	13	14,1	Desserts/Gâteaux	127,4	**0,70**
Ecrasée de pommes de terre huile d'olive 7 % Picard	100 g	160	1,5	10,5	14,9	Plats surgelés	124,7	**0,78**
Ecrasée de pommes de terre truffe Picard	100 g	99	1,3	4,5	13,3	Plats surgelés	97,3	**0,98**
Ecrevisse	2 unités = 100 g	64	15	0,5	0	Poissons	123,0	**1,92**
Edam	portion = 40 g	131	9,9	10,2	0	Produits laitiers/Fromages	110,3	**0,84**
Edam	100 g	327	24,7	25,4	0	Produits laitiers/Fromages	275,1	**0,84**
Edulcorants	comprimé	0	0	0	0	Sucres	0,0	**0**
Effi 1/2 sel	2 noisettes = 10 g	35	0,2	3,8	0	Poissons	12,8	**0,37**
Effi doux	2 noisettes = 10 g	50	0,2	3,8	0	Corps gras	15,5	**0,31**
Eglefin	100 g	75	17,3	0,1	1,3	Poissons	147,1	**1,96**
Eglefin	portion = 200 g	142	34	0,6	0	Poissons	277,6	**1,95**
Eglefin (pané frit)	100 g	187	23,2	9,2	2,8	Poissons	231,3	**1,24**
Emincé de bœuf charolais/gratin dauphinois Weight Watchers	barquette = 330 g	280	19,1	9,9	28,1	Plats préparés/Viandes	357,4	**1,28**
Emincé de poireaux à la crème Bonduelle surgelés	100 g	50	1,6	2,5	5,2	Plats préparés/Légumes	59,0	**1,18**
Emincés de bacon Fleury Michon	100 g	108	22	2	1	Viandes	195,2	**1,81**
Emincés de chapon, risotto à la truffe picard	100 g	136	10,2	7,9	6,1	Plats surgelés	155,3	**1,14**
Emincés de gésiers confits dans la graisse de canard Fleury Michon	100 g	152	29	4	0	Plats préparés/Viandes	253,1	**1,67**
Emincés de porc rôti Fleury Michon	100 g	167	29	5	2	Viandes	272,0	**1,63**

	Quantité	Énergie (en kcal)	Protides	Lipides	Glucides	Catégorie d'aliment	IS	IS / Calories
Emincés de poulet au paprika préparés dans la cuisse Fleury Michon	100 g	189	21	11	2	Plats préparés/Viandes	218,7	**1,16**
Emincés de poulet aux petits pois Fleury Michon	100 g	116	7,3	6	8,2	Plats préparés/Viandes	150,5	**1,30**
Emincés de poulet et légumes verts Picard	100 g	66	8,1	1,9	4	Plats surgelés	107,7	**1,63**
Emincés de poulet grillé préparés dans la cuisse Fleury Michon	100 g	187	25	9	2	Plats préparés/Viandes	245,2	**1,31**
Emincés de poulet, légumes façon tajine et compotée d'abricots Picard	100 g	99	10,3	1,6	10,9	Plats surgelés	157,5	**1,59**
Emincés de poulet, légumes, petites pâtes et fromage de brebis Picard	100 g	104	9,4	2,1	11,8	Plats surgelés	143,4	**1,38**
Emincés de poulet, penne et légumes du soleil Picard	100 g	88	6,7	2,5	9,7	Plats surgelés	129,9	**1,48**
Emincés de volailles boulgour aux fruits secs et champignons Picard	100 g	135	10	6	10,1	Plats surgelés	168,5	**1,25**
Emmenthal	portion = 40 g	151	11,8	11,5	0	Produits laitiers/Fromages	129,6	**0,86**
Emmenthal	100 g	378	29,4	28,8	0	Produits laitiers/Fromages	323,5	**0,86**
Empanadas	portion	225	10	25	20	Plats préparés/Viandes	241,1	**1,07**
En-Cas Jockey - abricot	unité = 180 g	225	9,6	7,6	29,9	Produits laitiers/Desserts	251,3	**1,12**
En-Cas Jockey - Fruits rouges	unité = 180 g	225	9,6	7,6	29,9	Produits laitiers/Desserts	251,3	**1,12**
En-Cas Jockey - nature	unité = 180 g	155	12,4	8,1	8,1	Produits laitiers/Desserts	165,4	**1,07**
En-Cas Jockey - pêche	unité = 180 g	225	9,6	7,6	29,9	Produits laitiers/Desserts	251,3	**1,12**
En-Cas Jockey - saveur vanille	unité = 180 g	163	8,4	5,6	20,1	Produits laitiers/Desserts	186,1	**1,14**
Enchiladas au poulet	portion = 4 unités	552	40	40	8	Plats préparés/Viandes	501,3	**0,91**
Encornet	portion = 200 g	178	32	3,4	4	Poissons	290,3	**1,63**
Endive (crue)	100 g	17	0,9	0,1	0,9	Légumes	32,8	**1,93**
Endive (cuite)	100 g	9	1,2	0,3	0,4	Légumes	31,1	**3,46**
Endive (cuite)	portion = 200 g	18	2,4	0,6	0,8	Légumes	62,3	**3,46**
Endives aux noix	portion = 2 unités	230	3	19	6	Légumes	139,4	**0,61**
Endives liégeoises	portion = 250 g	309	18,9	21,4	9,4	Légumes	276,8	**0,90**
Energix Overstim.s	poche = 25 g	73	0,4	0	17,9	Diététique	93,8	**1,28**

Epeautre	100 g	353	9,9	2,4	68	Céréales	471,8	**1,34**
Epeautre (petit)	100 g	375	2,9	11,8	74,9	Céréales	477,3	**1,27**
Eperlan	100 g	89	18	2,1	0	Poissons	151,8	**1,71**
Epinard (congelé)	100 g	32	4	0,5	1,5	Légumes	65,3	**2,04**
Epinard (conserve)	100 g	19	2,1	0,4	1,3	Légumes	35,0	**1,84**
Epinard (cru)	100 g	23	2,9	0,4	1,4	Légumes	45,7	**1,99**
Epinard (cuit)	100 g	23	3	0,3	1,4	Légumes	47,6	**2,07**
Epinard surgelé haché	100 g	18	2,8	0,3	1	Légumes surgelés	47,2	**2,62**
Epinards branches palets Bonduelle surgelés	palet = 80 g	19	3,1	0,4	0,9	Légumes surgelés	45,6	**2,40**
Epinards branches palets Bonduelle surgelés	100 g	24	3,9	0,5	1,1	Légumes surgelés	57,1	**2,38**
Epinards coupés cuisinés à la crème Picard	100 g	97	3,3	7,9	3,2	Légumes surgelés	78,6	**0,81**
Epinards en branches cuisinés à la crème Picard	100 g	42	2,2	1,5	4,8	Légumes surgelés	59,0	**1,40**
Epinards hachés à la crème Bonduelle surgelés	galet = 30 g	11	0,8	0,5	1,1	Légumes surgelés	19,5	**1,77**
Epinards hachés à la crème Bonduelle surgelés	100 g	38	2,5	1,5	3,5	Légumes surgelés	62,2	**1,64**
Epinards hachés à la crème Picard	100 g	47	1,9	2,7	3,8	Légumes surgelés	54,9	**1,17**
Escalope bolognaise Père Dodu	unité = 100 g	219	14,4	11	15,5	Viandes/Plats préparés	227,7	**1,04**
Escalope cordon bleu Capt'ain Igloo	unité = 100 g	224	14	12	15	Viandes/Plats préparés	224,8	**1,00**
Escalope cordon bleu Le Gaulois	unité = 100 g	234	13	14	13	Viandes/Plats préparés	213,2	**0,91**
Escalope cordon bleu Père Dodu	unité = 100 g	216	15,7	10,5	14,6	Viandes/Plats préparés	232,2	**1,07**
Escalope de volaille normande Leader price	plat individuel = 250 g	205	27,5	7,5	6,7	Viandes/Plats préparés	279,1	**1,36**
Escalope normande Père Dodu	unité = 100 g	200	14,3	9,5	14,4	Viandes/Plats préparés	216,8	**1,08**
Escalope Père Dodu - gratinée	unité = 100 g	230	17,2	10,9	9,6	Viandes/Plats préparés	224,5	**0,98**
Escalope Père Dodu - gratinée milanaise	unité = 100 g	199	16	10	11,3	Viandes/Plats préparés	216,3	**1,09**
Escalope Père Dodu - Tex Mex	unité = 100 g	233	15	12,1	16,1	Viandes/Plats préparés	238,7	**1,02**
Escalope Père Dodu - viennoise	unité = 100 g	195	19,2	7,3	13,3	Viandes/Plats préparés	244,4	**1,25**
Escalope volaille/champignons Fleury michon	plat individuel = 250 g	198	24,5	6,7	9,7	Viandes/Plats préparés	280,0	**1,41**
Escalopes de saumon Atlantique Picard	100 g	206	20	14	0	Poissons/Plats préparés	203,5	**0,99**
Escalopes de volaille aux champignons et riz Fleury Michon	100 g	107	9,8	2,6	11	Viandes/Plats préparés	143,5	**1,34**
Escargot (Leader Price)	100 g	354	12	2	72	Plats préparés	467,4	**1,32**
Escargot (nature)	100 g	81	16	1	2	Escargot	142,8	**1,76**

	Quantité	Énergie (en kcal)	Protides	Lipides	Glucides	Catégorie d'aliment	IS	IS / Calories
Escargot (nature)	10 petits = 55 g	45	8,8	0,6	1,1	Escargot	78,7	**1,75**
Escargot de Bourgogne au beurre	6 unités	234	15	19,4	0	Escargot	178,7	**0,76**
Espadon	100 g	116	19,2	4,3	0	Poissons	168,5	**1,45**
Espadon	portion = 200 g	232	38,4	8,6	0	Poissons	336,9	**1,45**
Esquimau Picard - Best café	unité = 110 ml	258	2,7	17,7	22	Desserts/Glaces	185,4	**0,72**
Esquimau Picard - Best chocolat	unité = 110 ml	226	3	14	22	Desserts/Glaces	176,9	**0,78**
Esquimau Picard - Best nougat caramel	unité = 45 ml	134	1,5	8,5	12,8	Desserts/Glaces	102,0	**0,76**
Esquimau Picard - Best vanille	unité = 45 ml	118	1,5	8	10,1	Desserts/Glaces	86,8	**0,74**
Esquimau Picard - Mini speed Fruits	unité = 15 g	12	0	0	2,5	Desserts/Glaces	13,0	**1,08**
Estragon déshydraté	5 g	14	1,1	0,3	2,1	Aromates/épices/condiments	22,0	**1,57**
Esturgeon	portion = 200 g	250	40	10	0	Poissons	353,8	**1,42**
Etuvée de Saint Jacques aux petits légumes et riz basmati Fleury Michon	100 g	150	6,4	4,9	20	Plats préparés/Poissons	170,6	**1,14**
Eventail Or (biscuits St Michel)	100 g	432	9,2	8,6	79,5	Biscuits	505,1	**1,17**
F								
Fagots d'asperges vertes Picard	100 g	100	6	8	1	Plats surgelés	102,0	**1,02**
Fagots de haricots verts Picard	100 g	112	5,1	9,6	1,4	Plats surgelés	89,0	**0,79**
Fagottini à la ricotta et aux épinards Picard	100 g	226	10	17,5	6,8	Plats surgelés	173,5	**0,77**
Fagottini au jambon cru sauce gorgonzola Fleury Michon	100 g	215	6,8	13,4	16,7	Plats préparés/pâtes	186,0	**0,87**
Fagottini au saumon fumé sauce basilic Fleury Michon	100 g	173	5,1	9,8	16	Plats préparés/pâtes	159,3	**0,92**
Faisan	100 g	215	32,5	9,4	0	Viandes	291,3	**1,35**
Faisan	portion = 150 g	323	48,8	14,1	0	Viandes	437,4	**1,35**
Faisselle 0 % Rians	portion = 100 g	41	5,2	0,3	4,2	Produits laitiers/Desserts	64,4	**1,57**
Faisselle 40 % Rians	portion = 100 g	87	4,3	6,1	3,7	Produits laitiers/Desserts	71,6	**0,82**
Faisselle Charles Gervais	100 g	87	3,9	6,2	4	Produits laitiers/Desserts	70,1	**0,81**
Fajitas au bœuf	portion	562	60	30	13	Plats préparés/Viandes	650,0	**1,16**
Fajitas au poulet Picard	100 g	153	7,3	6,8	15,7	Plats surgelés	171,0	**1,12**
Fajitas aux Fruits de mer	portion	480	43	23	25	Plats préparés/Poissons	570,9	**1,19**

Falafel	boulette	130	3	4	20	Plats préparés/Viandes	150,0	**1,15**
Fanta citron	verre = 15 cl	72	0	0	1,8	Boissons	20,5	**0,28**
Fanta citron	litre	480	0	0	120	Boissons	607,0	**1,26**
Fanta orange	verre = 15 cl	88	0	0	2,2	Boissons	25,0	**0,28**
Fanta orange	litre	576	0	0	144	Boissons	728,4	**1,26**
Far breton (boulangerie)	part (en moyenne)	245	10	5	40	Gâteaux	304,3	**1,24**
Farce de porc	100 g	193	21,5	11,4	1	Viandes	213,1	**1,10**
Farfalle à l'ancienne Lustucru (cuites)	portion = 200 g	213	7,5	1,1	43,2	Féculents	288,8	**1,36**
Farine blanche	c. à soupe = 15 g	52	1,5	0,2	10,7	Céréales	70,2	**1,35**
Farine blanche	100 g	346	10	1,3	71,5	Céréales	469,6	**1,36**
Farine d'avoine	100 g	350	12	5	65	Céréales	471,2	**1,35**
Farine de blé complet	100 g	324	11,5	2,2	62,6	Céréales	473,3	**1,46**
Farine de maïs	100 g	364	0,3	1,1	88	Céréales	454,7	**1,25**
Farine de sarrasin	100 g	339	12	2,8	64,5	Céréales	471,5	**1,39**
Farine de sarrasin (gruau entier)	20 g	67	2,5	0,6	14,1	Céréales	101,2	**1,51**
Farine de sarrasin Céréal	100 g	336	12,6	2,4	66	Céréales	465,9	**1,39**
Farine de seigle	100 g	303	10	1,8	59,7	Céréales	482,4	**1,59**
Farine de soja	100 g	381	37,3	20	13	Céréales	533,9	**1,40**
Farine d'orge	100 g	350	11	2	72	Céréales	477,8	**1,37**
Farine intégrale Céréal	100 g	322	12,1	2	64,1	Céréales	491,7	**1,53**
Fattouche (salade au pain libanaise)	portion	120	4	5	16	Plats préparés	145,8	**1,21**
Fécule de maïs	100 g	364	0,3	0	88	Féculents	453,2	**1,24**
Fenouil cru	100 g	31	1,2	0,2	4,2	Légumes	52,0	**1,68**
Festival Brune (pain)	100 g	265	8,8	0,8	55,8	Pains/Biscottes	383,0	**1,45**
Féta 45 % mg/ms	portion = 40 g	106	7	8,3	0,6	Produits laitiers/Fromages	84,4	**0,80**
Féta 45 % mg/ms	100 g	266	17,5	20,7	1,4	Produits laitiers/Fromages	210,7	**0,79**
Fettuccini carbonara Leader Price (déshydraté)	portion = 87,5 g	370	11,4	12	54,2	Plats préparés/Pâtes	408,1	**1,10**
Fettuccini carbonara Leader Price (déshydraté)	barquette = 175 g	740	22,7	24	108,5	Plats préparés/Pâtes	815,9	**1,10**
Feuille de vigne	4 unités = 100 g	208	1,5	12,6	21,8	Légumes	178,4	**0,86**
Feuille de vigne à la viande	portion	294	16	18	17	Légumes/Viandes	270,7	**0,92**

	Quantité	Énergie (en kcal)	Protides	Lipides	Glucides	Catégorie d'aliment	IS	IS / Calories
Feuilles de pissenlit crues	100 g	45	2,7	0,7	5,7	Légumes	75,3	**1,67**
Feuilles de pissenlit cuites	100 g	33	2	0,6	3,5	Légumes	54,6	**1,65**
Feuilleté aux épinards	unité	94	2	2	17	Plats préparés/Légumes	120,5	**1,28**
Feuilletés au fromage	unité	205	5,5	15	15	Plats préparés/Fromage	165,7	**0,81**
Feuilletés au poulet	unité	80	4,2	5,5	3,4	Plats préparés/Viandes	73,0	**0,91**
Fève (fraîche)	100 g	81	5	0	4	Légumineuses	108,8	**1,34**
Fèves cuisinées à l'orientale Picard	100 g	74	5,6	2,3	7,8	Plats surgelés	110,1	**1,49**
Fèves de soja germées à la vapeur	100 g	81	8,5	4,5	5,7	Légumineuses	113,1	**1,40**
Fèves de soja germées sautées	100 g	125	13,1	7,1	8,6	Légumineuses	171,1	**1,37**
Fèves fines Bonduelle surgelées	100 g	102	10,2	0,8	13,6	Légumineuses	199,5	**1,96**
Fèves fines Bonduelle surgelées	portion = 250 g	255	25,5	1,9	34	Légumineuses	498,5	**1,96**
Fibres de pommes de terre Céréal	100 g	216	3,3	0,7	49,1	Diététique	524,1	**2,43**
Figue de Barbarie	100 g	47	0,3	0,3	8	Fruits	72,9	**1,55**
Figue fraîche	100 g	64	0,9	0,3	15,5	Fruits	104,4	**1,63**
Figue fraîche	unité = 125 g	80	1,1	0,4	19,4	Fruits	130,7	**1,63**
Figue sèche	unité = 15 g	36	0,5	0,2	8,5	Fruits secs	57,8	**1,61**
Figue sèche	100 g	239	3,2	1,2	56,8	Fruits secs	382,6	**1,60**
Filet de bacon (cuit)	100 g	123	23	3,3	0,4	Viandes	198,2	**1,61**
Filet de dinde fumé Fleury Michon	100 g	106	22	2	1	Viandes	194,8	**1,84**
Filet de limande	100 g	74	16,3	1	0	Poissons	135,1	**1,83**
Filet de limande pané Captain Igloo	portion = 150 g	207	20,8	1,8	26,7	Plats préparés/Poissons	309,2	**1,49**
Filet de poisson sauce citronnée/riz cuisiné/Légumes cuisine légère Maggi	portion = 350 g	410	22,4	14,7	47,3	Plats préparés/Poissons	488,7	**1,19**
Filet de poulet à la Basquaise Fleury Michon	100 g	108	21	2	2	Viandes	192,1	**1,78**
Filet de poulet à la Provençale Fleury Michon	100 g	108	21	2	2	Viandes	192,1	**1,78**
Filet de poulet aux fines herbes Fleury Michon	100 g	110	22	2	1	Viandes	195,5	**1,78**
Filet de poulet et pommes de terre sarladaises Fleury Michon	100 g	170	13,1	7,1	13,4	Viandes	222,7	**1,31**
Filet de poulet fumé Fleury Michon	100 g	110	22	2	1	Viandes	195,5	**1,78**

Filet de poulet gratiné à l'emmental Fleury Michon	100 g	117	22	3	2	Viandes	202,5	**1,73**
Filet de poulet grillé aux herbes sel réduit de 25 % Fleury Michon	100 g	120	24	2	2	Viandes	216,4	**1,80**
Filet de poulet pesto recette inédite Fleury Michon	100 g	115	22	3	1	Viandes	197,8	**1,72**
Filet de poulet rôti à la broche Fleury Michon	100 g	114	23	2	1	Viandes	203,6	**1,79**
Filet de poulet rôti Fleury Michon	100 g	176	25	8	1	Viandes	237,5	**1,35**
Filet de Saumon Atlantique purée de brocolis Fleury Michon	100 g	131	8,1	7,3	8,1	Plats préparés/Poissons	134,4	**1,03**
Filet de Saumon Légumes du Jardin et sa Fondue de Tomate Fleury Michon	100 g	105	8	6,9	2,7	Plats préparés/Poissons	106,3	**1,01**
Filet mignon/tomates/courgettes Fleury Michon	portion = 300 g	235	21,6	11,7	10,8	Plats préparés/Viandes/Légumes	289,0	**1,23**
Filet O-Fish McDonald's	portion = 142 g	399	14,9	20,5	38,7	Poissons/Fast food	386,9	**0,97**
Filets de Rouget Légumes du Soleil au Citron Fleury Michon	100 g	92	5,3	6,3	3,5	Plats préparés/Viandes/Légumes	89,8	**0,98**
Financier	unité (en moyenne)	210	3	11	25	Gâteaux	195,4	**0,93**
Fine bouche chèvre fromage allégé	portion = 40 g	68	7,8	3,8	0,4	Produits laitiers/Fromages	76,7	**1,13**
Fine bouche chèvre fromage allégé	100 g	169	19,7	9,5	1,2	Produits laitiers/Fromages	193,8	**1,15**
Fine bouche fromage allégé nature	portion = 40 g	76	9	4	1	Produits laitiers/Fromages	89,8	**1,18**
Fine bouche fromage allégé nature	100 g	189	21,3	10,6	2,2	Produits laitiers/Fromages	215,0	**1,14**
Fine Champagne Moyet	verre = 4 cl	111	0	0	0	Boissons/Alcools	19,5	**0,18**
Fine Champagne Moyet	100 ml	277	0	0	0	Boissons/Alcools	48,5	**0,18**
Fine des prés (fromage)	portion = 40 g	88	11	4,8	0,1	Produits laitiers/Fromages	103,9	**1,18**
Fines tagliatelles aux Fruits de mer/petits pois Weight Watchers	barquette = 330 g	330	23,1	11,6	37,9	Plats préparés/pâtes	422,3	**1,28**
Fines tagliatelles tomatées aux petites Saint-Jacques Weight Watchers	portion = 380 g	331	21,3	8,7	41,4	Plats préparés/pâtes	420,5	**1,27**
Fines tartines dorées 4 céréales Taillefine	4 unités = 42,6 g	136	2,1	3,6	23,9	Diététique/Snack	161,4	**1,19**
Fitness & Fruits Nestlé	40 g	140	2,3	0,9	30,6	Céréales/Petit déjeuner	190,3	**1,36**
Fitness Nestlé	portion = 40 g	143	3	0,5	31,7	Céréales/Petit déjeuner	202,1	**1,41**
Fitness Nestlé	100 g	358	7,5	1,3	79,2	Céréales/Petit déjeuner	505,3	**1,41**
Flageolets verts extra-fins Bonduelle	100 g	98	8,9	0,5	14,5	Légumes	195,1	**1,99**

	Quantité	Énergie (en kcal)	Protides	Lipides	Glucides	Catégorie d'aliment	IS	IS / Calories
Flammekueche Flamm' provençale Maître Pierre	unité = 280 g	470	25,2	11,2	67,2	Plats préparés	583,4	**1,24**
Flammkueche Picard	unité = 120 g	322	7,2	19,2	30	Plats préparés	273,0	**0,85**
Flan aux œufs charles Gervais Danone	100 g	135	4,5	4,4	19,3	Desserts/Gâteaux	147,1	**1,09**
Flan Coco Brioche Dorée	unité	540	9	28	64	Desserts	490,9	**0,91**
Flan léger aspartame/lait écrémé chocolat Alsa	100 g	49	4,1	0,6	6,7	Desserts	69,0	**1,41**
Flan léger aspartame/lait écrémé vanille Alsa	100 g	44	3,7	0,1	7	Desserts	65,8	**1,49**
Flan Nature Brioche Dorée	unité	436	8	16	64	Desserts	436,5	**1,00**
Flan pâtissier	100 g	191	3,7	6,2	30,2	Desserts	204,1	**1,07**
Flan saveur vanille nappé caramel Floréal Danone	100 g	122	3,6	3,6	18,9	Desserts	135,3	**1,11**
Flet	filet = 100 g	78	15	2	0	Poissons	127,5	**1,63**
Flétan	100 g	111	19,7	3,6	0	Poissons	170,3	**1,53**
Fleurier	100 g	534	0	59	0	Corps gras	174,5	**0,33**
Fleurier	2 noisettes = 10 g	53	0	5,9	0	Corps gras	17,4	**0,33**
Fleurier - 1/2 sel	2 noisettes = 10 g	53	0	53	0	Corps gras	82,0	**1,55**
Fleuron de Canard Joël Robuchon Fleury Michon	100 g	438	9	44	1	Charcuterie	214,3	**0,49**
Flocons d'avoine	portion = 40 g	156	5,2	3,2	26,8	Céréales/Petit déjeuner	189,5	**1,21**
Flocons d'avoine	100 g	390	13	8	67	Céréales/Petit déjeuner	529,3	**1,36**
Flocons d'avoine Céréal	100 g	365	12,2	8,8	59,2	Céréales/Petit déjeuner	484,2	**1,33**
Foie	tranche = 120 g	160	24	5,4	3,6	Viandes	228,9	**1,43**
Foie de volaille (cuit)	portion = 100 g	169	25,1	7,2	1	Viandes	229,8	**1,36**
Foie gras	tranche = 40 g	179	4	17,6	1,2	Viandes	90,4	**0,50**
Foie gras	100 g	448	10	44	3	Viandes	226,0	**0,50**
Folie's de Danone	100 g	135	3,1	4,6	20,3	Produits laitiers/Desserts	141,4	**1,05**
Folie's de Danone	pot = 115 g	155	3,6	5,3	23,3	Produits laitiers/Desserts	162,6	**1,05**
Folie's Double Saveur Danone	100 g	137	3	4,7	20,8	Produits laitiers/Desserts	143,3	**1,05**
Folie's Double Saveur Danone	pot = 115 g	158	3,5	5,4	23,9	Produits laitiers/Desserts	165,2	**1,05**
Fondant (bonbon)	unité = 10 g	38	0	0	9,5	Confiseries	48,1	**1,26**
Fondant au chocolat Bonne Maman	100 g	383	6,1	27,5	27,7	Desserts/Gâteaux	270,7	**0,71**

Fondant coco Rians	portion = 100 g	294	5,4	22,4	17,7	Desserts/Gâteaux	199,4	**0,68**
Fondant de Porc Légumes Maraîchers à l'Estragon Fleury Michon	100 g	120	11,1	7,1	3	Plats préparés/Viandes	142,1	**1,18**
Fondant nougat/amande/coulis Fruits rouges Rians	portion = 100 g	223	3,3	14,5	19,8	Desserts/Gâteaux	169,7	**0,76**
Fondant pâtissier Nestlé	100 g	536	6,8	34,3	50	Desserts/Gâteaux	409,2	**0,76**
Fonds de sauce Maggi - champignons persil	100 g	543	7,9	38,9	40,4	Sauce	383,1	**0,71**
Fonds de sauce Maggi - citron fines herbes	100 g	554	8,2	41,6	36,9	Sauce	375,7	**0,68**
Fonds de sauce Maggi - échalote vin blanc	100 g	530	6,9	37,3	41,9	Sauce	377,7	**0,71**
Fonds de sauce Maggi - tomate ail	100 g	513	7,3	34,1	44,4	Sauce	384,2	**0,75**
Fondue de poireaux Picard	100 g	84	2,5	6,3	4,3	Plats surgelés	73,0	**0,87**
Fondue savoyarde mini de Riches Monts	150 g	370	22,5	30	2,3	Plats préparés/fromage	282,7	**0,76**
Fontainebleau	100 g	300	10	20	20	Gâteaux	241,2	**0,80**
Fourrés aux Fruits rouges Gayelord hauser	unité = 33 g	108	2	5	14	Gâteaux	151,0	**1,40**
Fourrés aux pommes Gayelord Hauser	unité = 33 g	111	2	5	15	Gâteaux	155,9	**1,40**
Fourrés calcium magnésium aux myrtilles Gayelord hauser	unité	136	1,6	3,8	23,8	Gâteaux	150,8	**1,11**
Fraise - Soupe de	portion = 220 g	45	1	0	9	Fruits/Desserts	73,0	**1,62**
Fraise fraîche	100 g	34	0,7	0,5	7	Fruits	55,9	**1,64**
Fraises chantilly Bonne Maman	100 g	167	1,2	9,5	19,2	Fruits/Desserts	141,0	**0,84**
Framboise fraîche	100 g	36	1,2	0,6	7	Fruits	87,9	**2,44**
Framboisier Picard	100 g	210	4,5	8,3	29,3	Desserts/Gâteaux	221,5	**1,05**
Framboisier Thiriet	portion = 100 g	214	3,5	7,1	33,3	Desserts/Gâteaux	224,4	**1,05**
Friand à la viande	unité = 100 g	323	12,7	22,4	17	Plats préparés/Viandes	261,0	**0,81**
Friand au fromage	unité = 100 g	342	7,6	21,8	28,1	Plats préparés/fromage	276,6	**0,81**
Fricassée basquaise au soja Bio Jardin Bio et Equitable	100 g	50	3,6	1,1	6,4	Plats préparés	80,3	**1,61**
Frites (maison)	portion = 140 g	508	4,2	28	59,8	Féculents	437,6	**0,86**
Frites à cuire au four s/mg (surgelé)	portion = 140 g	276	5,9	9,4	42	Féculents	306,5	**1,11**
Frites Fries to Go Picard	portion = 88 g	228	2,9	13,5	23,8	Féculents	202,2	**0,89**
Frites Just au Four McCain	portion = 150 g	399	6,5	11,9	66,8	Féculents	444,0	**1,11**
Frites McDonald's	petite = 75 g	211	2,7	10,4	26,9	Féculents	200,8	**0,95**
Frites McDonald's	moyenne = 106 g	299	3,8	14,6	37,9	Féculents	284,2	**0,95**

	Quantité	Énergie (en kcal)	Protides	Lipides	Glucides	Catégorie d'aliment	IS	IS / Calories
Frites McDonald's	grande = 157 g	442	5,7	21,7	56,2	Féculents	419,0	**0,95**
Fritini galette	unité	34	2,6	0,2	5,2	Féculents	53,7	**1,58**
From' d'Api Senoble	petit pot = 60 g	86	4,1	4,2	7,9	Produits laitiers/Desserts	85,6	**1,00**
From' d'Api Senoble	2 petits pots = 120 g	172	8,3	8,4	15,7	Produits laitiers/Desserts	171,6	**1,00**
From' d'Api Senoble	100 g	143	6,9	7	13,1	Produits laitiers/Desserts	142,9	**1,00**
Fromage allégé 20 % Sveltesse nature Nestlé	portion = 20 g	22	2,1	1,1	1,1	Produits laitiers/Fromages	25,7	**1,17**
Fromage allégé Président 28 %	portion = 35 g	67	9,5	3,8	0	Produits laitiers/Fromages	87,3	**1,30**
Fromage blanc aux Fruits 0 %	pot individuel	80	8	0	12	Produits laitiers/Desserts	125,6	**1,57**
Fromage blanc battu 20 % Carrefour	pot = 100 g	72	7	3,5	3	Produits laitiers/Desserts	82,3	**1,14**
Fromage blanc battu vanille 20 % Carrefour	pot = 100 g	106	7,1	2,8	13,1	Produits laitiers/Desserts	132,1	**1,25**
Fromage blanc Calin sur lit de Fruits 0 % Yoplait	pot = 100 g	54	5,3	0,1	7,8	Produits laitiers/Desserts	82,8	**1,53**
Fromage blanc lisse 0 % Rians	portion = 100 g	45	7,1	0,3	3,4	Produits laitiers/Desserts	75,7	**1,68**
Fromage blanc lisse 20 % Rians	portion = 100 g	72	7	3,5	3	Produits laitiers/Desserts	82,3	**1,14**
Fromage blanc lisse 40 % Rians	portion = 100 g	102	6,2	7,3	2,9	Produits laitiers/Desserts	86,5	**0,85**
Fromage blanc nature 0 %	pot individuel	44	8	0	3	Produits laitiers/Desserts	80,0	**1,82**
Fromage blanc nature 20 %	pot individuel	80	8	4	3	Produits laitiers/Desserts	91,8	**1,15**
Fromage blanc nature 20 % Jockey	100 g	76	7,6	4	3,3	Produits laitiers/Desserts	89,5	**1,18**
Fromage blanc nature 40 %	pot individuel	116	8	8	3	Produits laitiers/Desserts	103,6	**0,89**
Fromage de tête	portion = 30 g	62	5,8	4,3	0	Charcuterie	59,7	**0,96**
Fromage de tête	100 g	206	19,4	14,2	0,2	Charcuterie	200,2	**0,97**
Fromage fondu 25 % mg/ms	portion = 40 g	65	6,5	3,6	1,1	Produits laitiers/Fromages	69,3	**1,07**
Fromage fondu 25 % mg/ms	100 g	162	16,3	8,9	2,8	Produits laitiers/Fromages	173,5	**1,07**
Fromage fondu 45 % mg/ms	portion = 40 g	117	6,7	9,1	1,1	Produits laitiers/Fromages	87,4	**0,75**
Fromage fondu 45 % mg/ms	100 g	292	16,8	22,8	2,8	Produits laitiers/Fromages	219,1	**0,75**
Fromage fondu 65 % mg/ms	portion = 40 g	141	5	12,8	1	Produits laitiers/Fromages	83,7	**0,59**
Fromage fondu 65 % mg/ms	100 g	353	12,5	32,1	2,1	Produits laitiers/Fromages	207,6	**0,59**
Fromage fondu 70 % mg/ms	portion = 40 g	138	3,1	13,4	1	Produits laitiers/Fromages	69,9	**0,51**
Fromage fondu 70 % mg/ms	100 g	346	7,7	33,5	2,4	Produits laitiers/Fromages	174,1	**0,50**

Fromage frais 0 % mg/ms nature	100 g	46	7,5	0,2	3,7	Produits laitiers/Fromages	80,0	**1,74**
Fromage frais 20 % mg/ms nature	100 g	80	8,3	3,4	3,6	Produits laitiers/Fromages	95,9	**1,20**
Fromage frais 30 % mg/ms nature	100 g	100	8,1	5,9	3,6	Produits laitiers/Fromages	101,3	**1,01**
Fromage frais 40 % mg/ms aux Fruits	100 g	163	6,6	7,5	17,4	Produits laitiers/Fromages	163,6	**1,00**
Fromage frais 40 % mg/ms demi-sel	100 g	191	15	13,3	3	Produits laitiers/Fromages	175,9	**0,92**
Fromage frais 40 % mg/ms nature	100 g	115	7	8	3,4	Produits laitiers/Fromages	97,8	**0,85**
Fromage frais 70 % mg/ms salé aromatisé	100 g	384	9,8	37,3	2,5	Produits laitiers/Fromages	201,9	**0,53**
Fromage frais foisonné aux fruits	100 g	137	5,4	5,4	17	Produits laitiers/Fromages	147,3	**1,08**
Fromage frais foisonné nature	100 g	143	7,3	11	3,7	Produits laitiers/Fromages	110,3	**0,77**
Fromage frais Petit-Gervais - nature 20 % mg	100 g	88	9,7	3,8	3,8	Produits laitiers/Fromages	109,0	**1,24**
Fromage pâte ferme 20-30 % mg	portion = 40 g	86	11	4,7	0	Produits laitiers/Fromages	103,0	**1,20**
Fromage pâte ferme 20-30 % mg	100 g	216	27,5	11,8	0	Produits laitiers/Fromages	257,7	**1,19**
Frosties Choco Kellogg's	portion = 40 g	156	1,8	1,8	33,6	Céréales/Petit déjeuner	194,5	**1,25**
Frosties Choco Kellogg's	100 g	390	4,5	4,5	84	Céréales/Petit déjeuner	486,2	**1,25**
Frosties Kellogg's	barre = 27 g	130	3	4	19	Céréales/Petit déjeuner	134,5	**1,03**
Frosties Kellogg's	portion = 40 g	152	2	0,2	35,2	Céréales/Petit déjeuner	200,0	**1,32**
Frosties Kellogg's	100 g	380	5	0,6	88	Céréales/Petit déjeuner	500,2	**1,32**
Frozen Yoghurt Häagen-Dazs - banane/fraise	2 boules = 125 ml	178	6,4	4,3	28,5	Produits laitiers/Desserts	208,7	**1,17**
Frozen Yoghurt Häagen-Dazs - pêche	2 boules = 125 ml	176	6,5	4,2	28	Produits laitiers/Desserts	206,8	**1,17**
Frozen Yoghurt Häagen-Dazs - vanille/amandes	2 boules = 125 ml	243	8	6,4	38,4	Produits laitiers/Desserts	277,9	**1,14**
Fruits confits	100 g	380	1	0	94	Desserts/Fruits	489,8	**1,29**
Fruits croustillants (banane mangue ananas) Plaisir des Sens Gaylord Hauser	100 g	385	3,7	1,4	89,1	Snacks sucrés/Diététique	524,5	**1,36**
Fruits croustillants (banane mangue ananas) Plaisir des Sens Gaylord Hauser	21 g	81	0,8	0,3	18,7	Snacks sucrés/Diététique	110,0	**1,36**
Fruits de la passion	100 g	62	2,6	1,2	8,3	Fruits	113,0	**1,82**
Fruits de la passion - nectar de	100 ml	55	0,2	0	12,8	Boissons/Jus de Fruits	70,0	**1,27**
Fruits et fibres Happy Farmer Auchan	portion = 35 g	129	3	3	22,7	Céréales/Petit déjeuner	154,0	**1,19**
Fruits exotiques - nectar pasteurisé de	100 ml	53	0,4	0,1	13,2	Boissons/Jus de Fruits	76,1	**1,44**
Fruits exotiques séchés pour apéritifs	100 g	361	2,5	9,8	70	Snack	434,8	**1,20**

	Quantité	Énergie (en kcal)	Protides	Lipides	Glucides	Catégorie d'aliment	IS	IS / Calories
Fruits'n Fibre Kellogg's	portion = 40 g	140	3,6	2	26,8	Céréales/Petit déjeuner	192,9	**1,38**
Fusilli di riso Gallo	100 g	355	7,5	1,5	78	Pâtes	472,0	**1,33**
Fusillis fromage Leader Price (déshydratés)	portion = 87,5 g	356	11	6,6	63	Plats préparés/pâtes	439,8	**1,24**
Fusillis fromage Leader Price (déshydratés)	barquette = 175 g	712	22	13,3	126	Plats préparés/pâtes	879,7	**1,24**
G								
Galak chocolat blanc	tablette = 100 g	543	7	30,7	59,5	Chocolat	448,4	**0,83**
Galak corn flakes	100 g	525	7,7	28,7	59	Chocolat	448,0	**0,85**
Galantine	2 tranches = 30 g	74	4,9	5,8	0,7	Charcuterie	60,3	**0,81**
Galantine	100 g	247	16,2	19,2	2,3	Charcuterie	199,6	**0,81**
Galette de blé noir jambon/fromage	unité = 125 g	291	18,9	16,4	17	Céréales/Plats préparés	299,9	**1,03**
Galette de pain azyme Sanita	galette = 40 g	144	4,4	6,4	31,2	Pains/Biscottes	202,6	**1,41**
Galette de riz complet Bjorg	galette = 7,6 g	28	0,7	0,3	5,7	Pains/Biscottes	37,2	**1,33**
Galette de sarrasin complète jambon/œuf/fromage	160 g	353	23,1	21,1	16,9	Céréales/Plats préparés	347,9	**0,99**
Galette des rois	100 g	498	7,7	34,5	39,5	Gâteaux	394,6	**0,79**
Galette végétale à l'emmenthal Céréalpes	unité = 100 g	237	7,7	7,6	34,4	Céréales/Plats préparés	258,9	**1,09**
Galettes (mini) à la courgette et au colin d'Alaska Picard	100 g	142	5,7	4,1	20,6	Légumes/Plats préparés	168,7	**1,19**
Galettes (mini) à la courgette et au colin d'Alaska Picard	1 galette	28	1,1	0,8	4,1	Légumes/Plats préparés	33,9	**1,21**
Galettes Bonduelle - brocolis/carottes	unité = 37,5 g	41	1,2	2,3	3,9	Légumes/Plats préparés	48,0	**1,17**
Galettes Bonduelle - brocolis/carottes	100 g	108	3,1	6	10,5	Légumes/Plats préparés	126,7	**1,17**
Galettes Bonduelle - choux-fleurs/brocolis	unité = 37,5 g	40	1,2	2,7	2,7	Légumes/Plats préparés	37,5	**0,94**
Galettes Bonduelle - petits Légumes	100 g	159	3,5	9	15	Légumes/Plats préparés	150,0	**0,94**
Galettes Bonduelle - poireaux	4 unités = 150 g	270	9,6	19,3	14,4	Légumes/Plats préparés	232,3	**0,86**
Galettes de régime Céréal	100 g	425	21,3	12	58	Pains/Biscottes	534,2	**1,26**
Galettes de riz complet au miel Bio Jardin Bio et Equitable	100 g	389	7	1,8	87	Pains/Biscottes	517,0	**1,33**
Galettes de riz Riz'Al sans gluten	100 g	384	9	3,5	79	Pains/Biscottes	504,6	**1,31**
Galettes germe de blé Gerblé	3 unités = 31,5 g	122	4	0,9	24	Pains/Biscottes	160,5	**1,32**
Gambas grillées	5 unités = 100 g	98	21	1,5	0	Poissons	174,8	**1,78**
Garganelli à la tomate et aux aubergines Picard	100 g	130	4	4,3	18,9	Plats surgelés	153,0	**1,18**

Garniture de tarte au citron	100 g	280	5	14	34	Desserts/Gâteaux	253,5	**0,91**
Gaspacho	250 ml	107	2,3	8,3	5,3	Soupe	101,1	**0,94**
Gâteau au fromage blanc	100 g	218	8,4	5,3	34	Produits laitiers/Desserts	260,2	**1,19**
Gâteau au fromage blanc au chocolat Ligne et Plaisir	portion = 87,5 g	175	6,6	4,8	26,3	Produits laitiers/Desserts	203,8	**1,16**
Gâteau au fromage blanc Ligne et Plaisir	portion = 87,5 g	140	7	2,3	22,7	Produits laitiers/Desserts	178,5	**1,27**
Gâteau au fromage blanc Nestlé	100 g	216	6,5	10,3	24,3	Produits laitiers/Desserts	206,0	**0,95**
Gâteau au fromage blanc Saint Amour	portion = 100 g	140	7	2	24	Produits laitiers/Desserts	183,7	**1,31**
Gâteau chocolat Ya bon Alsa	unité = 135 g	190	3	9,7	22	Produits laitiers/Desserts	167,8	**0,88**
Gâteau de Savoie	portion = 100 g	294	10,3	6,5	50,7	Gâteaux	364,4	**1,24**
Gâteau de semoule au lait La Laitière Nestlé	portion = 125 g	169	3,3	4,1	29,7	Produits laitiers/Desserts	195,3	**1,16**
Gâteau de semoule aux raisins nappé caramel Gervais	100 g	156	4	4	26	Produits laitiers/Desserts	188,1	**1,21**
Gâteaux de riz aux œufs frais Charles Gervais	100 g	155	3,7	3,1	28,2	Produits laitiers/Desserts	187,9	**1,21**
Gâteaux de riz Charles Gervais	pot = 100 g	167	4,1	3,3	30,3	Produits laitiers/Desserts	202,4	**1,21**
Gâteaux de riz La Laitière Nestlé	pot = 125 g	165	3,1	5,2	26,3	Produits laitiers/Desserts	179,8	**1,09**
Gâteaux de riz nappé caramel Charles Gervais	100 g	167	4,1	3,3	30,3	Produits laitiers/Desserts	202,4	**1,21**
Gâteaux de riz nappé caramel Floréal Danone	100 g	134	3,1	3,1	23,4	Produits laitiers/Desserts	158,8	**1,19**
Gâteaux de riz Ya bon Alsa	pot = 135 g	202	3,4	3,9	39,2	Produits laitiers/Desserts	242,9	**1,20**
Gâteaux de riz/chocolat Ya bon Alsa	pot = 135 g	189	3,8	4,3	33,6	Produits laitiers/Desserts	219,7	**1,16**
Gâteaux de semoule Charles Gervais	pot = 100 g	172	4,4	4,6	28,3	Produits laitiers/Desserts	198,5	**1,15**
Gâteaux de semoule Charles Gervais	pot = 125 g	169	3,3	4,1	29,7	Produits laitiers/Desserts	195,3	**1,16**
Gâteaux de semoule nappé caramel Charles Gervais	100 g	172	4,4	4,6	28,3	Produits laitiers/Desserts	198,5	**1,15**
Gaufre (industrielle)	unité = 85 g	317	5,9	14	41,7	Gâteaux	305,1	**0,96**
Gaufre (industrielle)	100 g	373	6,9	16,5	49	Gâteaux	358,2	**0,96**
Gaufre Picard	unité = 70 g	202	4	10,8	22,1	Gâteaux	182,3	**0,90**
Gaufrette fourrée	100 g	523	5	21,3	74	Gâteaux	480,4	**0,92**
Gaufrette nature	100 g	368	5	4	78	Gâteaux	446,9	**1,21**
Gaufrettes vanille Céréal	100 g	505	14,9	30	46	Gâteaux	464,5	**0,92**
Gavotte crêpe dentelle chocolat au lait	unité = 4,5 g	23	0,3	1,1	3	Gâteaux	20,8	**0,91**
Gavotte crêpe dentelle chocolat au lait	100 g	512	5,6	24	66,5	Gâteaux	472,4	**0,92**
Gavotte crêpe dentelle chocolat noir	unité = 4,2 g	22	0,3	1	2,8	Gâteaux	19,6	**0,89**

	Quantité	Énergie (en kcal)	Protides	Lipides	Glucides	Catégorie d'aliment	IS	IS / Calories
Gavotte crêpe dentelle chocolat noir	paquet = 100 g	515	6,3	24,6	66,5	Gâteaux	478,9	**0,93**
Gavotte crêpe dentelle nature	unité = 5 g	22	0,2	0,7	4	Gâteaux	23,7	**1,08**
Gavotte crêpe dentelle nature	100 g	445	4,8	13,2	79	Gâteaux	494,4	**1,11**
Gélatine	feuille = 2 g	6	1,6	0	0	Gélifiant	12,9	**2,15**
Gélatine	100 g	338	84,4	0	0	Gélifiant	684,4	**2,02**
Gelée au madère Leader Price	sachet = 23,5 g	57	9,2	0	4,3	Gélifiant	96,9	**1,70**
Gelée de Fruits de la Passion Bio Alter Eco	100 g	278,5	1	0,1	76	Desserts/Fruits	415,3	**1,49**
Gélodiet (eau gélifiée UHT) - citron	pot = 120 g	28	1,6	0	5,4	Diététique	40,3	**1,44**
Gélodiet (eau gélifiée UHT) - fraise	pot = 120 g	31	1,8	0	6,8	Diététique	48,4	**1,56**
Gélodiet (eau gélifiée UHT) - grenadine	pot = 120 g	31	1,1	0	6,8	Diététique	43,2	**1,39**
Gendarme (saucisse fumée alsacienne)	100 g	473	21	42	3	Charcuterie	309,1	**0,65**
Génépy - liqueur de	verre = 4 cl	120	0	0	0	Boissons/Alcools	21,0	**0,18**
Génisse : foie	portion = 100 g	152	23,6	4,7	3,8	Viandes	224,5	**1,48**
Gerlinéa barre caramel Gerblé	2 unités	214	15	9,9	16	Diététique/Substitut de repas	262,8	**1,23**
Gerlinéa barre chocolat Gerblé	2 unités	212	15	9,9	16	Diététique/Substitut de repas	266,1	**1,26**
Gerlinéa Boissons substitut de repas Gerblé	poudre = 100 g	444	29	16	46	Diététique/Substitut de repas	521,2	**1,17**
Gerlinéa crème substitut de repas Gerblé	coupelle = 210 g	203	13,4	6,7	22,1	Diététique/Substitut de repas	249,6	**1,23**
Gerlinéa Gerblé	2 unités = 1 repas = 62 g	212	15	9,9	16	Diététique/Substitut de repas	262,4	**1,24**
Gerlinéa substitut de repas abricot Gerblé	coupe = 275 g	203	20	4,7	18,4	Diététique/Substitut de repas	295,0	**1,45**
Gerlinéa substitut de repas framboise Gerblé	coupe = 275 g	203	20	4,7	18,4	Diététique/Substitut de repas	295,0	**1,45**
Germe de blé	100 g	324	25	10	33,3	Diététique	498,9	**1,54**
Germe de blé Gerblé	100 g	387	29	8,5	48,5	Diététique	604,4	**1,56**
Germe de blé moulu Céréal	100 g	322	32	6	35	Diététique	565,3	**1,76**
Germe de soja (conserve)	100 g	13	2	0,1	1	Légumes	35,8	**2,75**
Gerscottes au germe de blé Gerblé	3 unités = 21,5 g	74	3	0,4	14,6	Pains/Biscottes	107,4	**1,45**
Gerscottes au son Gerblé	100 g	319	13,2	2,3	61,4	Pains/Biscottes	504,6	**1,58**
Gervais à boire	100 g	111	3,4	4,3	14,8	Produits laitiers/Desserts	115,0	**1,04**
Gervais aux Fruits	pot = 50 g	59	3,2	1,8	7,7	Produits laitiers/Desserts	70,1	**1,19**

Gervillage Charles Gervais	500 g	445	19,5	30,5	22,5	Produits laitiers/Desserts	362,3	**0,81**
Gervillage Charles Gervais	1 kg	890	39	61	45	Produits laitiers/Desserts	724,6	**0,81**
Gervita Fruits	pot = 100 g	131	5,4	5,4	15,3	Produits laitiers/Desserts	137,0	**1,05**
Gervita nature	pot = 100 g	137	7,4	10,2	3,8	Produits laitiers/Desserts	109,4	**0,80**
Gervita saveur gourmande citron	pot = 100 g	164	5,4	9,7	13,8	Produits laitiers/Desserts	142,2	**0,87**
Gervita sur lit de Fruits	pot = 100 g	139	5,2	6,2	15,6	Produits laitiers/Desserts	139,4	**1,00**
Gésier confit	portion = 4 unités = 100 g	200	24	11,7	0,2	Viandes	229,7	**1,15**
Gésiers de volaille Leader Price	pot = 100 g	178	26	8	0,5	Viandes	236,9	**1,33**
Gin	verre = 8 cl	177	0	0	0	Boissons/Alcools	31,0	**0,18**
Gin	100 ml	221	0	0	0	Boissons/Alcools	38,7	**0,18**
Gingembre (racine fraîche)	100 g	80	1,8	0,8	15,8	Aromates/épices/condiments	109,6	**1,37**
Gingembre moulu	5 g	16,1	0,4	0,2	1,2	Aromates/épices/condiments	13,8	**0,85**
Girofle - clou de	5 g	16,1	0,2	1	1,3	Aromates/épices/condiments	21,8	**1,36**
Girolle	portion = 100 g	15	2	0,5	0,5	Légumes	38,8	**2,59**
Girolles en fricassée Gyma	portion = 200 g	310	7,6	16,5	32,7	Légumes/Plats préparés	288,1	**0,93**
Glace (en moyenne)	2 boules = 125 ml = 75 g	135	2,8	5,6	19,7	Desserts/Glaces	137,9	**1,02**
Glace au yaourt	2 boules = 125 ml	210	5,2	7,8	29,4	Desserts/Glaces	214,1	**1,02**
Glace Ben & Jerry's - banane/cacao/noix (chunky monkey)	2 boules = 125 ml	283	3,9	18	28,4	Desserts/Glaces	228,2	**0,81**
Glace Ben & Jerry's - chocolat fudge brownie	3 boules = 125 ml	260	4,6	12,9	31,1	Desserts/Glaces	232,8	**0,90**
Glace caramel au beurre salé François Théron Picard	100 ml	179	3,6	9	21	Desserts/Glaces	161,9	**0,90**
Glace caramel au beurre salé François Théron Picard	2 boules = 125 ml	224	4,5	11,2	26,2	Desserts/Glaces	202,1	**0,90**
Glace Tartufo bianco au café Rachelli	unité = 90 g	170	3	6,6	24,8	Desserts/Glaces	169,1	**0,99**
Glace Tartufo pralinée au chocolat Rachelli	unité = 90 g	189	3,1	8	26,1	Desserts/Glaces	180,8	**0,96**
Glace type esquimau	100 g	130	1	1,4	29,5	Desserts/Glaces	160,7	**1,24**
Gnocchis à la parisienne	portion = 200 g	654	30,4	39,6	45,6	Plats préparés/pâtes	605,2	**0,93**
Gnocchis à la romaine	portion = 200 g	262	13	9,2	31,4	Plats préparés/pâtes	304,0	**1,16**
Gnocchis aux épinards, sauce aux 4 fromages Picard	100 g	307	8,4	22,9	16,8	Plats surgelés	233,0	**0,76**
Gnocchis Leader Price	portion = 250 g	332	6,5	0,7	75	Plats préparés/pâtes	449,5	**1,35**
Gnocchis Leader Price	barquette = 500 g	665	13	1,5	149	Plats préparés/pâtes	895,0	**1,35**
Gnocchis n°85 Barilla	portion = 180 g	210	6,9	0,9	43,6	Plats préparés/pâtes	290,2	**1,38**

	Quantité	Énergie (en kcal)	Protides	Lipides	Glucides	Catégorie d'aliment	IS	IS / Calories
Golden Grahams Nestlé	portion = 40 g	150	2,4	1,2	32,3	Céréales/Petit déjeuner	195,1	**1,30**
Golden Grahams Nestlé	100 g	374	6	3	80,8	Céréales/Petit déjeuner	487,2	**1,30**
Gombos	100 g	51	1,5	1,7	7,5	Légumes	67,4	**1,32**
Gomme à mâcher	100 g	383	0	0,3	96,7	Confiseries	488,9	**1,28**
Gouda	portion = 40 g	138	10	11	0	Produits laitiers/Fromages	113,3	**0,82**
Gouda	100 g	346	24,9	27,4	0	Produits laitiers/Fromages	282,7	**0,82**
Gougère	100 g	382	16	14,4	24,5	Plats préparés	315,1	**0,82**
Gougères au fromage	100 g	420	16,4	28,6	24,3	Plats préparés	346,4	**0,82**
Goujon	100 g	93	18	2,2	0	Poissons	152,6	**1,64**
Goûter Céréal - 4S aux pommes	100 g	432	8,7	17	61	Snacks sucrés	472,5	**1,09**
Goûter Céréal - au soja	100 g	421	13,5	15,4	57,1	Snacks sucrés	493,7	**1,17**
Goûter Céréal - aux écorces	100 g	433	10,8	16,1	61,1	Snacks sucrés	481,2	**1,11**
Goûter Céréal - aux pépites de chocolat	100 g	445	11	18	59,7	Snacks sucrés	480,7	**1,08**
Goûter Céréal - aux raisins	100 g	430	10,7	15,5	61,8	Snacks sucrés	482,2	**1,12**
Goûter Céréal - Equilibre	100 g	414	12,5	15,6	56	Snacks sucrés	486,1	**1,17**
Goûter Céréal - raisin/soja	100 g	447	10,3	18,8	59,2	Snacks sucrés	473,6	**1,06**
Goûter Junior Gerblé	100 g	485	8	21	67	Snacks sucrés/Diététique	474,3	**0,98**
Goûters chocolat germe de blé Gayelord Hauser	unité = 16,6 g	76	1,2	2,9	11,2	Snacks sucrés/Diététique	75,0	**0,99**
Goûters fondants Fruits rouges Céréal	unité = 35 g	138	1,1	3,5	25,6	Snacks sucrés/Diététique	159,8	**1,16**
Goûters fondants Fruits rouges Céréal	100 g	394	3,1	10	73	Snacks sucrés/Diététique	454,7	**1,15**
Goyave (conserve)	unité = 100 g	60	0,4	0	15,7	Fruits	104,1	**1,74**
Goyave (Spécialité à base de) Bio Alter Eco	100 g	225	0	0	60	Desserts/Fruits	362,6	**1,61**
Graines de sésame	100 g	564	19	50	10	Oléagineux	419,6	**0,74**
Graines de tournesol	100 g	594	22,3	50,2	14	Oléagineux	436,2	**0,73**
Graisse d'oie	c. à soupe = 20 g	179	0	19,9	0	Viandes	58,7	**0,33**
Graisse d'oie	100 g	896	0	99,6	0	Viandes	293,7	**0,33**
Grappa Papa Marcel	verre = 4 cl	111	0	0	0	Boissons/Alcools	19,5	**0,18**
Grappa Papa Marcel	100 ml	277	0	0	0	Boissons/Alcools	48,5	**0,18**

Gratin Alla Bolognese Buitoni	100 g	149	5,9	7	15,5	Plats préparés/pâtes	159,3	**1,07**
Gratin d'aubergines	100 g	153	2,5	13	6,5	Plats préparés/Légumes	116,2	**0,76**
Gratin d'aubergines Maggi	portion = 225 g	356	7,9	28,8	17,3	Plats préparés/Légumes	248,1	**0,70**
Gratin d'aubergines Maggi	barquette = 450 g	712	15,8	57,6	34,6	Plats préparés/Légumes	496,3	**0,70**
Gratin d'aubergines Picard	100 g	173	4	14	7,8	Plats surgelés	119,3	**0,69**
Gratin dauphinois (maison)	portion = 200 g	232	5,7	9,5	30,9	Plats préparés/Légumes	249,1	**1,07**
Gratin dauphinois au jambon Fleury Michon	100 g	122	6	6,4	10	Plats préparés	123,1	**1,01**
Gratin dauphinois au jambon Marie	portion = 200 g	300	9	16	30	Plats préparés/Légumes	284,3	**0,95**
Gratin dauphinois au jambon Picard	100 g	119	5,5	5,4	12	Plats surgelés	127,5	**1,07**
Gratin dauphinois Maggi	portion = 225 g	425	7,2	31	29,3	Plats préparés/Légumes	310,4	**0,73**
Gratin dauphinois Maggi	barquette = 450 g	850	14,4	62,1	58,6	Plats préparés/Légumes	620,8	**0,73**
Gratin dauphinois Picard	100 g	135	4	8	10,7	Plats surgelés	123,2	**0,91**
Gratin dauphinois portionnable Picard	100 g	152	4,6	9,1	12,9	Plats surgelés	135,6	**0,89**
Gratin de choux fleurs portionnable Picard	100 g	80	4	5,1	4,6	Plats surgelés	89,2	**1,12**
Gratin de courgettes au bœuf Fleury Michon	100 g	101	6,4	5,6	6,3	Plats préparés	108,3	**1,07**
Gratin de courgettes Maggi	portion = 225 g	243	13,3	15,3	13	Plats préparés/Légumes	218,7	**0,90**
Gratin de courgettes Maggi	barquette = 450 g	486	26,6	30,6	26	Plats préparés/Légumes	437,5	**0,90**
Gratin de courgettes Picard	100 g	106	3,6	6,8	7,7	Plats surgelés	100,5	**0,95**
Gratin de crabe aux penne rigate Joël Robuchon Fleury Michon	100 g	153	6,3	9,5	10,5	Plats préparés	157,0	**1,03**
Gratin de Fruits rouges Picard	unité = 120 g	240	4	13,7	25,2	Desserts/Fruits	212,6	**0,89**
Gratin de légumes à la provençale Picard	100 g	77	2	3,9	8,5	Plats surgelés	83,0	**1,08**
Gratin de macaronis au saumon et colin Fleury Michon	100 g	166	8,1	9,5	12,1	Plats préparés	159,2	**0,96**
Gratin de petits légumes Picard	100 g	103	5,2	6,7	5,5	Plats surgelés	108,2	**1,05**
Gratin de pommes de terre	100 g	132	5	4,6	9,5	Plats cuisinés	119,0	**0,90**
Gratin de saumon aux épinards, pommes de terre Picard	100 g	129	5,8	7,8	8,9	Plats surgelés	121,2	**0,94**
Gratin de thon aux légumes grillés Picard	100 g	130	7,4	7,3	8,6	Plats surgelés	143,6	**1,10**
Gratin d'endives au jambon Picard	100 g	80	4,6	5	4,1	Plats surgelés	85,2	**1,06**
Grenade	100 g	60	1	0,3	13,7	Fruits	99,6	**1,66**
Grenadier de roche	100 g	68	15,4	0,5	0,4	Poissons	128,4	**1,89**
Grenadine (sirop à l'eau)	10 g = 1 verre	33	0	0	8,2	Boissons/Jus de Fruits	41,5	**1,26**

	Quantité	Énergie (en kcal)	Protides	Lipides	Glucides	Catégorie d'aliment	IS	IS / Calories
Grenouille - cuisse de	100 g	68	16,4	0,3	0	Viandes	133,8	**1,97**
Gressin	100 g	360	2	8	62	Biscottes	389,9	**1,08**
Grindoline Brossard	unité = 5,5 g	25	0,3	1	3,9	Gâteaux	25,0	**1,00**
Grindoline Brossard - chocolat	paquet de 18 = 100 g	514	7,7	26	62,1	Gâteaux	471,9	**0,92**
Grindoline Brossard - fraise	paquet de 18 = 100 g	377	5,4	2,7	82,6	Gâteaux	488,2	**1,29**
Grindoline Brossard - framboise	paquet de 18 = 100 g	371	4,9	2,8	81,7	Gâteaux	479,7	**1,29**
Grindoline Brossard - praliné	paquet de 18 = 100 g	523	5,5	27,3	63,7	Gâteaux	465,9	**0,89**
Grindoline Brossard - vanille	paquet de 18 = 100 g	521	3,8	27,8	64	Gâteaux	455,0	**0,87**
Gringonut Brossard	unité = 7,5 g	36	4	1,4	5,4	Gâteaux	61,4	**1,71**
Gringonut Brossard	paquet de 20 = 150 g	721	9,1	27,8	108,8	Gâteaux	730,7	**1,01**
Grive	100 g	120	22	3,5	0	Viandes	188,8	**1,57**
Grondin	portion = 150 g	142	25	4,5	0	Poissons	216,2	**1,52**
Groseille - jus de	verre = 15 cl	75	0,6	0	18	Boissons/Jus de Fruits	96,0	**1,28**
Groseille à maquereau fraîche	100 g	30	0,6	0,1	6,2	Fruits	56,6	**1,89**
Groseille fraîche	100 g	28	1,1	0,5	5	Fruits	86,1	**3,08**
Gruyère	100 g	378	29,4	28,8	0	Produits laitiers/Fromages	323,5	**0,86**
Gruyère râpé	30 g	113	8,8	8,6	0	Produits laitiers/Fromages	96,8	**0,86**
Gruyère râpé	100 g	378	29,4	28,8	0	Produits laitiers/Fromages	323,5	**0,86**
Guacamole mexicain	portion	220	2,5	21,7	3,7	Entrées	103,0	**0,47**
Guimauve	100 g	380	0	0	95	Confiseries	480,5	**1,26**
H								
Haché de dinde Fleury Michon	100 g	150	17	8	3	Viandes	182,4	**1,22**
Haché de jambon au fromage fondu Fleury Michon	100 g	172	19	10	2	Viandes	199,5	**1,16**
Haché de jambon aux oignons Fleury Michon	100 g	131	18	5	4	Viandes	186,8	**1,43**
Haché de jambon Fleury Michon	100 g	154	19	8	2	Viandes	193,6	**1,26**
Haché de poulet Tex Mex Fleury Michon	100 g	131	18	5	4	Viandes	186,8	**1,43**
Haché de veau Fleury Michon	100 g	172	18	10	3	Viandes	196,4	**1,14**
Haché doré de poulet Fleury Michon	100 g	160	18	8	4	Viandes	195,9	**1,22**

Hachis parmentier (maison)	portion = 150 g	212	12,2	12,2	14	Plats préparés	213,9	**1,01**
Hachis parmentier à la crème fraîche Fleury Michon	100 g	171	6,1	11,1	11,6	Plats préparés	153,3	**0,90**
Hachis parmentier au confit de canard Fleury Michon	100 g	192	9,5	13,3	8,5	Plats préparés	177,8	**0,93**
Hachis parmentier au confit de canard Fleury Michon	portion = 300 g	575	28,5	39,9	25,5	Plats préparés	533,3	**0,93**
Hachis parmentier Fleury Michon	100 g	172	6,8	11,5	10,3	Plats préparés	146,7	**0,85**
Hachis parmentier Fleury Michon	plat individuel = 300 g	501	20,4	33,6	29,1	Plats préparés	467,4	**0,93**
Hachis parmentier Leader Price	plat individuel = 300 g	315	19,8	12,6	31,3	Plats préparés	411,1	**1,31**
Hachis parmentier Picard (1 part)	100 g	118	8,3	4,9	10,1	Plats surgelés	139,1	**1,18**
Haddock	portion = 150 g	233	34	10,7	0	Poissons	307,4	**1,32**
Haddock fumé	100 g	101	23,5	0,8	0	Poissons	192,9	**1,91**
Halva à la carotte	100 g	490	5	40	28	Dessert	318,3	**0,65**
Halva aux amandes	100 g	469	12,4	21,5	56	Desserts/Fruits	475,3	**1,01**
Hamburger (en moyenne)	100 g	254	12	9,6	29	Plats préparés/Fast Food/ Viandes	288,4	**1,14**
Hamburger McDonald's	unité = 105 g	257	13,3	8,9	31	Plats préparés/Fast Food/ Viandes	302,6	**1,18**
Hamburger texan	unité	775	60	35	55	Plats préparés/Fast Food/ Viandes	898,8	**1,16**
Hareng au vinaigre ou rollmops	100 g	238	16	15	10	Poissons	224,4	**0,94**
Hareng frais	portion = 150 g	300	25	22	0	Poissons	267,9	**0,89**
Hareng frit	100 g	233	23	15	1,5	Poissons	238,3	**1,02**
Hareng fumé	100 g	210	22,2	13,5	0	Poissons	219,8	**1,05**
Hareng fumé	portion = 150 g	315	33,3	20,3	0	Poissons	329,7	**1,05**
Hareng gras	100 g	174	18,7	10,6	1,1	Poissons	188,3	**1,08**
Hareng grillé	100 g	198	21,7	12,3	0	Poissons	212,3	**1,07**
Hareng maigre	100 g	108	18,3	3,7	0,4	Poissons	161,3	**1,49**
Haricot beurre (conserve)	100 g	13	1,3	0,1	3,4	Légumes	36,1	**2,78**
Haricot beurre (conserve)	portion = 200 g	38	2,6	0,2	6,8	Légumes	74,3	**1,96**
Haricot blanc (conserve)	100 g	94	6,7	0,3	15,7	Légumes	162,1	**1,72**
Haricot blanc (conserve)	portion = 250 g	235	16,8	0,8	39,3	Légumes	405,9	**1,73**

	Quantité	Énergie (en kcal)	Protides	Lipides	Glucides	Catégorie d'aliment	IS	IS / Calories
Haricot blanc (cru)	100 g	267	20	1	43	Légumes	507,1	**1,90**
Haricot blanc (cuit)	100 g	78	7	0,8	15	Légumes	175,2	**2,25**
Haricot flageolet (conserve)	100 g	75	6,3	0,4	11,2	Légumes	140,0	**1,87**
Haricot flageolet (conserve)	portion = 250 g	188	15,8	1	28	Légumes	350,5	**1,86**
Haricot mange-tout fin Bonduelle	100 g	27	2,6	0,5	3,1	Légumes	63,5	**2,35**
Haricot mungo germé (cru)	100 g	30	3	0,2	4,2	Légumes	57,2	**1,91**
Haricot mungo germé (cuit)	100 g	21	2	0,1	3,4	Légumes	38,4	**1,83**
Haricot rouge (cuit)	100 g	93	8,4	0,3	13,7	Légumes	192,3	**2,07**
Haricot rouge (cuit)	portion = 250 g	233	21	0,8	34,3	Légumes	481,5	**2,07**
Haricot vert (conserve)	100 g	19	1,3	0,1	3,1	Légumes	42,0	**2,21**
Haricot vert (conserve)	portion = 200 g	38	2,6	0,2	6,2	Légumes	84,1	**2,21**
Haricot vert (cuit)	100 g	24	1,8	0,2	3,9	Légumes	53,3	**2,22**
Haricot vert (cuit)	portion = 200 g	48	3,6	0,4	7,8	Légumes	106,7	**2,22**
Haricot vert (surgelé cuit)	100 g	19	1,6	0,1	2,8	Légumes	52,2	**2,75**
Haricot vert (surgelé cuit)	portion = 200 g	38	3,2	0,2	5,6	Légumes	104,4	**2,75**
Haricot vert extra-fin Bonduelle	100 g	19	1,8	0,1	2,7	Légumes	42,8	**2,25**
Haricot vert très fin Jardine Auchan	pot = 110 g	21	1,5	0,1	3,4	Légumes	44,6	**2,12**
Haricots de lima (conserve)	100 g	71	4	0,3	9,7	Légumes	107,0	**1,51**
Haricots de lima (cuits)	100 g	123	6,8	0,3	18,3	Légumes	184,8	**1,50**
Haricots pinto (cuits)	100 g	162	9,3	0,5	22,3	Légumes	248,2	**1,53**
Haut de cuisse de poulet rôti Fleury Michon	100 g	251	19	19	1	Viandes	221,3	**0,88**
Hello LU - chocolat truffé	unité = 16,7 g	86	1	4,5	10,3	Biscuits	73,5	**0,86**
Hello LU - noix de coco/chocolat	unité = 16,7 g	87	1,1	4,7	10,2	Biscuits	74,3	**0,85**
Hello LU - noix de pécan	unité = 16,7 g	88	1,1	5,1	9,3	Biscuits	71,1	**0,81**
Hello LU - nougatine/chocolat	unité = 16,7 g	84	1,1	4,3	10	Biscuits	72,3	**0,86**
Héritage Nestlé	100 g	355	8,1	1,5	77,3	Céréales/Petit déjeuner	512,3	**1,44**
Héritage Nestlé	portion = 40 g	142	3,2	0,6	30,9	Céréales/Petit déjeuner	204,4	**1,44**
Hermesetas - poudre	100 g	289	1,2	0	56	Edulcorants	550,5	**1,90**

Hermesetas - poudre	1 c. à café = 0,5 g	1,4	0,01	0	0,3	Edulcorants	2,9	**2,04**
Hoki	100 g	92	17,8	2,2	0,3	Poissons	152,3	**1,66**
Hollande - fromage de	portion = 40 g	138	10	11	0	Produits laitiers/Fromages	113,3	**0,82**
Homard (cuit à l'eau)	100 g	96	19,5	1,8	0,5	Poissons	165,9	**1,73**
Honey Nut Kellogg's	portion = 40 g	156	2,8	1,4	13,6	Céréales/Petit déjeuner	115,4	**0,74**
Honey Nut Kellogg's	100 g	390	7	3,5	34	Céréales/Petit déjeuner	288,6	**0,74**
Hot-dog à la moutarde	100 g	283	11	14,7	26	Snacks salés/Viandes	270,7	**0,96**
Hot-dog à la moutarde	unité = 130 g	368	14,3	19,1	33,8	Snacks salés/Viandes	351,9	**0,96**
Hot-dog bistro Herta	unité = 140 g	532	18,9	39,2	18,2	Snacks salés/Viandes	375,0	**0,70**
Hot-dog knacki Herta	unité = 140 g	501	18,9	39,2	18,2	Snacks salés/Viandes	369,5	**0,74**
Houmous libanais	100 g	338	6,6	29,2	12,2	Entrées	263,1	**0,78**
Huile d'arachide	c. à soupe = 15 g	135	0	15	0	Assaisonnement	44,2	**0,33**
Huile d'arachide	100 g	899	0	99,9	0	Assaisonnement	294,6	**0,33**
Huile de colza	c. à soupe = 15 g	135	0	15	0	Assaisonnement	44,2	**0,33**
Huile de colza	100 g	899	0	99,9	0	Assaisonnement	294,6	**0,33**
Huile de foie de morue	c. à soupe = 15 g	135	0	15	0	Assaisonnement	44,2	**0,33**
Huile de foie de morue	100 g	899	0	99,9	0	Assaisonnement	294,6	**0,33**
Huile de maïs	c. à soupe = 15 g	135	0	15	0	Assaisonnement	44,2	**0,33**
Huile de maïs	100 g	899	0	99,9	0	Assaisonnement	294,6	**0,33**
Huile de noix	c. à soupe = 15 g	135	0	15	0	Assaisonnement	44,2	**0,33**
Huile de noix	100 g	899	0	99,9	0	Assaisonnement	294,6	**0,33**
Huile de paraffine	c. à soupe	0	0	0	0	Assaisonnement	0,0	**0**
Huile de pépins de raisin	c. à soupe = 15 g	135	0	15	0	Assaisonnement	44,2	**0,33**
Huile de pépins de raisin	100 g	899	0	99,9	0	Assaisonnement	294,6	**0,33**
Huile de poisson	c. à soupe = 15 g	135	0	15	0	Assaisonnement	44,2	**0,33**
Huile de poisson	100 g	899	0	99,9	0	Assaisonnement	294,6	**0,33**
Huile de soja	c. à soupe = 15 g	135	0	15	0	Assaisonnement	44,2	**0,33**
Huile de soja	100 g	899	0	99,9	0	Assaisonnement	294,6	**0,33**
Huile de tournesol	c. à soupe = 15 g	135	0	15	0	Assaisonnement	44,2	**0,33**
Huile de tournesol	100 g	899	0	99,9	0	Assaisonnement	294,6	**0,33**

	Quantité	Énergie (en kcal)	Protides	Lipides	Glucides	Catégorie d'aliment	IS	IS / Calories
Huile d'olive vierge	c. à soupe = 15 g	135	0	15	0	Assaisonnement	44,2	**0,33**
Huile d'olive vierge	100 g	899	0	99,9	0	Assaisonnement	294,6	**0,33**
Huile mélangée (type Isio4)	c. à soupe = 15 g	135	0	15	0	Assaisonnement	44,2	**0,33**
Huile mélangée (type Isio4)	100 g	899	0	99,9	0	Assaisonnement	294,6	**0,33**
Huître	douzaine	110	14,4	2,6	7,6	Poissons	162,6	**1,48**
Huître (crue)	100 g	68	8,9	1,6	4,7	Poissons	100,5	**1,48**
Huîtres creuses	100 g	66	8,6	1,7	4	Poissons	95,0	**1,44**
Hydrixir Overstim.s	100 g	375	0	0	93	Diététique	470,9	**1,26**
Hypercal HC Novartis	briquette = 200 ml	300	11,2	11,6	37,8	Diététique	316,2	**1,05**
Ice tea light Lipton	verre = 15 cl	1	0	0	0	Boissons	0,2	**0,18**
Ice tea light Lipton	canette = 33 cl	3	0	0	0	Boissons	0,5	**0,18**
Ice tea Liptonic	canette = 33 cl	112	0,3	0,3	27,7	Boissons	143,0	**1,28**
Ice tea Liptonic	100 ml	34	0,1	0,1	8,4	Boissons	43,4	**1,28**
Igname	100 g	116	1,5	0,2	23,7	Légumes	159,7	**1,38**
Île flottante avec amandes grillées Bridélice Desserts	pot = 115 g	147	5,4	4,4	21,4	Produits laitiers/Desserts	168,1	**1,14**
Île flottante avec noix de coco râpée Bridélice Desserts	pot = 115 g	142	5,4	3,9	21,3	Produits laitiers/Desserts	166,1	**1,17**
Île flottante caramel Rians	portion = 100 g	153	4,9	4,9	22,3	Produits laitiers/Desserts	167,0	**1,09**
Île flottante Charles Gervais	pot = 110 g	135	4,4	3,3	22	Produits laitiers/Desserts	156,6	**1,16**
Île flottante Weight Watchers	pot = 110 g	110	6	1,1	20	Produits laitiers/Desserts	152,4	**1,39**
Île fondante Nestlé	100 g	123	3,2	3,9	18,4	Produits laitiers/Desserts	130,8	**1,06**
Îles flottantes Elea Auchan	unité = 115 g	153	5	3,3	25,8	Produits laitiers/Desserts	180,8	**1,18**
Ilô Saint Hubert	2 noisettes = 10 g	30	0	3,1	0,4	Corps gras	11,3	**0,38**
Ilô St Hubert	100 g	301	1,5	31	4	Corps gras	123,8	**0,41**
Isostar	sachet 40 g = 0,5 litre	152	0	0	36,8	Diététique	187,0	**1,23**
Isostar liquide	100 ml	30	0	0	7,6	Diététique	38,4	**1,28**
Jambon à Griller Fleury Michon	100 g	119	20	4	0,8	Viandes	184,1	**1,55**

Jambon à l'os	100 g	141	22	5	0	Viandes	194,5	**1,38**
Jambon aux herbes de Provence Fleury Michon	100 g	119	20	4	1	Viandes	185,0	**1,55**
Jambon aux trois Poivres Fleury Michon	100 g	119	20	4	1	Viandes	185,0	**1,55**
Jambon Bio Fleury Michon	100 g	120	20	4	1	Viandes	185,2	**1,54**
Jambon Blanc avec couenne Fleury Michon	100 g	116	19	4	1	Viandes	177,1	**1,53**
Jambon Blanc sans couenne Fleury Michon	100 g	116	19	4	1	Viandes	177,1	**1,53**
Jambon Bleu-Blanc-Cœur	tranche = 45 g	65	9	3,1	0,2	Viandes	83,2	**1,28**
Jambon cru	100 g	228	23	15	0,3	Viandes	232,2	**1,02**
Jambon cru (type Bayonne)	tranche = 50 g	96	13,2	4,8	0,2	Viandes	122,1	**1,27**
Jambon cru (type Bayonne)	100 g	192	26,3	9,5	0,3	Viandes	242,8	**1,26**
Jambon cru Citterio	100 g	226	26	13,5	0,1	Viandes	251,2	**1,11**
Jambon Cuisiné à l'Os Fleury Michon	100 g	123	21	4	1	Viandes	193,1	**1,57**
Jambon cuit (découenné dégraissé)	2 tranches = 100 g	114	18	4,2	1,1	Viandes	163,9	**1,44**
Jambon cuit (en moyenne)	2 tranches = 100 g	135	18,4	6,5	0,8	Viandes	172,4	**1,28**
Jambon cuit (type York)	100 g	129	17	6	1,8	Viandes	164,6	**1,28**
Jambon de Bayonne	100 g	239	30	13	0,5	Viandes	284,1	**1,19**
Jambon de dinde Herta	tranche = 40 g	44	9	0,7	0,3	Viandes	76,6	**1,74**
Jambon de dinde Herta	100 g	110	22,5	1,8	0,8	Viandes	191,9	**1,74**
Jambon de Paris (découenné dégraissé)	2 tranches = 100 g	113	21	3	0,4	Viandes	181,2	**1,60**
Jambon doré au four Sel réduit de 25 % Fleury Michon	100 g	132	21	5	1	Viandes	196,1	**1,49**
Jambon fumé	100 g	229	23	15	0	Viandes	231,1	**1,01**
Jambon Label Rouge Fleury Michon	100 g	123	21	4	1	Viandes	187,0	**1,52**
Jambon Le Braisé Fleury Michon	100 g	123	21	4	1	Viandes	193,1	**1,57**
Jambon Le Cuit avec Os Fleury Michon	100 g	123	21	4	1	Viandes	193,1	**1,57**
Jambon Le Fines Herbes Fleury Michon	100 g	123	21	4	1	Viandes	193,1	**1,57**
Jambon Le Fumé Fleury Michon	100 g	123	21	4	1	Viandes	193,1	**1,57**
Jambon Le Grand Torchon Madrange	tranche = 50 g	62	10,5	2	0,5	Viandes	93,6	**1,51**
Jambon Le Rôti à la Broche Fleury Michon	100 g	123	21	4	1	Viandes	193,1	**1,57**
Jambon Le Supérieur Fleury Michon	100 g	123	21	4	1	Viandes	193,1	**1,57**
Jambon Le Supérieur Léger Fleury Michon	100 g	109	21	3	1	Viandes	189,3	**1,74**

	Quantité	Énergie (en kcal)	Protides	Lipides	Glucides	Catégorie d'aliment	IS	IS / Calories
Jambon Le Supérieur Sel Réduit 25 % oméga 3 Fleury Michon	100 g	132	21	5	1	Viandes	196,1	**1,49**
Jambon Le Torchon fin Fleury Michon	100 g	123	21	4	1	Viandes	193,1	**1,57**
Jambon Le Torchon Fleury Michon	100 g	123	21	4	1	Viandes	193,1	**1,57**
Jambon Le Torchon Sel Réduit 25 % et Oméga 3 Fleury Michon	100 g	132	21	5	1	Viandes	196,1	**1,49**
Jambon Le Tradition Fleury Michon	100 g	123	21	4	1	Viandes	193,1	**1,57**
Jambon Le Tranché Fin à l'Italienne Fleury Michon	100 g	123	21	4	1	Viandes	193,1	**1,57**
Jambon Serrano	100 g	285	29,6	18,2	1,1	Viandes	299,0	**1,05**
Jambon supérieur - Plaisir et Equilibre Fleury Michon	portion = 40 g	65	9	3,2	0,2	charcuterie/viande	83,3	**1,28**
Jambon supérieur - Plaisir et Equilibre Fleury Michon	100 g	145	20	7	0,5	charcuterie/viande	185,3	**1,28**
Jambon supérieur (cuit à l'étouffée) Carrefour	tranche = 50 g	62	10,5	2	0,5	Viandes	93,6	**1,51**
Jambon supérieur (cuit à l'étouffée) Carrefour	2 tranches = 100 g	124	21	4	1	Viandes	187,1	**1,51**
Jambonneau (cuit)	100 g	147	20	7	1,1	Viandes	188,3	**1,28**
Jambonneau à griller Fleury Michon	100 g	131	23	4	1	Viandes	209,3	**1,60**
Jambonneau Fleury Michon	100 g	122	21	4	1	Viandes	193,0	**1,58**
Jambonneau rôti Fleury Michon	100 g	146	22	6	1	Viandes	207,3	**1,42**
Jardinière de légumes	portion = 200 g	134	3,7	3,4	22	Légumes/Plats cuisinés	200,8	**1,50**
Jardinière de légumes bio Picard	100 g	33	2,1	0,2	5,8	Légumes surgelés	59,2	**1,79**
Jaune d'œuf	unité	61	3,2	5,4	0	Œuf	41,8	**0,69**
Jaune d'œuf	100 g	305	16	27	0,2	Œuf	209,9	**0,69**
Jockey Danone 20 % nature	100 g	77	7,8	3,3	4	Produits laitiers/Desserts	93,2	**1,21**
Jockey Danone 40 % nature	100 g	116	7	8	3,8	Produits laitiers/Desserts	99,7	**0,86**
Jockey Danone aux morceaux de Fruits	100 g	108	4,7	3,3	14,6	Produits laitiers/Desserts	121,9	**1,13**
Jockey Danone pulpe de Fruits	100 g	135	5,5	6,5	13,5	Produits laitiers/Desserts	132,1	**0,98**
Jockey Danone saveur 40 % nature	100 g	113	6,7	8	3,9	Produits laitiers/Desserts	97,4	**0,86**
Jockey Danone saveur vanille	100 g	132	5,5	6,6	12,8	Produits laitiers/Desserts	128,7	**0,98**
Jujube	100 g	135	1	0	32	Fruits	189,0	**1,40**
Julienne de légumes bio Picard	100 g	22	1,2	0,3	3,5	Légumes surgelés	40,8	**1,85**
Julienne de légumes Bonduelle	portion = 225 g	47	3,1	0,7	7,4	Légumes/Plats préparés	101,4	**2,16**

Julienne de légumes Picard	100 g	19	1,1	0,1	3,3	Légumes surgelés	38,3	**2,02**
Junior fondant Gerblé	100 g	497	7	23	66	Snacks sucrés	467,3	**0,94**
Jupiler (bière)	100 ml	52	0	0	3	Boissons/Alcools	22,2	**0,43**
Jus Ananas Alter Eco	100 g	56	0	0	14	Boissons/Jus de Fruits	71,4	**1,28**
Jus de carotte/orange Gerblé	verre = 15 cl	44	2,4	0,1	9,8	Boissons/Jus de Fruits	77,0	**1,75**
Jus de carotte/orange Gerblé	100 ml	29	0,6	0,1	6,5	Boissons/Jus de Fruits	43,5	**1,50**
Jus de Fruits Blédina - muscat/abricot	1/2 bouteille = 100 ml	56	0,2	0	13,8	Boissons/Jus de Fruits	71,4	**1,28**
Jus de Fruits Blédina - pomme/ananas	1/2 bouteille = 100 ml	47	0,1	0	11,7	Boissons/Jus de Fruits	60,0	**1,28**
Jus de Fruits Blédina - pomme/banane	1/2 bouteille = 100 ml	53	0,3	0,1	12,7	Boissons/Jus de Fruits	67,0	**1,26**
Jus de Fruits Blédina - pomme/cerise	1/2 bouteille = 100 ml	46	0,1	0	11,4	Boissons/Jus de Fruits	58,5	**1,27**
Jus de Fruits Blédina - pomme/framboise	1/2 bouteille = 100 ml	46	0,1	0	11,4	Boissons/Jus de Fruits	58,5	**1,27**
Jus de Fruits Blédina - pomme/pêche	1/2 bouteille = 100 ml	45	0,2	0	11,1	Boissons/Jus de Fruits	57,7	**1,28**
Jus de Fruits Joker ad Vitam - Carotène	100 ml	47	0,7	0,3	11	Boissons/Jus de Fruits	63,6	**1,35**
Jus de Fruits Joker ad Vitam - Equilibre	100 ml	47	0,2	0,1	10,7	Boissons/Jus de Fruits	60,2	**1,28**
Jus de Fruits Joker ad Vitam - Fibres	100 ml	60	0,4	0,1	13,3	Boissons/Jus de Fruits	86,4	**1,44**
Jus de Fruits Joker ad Vitam - Tonus	100 ml	37	0,8	0,1	7,7	Boissons/Jus de Fruits	46,7	**1,26**
Jus de Mandarine Bio Alter Eco	100 g	44	0,5	0	10,9	Boissons/Jus de Fruits	59,5	**1,35**
Jus de pomme (Biopom)	100 ml	45	0,1	0	12,9	Boissons/Jus de Fruits		**0,00**
Jus d'Orange Alter Eco	100 g	39	0,7	0,2	8,3	Boissons/Jus de Fruits	49,1	**1,26**
Jus d'orange fraîchement pressé Fresh Food Village	100 ml	44	0,6	0	9,6	Boissons/Jus de Fruits	55,2	**1,26**
Jus d'orange McDonald's	33 cl	144	2,6	0	33,3	Boissons/Jus de Fruits	189,6	**1,32**
Jus Joker Vital Bienfaits - Orange Figue de Barbarie Passion	100 ml	46	0,8	0,3	10	Boissons/Jus de Fruits	59,8	**1,30**
Jus Joker Vital Bienfaits - Orange Goyave Kiwi d'or	100 ml	44	0,8	0,3	9,5	Boissons/Jus de Fruits	57,3	**1,30**
Jus pressé de 5 Fruits Tropicana Essentiels antioxydants	100 ml	52	0,2	0	12,1	Boissons/Jus de Fruits	63,9	**1,23**
Jus pressé de 5 Fruits Tropicana Essentiels antioxydants	250 ml	130	0,5	0	30,3	Boissons/Jus de Fruits	160,4	**1,23**
K Kaki	100 g	63	0,5	0	15	Fruits	117,1	**1,86**
Kaki frais - pulpe de	100 g	62	0,7	0,2	15,3	Fruits	98,4	**1,59**
Kamut en grains Lima	100 g	309	16,5	2,2	55,9	Céréales	423,0	**1,37**
Kamut (grains)	100 g	359	17,3	2,6	68,2	Céréales	502,9	**1,40**

	Quantité	Énergie (en kcal)	Protides	Lipides	Glucides	Catégorie d'aliment	IS	IS / Calories
Kebab de Dinde Fleury Michon	100 g	173	26	7	2	Plats préparés/Viandes	247,4	**1,43**
Kebab de poulet et semoule à l'orientale Fleury Michon	100 g	178	6,2	8,4	19,4	Plats préparés/Viandes	184,9	**1,04**
Kéfir	verre = 15 cl	66	5,7	3	4	Boissons/Alcools	75,3	**1,14**
Ketchup	c. à soupe = 15 g	17	0,3	0	3,9	Aromates/épices/condiments	22,8	**1,34**
Ketchup	100 g	114	2	0,4	26	Aromates/épices/condiments	154,2	**1,35**
Ketchup Heinz	100 g	107	1,5	0,1	25	Aromates/épices/condiments	144,5	**1,35**
Kibbeh libanais	unité	85	4,5	3	10	Plats préparés	108,3	**1,27**
Kimbaté - Infusion	sachet	0	0	0	0	Boissons	0,0	**0**
Kinder Bueno	unité = 43 g	245	3,7	16,6	20,2	Confiseries	184,2	**0,75**
Kinder Maxi King	barre = 35 g	172	2,5	12,8	11,5	Confiseries	119,4	**0,69**
Kinder Pingui noix de coco	barre = 31 g	150	6	35	36	Confiseries	278,7	**1,86**
Kir	verre = 10 cl	80	0	0	2,5	Boissons/Alcools	24,9	**0,31**
Kiri à la crème	unité = 20 g	66	1,8	6,4	0,2	Produits laitiers/Fromages	34,6	**0,52**
Kiri à la crème	100 g	332	9	32	2	Produits laitiers/Fromages	177,5	**0,53**
Kiri goûter	barquette = 30 g	91	2,7	5,8	7,2	Produits laitiers/Fromages	75,3	**0,83**
Kirsch	verre = 4 cl	112	0	0	0	Boissons/Alcools	19,6	**0,18**
Kirsch fantaisie Sylvain	verre = 4 cl	50	0	0	0	Boissons/Alcools	8,8	**0,18**
Kirsch fantaisie Sylvain	100 ml	125	0	0	0	Boissons/Alcools	21,9	**0,18**
Kiss Cool mini menthe forte	unité = 0,25 g	0	0	0	0,3	Confiseries	1,3	**0**
Kit Kat Nestlé	portion = 45 g	228	3,2	11,7	27,5	Confiseries	205,7	**0,90**
Kit Kat Nestlé	100 g	506	7,1	26	61	Confiseries	455,1	**0,90**
Kiwi	100 g	53	1,6	0,3	11	Fruits	80,6	**1,52**
Kix Nestlé	portion = 40 g	160	2	1,6	34	Confiseries	196,9	**1,23**
Kix Nestlé	100 g	400	4,9	4,1	85,1	Confiseries	491,5	**1,23**
Knacki Herta - Ball	100 g	335	12	31	2	Snacks salés	198,8	**0,59**
Knacki Herta - Cocktail	100 g	326	12	30	2	Snacks salés	195,9	**0,60**
Knacki Herta - Emmenthal	unité = 35 g	108	4,7	9,6	0,8	Snacks salés	70,4	**0,65**
Knacki Herta - Gourmande	portion = 72 g	238	7,9	22,3	1,4	Viandes	136,9	**0,58**

Knacki Herta - Max	portion = 90 g	302	10,8	27,9	1,8	Viandes	179,0	**0,59**
Knacki Herta - Max Cheese	portion = 90 g	279	12,2	24,7	2	Viandes	181,9	**0,65**
Knacki Herta - Original	unité = 35 g	117	4,2	10,9	0,7	Viandes	69,6	**0,60**
Knacki Herta - Qualité maigre	unité = 35 g	84	4,6	7	0,7	Viandes	61,4	**0,73**
Knacki Herta - volaille	unité = 35 g	73	5	5,6	0,7	Viandes	60,6	**0,83**
Kone chocolat pépites Adélie	unité = 76 g	231	3,3	11,3	29	Desserts/Glaces	211,7	**0,92**
Kremly nature Nestlé	unité = 125 g	85	5,4	4,2	5,7	Produits laitiers/Desserts	85,5	**1,01**
Krisprolls blé complet	100 g	390	13	8	67	Biscottes	486,1	**1,25**
Kronenbourg light	verre = 25 cl	83	0	0	8,3	Boissons/Alcools	50,7	**0,61**
Ktipiti (fromage blanc aux poivrons) Tassos	barquette = 175 g	304	11,5	27,4	4,4	Plats préparés	207,6	**0,68**
Labné fromage blanc libanais	portion = 125 g	200	12	15	5	Plats préparés	166,3	**0,83**
Labneh	unité	70	2	6	2	Plats préparés	44,0	**0,63**
Lait aux Oméga 3 Candia	bol = 300 ml	144	9,4	5,2	14,4	Produits laitiers/lait	164,7	**1,14**
Lait Calcium Plus Candia	bol = 300 ml	143	12	4,7	13,2	Produits laitiers/lait	177,9	**1,24**
Lait Candia Croissance	100 ml	68	2,6	2,5	8	Produits laitiers/lait	69,5	**1,02**
Lait Candia Viva Fruits - fraise	bouteille de 500 ml	284	9	0	61	Produits laitiers/lait	382,2	**1,35**
Lait Candia Viva Fruits - pêche	bouteille de 500 ml	280	9	0	60	Produits laitiers/lait	377,2	**1,35**
Lait Candia Viva Fruits - tropical	bouteille de 500 ml	280	9	0	60	Produits laitiers/lait	377,2	**1,35**
Lait chocolaté	verre = 15 cl	129	5,1	6,2	15,3	Produits laitiers/lait	135,6	**1,05**
Lait Croissance Candia	100 ml	64	3,1	2,8	6,6	Produits laitiers/lait	66,8	**1,04**
Lait Croissance Candia	500 ml	320	15,5	14	33	Produits laitiers/lait	333,9	**1,04**
Lait de coco	100 g	210	0	24	0	Aromates/Condiments	69,7	**0,33**
Lait de coco Suzi Wan	100 ml	173	1,6	17,6	2,1	Aromates/Condiments	76,7	**0,44**
Lait de croissance Gallia Nactalia Gervais	100 ml	64	3	2,6	7,2	Produits laitiers/lait	68,4	**1,07**
Lait de croissance Gallia Nactalia Gervais	litre	640	30	25,5	72	Produits laitiers/lait	683,1	**1,07**
Lait de croissance infantile	100 ml	65	2,8	2,8	7,3	Produits laitiers/lait	67,8	**1,04**
Lait de croissance infantile	litre	650	28	28	73	Produits laitiers/lait	677,8	**1,04**
Lait de poule sans alcool	100 ml	111	3,8	5,8	11	Produits laitiers/lait	103,5	**0,93**
Lait demi-écrémé Bleu-Blanc-Cœur	100 ml	46	3,2	1,5	4,9	Produits laitiers/lait	55,2	**1,20**

	Quantité	Énergie (en kcal)	Protides	Lipides	Glucides	Catégorie d'aliment	IS	IS / Calories
Lait demi-écrémé en poudre	dose = 25 g	111	7,5	4,1	11	Produits laitiers/lait	128,6	**1,16**
Lait demi-écrémé en poudre	100 g	443	29,8	16,2	43,9	Produits laitiers/lait	511,9	**1,16**
Lait demi-écrémé en poudre Gloria	dose = 35 g = 1 bol	166	12	6,1	15,6	Produits laitiers/lait	194,3	**1,17**
Lait demi-écrémé Lactel - Calcium	bol = 300 ml	150	12	4,5	15,6	Produits laitiers/lait	189,3	**1,26**
Lait demi-écrémé Lactel - Jour après jour Fibres	bol = 300 ml	135	9,6	4,5	13,5	Produits laitiers/lait	178,3	**1,32**
Lait demi-écrémé Lactel - Jour après jour Fibres	100 ml	47	3,1	1,5	4,8	Produits laitiers/lait	60,3	**1,28**
Lait demi-écrémé Lactel - Magnésium	bol = 300 ml	135	9,6	4,5	14,4	Produits laitiers/lait	163,7	**1,21**
Lait demi-écrémé Lactel - Matin léger	bol = 300 ml	132	9,6	4,5	14,4	Produits laitiers/lait	163,2	**1,24**
Lait demi-écrémé Oméga 3 Candia	bol = 300 ml	144	9,3	5,2	14,4	Produits laitiers/lait	164,0	**1,14**
Lait demi-écrémé pasteurisé	100 ml	46	3,2	1,6	4,6	Produits laitiers/lait	54,0	**1,17**
Lait demi-écrémé pasteurisé	litre	460	32	16	46	Produits laitiers/lait	540,0	**1,17**
Lait demi-écrémé UHT	100 ml	46	3,2	1,6	4,6	Produits laitiers/lait	54,0	**1,17**
Lait demi-écrémé UHT	verre = 15 cl	69	4,8	2,4	6,9	Produits laitiers/lait	81,0	**1,17**
Lait demi-écrémé UHT	litre	460	32	16	46	Produits laitiers/lait	540,0	**1,17**
Lait demi-écrémé Viva Candia - Magnésium	bol = 300 ml	135	9,1	4,5	14,4	Produits laitiers/lait	160,0	**1,19**
Lait demi-écrémé Viva Candia - Protéines	bol = 300 ml	147	11,1	4,5	15	Produits laitiers/lait	179,5	**1,22**
Lait demi-écrémé Viva Candia - Vitamines	bol = 300 ml	138	9,1	4,5	14,4	Produits laitiers/lait	160,5	**1,16**
Lait écrémé	verre = 15 cl	51	5,2	0	7,5	Produits laitiers/lait	80,1	**1,57**
Lait écrémé Candia	bol = 300 ml	108	8,7	0	14,7	Produits laitiers/lait	147,4	**1,37**
Lait écrémé Candia - Silhouette	bol = 300 ml	99	9,1	0	14,7	Produits laitiers/lait	148,8	**1,50**
Lait écrémé Candia - Silhouette Plus	bol = 300 ml	111	9,6	0,3	16,2	Produits laitiers/lait	161,6	**1,46**
Lait écrémé Candia - Silhouette Plus Fibres	bol = 300 ml	114	10	0,8	16,8	Produits laitiers/lait	168,4	**1,48**
Lait écrémé en poudre	c. à soupe = 10 g	35	3,6	0	5	Produits laitiers/lait	54,6	**1,56**
Lait écrémé Lactel	bol = 300 ml	99	9,6	0	14,4	Produits laitiers/lait	151,2	**1,53**
Lait écrémé Lactel - Jour après jour Fibres	bol = 300 ml	99	9,6	0,6	14,4	Produits laitiers/lait	170,5	**1,72**
Lait écrémé Lactel - Jour après jour Fibres	100 ml	33	3,1	0,2	4,8	Produits laitiers/lait	56,1	**1,70**
Lait écrémé Lactel - Saveur	bol = 300 ml	102	9,6	0,6	14,4	Produits laitiers/lait	152,6	**1,50**
Lait écrémé UHT	verre = 15 cl	51	5	0,3	6,9	Produits laitiers/lait	76,5	**1,50**

Lait entier	verre = 15 cl	98	5,2	5,2	7,5	Produits laitiers/lait	95,5	**0,97**
Lait entier concentré	100 g	131	6,4	7,5	9,2	Produits laitiers/lait	120,7	**0,92**
Lait entier concentré sucré	100 g	325	8,4	9,1	53,1	Produits laitiers/lait	363,0	**1,12**
Lait entier en poudre	c. à soupe = 10 g	49	2,6	2,6	3,8	Produits laitiers/lait	48,0	**0,98**
Lait entier en poudre	100 g	493	26	26,3	37,5	Produits laitiers/lait	478,5	**0,97**
Lait entier pasteurisé	100 ml	63	3,2	3,5	4,6	Produits laitiers/lait	59,6	**0,95**
Lait entier pasteurisé	verre = 15 cl	95	4,8	5,3	6,9	Produits laitiers/lait	89,5	**0,94**
Lait entier pasteurisé	litre	630	32	35	46	Produits laitiers/lait	595,9	**0,95**
Lait entier UHT	100 ml	63	3,2	3,5	4,6	Produits laitiers/lait	59,6	**0,95**
Lait entier UHT	verre = 15 cl	95	4,8	5,3	6,9	Produits laitiers/lait	89,5	**0,94**
Lait entier UHT	litre	630	32	35	46	Produits laitiers/lait	595,9	**0,95**
Lait fermenté Bifidus Fruits	pot = 100 g	73	2,8	1,8	10,7	Produits laitiers/lait	82,6	**1,13**
Lait fermenté Bifidus nature	pot = 100 g	64	3,6	3,4	4,9	Produits laitiers/lait	63,9	**1,00**
Lait future Maman Candia	100 ml	62	3,1	2,5	7	Produits laitiers/lait	67,8	**1,09**
Lait future Maman Candia	500 ml	310	15,5	12,5	35	Produits laitiers/lait	338,8	**1,09**
Lait Grand Vivre Candia	100 ml	47	3,1	1,6	4,9	Produits laitiers/lait	54,7	**1,16**
Lait Grand Vivre Candia	250 ml	118	7,8	4,1	12,3	Produits laitiers/lait	137,7	**1,17**
Lait McDonald's	200 ml	95	6,5	3,2	10	Produits laitiers/lait	112,8	**1,19**
Lait Viva Candia - demi-écrémé	bol = 300 ml	142	9,4	4,6	14,9	Produits laitiers/lait	165,7	**1,17**
Lait Viva Candia - demi-écrémé	100 ml	45	3,1	1,5	4,7	Produits laitiers/lait	53,4	**1,19**
Lait Viva Candia - entier	bol = 300 ml	194	9,4	10,8	14,3	Produits laitiers/lait	180,8	**0,93**
Lait Viva Candia - entier	100 ml	62	3,1	3,5	4,6	Produits laitiers/lait	58,7	**0,95**
Lait Viva Fruits Candia - fraise	bouteille = 500 ml	284	9	0	61	Produits laitiers/lait	382,2	**1,35**
Lait Viva Fruits Candia - pêche	bouteille = 500 ml	280	9	0	60	Produits laitiers/lait	377,2	**1,35**
Lait Viva Fruits Candia - tropical	bouteille = 500 ml	280	9	0	60	Produits laitiers/lait	377,2	**1,35**
Laitue (crue)	100 g	12	1,2	0,3	1,3	Légumes	26,3	**2,19**
Laitue (cuite)	portion = 200 g	22	2,4	0,6	2	Légumes	53,4	**2,43**
Laitue nature	portion = 30 g	4	0,4	0	0,4	Légumes	8,5	**2,12**
Laitue pommée	100 g	14	0,9	0,2	1,8	Légumes	24,6	**1,76**
Laitue romaine	100 g	17	1,2	0,3	1,2	Légumes	30,5	**1,79**

	Quantité	Énergie (en kcal)	Protides	Lipides	Glucides	Catégorie d'aliment	IS	IS / Calories
Laitue-tige	100 g	18	0,9	0,3	2	Légumes	29,4	**1,64**
Lamproie	portion = 150 g	266	22,5	19,5	0	Poissons	240,0	**0,90**
Langouste	100 g	89	17,4	1,3	1,9	Poissons	154,5	**1,74**
Langouste/St Jacques/gambas sauce Homard Picard	portion = 200 g	206	15	13,2	6,8	Poissons/Plats préparés	196,2	**0,95**
Langoustine	100 g	91	20,9	0,7	0,3	Poissons	173,0	**1,90**
Langoustine	150 g	135	25,5	3	0	Poissons	216,7	**1,60**
Langue de bœuf sauce piquante et purée de pommes de terre Picard	100 g	127	7	7,6	7,6	Plats surgelés	123,8	**0,97**
Langue de bœuf sauce piquante Monoprix Bien Vivre	plat individuel = 260 g	400	29,6	17,1	33,8	Plats préparés/Viandes	462,6	**1,16**
Lapin de garenne	portion = 140 g	186	30,8	7	0	Viandes	270,3	**1,45**
Lapin en ragoût	100 g	194	29	8,7	0	Viandes	260,7	**1,34**
Lapin en ragoût	portion = 140 g	272	40,6	12,2	0	Viandes	365,1	**1,34**
Lapin sauce aux olives et duo de riz Picard	100 g	120	10,7	2,9	12,8	Plats surgelés	166,2	**1,39**
Lard (cru)	100 g	670	10	70	0	Viandes	287,5	**0,43**
Lard fumé	100 g	304	16	26,5	0,5	Viandes	210,3	**0,69**
Lard maigre frais	100 g	280	18	23,1	0	Viandes	214,1	**0,76**
Lardons	barquette = 100 g	278	15	24	0,4	Viandes	194,5	**0,70**
Lardons - Plaisir et Equilibre Fleury Michon	portion = 40 g	197	11,3	16,5	0,8	charcuterie/viande	144,3	**0,73**
Lardons - Plaisir et Equilibre Fleury Michon	100 g	262	15	22	1	charcuterie/viande	191,6	**0,73**
Lardons Bleu-Blanc-Cœur	100 g	262	15	22	1	Viandes	191,6	**0,73**
Lardons fumés sel réduit de 25 % Fleury Michon	100 g	257	16	21	1	Viandes	202,9	**0,79**
Lardons nature Herta	100 g	266	16,5	22	0,5	Viandes	201,2	**0,76**
Lardons nature sel réduit de 25 % Fleury Michon	100 g	257	16	21	1	Viandes	202,9	**0,79**
Lasagne	100 g	153	6,3	8,6	12,4	Plats préparés	142,4	**0,93**
Lasagne	portion = 250 g	383	15,8	21,5	31	Pâtes	356,8	**0,93**
Lasagne à la bolognaise Maggi	portion = 250 g	362	14	18,2	35,7	Plats préparés/pâtes	355,1	**0,98**
Lasagne à la bolognaise Maggi	barquette = 500 g	725	28	36,5	71,5	Plats préparés/pâtes	711,5	**0,98**
Lasagne à la bolognaise Picard (1 part)	100 g	138	6,9	4,4	17,6	Plats surgelés	164,2	**1,19**

Lasagne à la campagnarde Rolli	portion = 260 g	418	15,6	21,6	40,5	Plats préparés/pâtes	402,9	**0,96**
Lasagne à la forestière Rolli	portion = 400 g	604	27,6	26	65,6	Plats préparés/pâtes	644,1	**1,07**
Lasagne Alla Bolognese Buitoni	100 g	160	7	8	15,1	Plats préparés/pâtes	159,7	**1,00**
Lasagne Alla Bolognese Buitoni	portion = 250 g	400	17,5	20	37,8	Plats préparés/pâtes	399,3	**1,00**
Lasagne aux 4 fromages surgelées	plat = 450 g	230	9	14	17	Plats préparés/pâtes	212,6	**0,92**
Lasagne chèvre épinards Picard	100 g	185	7,7	12,4	10,7	Plats surgelés	162,4	**0,88**
Lasagne Leader Price	plat individuel = 375 g	367	16,5	13,1	45,4	Plats préparés/pâtes	412,2	**1,12**
Lasagne quatre fromages aux légumes Weight Watchers	portion = 330 g	327	16,5	9,9	42,6	Plats préparés/pâtes	388,0	**1,19**
Lasagne saumon/saumon fumé Picard	portion = 200 g	278	16,8	13,4	22,4	Plats préparés/pâtes	295,3	**1,06**
Lasagne thon, légumes à la provençale Picard	100 g	108	7,6	3,9	10,6	Plats surgelés	132,9	**1,23**
Lasagnes (Casino) (crues)	100 g	361	12	1,4	75	Pâtes	487,0	**1,35**
Laurier	5 g	15	0,4	0,4	2,4	Aromates/épices/condiments	24,6	**1,64**
Le Carré Léger Bridel	portion = 40 g	81	9	4,8	0	Produits laitiers/Fromages	87,4	**1,08**
Le Rustique léger	portion = 40 g	88	10,2	5,3	0	Produits laitiers/Fromages	98,2	**1,12**
Leerdammer ligne	portion = 40 g	109	12,2	6,6	0	Produits laitiers/Fromages	118,5	**1,09**
Légumes à la mexicaine et au soja Bio Jardin Bio et Equitable	100 g	104	7,3	3,8	10	Légumes/Plats préparés	145,8	**1,40**
Légumes à l'indienne, riz basmati et lentilles Picard	100 g	61	3,2	1,1	9,7	Légumes surgelés	101,0	**1,66**
Légumes cuisinés à la basquaise Picard	100 g	97	1,5	7	7	Légumes surgelés	80,6	**0,83**
Légumes cuisinés à la marocaine Picard	100 g	64	1,3	3,8	6,2	Légumes surgelés	65,4	**1,02**
Légumes cuisinés à l'asiatique Picard	100 g	53	2,7	1,4	7,3	Légumes surgelés	75,4	**1,42**
Légumes cuisinés à l'indienne Picard	100 g	55	2,5	1,4	8	Légumes surgelés	77,3	**1,41**
Légumes pour couscous Picard	100 g	32	1,7	0,4	5,3	Légumes surgelés	54,2	**1,69**
Légumes pour couscous surgelés Bonduelle	100 g	31	1,7	0,7	4,5	Légumes/Plats préparés	52,8	**1,70**
Légumes pour pot au feu Picard	100 g	36	0,9	0,4	7,2	Légumes surgelés	57,2	**1,59**
Légumes pour potage Picard	100 g	33	1,3	0,3	6,2	Légumes surgelés	55,2	**1,67**
Légumes pour ratatouille surgelés Bonduelle	100 g	22	1,3	0,8	2,4	Légumes/Plats préparés	34,3	**1,56**
Lentilles (cuites)	100 g	89	8,2	0,5	12,6	Légumes	180,1	**2,02**
Lentilles (cuites)	portion = 200 g	178	16,4	1	25,2	Légumes	360,1	**2,02**
Lentilles (sèches)	100 g	315	24	1,2	50,4	Légumes	523,4	**1,66**
Lentilles aux lardons Picard	100 g	189	6,6	14	9,2	Plats surgelés	153,6	**0,81**

	Quantité	Énergie (en kcal)	Protides	Lipides	Glucides	Catégorie d'aliment	IS	IS / Calories
Lentilles corail cuisinées à la marocaine Picard	100 g	110	6,8	2,4	15,3	Plats surgelés	170,5	**1,55**
Lentilles vertes du Puy Céréal	100 g	274	24,8	1,6	40	Légumes	515,0	**1,88**
Lentins des chênes aux petits Légumes Gyma	portion = 200 g	70	2,8	0,5	13	Légumes/Plats préparés	102,7	**1,47**
Les Matins Taillefine - Croquants lait/Fruits rouges	3 unités = 31,5 g	124	2,2	3	22,1	Biscuits/Diététique	155,1	**1,25**
Les Matins Taillefine - Délices à l'orange	2 unités = 60 g	213	2,1	3,9	41,4	Biscuits/Diététique	260,8	**1,22**
Les Matins Taillefine (petits pains croquants)	3 unités = 30 g	113	3,9	1,5	21	Snacks sucrés/Diététique/ Petit dej	153,4	**1,36**
Levure alimentaire	100 g	263	42,8	2,3	19	Levure	584,9	**2,22**
Levure de bière	100 g	350	50	4	30	Diététique	691,4	**1,98**
Levure de bière - Superlevure Gayelord hauser	100 g	269	41	4,5	16	Diététique	550,2	**2,05**
Levure de bière en comprimés Gayelord Hauser	9 comprimés	11,7	1,8	0,1	0,9	Diététique	24,4	**2,08**
Levure de bière en paillettes Gayelord Hauser	c. à soupe	27	4,1	0,5	1,6	Diététique	55,1	**2,04**
Levure de bière en paillettes Gerblé	c. à soupe = 5 g	14	2,3	0,6	1,2	Diététique	50,2	**3,59**
Levure de boulanger	100 g	80	13,2	0,5	6	Levure	181,8	**2,27**
Levure de boulanger	sachet = 10 g	8	1,3	0,05	0,6	Levure	18,0	**2,25**
Levure diététique Céréal	100 g	321	49	5,4	19,2	Diététique	590,5	**1,84**
Levure maltée Céréal	100 g	325	45	5	25	Diététique	664,1	**2,04**
Lieu grillé au pesto et penne à la Provençale Fleury Michon	100 g	150	9,3	5,9	15	Poissons/Plats préparés	176,0	**1,17**
Lieu noir	100 g	82	18,2	0,9	0,4	Poissons	152,2	**1,86**
Lieu noir sauce au beurre blanc et riz safrané Fleury Michon	100 g	144	8,4	5,7	14,8	Poissons/Plats préparés	166,6	**1,16**
Lièvre	portion = 140 g	140	33	1,4	0	Viandes	270,9	**1,94**
Limande	100 g	79	17	1,2	0	Poissons	141,4	**1,79**
Limande-sole (cuite à la vapeur)	100 g	91	20,5	1	0	Poissons	169,2	**1,86**
Limande-sole (panée frite)	100 g	218	16	13	9	Poissons	217,5	**1,00**
Lime - jus de (conserve)	100 g	24	0,3	0,2	3,2	Fruits/Boissons	21,3	**0,89**
Lime (dit citron vert) - pulpe de	100 g	22	0,6	0,3	1	Fruits	30,4	**1,38**
Limonade	100 g	38	0	0	9,5	Boissons	48,1	**1,26**
Limonade	verre = 15 cl	57	0	0	14,3	Boissons	72,3	**1,27**

Lingot du Berry Rians	portion = 35 g	72	4,2	5,4	1,3	Produits laitiers/Fromages	56,8	**0,79**
Lingue bleue	100 g	78	18,9	0,2	0,2	Poissons	154,8	**1,98**
Linguines (crues)	100 g	350	12	1,5	72	Pâtes	478,4	**1,37**
Lion Nestlé	unité = 45 g	220	2	10	30,4	Snacks sucrés	202,6	**0,92**
Lion Nestlé	100 g	488	4,6	22,2	67,5	Snacks sucrés	450,3	**0,92**
Lion Nestlé (Boissons)	dose = 20 cl	77	0,9	0,6	16,3	Boissons/Chocolat	92,0	**1,19**
Liqueur (en moyenne)	verre = 4 cl	89	0	0	14	Boissons/Alcools	76,6	**0,86**
Liqueur (en moyenne)	100 ml	223	0,1	0,1	35	Boissons/Alcools	192,5	**0,86**
Litchi	portion = 140 g	87	1,3	0,3	20,4	Fruits	125,3	**1,44**
Litchi dénoyauté (conserve)	100 g	68	0,4	0	17,3	Fruits	92,7	**1,36**
Litchi frais	100 g	62	0,9	0,2	14,6	Fruits	89,4	**1,44**
Lotte ou baudroie	100 g	70	16,7	0,2	0,4	Poissons	138,0	**1,97**
Loukoum	unité = 12 g	31	0	0	7,6	Desserts	38,5	**1,24**
Loukoum	100 g	258	0	0	63,3	Desserts	321,0	**1,24**
LU Petit Déjeuner - chocolat biscuits	sachet de 4 = 50 g	220	3,5	8,5	32,5	Biscuits	236,3	**1,07**
LU Petit Déjeuner - chocolat/coco/noisettes	sachet de 4 = 50 g	220	3,8	8	33,5	Biscuits	240,9	**1,10**
LU Petit Déjeuner - miel/pépites	sachet de 4 = 54 g	243	3,5	9,2	36,7	Biscuits	255,2	**1,05**
LU Petit Déjeuner - sablé lait et céréales	sachet de 4 = 50 g	223	3,5	8	34	Biscuits	232,8	**1,04**
M								
M & M's Mars cacahuètes	paquet = 48 g	251	5,1	13,2	27	Snacks sucrés	236,0	**0,94**
M & M's Mars chocolat au lait	paquet = 45 g	219	2,7	9,3	30,4	Snacks sucrés	215,9	**0,99**
Macaron	unité = 25 g	113	2,3	5	14,3	Gâteaux	109,1	**0,97**
Macaron	100 g	453	9	20	57	Gâteaux	434,2	**0,96**
Macaron Picard	unité = 12 g	52	1,1	2,2	6,9	Gâteaux	51,0	**0,98**
Macaroni (Leader Price) (crus)	100 g	354	12	2	72	Pâtes	473,6	**1,34**
Macédoine de fruits au sirop (conserve)	100 g	59	0,4	0,1	15	Desserts/Fruits	88,1	**1,49**
Macédoine de fruits au sirop (conserve)	portion = 140 g	83	0,6	0,1	21	Desserts/Fruits	123,6	**1,49**
Macédoine de légumes (congelée)	100 g	64	3,3	0,5	9,5	Légumes surgelés	102,4	**1,60**
Macédoine de légumes (conserve)	100 g	36	1,4	0,3	3,3	Légumes	54,9	**1,53**
Macédoine de légumes Bonduelle surgelée	100 g	41	3,1	0,4	6,2	Légumes	86,1	**2,10**

	Quantité	Énergie (en kcal)	Protides	Lipides	Glucides	Catégorie d'aliment	IS	IS / Calories
Macédoine de légumes Bonduelle surgelée	portion = 200 g	82	6,2	0,8	12,4	Légumes	172,2	**2,10**
Macédoine de légumes cuite Picard	100 g	42	3	0,2	7	Légumes surgelés	78,9	**1,88**
Mâche	100 g	21	2	0,4	3,6	Légumes	45,2	**2,15**
Madeleine	unité = 25 g	95	1,5	5,6	9,8	Gâteaux	79,4	**0,84**
Madeleine	100 g	387	6,1	22,8	39,9	Gâteaux	324,3	**0,84**
Madère	verre = 7 cl	112	0	0	9,8	Boissons/Alcools	62,3	**0,56**
Madère	100 ml	160	0	0	14	Boissons/Alcools	89,0	**0,56**
Magnum Motta - amandes	unité = 120 ml	320	0	0	28,3	Desserts/Glaces	185,6	**0,58**
Magnum Motta - café	unité = 120 ml	306	4,1	19,9	27,7	Desserts/Glaces	232,0	**0,76**
Magnum Motta - chocolat	unité = 120 ml	326	4,3	21,2	29,3	Desserts/Glaces	245,7	**0,75**
Magnum Motta - chocolat blanc	unité = 120 ml	296	3,5	19	27,7	Desserts/Glaces	224,6	**0,76**
Magnum Motta - Classic	unité = 120 ml	254	3,5	18,6	18,4	Desserts/Glaces	176,1	**0,69**
Magret de canard	100 g	132	19,6	6	0	Viandes	176,5	**1,34**
Magret de canard gratin dauphinois Monoprix Gourmet	plat individuel = 290 g	597	35,7	43,5	16	Plats préparés/Viandes	510,8	**0,86**
Maïs - épi de	unité = 200 g	218	6,8	2,8	42	Légumes	327,3	**1,50**
Maïs (grains secs)	100 g	343	5,5	3,4	68,2	Céréales	452,1	**1,32**
Maïs doux	100 g	108	3,3	1,3	22,3	Légumes	159,6	**1,48**
Maïs doux (congelé)	100 g	93	3,1	0,7	19,5	Légumes	142,5	**1,53**
Maïs doux (conserve)	100 g	64	2	0,5	13,7	Légumes	96,9	**1,51**
Maïs doux (cru)	100 g	86	3,2	1,2	16,3	Légumes	128,1	**1,49**
Maïs doux (cuit) - épi de	100 g	109	3,4	1,4	21	Légumes	163,6	**1,50**
Maïs doux (surgelé) - épi de	100 g	95	3,2	0,8	18,3	Légumes	144,6	**1,52**
Maïs doux Géant vert (conserve)	100 g	118	3	1,4	23,3	Légumes	158,7	**1,34**
Maïs éclaté à l'air non salé	100 g	345	12	4,2	62,9	Snacks salés	521,8	**1,51**
Maïs éclaté à l'huile salé	100 g	484	9	28,1	47,2	Snacks salés	457,4	**0,95**
Maïzena	100 g	350	9	3,5	70	Féculents	437,8	**1,25**
Malaga Cruz	verre = 4 cl	42	0	0	0	Boissons/Alcools	7,4	**0,18**
Malaga Cruz	100 ml	104	0	0	0	Boissons/Alcools	18,2	**0,18**

Malices (biscuits St Michel)	100 g	422	7,9	6,8	82,3	Gâteaux	512,8	**1,22**
Malto Overstim.s	100 g	379	0	0	95	Diététique	480,4	**1,27**
Mandarine	100 g	44	0,8	0,2	10	Fruits	66,1	**1,50**
Mange-tout (haricot vert)	portion = 200 g	80	5	0	14	Légumes	139,8	**1,75**
Mangue	100 g	56	0,6	0,2	13,4	Fruits	87,1	**1,56**
Mangue	unité = 200 g	112	1,2	0,4	26,8	Fruits	174,2	**1,56**
Mangue - nectar pasteurisé de	100 ml	56	0,2	0,2	13,7	Boissons/Jus de Fruits	72,5	**1,29**
Manioc	100 g	160	1,4	0,3	36,3	Légumes	208,1	**1,30**
Maquereau	100 g	201	18,1	14,2	0,2	Poissons	189,7	**0,94**
Maquereau (cuit au four)	100 g	255	16,7	20,9	0	Poissons	197,1	**0,77**
Maquereau (cuit au four)	portion = 150 g	383	25,1	31,4	0	Poissons	296,1	**0,77**
Maquereau : filet au vin blanc (conserve)	demi-filet = 40 g	83	6,4	6,4	0	Poissons	70,7	**0,85**
Maquereau : filet au vin blanc (conserve)	100 g	208	16	16	0	Poissons	176,9	**0,85**
Maquereau : filet sauce tomate (conserve)	demi-filet = 40 g	86	5,5	6,9	0,5	Poissons	68,7	**0,80**
Maquereau : filet sauce tomate (conserve)	100 g	215	13,8	17,2	1,3	Poissons	174,1	**0,81**
Maquereau en conserve au vin blanc	100 g	206	17,8	13,9	2,5	Poissons	197,9	**0,96**
Maquereau frais	filet = 100 g	128	14	8	0	Poissons	137,1	**1,07**
Maquereau frit	100 g	234	14,5	1,5	0	Poissons	150,5	**0,64**
Maquereau fumé	100 g	296	19,4	24,3	0	Poissons	228,9	**0,77**
Marc	verre = 4 cl	110	0	0	0	Boissons/Alcools	19,3	**0,18**
Marcassin	part = 140 g	146	29,4	2,8	0	Viandes	247,2	**1,69**
Margarine	noisette = 5 g	37	0	4,1	0	Corps gras	12,1	**0,33**
Margarine	noix = 10 g	74	0	8,3	0	Corps gras	24,4	**0,33**
Margarine	100 g	744	0,1	82,5	0,4	Corps gras	246,0	**0,33**
Margarine allégée	noisette = 5 g	19	0	2,1	0	Corps gras	6,2	**0,33**
Margarine allégée	100 g	378	0,7	41,5	0,5	Corps gras	130,5	**0,35**
Margarine au tournesol	noisette = 5 g	37	0	4,1	0	Corps gras	12,1	**0,33**
Margarine Fruit d'or - allégée	noix = 10 g	50	0	,5,5	0	Corps gras	16,3	**0,33**
Margarine Fruit d'or - Equilibre	noix = 10 g	54	0	6	0	Corps gras	17,7	**0,33**
Margarine Fruit d'or - Olive	noix = 10 g	54	0	6	0	Corps gras	17,7	**0,33**

	Quantité	Énergie (en kcal)	Protides	Lipides	Glucides	Catégorie d'aliment	IS	IS / Calories
Margarine Fruit d'or - Pro Activ	100 g	559	0,1	62	0,1	Corps gras	184,2	**0,33**
Margarine Primevère - à cuisiner	noix = 10 g	72	0	8	0	Corps gras	23,6	**0,33**
Margarine Primevère - à tartiner	noix = 10 g	54	0	6	0	Corps gras	17,7	**0,33**
Margarine Proactiv - Cuisine	noix = 10 g	56	0	6,2	0	Corps gras	18,3	**0,33**
Margarine Proactiv - Tartine	noix = 10 g	33	0	3,5	0,3	Corps gras	11,9	**0,36**
Margarine Tournalive St Ivel	noix = 10 g	54	0	6	0	Corps gras	17,7	**0,33**
Marmelade d'Orange Bio Alter Eco	100 g	261,5	0,5	0	66,5	Desserts/Fruits	339,3	**1,30**
Maroilles	portion = 40 g	135	8,2	11,4	0	Produits laitiers/Fromages	100,0	**0,74**
Maroilles	100 g	338	20,4	28,5	0	Produits laitiers/Fromages	249,4	**0,74**
Maronsui's Nestlé	portion = 84 g	185	1,5	8,2	26,2	Produits laitiers/Desserts	168,9	**0,91**
Marron - crème de	100 g	298	2	1,2	70	Desserts	387,9	**1,30**
Marron cévenole	100 g	174	3	2,7	36,3	Fruits	251,6	**1,45**
Marron glacé	unité	25	1,6	0	5,8	Desserts	41,5	**1,66**
Mars	unité = 58 g	266	2,2	10,5	39,8	Snacks sucrés	250,7	**0,94**
Mars glacé	100 g	368	4,6	20,1	41,3	Desserts/Glaces	310,4	**0,84**
Marsala	verre = 4 cl	48	0	0	0	Boissons/Alcools	8,4	**0,18**
Marshmallows	5 unités = 10 g	38	0	0	9,5	Confiseries	48,1	**1,26**
Martini	verre = 8 cl	128	0	0	11,2	Boissons/Alcools	71,2	**0,56**
Massepain	100 g	550	10	27	67	Desserts/Gâteaux	536,5	**0,98**
Matin fibres Gerblé	portion = 40 g	101	6,8	1	16,2	Diététique/Petit dej	211,6	**2,10**
Matin fibres Gerblé	100 g	253	17,1	2,6	40,4	Diététique/Petit dej	529,6	**2,09**
Maury	verre = 4 cl	46	0	0	0	Boissons/Alcools	8,1	**0,18**
Maury	100 ml	114	0	0	0	Boissons/Alcools	20,0	**0,18**
Maxi-croque Herta	unité = 160 g	454	20,8	21,6	44	Snacks salés/Plats préparés	455,0	**1,00**
Mayonnaise à l'huile de soja	c. à soupe = 15 g	107	0,2	11,7	0,1	Assaisonnement	36,7	**0,34**
Mayonnaise à l'huile de soja	100 g	710	1,3	78	0,7	Assaisonnement	244,1	**0,34**
Mayonnaise allégée	c. à soupe = 15 g	59	0,2	5,8	1,6	Assaisonnement	26,7	**0,45**
Mayonnaise allégée	100 g	394	1	38,5	10,8	Assaisonnement	176,3	**0,45**

Mayonnaise de Dijon légère Amora	100 g	414	1,1	39,1	14,5	Assaisonnement	197,5	**0,48**
McBacon McDonald's	unité = 210 g	532	34,1	28,3	35,1	Fast food/Viandes	553,0	**1,04**
McChicken McDonald's	unité = 192 g	445	20,8	21,4	44,4	Fast food/Viandes	469,7	**1,06**
McCookie McDonald's	unité = 60 g	292	4,1	13,7	37,9	Fast food/Desserts	265,5	**0,91**
McDeluxe McDonald's	unité = 228 g	573	30,3	36,2	31,6	Fast food/Viandes	528,3	**0,92**
McDonut sucré McDonald's	unité = 68 g	296	3,4	17,4	31,5	Fast food/Desserts	238,2	**0,80**
McFleury McDonald's - Crunch	unité = 273 g	315	7,8	11,5	44,9	Fast food/Desserts	324,4	**1,03**
McFleury McDonald's - Daim	unité = 273 g	315	7,8	11,5	44,9	Fast food/Desserts	324,4	**1,03**
McFleury McDonald's - Lion	unité = 273 g	315	7,8	11,5	44,9	Fast food/Desserts	324,4	**1,03**
McFleury McDonald's - M&M's	unité = 273 g	315	7,8	11,5	44,9	Fast food/Desserts	324,4	**1,03**
McMarins McDonald's	5 unités = 100 g	289	13,5	13,6	28,1	Fast food/Poissons	291,7	**1,01**
McMorning salé McDonald's	formule	473	22	19,3	53	Fast food	503,3	**1,06**
McMorning salé McDonald's	maxi formule	756	31	23	106	Fast food	855,5	**1,13**
McMorning sucré McDonald's	formule	631	11	14	116	Fast food	716,7	**1,14**
McMorning sucré McDonald's	maxi formule	851	20	20	149	Fast food	974,0	**1,14**
McSalad Shaker McDonald's - petite salade crudités	unité = 107 g	28	1,3	0,2	5,1	Fast food/salade	49,4	**1,76**
McSalad Shaker McDonald's - recette du chef	unité = 167 g	213	20,4	14,3	0,9	Fast food/salade	224,3	**1,05**
McSalad Shaker McDonald's - recette fromagère	unité = 160 g	258	11	16,2	18,2	Fast food/salade	240,6	**0,93**
McSalad Shaker McDonald's - recette grand large	unité = 152 g	77	12,5	2,5	1	Fast food/salade	126,2	**1,64**
Médaillon de saumon Cap Océan	unité = 62,5 g	81	8,7	4,2	2,1	Poissons/Plats préparés	93,6	**1,15**
Médaillons de courgettes à la provençale Picard	100 g	91	1,9	3,9	12,1	Plats surgelés	100,4	**1,10**
Médaillons de pommes de terre Picard	100 g	173	3	9	20,1	Plats surgelés	164,8	**0,95**
Médaillons de surimi saveur langouste Fleury Michon	100 g	101	10,1	2,6	9,2	Poissons/Plats préparés	143,0	**1,42**
Médaillons surimi Fleury Michon	10 unités = 150 g	186	16,2	7,8	12,9	Poissons/Plats préparés	219,5	**1,18**
Mélange 4 céréales (précuites) Vivien Paille	100 g	155,9	4,5	2,8	28,2	Céréales	205,9	**1,32**
Mélange boulgour et quinoa aux légumes Picard	100 g	126	4	4,7	16,9	plats surgelés	156,5	**1,24**
Mélange d'Armor Picard	100 g	33	2,3	0,5	5,7	Légumes surgelés	73,0	**2,21**
Mélange de légumes grillés Picard	100 g	81	2,4	0,6	16,4	Légumes surgelés	135,1	**1,67**
Mélange de légumes pour potage Bonduelle surgelés	100 g	34	1,7	1	4,5	Légumes	60,5	**1,78**
Mélange du monde (graines grillées salées) Leader Price	100 g	677	22	58,6	15,4	Snacks salés	460,0	**0,68**

	Quantité	Énergie (en kcal)	Protides	Lipides	Glucides	Catégorie d'aliment	IS	IS / Calories
Mélange graines salées et raisins secs	100 g	461	10	30	40	Snacks salés	416,0	**0,90**
Mélange pour potage minestrone Picard	100 g	69	3,1	1,1	11,6	Légumes surgelés	118,0	**1,71**
Mélange riz millet papaye (sèches) Vivien Paille	100 g	348,3	7,5	2,4	71,6	Céréales	462,7	**1,33**
Mélange riz quinoa orange (sèches) Vivien Paille	100 g	330,4	10,3	2,3	69,6	Céréales	471,5	**1,43**
Melizana Tassos	barquette = 175 g	268	4,5	24,3	7,5	Légumes/Snacks salés	146,3	**0,55**
Melon	100 g	34	0,7	0,1	8	Fruits	51,7	**1,52**
Melon	part = 150 g	51	1,1	0,2	12	Fruits	78,3	**1,54**
Mendiant coupe glacée Picard	coupe	363	6,4	23,1	32,4	Desserts/Glaces	287,0	**0,79**
Menthe (sirop à l'eau)	dose = 10 g = 1 verre	33	0	0	8,2	Boissons	41,5	**1,26**
Menthe fraîche - feuille de	2 g	1,4	0,07	0,01	0,1	Aromates/épices/condiments	2,2	**1,57**
Menu Minceur Candia - moulinée de carottes	unité = 250 ml	204	14	5	25	Substitut de repas/Diététique	273,8	**1,34**
Menu Minceur Candia - poireaux/pommes de terre	unité = 250 ml	201	15	5	23	Substitut de repas/Diététique	271,9	**1,35**
Menu Minceur Candia - saveur café	unité = 250 ml	213	15	5	26	Substitut de repas/Diététique	287,1	**1,35**
Menu Minceur Candia - saveur chocolat	unité = 250 ml	218	15	5	27	Substitut de repas/Diététique	292,3	**1,34**
Menu Minceur Candia - saveur vanille	unité = 250 ml	219	15	5	33	Substitut de repas/Diététique	318,7	**1,46**
Menu Minceur Candia - tomate provençale	unité = 250 ml	214	15	5	27	Substitut de repas/Diététique	291,6	**1,36**
Menu Minceur Yoplait	pot = 220 g	208	14,3	5,5	25,3	Substitut de repas/Diététique	276,2	**1,33**
Menu Minceur Yoplait - plat/Desserts	repas = 320 g	305	20,7	9,2	34,7	Substitut de repas/Diététique	375,5	**1,23**
Menu Minceur Yoplait - pruneaux-muesli	pot = 220 g	205	16	5,3	23	Substitut de repas/Diététique	269,3	**1,31**
Menu Minceur Yoplait/Candia - chocolat	unité = 220 g	208	14,3	5,5	25,3	Substitut de repas/Diététique	276,2	**1,33**
Menu Minceur Yoplait/Candia - Légumes variés	pot	200	14	5,7	24	Substitut de repas/Diététique	254,2	**1,27**
Menu Minceur Yoplait/Candia - poireaux/pommes de terre	pot	207	15	5,3	24	Substitut de repas/Diététique	277,1	**1,34**
Menu Minceur Yoplait/Candia - vanille	unité = 220 g	186	13	5	22	Substitut de repas/Diététique	247,7	**1,33**
Merguez	unité = 70 g	210	11,2	18,2	0,4	Viandes	146,5	**0,70**
Merguez	100 g	300	16	26	0,6	Viandes	209,4	**0,70**
Meringue nature	unité = 60 g	236	3,2	0,8	55	Gâteaux	305,8	**1,30**
Meringue nature	100 g	394	5,4	1,3	91,6	Gâteaux	510,0	**1,29**
Merlan	100 g	79	18,7	0,3	0,5	Poissons	155,0	**1,96**

Merlan (cuit à la vapeur)	100 g	92	21	0,9	0	Poissons	172,9	**1,88**
Merlan (cuit à la vapeur)	portion = 200 g	184	42	1,8	0	Poissons	345,8	**1,88**
Merlan (frit)	100 g	177	18,1	10,3	3	Poissons	192,3	**1,09**
Merlan (frit)	portion = 200 g	354	36,2	20,6	6	Poissons	384,6	**1,09**
Merlu grillé concassée de tomates et riz à l'Espagnole Fleury Michon	100 g	113	7,7	4,1	11,2	Plats préparés/Poissons	136,2	**1,21**
Merlu ou colin	100g	92	17	2,6	0	Poissons	145,6	**1,58**
Mérou	100g	225	27	13	0	Poissons	257,3	**1,14**
Merveilles du monde Nestlé	100 g	552	6,8	35,1	52,1	Chocolat	438,9	**0,80**
Meule d'or - fromage allégé	portion = 40 g	110	14	6	0	Produits laitiers/Fromages	131,2	**1,19**
Meule d'or - fromage allégé	100 g	275	35	15	0	Produits laitiers/Fromages	328,0	**1,19**
Michelettes (biscuits St Michel)	100 g	485	8,4	19,2	69,5	Gâteaux	481,3	**0,99**
Miel	c. à soupe = 30 g	93	0	0	23,2	Confiseries	117,4	**1,26**
Miel	100 g	290	0,4	0	76	Confiseries	384,9	**1,33**
Miel Céréal - d'acacia	20 g	63	0,2	0	15,6	Confiseries	80,5	**1,28**
Miel Céréal - d'acacia	100 g	316	1	0	78	Confiseries	402,7	**1,27**
Miel Céréal - de montagne	20 g	63	0,2	0	15,6	Confiseries	80,5	**1,28**
Miel Céréal - de montagne	100 g	316	1	0	78	Confiseries	402,7	**1,27**
Miel Céréal - de romarin	20 g	66	0,2	0	16,2	Confiseries	83,6	**1,27**
Miel Céréal - de romarin	100 g	328	1	0	81	Confiseries	417,8	**1,27**
Miel Pops Kellogg's	portion = 40 g	152	2	0,6	34,8	Céréales/Petit déjeuner	195,1	**1,28**
Miettes de surimi à la chair de crabe Fleury Michon	100 g	118	8,4	4,5	10,9	Poissons	136,6	**1,16**
Mijoté de dinde et tagliatelles Fleury Michon	100 g	131	9,1	4,6	13,3	Plats préparés	163,3	**1,25**
Mikado chocolat aux éclats de noisettes	100 g	495	8	21	69	Biscuits	476,1	**0,96**
Mikado chocolat aux éclats de noisettes	1 biscuit	11	0,2	0,5	1,6	Biscuits	11,7	**1,06**
Mikado chocolat blanc	100 g	490	7,9	22	66	Biscuits	462,8	**0,94**
Milkinis	100 g	573	9,6	38,5	47,1	Snacks sucrés	429,6	**0,75**
Milk-shake	100 g	108	3,2	2,7	18	Boissons	124,8	**1,16**
Milk-shake McDonald's - chocolat	unité = 347 g	433	12,6	10,8	71,3	Boissons/Fast food	494,7	**1,14**
Milk-shake McDonald's - fraise	unité = 347 g	405	11,6	10,4	66,2	Boissons/Fast food	459,6	**1,13**

	Quantité	Énergie (en kcal)	Protides	Lipides	Glucides	Catégorie d'aliment	IS	IS / Calories
Milk-shake McDonald's - vanille	unité = 345 g	385	11,6	10,4	61,2	Boissons/Fast food	434,3	**1,13**
Milky Way glacé Mars	100 g	346	4,8	21,2	33,1	Snacks sucrés	272,0	**0,79**
Milky Way lait Mars	unité = 37 g	129	1	4,5	19,9	Snacks sucrés	122,9	**0,95**
Mille-feuilles	part = 100 g	284	4,5	14,8	33	Gâteaux	253,4	**0,89**
Mille-feuilles	part = 150 g	426	6,8	22,2	49,5	Gâteaux	380,4	**0,89**
Millefiori Cucchi di Milano	verre = 4 cl	125	0	0	0	Boissons/Alcools	21,9	**0,18**
Millefiori Cucchi di Milano	100 ml	312	0	0	0	Boissons/Alcools	54,7	**0,18**
Millet	100 g	365	9	3,5	69,3	Céréales	486,8	**1,33**
Millet décortiqué Céréal	100 g	350	11,5	3,8	67,1	Céréales	477,4	**1,36**
Minestrone	assiette	98	4,5	2,8	13,7	Soupe	120,8	**1,23**
Minestrone à la milanaise Liebig	assiette = 200 ml	104	5,6	4	11,6	Soupe	118,8	**1,14**
Mini cake Brossard	unités = 30 g	118	1,4	4,3	18,4	Gâteaux	117,1	**0,99**
Mini cannelloni Buitoni	100 g	170	7	9,4	14,3	Plats préparés/Pâtes	159,9	**0,94**
Mini gratins aux 3 légumes Picard	100 g	94	2,9	5,7	7,7	Plats surgelés	97,8	**1,04**
Mini gratins de légumes du soleil Picard	100 g	120	3,3	8,8	6,7	Plats surgelés	105,3	**0,88**
Mini gratins de pommes de terre Picard	100 g	117	3,6	6,4	11,2	Plats surgelés	123,3	**1,05**
Mini magnésium Gerblé	2 unités = 25 g	107	1,7	3,6	17	Snacks sucrés/Diététique	115,3	**1,08**
Mini pâté en croûte Monoprix	unité = 220 g	733	22,7	53,2	33,2	Viandes	514,2	**0,70**
Mini Savane Brossard - abricot	unité = 30 g	111	1,2	3,9	17,7	Gâteaux	110,8	**1,00**
Mini Savane Brossard - chocolat	unité = 30 g	123	1,6	6,9	13,6	Gâteaux	102,1	**0,83**
Mini Savane Brossard - chocolat noir	unité = 30 g	124	1,6	7	13,5	Gâteaux	102,0	**0,82**
Mini Savane Brossard - Touchoco noir	unité = 30 g	123	1,7	5,7	16,1	Gâteaux	112,1	**0,91**
Miniblinis Picard	unité = 7 g	22	0,7	1,4	1,4	Pains/Biscottes	17,7	**0,80**
Miniboudins blancs Picard	10 unités = 125 g	270	11,7	11,5	7,3	Viandes	181,6	**0,67**
Mini-moelleux de polenta à l'italienne Picard	100 g	206	3,6	12,6	19,6	Plats surgelés	182,7	**0,89**
Minitartelettes Picard	10 unités = 130 g	390	8,4	21,4	40,7	Gâteaux	337,3	**0,86**
Mirabelle (eau-de-vie) Wolfberger	verre = 4 cl	125	0	0	0	Boissons/Alcools	21,9	**0,18**
Mirabelle (eau-de-vie) Wolfberger	100 ml	312	0	0	0	Boissons/Alcools	54,7	**0,18**

Mirabelle fraîche	100 g	52	0,7	0,2	12	Fruits	81,1	**1,56**
Miroton	portion de restaurant	752	46	57	14	Viandes/Plats préparés	617,9	**0,82**
Mitonnée de bœuf/basilic/ratatouille/tagliatelles Sveltesse Maggi	portion = 350 g	329	25,2	7,4	40,4	Viandes/Plats préparés	436,7	**1,33**
Moelle	c. à soupe = 15 g	91	0,6	9,7	1,5	Viandes	40,2	**0,44**
Moelleux au chocolat Picard	unité = 100 g	477	5,6	31,7	42,4	Gâteaux	356,4	**0,75**
Moka (boulangerie)	unité = 100 g	323	6,5	13,5	43,7	Gâteaux	313,7	**0,97**
Montblanc Nestlé - café/cappuccino/pépites chocolat	pot = 125 g	201	5,1	7	29,4	Produits laitiers/Desserts	210,7	**1,05**
Montblanc Nestlé - chocolat noir pépites orange	pot = 125 g	183	3,8	6,2	27,9	Produits laitiers/Desserts	190,3	**1,04**
Montblanc Nestlé - vanille pépites chocolat	pot = 125 g	194	4,3	6,3	29,8	Produits laitiers/Desserts	204,3	**1,05**
Morbier	portion = 40 g	139	9,4	11,2	0	Produits laitiers/Fromages	109,4	**0,79**
Morbier	100 g	347	23,6	28,1	0	Produits laitiers/Fromages	274,2	**0,79**
Morceaux de poissons choisis, riz et fondue de poireaux picard	100 g	120	7,9	5,2	10,5	Plats surgelés	132,4	**1,10**
Morceaux de poissons, légumes et duo de riz Picard	100 g	93	7,3	2,2	10,9	Plats surgelés	122,1	**1,31**
Morille	100 g	15	2	0,5	0,5	Légumes	38,8	**2,59**
Mortadelle	tranche = 35 g	121	5,3	10,9	0,5	Viandes	77,6	**0,64**
Mortadelle	100 g	323	14	28	1,4	Viandes	204,8	**0,63**
Morue fraîche	portion = 200 g	158	36	1	0	Poissons	295,7	**1,87**
Morue salée (pochée)	100 g	138	32,5	0,9	0	Poissons	266,2	**1,93**
Morue Servifrais - acras de	15 unités = 100 g	206	10,9	9,3	19,7	Poissons	215,4	**1,05**
Moule commune	100 g	103	17,2	1	6,2	Poissons	173,8	**1,69**
Moules (cuites à l'eau)	100 g	118	20,2	2,8	3,1	Poissons	187,7	**1,59**
Moules à la catalane	100 g	78	9	1,1	8	Poissons	116,7	**1,50**
Moules à la marinière	100 g	70	12	1,5	2	Poissons	111,9	**1,60**
Moules à la marinière Picard	100 g	115	9,9	6,6	3,9	Plats surgelés	120,8	**1,05**
Moussaka	portion	175	4	8	22	Plats préparés/Légumes	170,2	**0,97**
Moussaka bœuf et aubergines Fleury Michon	100 g	117	5,8	7,7	6,1	Plats préparés/Légumes	116,0	**0,99**
Moussaka Fleury Michon	plat individuel = 300 g	465	20,1	36,9	12,9	Plats préparés/Légumes	340,3	**0,73**
Moussaka Maggi	portion = 230 g	331	14,7	23,5	15,4	Plats préparés/Légumes	266,9	**0,81**
Mousse au chocolat	ramequin = 100 g	445	9	27	41	Desserts	361,0	**0,81**

	Quantité	Énergie (en kcal)	Protides	Lipides	Glucides	Catégorie d'aliment	IS	IS / Calories
Mousse au chocolat aux œufs frais Bonne Maman	100 g	297	8,1	22,8	14,8	Desserts	208,4	**0,70**
Mousse au chocolat Charles Gervais	pot = 60 g	148	4	5,7	20,1	Desserts	151,6	**1,02**
Mousse au chocolat light Silhouette Yoplait	unité = 125 g	127	5,5	3,5	18,3	Desserts	147,5	**1,16**
Mousse au yoghourt Fruits Danone	70 g	108	2,7	5,8	11,2	Desserts	95,7	**0,89**
Mousse aux marrons Leader Price	pot = 115 g	225	3,1	7,4	36,8	Desserts	233,5	**1,04**
Mousse de canard	100 g	392	11	38	1	Charcuterie	206,7	**0,53**
Mousse de Canard au Porto Fleury Michon	100 g	417	10	41	2	Charcuterie	218,3	**0,52**
Mousse de foie	100 g	357	11	33	4	Charcuterie	206,7	**0,58**
Mousse de foie sel réduit de 25 % Fleury Michon	100 g	359	12	33	3,5	Charcuterie	221,6	**0,62**
Mousse de fromage blanc Gervita Danone	pot = 100 g	137	7,4	10,2	3,8	Produits laitiers/Desserts	109,4	**0,80**
Mousse de poissons	petite tranche = 45 g	83	5,9	6,1	1,3	Poissons	72,3	**0,87**
Mousse de poissons	grosse tranche = 100 g	185	13	13,5	2,8	Poissons	160,7	**0,87**
Mousse d'Irlande crue (algue)	100 g	49	1,5	0,2	11	Algues	75,9	**1,55**
Mousse Duo chocolat noir/chocolat blanc Nestlé	portion = 75 g	128	3,2	6,9	13,2	Desserts	113,1	**0,88**
Mousse Nestlé - café	pot	105	3,4	5,5	10,6	Desserts	97,3	**0,93**
Mousse Nestlé - caramel	pot	98	2,8	4,9	10,7	Desserts	91,3	**0,93**
Mousse Nestlé - chocolat au lait	pot 12 cl	109	2,9	5,2	12,7	Desserts	103,1	**0,95**
Mousse Nestlé - chocolat noir	pot 12 cl	84	3,2	6,9	13,2	Desserts	106,0	**1,26**
Mousse Nestlé - citron	pot 11 cl	106	3,1	5	11,5	Desserts	98,5	**0,93**
Mousse Nestlé - noix de coco	pot 11 cl	115	2,6	5,7	13,2	Desserts	104,7	**0,91**
Mousse Nestlé - praliné	pot	122	2,9	7,3	11,1	Desserts	101,2	**0,83**
Mousse Nestlé - vanille	pot	113	2,6	6,5	11,1	Desserts	96,3	**0,85**
Mousse Sveltesse Nestlé - abricot	pot	59	4,8	0	8,3	Desserts	82,1	**1,39**
Mousse Sveltesse Nestlé - fondante chocolat noir	pot	67	2,9	0,9	13,4	Desserts	92,8	**1,39**
Mousse Sveltesse Nestlé - fraise framboise	pot	59	4,8	0	8,3	Desserts	82,1	**1,39**
Mousse Sveltesse Nestlé - nature	pot	56	5,4	0	7,1	Desserts	80,8	**1,44**
Mousseline de brochet sauce écrevisse et semoule Fleury Michon	100 g	157	5,8	9	13,3	Plats préparés/Poissons	153,7	**0,98**

Mousseron	portion = 150 g	42	4,5	0	10,5	Légumes	92,6	**2,21**
Mousseux	coupe = 10 cl	70	0,2	0	2,5	Boissons/Alcools	24,6	**0,35**
Moutarde	c. à café = 5 g	7	0,3	0,5	0,3	Aromates/épices/condiments	5,4	**0,78**
Moutarde	100 g	133	6	10	5	Aromates/épices/condiments	111,3	**0,84**
Mouton : côte	portion = 140 g	420	25,2	35	0	Viandes	308,3	**0,73**
Mouton : gigot	portion = 140 g	315	25,2	23,8	0	Viandes	274,5	**0,87**
Mouton : rognon	portion = 200 g	294	47,6	9,8	2,8	Viandes	429,8	**1,46**
Mouton: méchoui	portion = 200 g	808	44,8	70	0	Viandes	569,5	**0,70**
Mozzarella	100 g	262	19	20	1,5	Produits laitiers/Fromages	220,6	**0,84**
Mozzarella di buffala fraîche Pomella	100 g	296	20	24	0	Produits laitiers/Fromages	232,9	**0,79**
Mozzarella Monoprix	boule = 125 g	316	24	23,8	1,9	Produits laitiers/Fromages	274,1	**0,87**
Muesli	portion = 40 g	164	3,9	4,8	25,8	Céréales/Petit déjeuner	193,9	**1,18**
Muesli	100 g	409	9,7	12	64,5	Céréales/Petit déjeuner	484,9	**1,19**
Muesli Alpen Original Weetabix	portion = 40 g	145	4,1	2,6	26,1	Céréales/Petit déjeuner	190,4	**1,31**
Muesli Bio Bjorg	portion = 40 g	155	3,7	3,4	27,5	Céréales/Petit déjeuner	194,5	**1,25**
Muesli biscuits Céréal	100 g	460	8,4	18,9	64	Céréales/Petit déjeuner	478,5	**1,04**
Muesli croustillant Bio - 30 % de fruits Jardin Bio et Equitable	100 g	382	6,7	4,8	71,3	Céréales/Petit déjeuner	474,0	**1,24**
Muesli croustillant quinoa cacao Bio Jardin Bio et Equitable	100 g	420	10,5	9,8	65	Céréales/Petit déjeuner	495,0	**1,18**
Muesli Gerblé	portion = 40 g	148	4	1,8	28,8	Céréales/Petit déjeuner	189,7	**1,28**
Muesli Gerblé	100 g	369	10	4,5	72	Céréales/Petit déjeuner	475,9	**1,29**
Muesli Monoprix La Forme	portion = 40 g	151	3,9	2,8	27,6	Céréales/Petit déjeuner	198,0	**1,31**
Muesli sans sucre ajouté Céréal	bol = 40 g	136	4,4	2,8	23,3	Céréales/Petit déjeuner	189,0	**1,39**
Muesli sans sucres ajoutés Bio aux 3 graines Jardin Bio et Equitable	100 g	364	8,6	4,1	65	Céréales/Petit déjeuner	467,0	**1,28**
Muesli vitalité Céréal	100 g	437	9,5	19	57,1	Céréales/Petit déjeuner	473,1	**1,08**
Muffin	100 g	359	7,8	13,9	49,3	Gâteau/pain	371,2	**1,03**
Muffin au chocolat	unité	257	4,2	11,4	34,6	Gâteaux	243,2	**0,95**
Muffin chocolat McDonald's	unité = 82 g	358	4,3	20,9	38,1	Gâteaux	289,9	**0,81**
Muffin myrtilles McDonald's	unité = 82 g	310	4,4	16,7	35,4	Gâteaux	265,3	**0,86**
Mulet	100 g	105	20,1	2,2	1,2	Poissons	175,5	**1,67**

	Quantité	Énergie (en kcal)	Protides	Lipides	Glucides	Catégorie d'aliment	IS	IS / Calories
Mulet (cuit au four)	100 g	143	24,8	4,9	0	Poissons	215,5	**1,51**
Mulet (cuit au four)	portion = 200 g	286	49,6	9,8	0	Poissons	431,0	**1,51**
Munster	portion = 40 g	133	7,6	11,4	0	Produits laitiers/Fromages	95,2	**0,72**
Munster	100 g	333	19,1	28,5	0	Produits laitiers/Fromages	238,9	**0,72**
Munster Les Petits Amis	portion = 40 g	124	8	10	0,4	Produits laitiers/Fromages	96,5	**0,78**
Munster Les Petits Amis	100 g	309	20	25	1	Produits laitiers/Fromages	241,0	**0,78**
Munster Les Petits Amis	petite unité = 120 g	371	24	30	1,2	Produits laitiers/Fromages	289,2	**0,78**
Munster Les Petits Amis	unité = 200 g	618	40	50	2	Produits laitiers/Fromages	481,9	**0,78**
Mûre (ronce) fraîche	100 g	33	1	0,4	6,2	Fruits	77,8	**2,36**
Mûre noire (mûrier) fraîche	100 g	52	1,3	0,5	11,2	Fruits	78,7	**1,51**
Murène	portion = 200 g	352	32	24	2	Poissons	340,4	**0,97**
Muscade - poudre	5 g	26	0,3	1,8	1,4	Aromates/épices/condiments	21,5	**0,83**
Muscat	verre = 15 cl	240	0,5	0	21	Boissons/Alcools	137,3	**0,57**
Museau de porc	tranche = 30 g	103	5,1	9	0,3	Viandes	69,5	**0,67**
Museau de porc	100 g	342	17	30	1	Viandes	231,4	**0,68**
Museau de porc à la provençale	portion = 100 g	161	7,1	14,6	0,4	Viandes	102,6	**0,64**
Myrtilles	100 g	53	0,6	0,5	11,3	Fruits	82,2	**1,55**
N								
Nachos au fromage et haricots	portion	576	20	35	45	Plats préparés	585,8	**1,02**
Nactalia demi-écrémé Candia	100 ml	59	2,9	3,3	4,2	Produits laitiers/lait	54,6	**0,93**
Nactalia lait de croissance Gallia Gervais	100 ml	64	3	2,6	7,2	Produits laitiers/lait	68,4	**1,07**
Nan	unité	126	3	6	15	Pains/Biscottes	124,1	**0,98**
Nans Picard	100 g	274	9,1	5,2	47,8	Plats surgelés	337,0	**1,23**
Napolitains Noir Eclats de Cacao Bio Alter Eco	100 g	558	6	46	42	Biscuits	456,2	**0,82**
Nappés chocolat au fructose Vivis	3 unités = 35 g	153	3,5	8,4	15,8	Gâteaux/Diététique	168,9	**1,10**
Navarin (collier d'agneau)	2 morceaux = 100 g	250	25	16,4	0	Viandes	251,5	**1,01**
Navarin d'agneau Fleury Michon	plat individuel = 330 g	267	24,4	11,5	16,2	Viandes	314,5	**1,18**
Navet (cuit)	100 g	15	0,8	0,1	2,9	Légumes	34,3	**2,29**

Navet (cuit)	portion = 200 g	30	1,6	0,2	5,8	Légumes	68,6	**2,29**
Nectarine	100 g	46	0,9	0,2	10,2	Fruits	73,0	**1,59**
Nectarine	unité = 150 g	69	1,4	0,3	15,3	Fruits	109,9	**1,59**
Nèfle du japon - pulpe fraîche de	100 g	32	0,7	0,2	7,2	Fruits	57,3	**1,79**
Nègre en chemise	unité	383	9	27	23	Gâteaux	271,0	**0,71**
Nem - pâté impérial	100 g	100	5	3	25	Plats préparés	198,5	**1,98**
Nems au poulet Picard	100 g	196	8,5	7,7	23,2	Plats surgelés	215,1	**1,10**
Nems aux légumes Picard	100 g	175	6,4	5,1	25,9	Plats surgelés	205,3	**1,17**
Nems crabe crevettes Picard	100 g	199	6,3	8,1	25,2	Plats surgelés	208,6	**1,05**
Nescafé - Amaretto	dose = 13 g	49	1,1	1	9,8	Boissons/Café	60,8	**1,24**
Nescafé - Brasero	dose = 2 g	7	0,3	0	1,4	Boissons/Café	9,5	**1,36**
Nescafé - café au lait	dose = 13 g	54	2,2	2,2	7,4	Boissons/Café	61,0	**1,13**
Nescafé - café créole	dose = 18 g	78	1,5	2,7	12,8	Boissons/Café	84,3	**1,08**
Nescafé - café viennois	dose = 18 g	68	1,3	1,9	11,2	Boissons/Café	73,0	**1,07**
Nescafé - Cap Colombie	dose = 2 g	7	0,3	0	1,4	Boissons/Café	9,5	**1,36**
Nescafé - capuccino	dose = 13 g	50	1,4	1,2	8,2	Boissons/Café	56,5	**1,13**
Nescafé - capuccino vanille	dose = 13,5 g	57	1,5	9,3	1,4	Boissons/Café	40,0	**0,70**
Nescafé - expresso	dose = 1,8 g	6	0,2	0	1,2	Boissons/Café	7,8	**1,29**
Nescafé - expresso café créole	dose = 2 g	6	0,2	0	1,2	Boissons/Café	7,8	**1,29**
Nescafé - Mocamba	dose = 2 g	7	0,3	0	1,4	Boissons/Café	9,5	**1,36**
Nescafé - Nes	dose = 2 g	6	0,5	0	1	Boissons/Café	9,1	**1,52**
Nescafé - Nes au lait	dose = 13 g	54	2,2	2,2	7,4	Boissons/Café	61,0	**1,13**
Nescafé - noir	dose = 2 g	7	0,3	0	1,4	Boissons/Café	9,5	**1,36**
Nescafé - Sélection	dose = 2 g	7	0,3	0	1,3	Boissons/Café	9,1	**1,30**
Nescafé - Spécial filtre	dose = 2 g	7	0,3	0	1,4	Boissons/Café	9,5	**1,36**
Nescoré	dose = 3,5 g	12	0,4	0	2,6	Boissons/Café	16,4	**1,37**
Nesquik	dose = 30 g	119	1,5	1,4	25,5	Boissons/Chocolat	149,3	**1,25**
Nesquik Nestlé - bouteille	250 ml	187	8,5	4,3	29	Boissons/Chocolat	229,8	**1,23**
Nesquik Nestlé - brique	portion = 200 ml	156	6,8	3,6	24	Boissons/Chocolat	188,5	**1,21**
Nesquik Nestlé - céréales au chocolat	portion = 40 g	158	1,6	1,8	33,4	Céréales/Petit déjeuner	193,7	**1,23**

	Quantité	Énergie (en kcal)	Protides	Lipides	Glucides	Catégorie d'aliment	IS	IS / Calories
Nesquik Nestlé - céréales au chocolat	100 g	394	5	4,4	83,6	Céréales/Petit déjeuner	491,2	**1,25**
Nesquik Nestlé - sirop	dose = 20 g	54	0,3	0,2	12,7	Boissons/Chocolat	67,3	**1,25**
Nesvital barre BG-3 - abricot	unité = 23 g	73	2	1,6	12,7	Substitut de repas/Diététique	110,4	**1,51**
Nesvital barre BG-3 - chocolat	unité = 23 g	80	2,1	2,5	12	Substitut de repas/Diététique	111,2	**1,39**
Nesvital barre BG-3 - pomme	unité = 23 g	74	2	1,7	13	Substitut de repas/Diététique	112,1	**1,51**
Nesvital Ligne et Calcium substitut de repas	crème + Soupe	350	29	6,3	44	Substitut de repas/Diététique	501,2	**1,43**
Nesvital minceur Nestlé substitut de repas - caramel	boîte = 375 ml	285	34	7,7	2,1	Substitut de repas/Diététique	324,0	**1,14**
Nesvital minceur Nestlé substitut de repas - chocolat	boîte = 375 ml	285	34	7,7	2,1	Substitut de repas/Diététique	332,0	**1,16**
Nesvital minceur Nestlé substitut de repas - vanille	boîte = 375 ml	285	34	7,7	2,1	Substitut de repas/Diététique	324,0	**1,14**
Nesvital Nestlé nature poudre	100 g	370	87,2	1,8	0	Substitut de repas/Diététique	713,2	**1,93**
Nesvital Nestlé nature sachets de poudre	sachet = 20 g	75	17,4	0,4	0	Substitut de repas/Diététique	142,6	**1,90**
Noisettes	poignée = 30 g	180	4	17	5	Oléagineux	124,8	**0,69**
Noix (cerneaux)	poignée = 30 g	190	4	18	4	Oléagineux	117,4	**0,62**
Noix d'Amazonie Bio Alter Eco	100 g	682	14,1	68,2	3,1	Oléagineux	359,4	**0,53**
Noix de cajou	poignée = 30 g	160	4	13	9	Oléagineux	120,9	**0,76**
Noix de cajou grillées et salés Alter Eco	100 g	583	17	48	22	Oléagineux	426,8	**0,73**
Noix de cajou salée	100 g	599	18,6	49	20,5	Oléagineux	420,9	**0,70**
Noix de coco (eau)	100 ml	23	0,3	0,3	4,8	Boissons/Jus de Fruits	27,6	**1,20**
Noix de coco (lait)	100 ml	211	2	21,3	2,8	Boissons/Jus de Fruits	93,2	**0,44**
Noix de coco fraîche	100 g	353	3,4	35,1	5,9	Fruits	219,5	**0,62**
Noix de coco sèche	100 g	593	6,2	58	11,8	Fruits secs	385,8	**0,65**
Noix de jambon rôtie à la broche Fleury Michon	100 g	124	21	4	1	Viandes	193,3	**1,56**
Noix de macadamia	poignée = 30 g	200	2	21	4	Oléagineux	108,4	**0,54**
Noix de macadamia Australian	100 g	710	8	77	4,6	Snack		**0,00**
Noix de muscade	1 c. à café	12	0	0,8	1,1	Aromates/épices/condiments	8,0	**0,67**
Noix de pécan	poignée = 30 g	200	3	20	4	Oléagineux	120,7	**0,60**
Noix de Saint-Jacques à la bordelaise Picard	portion = 350 g	448	20,7	30,1	23,5	Plats préparés/Poissons	376,2	**0,84**
Noix de Saint-Jacques gratinées Tipiak	plat individuel = 360 g	364	28	13,3	33	Plats préparés/Poissons	433,9	**1,19**

Noix de Saint-Jacques riz sauté - Monoprix Exotique	plat individuel = 250 g	335	22,5	9,7	39,5	Plats préparés/Poissons	411,4	**1,23**
Noix de saveur Maggi - chinoise	tablette = 8,5 g	34	0,7	2,3	2,6	Assaisonnement	25,6	**0,75**
Noix de saveur Maggi - chinoise	100 g	380	8	25,8	28,8	Assaisonnement	288,0	**0,76**
Noix de saveur Maggi - méditerranéenne	tablette = 8,5 g	34	0,1	2,4	3	Assaisonnement	23,1	**0,68**
Noix de saveur Maggi - méditerranéenne	100 g	373	1,4	26,2	32,9	Assaisonnement	256,3	**0,69**
Noix de saveur Maggi - provençale	tablette = 8,5 g	36	0,3	2,5	3	Assaisonnement	25,0	**0,70**
Noix de saveur Maggi - provençale	100 g	405	2,5	28,2	34,2	Assaisonnement	278,4	**0,69**
Noix du Brésil	100 g	676	13	66	3,5	Fruits/snacks salés	371,8	**0,55**
Noix du Brésil	poignée = 30 g	190	4	19	4	Fruits/snacks salés	118,8	**0,63**
Nonnettes Leader Price	unité = 25 g	84	0,9	0,4	19,2	Gâteaux	106,2	**1,26**
Nougat	100 g	428	6	16	65	Confiseries	425,9	**1,00**
Nougat glacé Motta	part = 150 g	225	4,6	12,9	22,4	Desserts/Glaces	189,4	**0,84**
Nougat glacé Thiriet	portion = 100 g	251	4,2	13,4	28,2	Desserts/Glaces	217,0	**0,86**
Nouilles crevettes légumes Picard	100 g	97	4,2	4	11	Plats surgelés	110,8	**1,14**
Nouilles sautées chinoises Picard	100 g	108	3,1	4,5	13,7	Plats surgelés	117,0	**1,08**
Nuggets de Poissons Captain Igloo	portion = 125 g	300	15	16,2	19,3	Poissons	270,0	**0,90**
Nuggets de poulet Herta	unité = 25 g	53	3,6	2,8	3,5	Plats préparés/Viandes	55,0	**1,04**
Nuggets de poulet Père Dodu	9 unités = 200 g	496	2,6	20,6	42,4	Plats préparés/Viandes	319,2	**0,64**
Nuggets jambon fromage Herta	unité = 25 g	52	3,8	2,5	3,5	Plats préparés/Viandes	55,9	**1,08**
Nuoc-mâm	c. à café	12	0,3	0	0	Sauce	4,3	**0,36**
Nussini Suchard	100 g	568	6,2	37,4	51,7	Snacks sucrés	422,0	**0,74**
Nutella	100 g	530	6,8	31	56	Tartinables	442,1	**0,83**
Nutella	c. à café = 15 g	81	1,2	4,5	8,8	Tartinables	79,9	**0,99**
Nutfeast Optima Kellogg's	portion = 40 g	152	4,4	26,8	2,8	Céréales/Petit déjeuner	130,4	**0,86**
Nutricrémal Resource Novartis	pot = 125 g	150	11,3	3,4	19	Substitut de repas/Diététique	197,4	**1,32**
Nutridoral HP/HC Novartis	briquette = 200 ml	250	18,8	5,6	31,2	Substitut de repas/Diététique	326,7	**1,31**
Nutrigil E Novartis	briquette = 200 ml	200	12,5	4,4	27,6	Substitut de repas/Diététique	253,9	**1,27**
Nutrigil HC+ Novartis	briquette = 200 ml	300	13,6	9	41,2	Substitut de repas/Diététique	345,2	**1,15**
Nutrigil HP+ Novartis	briquette = 200 ml	200	20	4,4	20,2	Substitut de repas/Diététique	277,3	**1,39**
NutriSoupe Resource Novartis	briquette = 250 ml	250	15,7	8,3	28,2	Substitut de repas/Diététique	294,4	**1,18**

	Quantité	Énergie (en kcal)	Protides	Lipides	Glucides	Catégorie d'aliment	IS	IS / Calories
Nuts noisettes Nestlé	barre = 50 g	244	3	13,3	28,2	Chocolat/barre chocolatée	206,1	**0,84**
Nuts noisettes Nestlé	100 g	488	6	26,6	56,4	Chocolat/barre chocolatée	412,2	**0,84**
Nuts'n berries (Fit For Fun)	100 g	453	11	26	44	Snack		**0,00**
O								
Oasis orange	verre = 15 cl	68	0	0	0	Boissons	11,9	**0,18**
Oasis orange	litre	452	0	0	113	Boissons	571,6	**1,26**
Oats Kellogg's (flocons d'avoine)	portion = 40 g	140	5,2	23,2	2,8	Céréales/Petit déjeuner	129,3	**0,92**
Œuf (cru)	2 unités = 100 g	146	12,5	10,5	0,3	Œuf	133,9	**0,92**
Œuf à la russe (mayo/thon/anchois)	portion	406	21	34	2	Œuf	282,1	**0,69**
Œuf au bacon	2 unités + 2 tranches de bacon	224	23,8	14,3	0,6	Œuf	237,8	**1,06**
Œuf au plat salé	2 unités = 100 g	185	13,4	14,5	0,3	Œuf	152,9	**0,83**
Œuf Bleu-Blanc-Cœur	unité = 50 g	70	5,6	5,2	0,1	Œuf	61,3	**0,88**
Œuf brouillé au beurre	2 unités	218	10,2	19,4	0,8	Œuf	143,9	**0,66**
Œuf de cane	unité = 30 g	61	4,2	4,8	0,3	Œuf	49,7	**0,81**
Œuf de poule	unité = 50 g	80	7,5	5,5	0	Œuf	77,1	**0,96**
Œuf dur	2 unités = 100 g	146	12,5	10,5	0,3	Œuf	133,9	**0,92**
Œuf mayonnaise au soja	unité = 50 g	189	7,6	17,5	0,1	Œuf	113,9	**0,60**
Œuf mollet au cerfeuil	2 unités	339	16	20	2,1	Œuf	214,6	**0,63**
Œuf poché	2 unités = 100 g	147	12,6	10,6	0,3	Œuf	134,9	**0,92**
Œufs à la neige	100 g	159	4,4	4,4	26	Dessert		**0,00**
Œufs au lait Bonne Maman	100 g	119	4,6	4,9	14,1	Œuf/Desserts	123,1	**1,03**
Œufs de lump	c. à café = 10 g	23	2,5	1,3	0,2	Poissons	25,2	**1,10**
Œufs de lump	100 g	225	25	13	2	Poissons	251,2	**1,12**
Œufs de Poissons	c. à café	28	2,8	1,8	0,2	Poissons	29,0	**1,04**
O'free passion sirop light	dose = 2 cl	22	0	0	5	Boissons	25,6	**1,17**
O'free passion sirop light	100 ml	111	0,4	0	25,1	Boissons	131,8	**1,19**
Oie : viande rôtie	100 g	274	29,1	17,5	0	Viandes	287,6	**1,05**

Oie : viande rôtie	portion = 150 g	411	43,7	26,3	0	Viandes	431,8	**1,05**
Oignon (cru)	100 g	42	0,9	0,1	8,7	Légumes	60,7	**1,45**
Oignon (cuit)	100 g	44	1,4	0,2	8,5	Légumes	65,9	**1,50**
Oignon vert (cru)	100 g	32	1,8	0,2	4,7	Légumes	55,7	**1,74**
Oignon vert (cuit)	100 g	34	1,9	0,4	6,5	Légumes	57,5	**1,69**
Oignons frits	30 g	315	5	15	40	Légumes	287,1	**0,91**
Olive noire en saumure	unité	15	0,1	1,5	0,2	Légumes	7,5	**0,50**
Olive noire en saumure	100 g	293	2	30	4	Légumes	146,4	**0,50**
Olive verte d'Izmir Aspia	1/2 paquet = 80 g	101	1,4	10,5	0,2	Légumes	55,7	**0,55**
Olive verte en saumure	unité	6	0	0,6	0,1	Légumes	3,5	**0,58**
Olive verte en saumure	100 g	118	1,3	12,5	2	Légumes	80,9	**0,69**
Omelette au fromage	2 œufs + 40 g d'emmenthal	323	26,4	24	0,4	Œuf	286,8	**0,89**
Omelette au jambon	2 œufs + 1 tranche de jambon	237	19,6	15,5	1,3	Œuf	213,6	**0,90**
Omelette espagnole	portion = 2 œufs	416	15	35	5	Œuf	254,4	**0,61**
Omelette nature	part = 100 g	172	14,6	12,5	0,4	Œuf	157,2	**0,91**
Omelette norvégienne	100 g	245	5,8	5,4	43,3	Dessert		**0,00**
Orange	unité = 150 g	63	1,5	0,3	12,9	Fruits	95,4	**1,51**
Orange - jus à base de concentré pasteurisé	100 ml	40	0,7	0,2	8,6	Boissons/Jus de Fruits	50,6	**1,26**
Orange - jus frais	verre = 15 cl	63	0	0	15,7	Boissons/Jus de Fruits	80,1	**1,27**
Orange - jus frais non sucré d'	100 ml	39	0,7	0,2	8,1	Boissons/Jus de Fruits	48,2	**1,24**
Orange - jus frais non sucré d'	verre = 15 cl	59	1,1	0,3	12,2	Boissons/Jus de Fruits	73,3	**1,24**
Orange - nectar pasteurisé d'	100 ml	43	0,3	0,1	10,1	Boissons/Jus de Fruits	54,5	**1,27**
Orange - nectar pasteurisé d'	verre = 15 cl	65	0,5	0,2	15,2	Boissons/Jus de Fruits	82,8	**1,27**
Orange - pulpe fraîche d'	100 g	42	1	0,2	8,6	Boissons/Jus de Fruits	63,6	**1,51**
Orange Casino - jus d'	100 ml	44	0,6	0,1	10,2	Boissons/Jus de Fruits	57,4	**1,30**
Orange Casino - jus d'	verre = 15 cl	66	0,9	0,5	15,3	Boissons/Jus de Fruits	86,2	**1,31**
Orange givrée Picard	unité = 120 ml	96	0,3	0,1	23,5	Desserts/Fruits	121,6	**1,27**
Orange Joker - jus pressé d'	verre = 15 cl	58	0,3	0	13,5	Boissons/Jus de Fruits	71,8	**1,24**
Orange McDonald's - jus d'	33 cl	144	2,6	0	33,3	Boissons/Jus de Fruits	190,2	**1,32**

	Quantité	Énergie (en kcal)	Protides	Lipides	Glucides	Catégorie d'aliment	IS	IS / Calories
Orange nectar avec pulpe Java Auchan	100 ml	47	0,3	0,1	11,5	Boissons/Jus de Fruits	61,9	**1,32**
Orange Tropicana Pur Premium	verre = 15 cl	72	0,1	0,4	15,7	Boissons/Jus de Fruits	82,9	**1,15**
Orangina	verre = 15 cl	71	0	0	17,8	Boissons	90,0	**1,27**
Orangina	canette = 33 cl	157	0	0	39,3	Boissons	198,8	**1,27**
Orangina	litre	476	0	0	119	Boissons	601,9	**1,26**
Orangina light	verre = 15 cl	9	0,1	0	1,8	Boissons	10,2	**1,13**
Orangina light	canette = 33 cl	20	0,3	0	4	Boissons	23,2	**1,16**
Orangina light	litre	59	0,9	0	12,5	Boissons	71,5	**1,21**
Orangina McDonald's	40 cl	165	0,4	0,1	40,8	Boissons/Fast food	209,8	**1,27**
Orge	100 g	338	8,3	1,9	67,5	Céréales	466,8	**1,38**
Origan	5 g	19,7	0,6	0,5	3,2	Aromates/épices/condiments	35,5	**1,80**
Oseille (crue)	100 g	24	2	0,7	2,4	Légumes	35,4	**1,47**
Oseille (cuite à l'eau)	100 g	24	1,8	0,6	2,9	Légumes	35,3	**1,47**
Oursin	douzaine	48	7,5	1	0	Poissons	65,3	**1,36**
Ourson Petit dej LU	sachet = 3 unités = 37,5 g	170	2,6	6,5	26,1	Snack/Petit dej	181,6	**1,07**
P								
Paëlla	100 g	154	11,4	8,1	8,6	Plats cuisinés	168,0	**1,09**
Paëlla	portion = 350 g	539	39,9	28,4	30,1	Plats cuisinés	588,5	**1,09**
Paëlla à la florentine Findus	barquette = 480 g	475	48	21,6	22,1	Plats préparés	595,6	**1,25**
Paëlla au poulet Fleury Michon	100 g	177	7,3	7,1	21	Plats préparés	197,4	**1,12**
Paëlla Findus	100 g	132	6,2	1,9	22,4	Plats préparés	175,4	**1,33**
Paëlla Findus	portion = 350 g	462	21,7	6,7	78,4	Plats préparés	617,2	**1,34**
Paëlla Findus	barquette = 600 g	960	54	33,6	111	Plats préparés	1135,0	**1,18**
Paëlla marine Weight Watchers	portion = 355 g	369	27	7,5	48,3	Plats préparés	510,1	**1,38**
Paëlla océane Cuisine légère Findus	portion = 270 g	267	22,1	3,2	37,5	Plats préparés	393,7	**1,47**
Paëlla Plats cuisinés Fleury-Michon	portion = 330 g	550	33,4	17,8	63,8	Plats préparés	664,7	**1,21**
Paëlla poulet fruits de mer Leader Price	plat individuel = 380 g	669	31,2	28,9	71,4	Plats préparés	717,6	**1,07**
Paëlla royale Maggi	portion = 330 g	455	23,8	14,9	56,4	Plats cuisinés	540,7	**1,19**

Paëlla royale Maggi	barquette = 1 kg	1380	72	45	171	Plats cuisinés	1637,6	**1,19**
Paëlla royale surgelée Marie	portion = 275 g	314	14	13,4	22,3	Plats préparés	286,6	**0,91**
Paëlla valenciana Fleury Michon	100 g	183	8,2	8,3	18,8	Plats préparés	192,9	**1,05**
Pailles d'or framboise LU	12 unités = 42,5 g	153	1,9	0,4	35,4	Biscuits	196,3	**1,28**
Pain (ficelle)	unité = 150 g	407	12	1,5	84	Pains et viennoiseries	561,0	**1,38**
Pain au chocolat	100 g	407	7,4	20,7	46,4	Pains et viennoiseries	369,1	**0,91**
Pain au chocolat (boulangerie)	unité = 68 g	278	5	14,1	32,7	Pains et viennoiseries	248,2	**0,89**
Pain au chocolat Brioche Dorée	unité	256	6	14	27	Viennoiseries	232,3	**0,91**
Pain au gluten (avec gluten ajouté)	100 g	240	20	0	40	Pains et viennoiseries	376,8	**1,57**
Pain au lait	unité = 55 g	201	5,5	8,1	25,9	Pains et viennoiseries	208,6	**1,04**
Pain au lait	100 g	366	10	14,8	47	Pains et viennoiseries	378,7	**1,03**
Pain au lait (industriel)	unité	120	3	3	20	Pains et viennoiseries	140,7	**1,17**
Pain au lait Harry's	unité = 35 g	127	3,3	3,7	20,2	Pains et viennoiseries	142,9	**1,13**
Pain au lait Pasquier	unité = 35 g	126	2,8	4,4	18,9	Pains et viennoiseries	134,3	**1,07**
Pain au levain	100 g	257	9,2	0,9	56,5	Pains et viennoiseries	381,0	**1,48**
Pain au son	100 g	227,7	9,6	1,2	51,8	Pains et viennoiseries	384,0	**1,69**
Pain aux raisins	unité = 80 g	267	6,6	9,8	36,9	Pains et viennoiseries	290,3	**1,09**
Pain aux raisins	100 g	325	8,1	12	45	Pains et viennoiseries	354,2	**1,09**
Pain azyme	100 g	294	10,1	2,5	57,9	Pains et viennoiseries	395,0	**1,34**
Pain azyme diététique au son Céréal	100 g	330	11,9	2	66	Pains et viennoiseries	448,7	**1,36**
Pain azyme Sanita	galette = 40 g	144	4,4	6,4	31,2	Pains et viennoiseries	207,5	**1,44**
Pain bio	100 g	237,7	9,8	1,1	52	Pains et viennoiseries	373,2	**1,57**
Pain bis	tranche = 12 g	31	1,1	1,5	5,8	Pains et viennoiseries	44,0	**1,42**
Pain bis	4 tranches = 50 g	128	4,7	1,2	24,5	Pains et viennoiseries	179,2	**1,40**
Pain brioché	tranche = 10 g	27	0,7	0,3	5,3	Pains et viennoiseries	34,0	**1,26**
Pain complet	tranche = 15 g	35	1,4	0,3	6,6	Pains et viennoiseries	52,5	**1,50**
Pain complet	100 g	232,7	9,7	0,8	55,5	Pains et viennoiseries	409,9	**1,76**
Pain complet Wholemeal Hovis	tranche = 36 g	76	3,7	0,7	13,9	Pains et viennoiseries	119,5	**1,57**
Pain de campagne	tranche = 10 g	26	0,9	0	5,4	Pains et viennoiseries	37,2	**1,43**
Pain de campagne	100 g	244	9,2	0,8	53,8	Pains et viennoiseries	369,9	**1,52**

	Quantité	Énergie (en kcal)	Protides	Lipides	Glucides	Catégorie d'aliment	IS	IS / Calories
Pain de mie	tranche = 10 g	28	0,8	0,4	5	Pains et viennoiseries	35,0	**1,25**
Pain de mie	100 g	275	8	4	50,3	Pains et viennoiseries	351,2	**1,28**
Pain de mie complet Céréal	100 g	275	9,2	4,4	49,5	Pains et viennoiseries	369,5	**1,34**
Pain de mie Harry's American sandwich	tranche = 38 g	105	3	1,5	19,7	Pains et viennoiseries	129,1	**1,23**
Pain de mie Harry's Extra moelleux	tranche = 17,5 g	50	1,5	0,8	8,9	Pains et viennoiseries	60,2	**1,20**
Pain de mie Harry's Extra tendre	tranche = 20 g	56	1,7	1	10,1	Pains et viennoiseries	68,3	**1,22**
Pain de seigle	tranche = 10 g	24	0,7	0,1	4,9	Pains et viennoiseries	34,6	**1,44**
Pain de seigle	100 g	240	8,3	1	51,8	Pains et viennoiseries	378,2	**1,58**
Pain de son	tranche = 12 g	31	1,6	0,6	4,8	Pains et viennoiseries	42,7	**1,38**
Pain de son	100 g	260	13	5	40	Pains et viennoiseries	353,3	**1,36**
Pain d'épices	tranche = 25 g	79	0,8	0,8	17,5	Pain/snack sucré	100,2	**1,27**
Pain d'épices	tranche = 40 g	145	2	0,8	30	Pain/snack sucré	177,0	**1,22**
Pain d'épices	100 g	317	3	3	70	Pain/snack sucré	399,2	**1,26**
Pain d'épices au miel Céréal	100 g	309	3,2	0,5	73	Pain/snack sucré	426,9	**1,38**
Pain d'épices au miel Céréal	tranche = 40 g	128	1,2	0,2	30,2	Pain/snack sucré	168,1	**1,31**
Pain d'épices au son de seigle Céréal	100 g	295	4,8	0,9	67	Pain/snack sucré	437,8	**1,48**
Pain d'épices multipart Céréal	100 g	316	2,9	0,8	74,3	Pain/snack sucré	420,2	**1,33**
Pain d'épices Prosper LU	tranche = 40 g	124	1,3	0,6	28	Pain/snack sucré	159,1	**1,28**
Pain d'épices Prosper LU	100 g	310	3,3	1,4	71	Pain/snack sucré	414,8	**1,34**
Pain d'épices pur miel Gerblé	2 tranches = 37 g	117	1,1	0,4	27,1	Pain/snack sucré	151,6	**1,30**
Pain grillé (industriel)	tranche = 20 g	83	2,4	1,6	14,8	Pains et viennoiseries	105,8	**1,27**
Pain grillé (maison)	tranche = 25 g	75	2,5	0,6	14,5	Pains et viennoiseries	102,5	**1,37**
Pain grillé (maison)	100 g	301	10,1	2,5	57,9	Pains et viennoiseries	411,1	**1,37**
Pain grillé au soja Céréal	100 g	359	20	6,2	55,8	Pains et viennoiseries	523,2	**1,46**
Pain grillé Campanel sur levain	100 g	381	10,3	5,3	73,1	Pains et viennoiseries	487,4	**1,28**
Pain grillé complet Grillet	100 g	363	11,5	5	68,1	Pains et viennoiseries	498,7	**1,37**
Pain perdu sur confiture d'abricots Bonne Maman	100 g	155	3,6	5,2	23,4	Desserts	175,3	**1,13**
Pain pour hamburger	unité = 55 g	163	4,4	3,3	28,9	Pains et viennoiseries	200,9	**1,23**

Pain pour hamburger	100 g	296	8	6	52,5	Pains et viennoiseries	366,6	**1,24**
Pain sans gluten	tranche = 12 g	28	1,2	0	6,2	Pains et viennoiseries	47,0	**1,68**
Pain sans sel	1/2 petit pain = 25 g	66	2	0,3	13,5	Pains et viennoiseries	91,2	**1,38**
Pain sans sel	petit pain = 50 g	132	4	0,5	27	Pains et viennoiseries	182,2	**1,38**
Pain sans sel	100 g	263	8	1	54	Pains et viennoiseries	363,6	**1,38**
Pain spécial aux raisins Turner	portion = 100 g	288	7	3	58	Pains et viennoiseries	377,7	**1,31**
Pain spécial complet Harry's American sandwich	tranche = 36 g	83	2,5	1,1	16	Pains et viennoiseries	110,5	**1,33**
Pain spécial complet Harry's American sandwich	100 g	230	7	3	44	Pains et viennoiseries	306,5	**1,33**
Pain spécial grillé figue et son	100 g	348	17,5	6,4	55	Pains et viennoiseries	519,3	**1,49**
Pain suédois au germe de blé Céréal	100 g	401	11,6	8,2	70,2	Pains et viennoiseries	491,9	**1,23**
Pain viennois	demi-baguette	258	8	2	52	Pains et viennoiseries	343,1	**1,33**
Palets 7 céréales nappés de chocolat noir Vivis	4 unités = 43,75 g	215	3,1	10,5	27,1	Biscuits/Diététique	206,7	**0,96**
Palets Bretons Grand Jury	100 g	530	6	29	60	Biscuits	443,5	**0,84**
Palets de légumes chou romanesco, haricot vert, carotte Picard	100 g	90	3,4	3,9	10,3	Plats surgelés	103,5	**1,15**
Palets de légumes courgettes, petits pois, carottes Picard	100 g	97	4,8	4,6	9	Plats surgelés	110,4	**1,14**
Palets de légumes épinards chèvre Picard	100 g	126	7	5,3	12,5	Plats surgelés	144,9	**1,15**
Palets épeautre sésame aux écorces d'orange Vivis	4 unités = 43,75 g	22	4,4	8,8	26	Biscuits/Diététique	163,0	**7,41**
Palmier	unité	405	4	21,2	48,8	Biscuits	354,1	**0,87**
Palmier	100 g	506	5	26,5	61	Biscuits	442,7	**0,87**
Palmier (en boulangerie)	77 g	313	3,6	19	32	Biscuits	247,0	**0,79**
Palmier doré Beaumont	2 unités = 10 g	50	0,6	2,3	6,8	Biscuits	46,1	**0,92**
Palmiers Leader Price	paquet = 100 g	524	6	28,5	61	Biscuits	447,3	**0,85**
Palmito LU	unité = 8,3 g	43	0,5	2,3	5,3	Biscuits	37,5	**0,87**
Palombe	portion = 100 g	115	25	1,5	0	Viandes	207,4	**1,80**
Pamplemousse	100 g	41	0,5	0,1	8,8	Fruits	57,4	**1,40**
Pamplemousse	demi	45	1,1	0,2	8,9	Fruits	67,4	**1,50**
Pamplemousse	unité = 300 g	90	2,1	0,3	17,7	Fruits	132,9	**1,48**
Pamplemousse - jus à base de concentré de	100 ml	41	0,5	0,1	8,8	Boissons/Jus de Fruits	50,0	**1,22**
Pamplemousse - jus de	verre = 15 cl	63	0	0	15,7	Boissons/Jus de Fruits	79,8	**1,27**
Pamplemousse - jus frais de	100 ml	37	0,5	0,1	7,7	Boissons/Jus de Fruits	44,5	**1,20**

	Quantité	Énergie (en kcal)	Protides	Lipides	Glucides	Catégorie d'aliment	IS	IS / Calories
Pamplemousse - jus frais de	verre = 15 cl	56	0,8	0,2	11,6	Boissons/Jus de Fruits	66,9	**1,19**
Pamplemousse Casino - jus de	100 ml	41	0,5	0,1	9,5	Boissons/Jus de Fruits	52,7	**1,29**
Pamplemousse Casino - jus de	verre = 15 cl	62	0,8	0,2	14,3	Boissons/Jus de Fruits	80,0	**1,29**
Pamplemousse Tropicana Pur premium	verre = 15 cl	55	0,7	0	13,8	Boissons/Jus de Fruits	75,0	**1,36**
Panais	100 g	71	1,3	0,3	13,7	Légumes	101,9	**1,44**
Pané Herta - cordon bleu s/mg	unité = 100 g	211	14	9	18,5	Plats préparés	233,6	**1,11**
Pané Herta - dinde bacon s/mg	unité = 100 g	216	16,5	10	15	Plats préparés	239,2	**1,11**
Pané Herta - dinde sauce bolognaise	unité = 100 g	220	14	12	14	Plats préparés	219,7	**1,00**
Pané Herta - œuf / jambon	unité = 100 g	227	11	14,5	13	Plats préparés	197,8	**0,87**
Pané Herta - œuf / jambon / fromage	unité = 100 g	227	11	14,5	13	Plats préparés	197,8	**0,87**
Pané Herta - œuf / lardons / fromage	unité = 100 g	227	11	14,5	13	Plats préparés	197,8	**0,87**
Pané Herta - parmentier persil	unité = 100 g	272	11	16	21	Plats préparés	245,7	**0,90**
Pané Herta - poulet / bacon / fromage	unité = 100 g	214	17	10	14	Plats préparés	238,1	**1,11**
Pané Herta - purée / jambon	unité = 100 g	218	9	10	23	Plats préparés	218,8	**1,00**
Panés fromagers au jambon Père Dodu	unité = 100 g	293	10,6	19,8	18,1	Plats préparés	235,9	**0,81**
Pangasius d'élevage	100 g	66	13,4	1,2	0,3	Poissons	113,8	**1,72**
Panini (en moyenne)	100 g	452	20,5	15,8	57	Snacks salés	513,5	**1,14**
Papaye	100 g	32	0,5	0,1	7,6	Fruits	54,3	**1,70**
Papaye	unité	44	0,7	0,1	10,4	Fruits	74,4	**1,69**
Papillote colin d'Alaska aux tomates Maggi	portion = 210 g	151	17,9	6,5	5	Plats préparés	189,8	**1,26**
Papillote de noix de saint-jacques et cabillaud aux asperges Picard	100 g	60	5,4	2,8	3,2	Plats surgelés	73,9	**1,23**
Papillote de pavé de saumon atlantique aux épinards et tomates cerises Picard	100 g	74	6,7	2,6	5,9	Plats surgelés	96,8	**1,31**
Papillote Findus - colin d'Alaska au fenouil / tomates / citron vert	portion = 210 g	164	17,2	8,8	4,2	Plats préparés	189,6	**1,16**
Papillote Findus - colin d'Alaska aux tomates / courgettes / pistou	portion = 210 g	144	17	6,2	4,8	Plats préparés	183,1	**1,27**

Papillote Findus - merlu aux courgettes	portion = 210 g	187	17	10,7	8,6	Plats préparés	213,9	**1,14**
Papillote Findus - saumon à l'aneth / baies roses	portion = 200 g	242	19,8	17,4	1,6	Plats préparés	221,2	**0,91**
Papillote merlu aux poivrons doux, thym, citron Maggi	portion = 210 g	132	17,9	3,8	6,5	Plats préparés	192,3	**1,46**
Papillotte de filets de daurade aux tomates confites et courgettes Picard	100 g	77	6,1	4,3	3,4	Plats surgelés	86,8	**1,13**
Papillotte de filets de limande aux 3 choux Picard	100 g	84	5,9	5	3,9	Plats surgelés	91,5	**1,09**
Papillotte de noix de Saint-Jacques aux artichauts et tomates confites Picard	100 g	99	5,9	4,7	8,3	Plats surgelés	111,7	**1,13**
Paprika - poudre	5 g	14	0,7	0,6	0,9	Aromates/épices/condiments	24,1	**1,72**
Parfait au café	unité	143	2	7	18	Glaces/Desserts	127,9	**0,89**
Paris-Brest	unité	299	4	25	14	Pâtisseries	177,3	**0,59**
Parmentier au canard Joël Robuchon Fleury Michon	100 g	172	8,2	11,2	9,6	Plats préparés/Viandes	165,4	**0,96**
Parmentier au confit de canard Fleury Michon	plat individuel = 320 g	608	30,7	40,9	29,4	Plats préparés/Viandes	536,7	**0,88**
Parmentier de bœuf aux légumes Picard	100 g	155	5,4	10,2	10,4	Plats surgelés	132,6	**0,86**
Parmentier de canard Picard	100 g	160	8,4	9,3	10,6	Plats surgelés	155,4	**0,97**
Parmentier de carotte au poulet Picard	100 g	97	6,2	3,9	9,2	Plats surgelés	119,5	**1,23**
Parmentier de jambon Fleury Michon	100 g	148	7,6	9,5	8,1	Plats préparés/Viandes	144,1	**0,97**
Parmentier de poisson à la ciboulette Fleury Michon	100 g	138	6,2	8,6	8,9	Plats préparés/Poissons	126,2	**0,91**
Parmentier de poisson Fleury Michon	100 g	156	6,6	10,4	9,1	Plats préparés/Viandes	136,3	**0,87**
Parmentier de poisson Picard	100 g	115	10,8	4,6	7,6	Plats surgelés	150,7	**1,31**
Parmentier de poulet rôti Fleury Michon	100 g	155	8,1	9,7	8,9	Plats préparés/Viandes	167,6	**1,08**
Parmesan	portion = 40 g	152	14,3	10,6	0	Produits laitiers/Fromages	147,1	**0,97**
Parmesan	100 g	381	35,7	26,5	0	Produits laitiers/Fromages	367,6	**0,96**
Pastèque	100 g	30	0,5	0,3	6,3	Fruits	38,7	**1,29**
Pastis	dose = 4 cl	106	0	0	0,4	Boissons/Alcools	20,3	**0,19**
Pastis	100 ml	266	0	0	1	Boissons/Alcools	51,0	**0,19**
Pastis prêt à boire (1+5)	100 ml	45	0	0	0,2	Boissons/Alcools	8,8	**0,19**
Patate douce	100 g	101	1,2	0,3	23	Légumes	145,1	**1,44**
Patate douce (bouillie)	100 g	76	1,4	0,1	15,2	Légumes	105,5	**1,39**
Patate douce (conserve)	100 g	91	1,7	0,2	19,3	Légumes	124,0	**1,36**

	Quantité	Énergie (en kcal)	Protides	Lipides	Glucides	Catégorie d'aliment	IS	IS / Calories
Patate douce au four (avec la peau)	100 g	90	2	0,2	17,4	Légumes	127,0	**1,41**
Pâté à la viande libanais	portion	465	27	37	6	Plats cuisinés	359,6	**0,77**
Pâte à pizza Marie	100 g	377	7	17	49	Pâte à cuisiner	367,1	**0,97**
Pâte à pizza Marie	unité = 230 g	867	16	39,1	112,7	Pâte à cuisiner	833,7	**0,96**
Pâte à pizza prête à dérouler Carrefour	unité	286	7,3	7,2	48	Pâte à cuisiner	334,3	**1,17**
Pâte à pizza prête à dérouler Marque Repère	unité	285	7,5	7,1	47,7	Pâte à cuisiner	336,0	**1,18**
Pâte à tartiner Milka chocolat au lait	100 g	555	3,5	33,5	59	Chocolat	438,6	**0,79**
Pâte à tartiner Noisettes Alter Eco	100 g	546	5	36	53	Chocolat	435,9	**0,80**
Pâté ardennais	tranche = 50 g	195	6	18,5	1,2	Charcuterie	109,2	**0,56**
Pâte brisée (cuite)	100 g	527	6,9	32,2	50,8	Pâte à cuisiner	423,8	**0,80**
Pâte brisée Marie	unité = 230 g	880	16	43,7	105,8	Pâte à cuisiner	812,2	**0,92**
Pâte d'amande	100 g	449	9	24	49	Confiseries	428,8	**0,96**
Pâte d'amande	100 g	515	7	31	52	Confiseries	442,1	**0,86**
Pâte d'arachide	20 g	121	5,1	10,2	2,3	Tartinables	91,6	**0,76**
Pâte d'arachide	100 g	606	25,5	51	11,4	Tartinables	457,9	**0,76**
Pâté de campagne	tranche = 50 g	164	7,2	14,5	1,2	Charcuterie	107,2	**0,65**
Pâté de campagne	100 g	328	14,3	29	2,4	Charcuterie	213,6	**0,65**
Pâté de campagne Hénaff	100 g	348	12	32	3	Charcuterie	206,8	**0,59**
Pâté de foie	tranche = 50 g	187	5	18	1,3	Charcuterie	100,2	**0,54**
Pâté de foie au poivre vert	tranche = 50 g	174	6,5	15,5	2	Charcuterie	108,6	**0,62**
Pâté de foie de porc	2 tranches	374	10	36	2,5	Charcuterie	199,9	**0,53**
Pâté de foie de volaille à tartiner	2 tranches fines	278	11,9	22,9	6	Charcuterie	194,4	**0,70**
Pâte de Fruits	3 unités = 100 g	214	1	0	53,3	Confiseries	290,7	**1,36**
Pâte de Fruits Gerblé	unité = 27 g	88	0,3	0,1	21,6	Confiseries	115,6	**1,31**
Pâté de gibier	tranche = 50 g	128	8	10	1,5	Charcuterie	101,9	**0,80**
Pâté de lapin	tranche = 30 g	69	5,1	5,1	0,6	Charcuterie	59,5	**0,86**
Pâté de lapin	100 g	230	17	17,1	2	Charcuterie	198,4	**0,86**
Pâté de légumes en croûte	tranche = 100 g	246	7	14	23	Entrées	219,9	**0,89**

Pâte de Poissons en croûte	tranche = 100 g	267	13	15	20	Entrées	250,8	**0,94**
Pâté de Poissons ou de crustacés	100 g	266	10,4	23,6	3	Entrées	169,1	**0,64**
Pâté de tête	portion = 100 g	342	17	30	1	Charcuterie	231,4	**0,68**
Pâté en croûte	portion = 50 g	159	5,9	12,5	5,5	Charcuterie	113,9	**0,72**
Pâté en croûte	100 g	317	11,7	25	11	Charcuterie	226,9	**0,72**
Pâté en croûte (hors croûte)	tranche = 100 g	336	16	30	0,5	Charcuterie	220,7	**0,66**
Pâte feuilletée étalée Findus	350 g	1418	17,8	94,5	127,4	Pâte à cuisiner	1083,6	**0,76**
Pâte feuilletée Marie	fond = 230 g	885	16	48	97	Pâte à cuisiner	777,6	**0,88**
Pâte feuilletée pur beurre (cuite)	100 g	565	5,8	40,5	43,1	Pâte à cuisiner	397,7	**0,70**
Pâté impérial	100 g	196	7,4	9,6	19,3	Entrées	202,5	**1,03**
Pâté impérial Picard	unité = 30 g	66	1,8	3	7,9	Plats surgelés	68,4	**1,04**
Pâtes à la bolognaise Findus	100 g	281	12	8,2	39,8	Plats préparés	353,7	**1,26**
Pâtes à la bolognaise Findus	portion = 250 g	308	16,3	7,5	43,8	Plats préparés	449,9	**1,46**
Pâtes à la bolognaise Maggi	100 g	103	6,6	2,2	14,2	Plats préparés	162,7	**1,58**
Pâtes à la bolognaise Maggi	portion = 300 g	308	19,8	6,6	42,6	Plats préparés	472,5	**1,53**
Pâtes à la carbonara Findus	100 g	119	5,2	2,8	18,2	Plats préparés	167,2	**1,41**
Pâtes à la carbonara Findus	portion = 250 g	298	13	7	45,5	Plats préparés	418,1	**1,40**
Pâtes alimentaires	100 g	118	4	1,2	22,2	Féculents	161,0	**1,36**
Pâtes alimentaires	portion = 250 g	295	10	3	55,5	Féculents	402,6	**1,36**
Pâtes alimentaires aux œufs	100 g	124	4,7	1,2	22,9	Féculents	164,1	**1,32**
Pâtes alimentaires aux œufs	portion = 250 g	310	11,8	3	57,3	Féculents	411,0	**1,33**
Pâtes au surimi Martinet	plat individuel = 180 g	425	7,4	31	29	Plats préparés	347,6	**0,82**
Pâtes complètes Céréal	100 g	332	14,5	2,3	63,2	Féculents	485,5	**1,46**
Pâtes diététiques au soja Céréal	100 g	323	24	1,6	53,1	Féculents	519,8	**1,61**
Pâtes fraîches	portion = 250 g	210	5	2,2	50	Féculents	325,6	**1,55**
Pâtés impériaux Picard	100 g	220	6	10,1	26,4	Plats surgelés	230,4	**1,05**
Pâtes rustiques au blé dur Cirio	portion = 250 g	311	10,4	1,3	64,4	Féculents	444,8	**1,43**
Pâtes siciliennes à la tomates Weight Watchers	portion = 380 g	331	22	8,7	41	Plats préparés	442,4	**1,34**
Pâtisson	100 g	16	1	0,2	1,4	Légumes	28,3	**1,77**
Paupiette de sole et riz basmati Plats cuisinés Fleury-Michon	portion = 300 g	336	21,5	9,2	38,6	Plats préparés	417,5	**1,24**

	Quantité	Énergie (en kcal)	Protides	Lipides	Glucides	Catégorie d'aliment	IS	IS / Calories
Paupiette de veau	portion = 300 g	726	61,5	51,6	0	Plats cuisinés	653,6	**0,90**
Paupiettes de sole tropicale Fleury Michon	plat individuel = 290 g	316	22,3	7,2	40	Plats préparés	423,3	**1,34**
Pavé d'Affinois Le Léger	portion = 40 g	68	8	4	0	Produits laitiers/Fromages	76,7	**1,13**
Pavé d'Auge	portion = 40 g	120	9,2	9,2	0	Produits laitiers/Fromages	101,8	**0,85**
Pavé de colin d'Alaska/fondue d'aubergines Weight Watchers	portion = 380 g	252	21,7	6,1	27,7	Plats préparés	352,5	**1,40**
Pavé de sandre au beurre d'échalotes Fleury-Michon	portion = 270 g	420	25,4	31	9,7	Plats préparés	358,9	**0,85**
Pavé de veau aux cèpes et purée à la crème fraîche Fleury Michon	100 g	150	10	8,7	7,8	Plats préparés	153,7	**1,02**
Pavés de saumon au court-bouillon Captain Igloo	100 g	165	17	10,9	0,1	Plats préparés	170,2	**1,03**
Pêche	100 g	41	0,5	0,1	10	Fruits	66,9	**1,63**
Pêche	unité = 150 g	57	0,7	0,1	13,8	Fruits	92,7	**1,63**
Pêche - jus de	verre = 15 cl	78	0	0	19,5	Boissons/Jus de Fruits	99,3	**1,27**
Pêche au sirop (conserve)	100 g	69	0,5	0,1	17,2	Desserts	97,1	**1,41**
Pêche melba	unité = 140 g	270	4	9	38	Desserts	267,2	**0,99**
Pêches Chantilly Bonne Maman	100 g	165	1,2	9,3	19,2	Desserts	140,4	**0,85**
Penne à la carbonara Maggi	100 g	113	4,5	2,5	18,1	Plats préparés	154,0	**1,36**
Penne à la carbonara Maggi	portion = 300 g	339	13,5	7,5	54,3	Plats préparés	461,9	**1,36**
Penne au poulet et parmesan Raconte moi des Salades	100 g	181	6,5	14,2	6,8	Plats préparés	175,3	**0,97**
Penne au thon et basilic Raconte moi des Salades	100 g	139	6,1	9,6	7	Plats préparés	139,1	**1,00**
Penne rigate au jambon et fromage Picard	100 g	151	5,9	6,2	17,8	Plats surgelés	159,3	**1,06**
Penne sauce au fromage Picard	100 g	154	6,9	4,9	20,5	Plats surgelés	177,2	**1,15**
Penne sauce pesto Picard	100 g	195	7,5	8,3	22,6	Plats surgelés	202,7	**1,04**
Pépito LU - chocolat au lait	unité = 10,3 g	51	0,7	2,3	6,9	Biscuits	47,5	**0,93**
Pépito LU - chocolat blanc	unité = 10,9 g	53	0,6	2,3	7,5	Biscuits	49,7	**0,94**
Pépito LU - chocolat noir	unité = 10,3 g	51	0,7	2,3	7	Biscuits	47,9	**0,94**
Pépito LU - crok image	unité = 12,5 g	62	0,8	2,5	9	Biscuits	59,6	**0,96**
Pépito LU - crostichoc caramel	unité = 20,9 g	105	1,1	5	14	Biscuits	94,5	**0,90**
Pépito LU - crostichoc chocolat	unité = 20,9 g	107	1,1	5,4	13,4	Biscuits	92,8	**0,87**

Pépito LU - crostichoc noisettes	unité = 20,9 g	108	1,2	5,4	13,4	Biscuits	93,7	**0,87**
Pépito LU - double choc noir/lait	unité = 12,7 g	65	0,8	3	8,5	Biscuits	58,6	**0,90**
Pépito LU - mini rollos chocolat	unité = 6,3 g	33	0,5	1,6	4,1	Biscuits	29,7	**0,90**
Pépito LU - mini rollos lait	unité = 6,3 g	32	0,4	1,6	4,2	Biscuits	29,2	**0,91**
Pépito LU - Pockitos chocolat au lait	barre = 21 g	109	1,2	6,3	11,9	Biscuits	88,6	**0,81**
Pépito LU - Pockitos chocolat noir	barre = 21 g	108	1,1	6,3	11,8	Biscuits	87,3	**0,81**
Pepsi Max	verre = 15 cl	1	0	0	0,1	Boissons/Sodas	0,6	**0,61**
Pepsi Max	canette = 33 cl	1	0,2	0	0,2	Boissons/Sodas	2,5	**2,53**
Pepsi Max	litre	4	0,6	0	0,7	Boissons/Sodas	8,2	**2,05**
Pepsi-Cola	verre = 15 cl	66	0	0	16,5	Boissons/Sodas	83,5	**1,26**
Pepsi-cola	canette = 33 cl	145	0	0	36	Boissons/Sodas	182,3	**1,26**
Pepsi-cola	litre	440	0	0	110	Boissons/Sodas	556,4	**1,26**
Perche (cuite au four)	100 g	95	21,6	1	0	Poissons	178,0	**1,87**
Perche (cuite au four)	portion = 200 g	190	43,2	2	0	Poissons	356,0	**1,87**
Perche du Nil d'élevage	100 g	81	19,1	0,3	0,7	Poissons	159,1	**1,96**
Perdreau	portion = 120 g	138	30	1,8	0	Viandes	248,9	**1,80**
Perdrix	portion = 100 g	115	25	1,5	0	Viandes	207,4	**1,80**
Perle de lait Yoplait - éclats de mangue	100 g	138	2,4	8,3	12,9	Produits laitiers/yaourts	109,6	**0,79**
Perle de lait Yoplait - nature	100 g	121	2,9	9,9	4,8	Produits laitiers/yaourts	77,2	**0,64**
Perle de lait Yoplait - sous nuage litchi	100 g	144	3,3	12	9	Produits laitiers/yaourts	105,4	**0,73**
Perle de lait Yoplait - sous nuage nature	100 g	130	3,7	5,6	10	Produits laitiers/yaourts	101,4	**0,78**
Perle de lait Yoplait - sous nuage pêche jaune	100 g	142	3,3	12	9	Produits laitiers/yaourts	105,0	**0,74**
Perle de lait Yoplait - vanille naturelle	100 g	138	2,6	8,7	11,9	Produits laitiers/yaourts	107,2	**0,78**
Perle de lait Yoplait - zestes de citron	100 g	140	2,5	8,6	12,6	Produits laitiers/yaourts	109,8	**0,78**
Perles de Café enrobées de Chocolat au Lait Alter Eco	100 g	537	8,1	29,7	59,3	Confiseries	453,3	**0,84**
Pernod	dose = 4 cl	100	0	0	1,4	Boissons/Alcools	23,6	**0,24**
Perrier	litre	0	0	0	0	Boissons/Eau minérale	0,0	**0**
Perrier Fluo - cerise gingembre	bouteille = 50 cl	140	0	0	30	Boissons	155,3	**1,11**
Perrier Fluo - citron genièvre	bouteille = 50 cl	120	0	0	28	Boissons	143,0	**1,19**
Perrier Fluo - menthe poivrée	bouteille = 50 cl	130	0	0	30	Boissons	153,5	**1,18**

	Quantité	Énergie (en kcal)	Protides	Lipides	Glucides	Catégorie d'aliment	IS	IS / Calories
Persil frais	100 g	36	3	0,8	3	Aromates/épices/condiments	63,1	**1,75**
Persil lyophilisé	100 g	271	31,3	5,2	9,7	Aromates/épices/condiments	530,6	**1,96**
Pesto Sacla - à l'aubergine	100 g	326	1,9	33,8	3,5	Sauce	139,0	**0,43**
Pesto Sacla - à l'aubergine	pot = 190 g	619	3,6	64,2	6,6	Sauce	264,3	**0,43**
Pesto Sacla - alla ligure	100	438	5,5	44,3	4,2	Sauce	197,8	**0,45**
Pesto Sacla - olives noires	100 g	409	2,9	42,2	4,3	Sauce	176,0	**0,43**
Pesto Sacla - olives noires	pot = 190 g	777	5,5	80	8,2	Sauce	334,7	**0,43**
Pesto Sacla - rosso	100 g	327	4,3	30,4	8,9	Sauce	175,8	**0,54**
Pesto Sacla - rosso	pot = 190 g	621	8,2	57,7	16,9	Sauce	334,7	**0,54**
Pesto Sacla - rouge	100 g	317	3,7	30,3	7,4	Sauce	162,9	**0,51**
Pesto Sacla - rouge	pot = 190 g	602	7	57,5	14	Sauce	309,6	**0,51**
Pétale de maïs	portion = 40 g	148	3,1	0,4	32	Céréales/Petit déjeuner	200,0	**1,35**
Pétale de maïs	100 g	369	7,8	1	80	Céréales/Petit déjeuner	500,8	**1,36**
Pétale de maïs Club Party Céréal's group	40 g	146	3,1	0,3	32,8	Céréales/Petit déjeuner	195,0	**1,34**
Pétale de maïs Club Party Céréal's group	100 g	365	7,7	0,7	82	Céréales/Petit déjeuner	486,7	**1,33**
Pétales de blé complet Bio Bjorg	portion = 40 g	127	4,2	1,9	23	Céréales/Petit déjeuner	196,9	**1,55**
Pétillant de Fruits	100 ml	64	0,1	0	7	Boissons	42,5	**0,66**
Petit Beurre au blé complet Vivis	6 unités = 50 g	211	6,5	9	26	Biscuits	223,1	**1,06**
Petit Beurre véritable LU	unité = 8,3 g	37	0,7	1	6,1	Biscuits	45,8	**1,24**
Petit Beurre véritable LU	portion = 3 unités	109	2	3	18,4	Biscuits	136,7	**1,25**
Petit Blédi croissance nature sucré	3 unités = 100 g	133	5,1	5,4	16	Alimentation bébé	144,4	**1,09**
Petit Bray (Lanquetot)	40 g	99	6	8	2	Produits laitiers/Fromages	81,5	**0,82**
Petit Brun extra LU	unité = 7,3 g	32	0,5	0,9	5,6	Biscuits	41,1	**1,29**
Petit Caillé frais Bonne Maman	100 g	110	3	9	4,3	Desserts	72,6	**0,66**
Petit Caillé frais et son pot de confiture de lait Bonne Maman	100 g	429	6,4	12,7	72,2	Desserts	454,6	**1,06**
Petit Chose	petit = 25 g	75	4,5	6,3	0,1	Produits laitiers/Fromages	55,6	**0,74**
Petit clafoutis aux cerises Bridélice Desserts	pot = 90 g	114	3,3	2,2	20,2	Desserts	135,5	**1,19**
Petit Dej Cacao Instantané Alter Eco	100 g	359	5,5	2,7	78,2	Boissons/Chocolat	448,7	**1,25**

Petit dej Prince LU	sachet = 50 g	230	3,2	9	34	Biscuits	238,4	**1,04**
Petit déjeuner chocolaté bio Jardin Bio et Equitable	100 g	370	6,7	4,4	76	Boissons/Chocolat	483,1	**1,31**
Petit déjeuner LU - miel et pépites de chocolat	100 g	450	7	17	67	Biscuits	476,2	**1,06**
Petit déjeuner LU - miel et pépites de chocolat	sachet = 54 g	243	3,8	9,2	36,2	Biscuits	257,1	**1,06**
Petit Ecolier LU	unité = 12,5 g	65	0,9	3,2	8	Biscuits	60,4	**0,93**
Petit Exquis au lait Belin	unité = 6 g	26	0,5	0,6	4,6	Biscuits	34,1	**1,31**
Petit Exquis au lait Belin	paquet = 150 g	660	12	15	119	Biscuits	762,2	**1,15**
Petit Exquis doré Belin	unité = 7,3 g	32	0,7	0,7	6	Biscuits	42,8	**1,34**
Petit Gervais aux fruits	pot = 50 g	59	3,2	1,8	7,7	Produits laitiers/yaourts	70,1	**1,19**
Petit Gringoire Brossard	unité = 6 g	27	0,4	0,9	4,4	Biscuits	28,6	**1,06**
Petit Gringoire Brossard	paquet = 150 g	685	11,2	22,1	110	Biscuits	731,1	**1,07**
Petit Musclé Danone - aux Fruits	100 g	117	7,3	2,9	15,4	Produits laitiers/yaourts	145,7	**1,24**
Petit Musclé Danone - aux Fruits	unité = 60 g	70	4,4	1,7	9,2	Produits laitiers/yaourts	87,3	**1,25**
Petit Musclé Danone - chocolat	unité = 60 g	129	2,6	6,4	15,2	Produits laitiers/yaourts	116,9	**0,91**
Petit Musclé Danone - crème Desserts au chocolat	unité = 60 g	118	1,9	5,5	15,3	Produits laitiers/yaourts	109,0	**0,92**
Petit Musclé Danone - Fruits et céréales	unité = 60 g	81	4,2	2,9	9,5	Produits laitiers/yaourts	90,7	**1,12**
Petit pain Céréal - grillé complet au sésame	100 g	403	11,4	11,7	63	Pains et viennoiseries	485,8	**1,21**
Petit pain Céréal - suédois au germe de blé	100 g	401	11,6	8,2	70,2	Pains et viennoiseries	497,4	**1,24**
Petit pain Céréal - suédois au son d'avoine	100 g	368	12	10,5	56,5	Pains et viennoiseries	497,3	**1,35**
Petit pain Céréal - suédois diététique au soja	100 g	383	20	7,8	58,1	Pains et viennoiseries	512,5	**1,34**
Petit pain croquant 5 céréales Taillefine	3 unités = 30 g	113	3,9	1,5	21	Pains/Biscottes	151,5	**1,34**
Petit pain fromage / saucisse Plats cuisinés surgelés Marie	unité	256	11	10	30	Plats préparés	270,8	**1,06**
Petit pain jambon / fromage Plats cuisinés surgelés Marie	unité	218	11	6	30	Plats préparés	258,7	**1,19**
Petit pois (conserve)	100 g	53	3,2	0,3	6,5	Légumes	82,1	**1,55**
Petit pois (cru)	100 g	79	6	0,7	12	Légumes	148,6	**1,88**
Petit pois (cuit)	100 g	62	5,3	0,4	9,2	Légumes	128,4	**2,07**
Petit pois (cuit)	portion = 250 g	155	13,3	1	23	Légumes	321,7	**2,08**
Petit pois (surgelé)	100 g	77	5,2	0,4	9,5	Légumes	119,9	**1,56**
Petit pois doux extra-fin Bonduelle	100 g	47	5	0,6	5,5	Légumes	109,0	**2,32**
Petit pois Jardine Auchan	boîte = 140 g	75	5	0,5	12,4	Légumes	117,2	**1,56**

	Quantité	Énergie (en kcal)	Protides	Lipides	Glucides	Catégorie d'aliment	IS	IS / Calories
Petit pot à la confiture de lait Bonne Maman	100 g	138	5,2	5,4	17,2	Desserts	145,1	**1,05**
Petit pot café Bonne Maman	100 g	123	4,4	4,8	15,5	Desserts	128,3	**1,04**
Petit pot chocolat au lait Bonne Maman	100 g	147	4,4	8,3	13,7	Desserts	129,4	**0,88**
Petit pot chocolat noir Bonne Maman	100 g	154	4,3	7,9	16,5	Desserts	142,2	**0,92**
Petit pot citron Bonne Maman	100 g	116	4,7	5	13,1	Desserts	119,1	**1,03**
Petit pot de crème Bridélice Desserts - chocolat	pot = 100 g	172	4,4	7,2	22,3	Produits laitiers/Desserts	169,8	**0,99**
Petit pot de crème Bridélice Desserts - saveur café	pot = 100 g	160	4,5	6,4	21,2	Produits laitiers/Desserts	162,5	**1,02**
Petit pot de crème Bridélice Desserts - saveur vanille	pot = 100 g	158	4	6,8	20,1	Produits laitiers/Desserts	154,2	**0,98**
Petit pots Gallia Danone - abricots	pot = 100 g	82	0,5	0,1	19,7	Alimentation bébé	110,2	**1,34**
Petit pots Gallia Danone - cocktail de Fruits	pot = 100 g	64	0,4	0,2	15,2	Alimentation bébé	86,9	**1,36**
Petit pots Gallia Danone - cocktail de Fruits	pot = 130 g	83	0,5	0,3	19,8	Alimentation bébé	112,3	**1,35**
Petit pots Gallia Danone - coings	pot = 100 g	81	0,4	0,2	19,5	Alimentation bébé	108,6	**1,34**
Petit pots Gallia Danone - coings	pot = 130 g	105	0,5	0,3	25,4	Alimentation bébé	140,6	**1,34**
Petit pots Gallia Danone - coings / carottes	pot = 100 g	67	0,3	0,2	16,2	Alimentation bébé	91,0	**1,36**
Petit pots Gallia Danone - crème Desserts vanille	100 g	112	2,4	2,5	19,9	Alimentation bébé	127,5	**1,14**
Petit pots Gallia Danone - crème Desserts vanille	pot = 130 g	146	3,1	3,3	25,9	Alimentation bébé	165,9	**1,14**
Petit pots Gallia Danone - pêche	pot = 100 g	80	0,5	0,2	19,3	Alimentation bébé	108,3	**1,35**
Petit pots Gallia Danone - pêche / cerise	100 g	83	0,6	0,2	19,6	Alimentation bébé	110,8	**1,34**
Petit pots Gallia Danone - pêche / cerise	pot = 130 g	108	0,8	0,3	25,5	Alimentation bébé	143,8	**1,33**
Petit pots Gallia Danone - poire	pot = 100 g	64	0,4	0,1	15,2	Alimentation bébé	86,7	**1,36**
Petit pots Gallia Danone - pomme	pot = 100 g	63	0,3	0,2	15	Alimentation bébé	85,1	**1,35**
Petit pots Gallia Danone - pomme / abricot	100 g	83	0,5	0,3	20	Alimentation bébé	112,0	**1,35**
Petit pots Gallia Danone - pomme / abricot	pot = 130 g	108	0,7	0,4	26	Alimentation bébé	145,4	**1,35**
Petit pots Gallia Danone - pomme / ananas	100 g	80	0,3	0,1	19,3	Alimentation bébé	106,6	**1,33**
Petit pots Gallia Danone - pomme / ananas	pot = 130 g	104	0,4	0,1	25,1	Alimentation bébé	138,1	**1,33**
Petit pots Gallia Danone - pomme / banane	100 g	69	0,5	0,2	16,3	Alimentation bébé	93,3	**1,35**
Petit pots Gallia Danone - pomme / banane	pot = 130 g	90	0,7	0,3	21,2	Alimentation bébé	121,2	**1,35**
Petit pots Gallia Danone - pomme / framboise	100 g	80	0,4	0,2	18,9	Alimentation bébé	105,8	**1,32**

Petit pots Gallia Danone - pomme / framboise	100 g	104	0,5	0,3	24,6	Alimentation bébé	135,7	**1,30**
Petit pots Gallia Danone - pomme / pruneau	100 g	105	0,5	0,3	25,2	Alimentation bébé	138,5	**1,32**
Petit pots Gallia Danone - pomme / pruneau	pot = 130 g	81	0,4	0,2	19,4	Alimentation bébé	109,4	**1,35**
Petit salé aux lentilles Fleury-Michon	plat individuel = 350 g	525	36,4	24,1	40,2	Plats préparés	647,0	**1,23**
Petit salé aux lentilles Leader Price	plat individuel = 285 g	430	37	20	25,6	Plats préparés	559,4	**1,30**
Petit salé aux lentilles Picard	100 g	148	9,2	6,9	12,2	Plats surgelés	174,0	**1,18**
Petit salé aux lentilles vertes Fleury Michon	100 g	131	10,65	4,55	11,8	Plats préparés	181,1	**1,38**
Petit Yoplait 0 %	2 unités = 60 g	31	5,9	0	1,8	Produits laitiers/Desserts	57,0	**1,84**
Petit-beurre	unité	32	0,6	0,8	5,5	Biscuits	47,5	**1,48**
Petit-beurre	100 g	437	8,2	10,9	75	Biscuits	682,8	**1,56**
Petit-beurre Belin	unité = 6,2 g	28	0,6	0,8	4,6	Biscuits	31,0	**1,11**
Petit-beurre Belin	paquet = 24 unités	672	14,4	19,2	110,4	Biscuits	738,0	**1,10**
Petites crèmes fermes et fondantes Mont Blanc chocolat	100 g	145	4	5	21,1	Desserts	153,8	**1,06**
Petites crèmes fermes et fondantes Mont Blanc vanille	100 g	120	3,2	3,8	18	Desserts	128,4	**1,07**
Petites galettes fer Gayelord Hauser	unité	38	0,5	1,4	5,8	Biscuits	42,5	**1,12**
Petites galettes magnésium Gayelord Hauser	unité	38	0,6	1,5	5,7	Biscuits	42,9	**1,13**
Petits Beurre au Chocolat au Lait Alter Eco	100 g	483	7,6	19,4	70,7	Biscuits	478,7	**0,99**
Petits Beurre au Chocolat Noir Alter Eco	100 g	486	6,5	19,4	71,4	Biscuits	474,7	**0,98**
Petits mousses Leader Price	unité = 29 g	137	1,5	7,3	16,4	Produits laitiers/yaourts	117,1	**0,85**
Petits pois aux lardons Picard	100 g	149	3,7	11	8,8	Plats surgelés	113,1	**0,76**
Petits pois et carottes (conserve)	100 g	38	2,2	0,3	6,5	Légumes	64,0	**1,69**
Petits pois et carottes (surgelés)	100 g	53	3,4	0,5	7,8	Légumes	90,1	**1,70**
Petits pois frais (cuits)	100 g	84	5,4	0,2	9	Légumes	135,6	**1,61**
Petit-salé	100 g	330	15	30	0	Viandes	210,1	**0,64**
Petit-salé aux lentilles	100 g	158	16,8	7,6	5,8	Plats cuisinés	212,5	**1,35**
Petit-suisse 40 % mg	60 g	85	5,6	6,1	2	Produits laitiers/yaourts	73,5	**0,86**
Petit-suisse 40 % mg	100 g	142	9,4	10,1	3,3	Produits laitiers/yaourts	122,7	**0,86**
Petit-suisse 60 % mg	60 g	127	5	11,1	1,9	Produits laitiers/yaourts	82,8	**0,65**
Petit-suisse 60 % mg	100 g	212	8,3	18,5	3,1	Produits laitiers/yaourts	137,5	**0,65**
Petit-suisse Danone	60 g	84	5,6	5,6	2,2	Produits laitiers/yaourts	73,5	**0,87**

	Quantité	Énergie (en kcal)	Protides	Lipides	Glucides	Catégorie d'aliment	IS	IS / Calories
Petit-suisse Gervais	100 g	138	9,5	9,5	3,5	Produits laitiers/yaourts	122,8	**0,89**
Pickles	100 g	24	1	0	5	Snacks salés	35,9	**1,49**
Pic-Nic break biscuits + pâte à tartiner	pièce = 60 g	301	4	13,5	40,9	Snacks sucrés	280,3	**0,93**
Picodon	portion = 40 g	138	8,4	11,6	0	Produits laitiers/Fromages	102,3	**0,74**
Picodon	100 g	346	21	29,1	0	Produits laitiers/Fromages	256,1	**0,74**
Picon	dose = 7 cl	74	0	0	0,7	Boissons/Alcools	16,0	**0,22**
Pigeon (rôti)	portion = 120 g	130	26,4	2,4	0	Viandes	221,6	**1,70**
Pigeonneau rôti Fleury Michon	plat individuel = 295 g	431	26,5	26,2	21,5	Viandes/Plats préparés	401,5	**0,93**
Pignons de pin	100 g	685	13,8	62	18	Oléagineux	405,5	**0,59**
Pik et Croq' La Vache qui rit	barquette = 35 g	104	3,8	6,3	8	Snacks salés	96,0	**0,92**
Pilchard sauce tomate (conserve)	100 g	144	17	8	1	Poissons	178,8	**1,24**
Pilpil de blé Céréal	100 g	317	12,2	1	64,8	Féculents	488,3	**1,54**
Piment - poudre de	5 g	13	0,3	0,4	2,5	Aromates/épices/condiments	22,1	**1,70**
Piment fort (conserve)	100 g	21	0,9	0,1	3,8	Aromates/épices/condiments	35,1	**1,67**
Piment rouge séché	100 g	324	10,6	5,8	41,2	Aromates/épices/condiments	499,9	**1,54**
Pim's framboise LU	unité = 12,5 g	46	0,5	1,5	8	Biscuits	49,3	**1,07**
Pim's orange LU	unité = 12,5 g	48	0,5	1,1	8,9	Biscuits	53,0	**1,10**
Pim's poire LU	unité = 12,5 g	49	0,5	1,5	8,4	Biscuits	51,6	**1,05**
Pineau des charentais Remy Martin	verre = 4 cl	47	0	0	0	Boissons/Alcools	8,2	**0,18**
Pintade	100 g	151	23,3	6,4	0	Viandes	207,8	**1,38**
Pintade	portion = 140 g	211	32,6	9	0	Viandes	290,8	**1,38**
Pintade (cuisse) Plats cuisinés Honoré Janin	part = 274 g	333	26	14,8	23,9	Plats préparés	375,4	**1,13**
Pissaladière	100 g	196	4,5	13,4	14,5	Plats cuisinés	158,5	**0,81**
Pissenlit	portion = 80 g	31	2,2	0,6	4,6	Légumes	59,9	**1,93**
Pissenlit	100 g	39	2,7	0,7	5,7	Légumes	74,2	**1,90**
Pistache	100 g	646	21	54	19	Oléagineux	487,4	**0,75**
Pistache (rôtie salée)	unité = 1,5 g	9	0,3	0,8	0,2	Snacks salés	6,4	**0,71**
Pistache (rôtie salée)	100 g	599	18	53	12,6	Snacks salés	418,4	**0,70**

Pithiviers (boulangerie)	part (en moyenne)	400	5	28	32	Pains et viennoiseries	328,2	**0,82**
Pizza (boulangerie)	part (en moyenne)	271	7	14,4	28,4	Plats cuisinés	286,1	**1,06**
Pizza Buitoni - chèvre lardons	unité = 450 g	1134	56,3	47,3	121,5	Plats préparés	1240,9	**1,09**
Pizza Buitoni - chorizo lardons	unité = 450 g	1183	54	49,5	130,5	Plats préparés	1274,7	**1,08**
Pizza Buitoni - Four à Pierre 3 fromages	unité = 410 g	1076	47,6	46	118	Plats préparés	1149,3	**1,07**
Pizza Buitoni - Four à Pierre bolognaise	unité = 410 g	882	42	27	117,2	Plats préparés	1044,3	**1,18**
Pizza Buitoni - Four à Pierre jambon fromage champignons	unité = 450 g	1057	56,2	33,7	132,8	Plats préparés	1257,3	**1,19**
Pizza Buitoni - Four à Pierre jambon fromage olives	unité = 410 g	898	38	29,2	121	Plats préparés	1037,0	**1,15**
Pizza Buitoni - Four à Pierre jambon mozzarella	unité = 450 g	234	14	7,4	27,4	Plats préparés	305,1	**1,30**
Pizza Buitoni - Four à Pierre royale	unité = 410 g	852	35,6	27,8	114,4	Plats préparés	986,7	**1,16**
Pizza Buitoni - La Grandiosa 4 fromages	100 g	255	11	9,8	30,8	Plats préparés	292,3	**1,15**
Pizza Buitoni - La Grandiosa 4 fromages	unité = 600 g	1632	66	73,8	176,4	Plats préparés	1681,8	**1,03**
Pizza Buitoni - La Grandiosa Régina	100 g	237	9,5	8,7	30,2	Plats préparés	280,1	**1,18**
Pizza Buitoni - La Grandiosa Régina	unité = 600 g	1422	57	52,2	181,2	Plats préparés	1575,8	**1,11**
Pizza Buitoni - La Tradizione Campagnola	unité = 440 g	906	37	22,4	139,4	Plats préparés	1114,2	**1,23**
Pizza Buitoni - La Tradizione Régina	unité = 440 g	920	37,8	23,8	139	Plats préparés	1116,6	**1,21**
Pizza Hut - Louisiane Pâte Cheezy Crust	portion = 298 g	703	45,3	25,6	72,7	Plats préparés	851,4	**1,21**
Pizza Hut - Louisiane Pâte Classic	portion = 321 g	691	32,8	23,8	86,5	Plats préparés	832,9	**1,21**
Pizza Hut - Louisiane Pâte Pan	portion = 363 g	781	45,8	34,9	71,6	Plats préparés	889,7	**1,14**
Pizza Hut - Margherita Pâte Classic	portion = 233 g	623	30,6	22,6	74,5	Plats préparés	733,4	**1,18**
Pizza Hut - Margherita Pâte Pan	portion = 282 g	753	34,4	35	75,6	Plats préparés	804,3	**1,07**
Pizza Hut - Montagnarde Pâte Cheezy Crust	portion = 282 g	804	44,3	37,5	72	Plats préparés	884,8	**1,10**
Pizza Hut - Montagnarde Pâte Classic	portion = 273 g	743	36	32,2	80	Plats préparés	826,7	**1,11**
Pizza Hut - Montagnarde Pâte Pan	portion = 303 g	873	44,2	48,5	64,5	Plats préparés	878,6	**1,01**
Pizza Hut - Provençale Pâte Cheezy Crust	portion = 312 g	763	47,1	29,9	76,3	Plats préparés	911,6	**1,19**
Pizza Hut - Provençale Pâte Classic	portion = 327 g	684	38,3	25,2	76,3	Plats préparés	815,7	**1,19**
Pizza Hut - Provençale Pâte Pan	portion = 360 g	788	42,8	35,3	75,2	Plats préparés	882,5	**1,12**
Pizza Hut - Queen Pâte Cheezy Crust	portion = 282 g	651	38	25,4	67,9	Plats préparés	762,7	**1,17**
Pizza Hut - Queen Pâte Classic	portion = 281 g	652	33,2	21,4	81,8	Plats préparés	791,0	**1,21**
Pizza Hut - Queen Pâte Pan	portion = 318 g	736	38,3	33,8	70,1	Plats préparés	815,7	**1,11**

	Quantité	Énergie (en kcal)	Protides	Lipides	Glucides	Catégorie d'aliment	IS	IS / Calories
Pizza Hut - Supreme Pâte Cheezy Crust	portion = 293 g	715	45,7	31,1	63,3	Plats préparés	836,6	**1,17**
Pizza Hut - Supreme Pâte Classic	portion = 292 g	730	35,4	29,1	80,6	Plats préparés	822,6	**1,13**
Pizza Hut - Supreme Pâte Pan	portion = 326 g	808	40,4	40,8	69,8	Plats préparés	847,3	**1,05**
Pizza hut - Végétarienne Pâte Cheezy Crust	portion = 313 g	713	43,2	28,5	71,1	Plats préparés	869,2	**1,22**
Pizza Hut - Végétarienne Pâte Classic	portion = 312 g	599	29,6	21,3	72,1	Plats préparés	747,2	**1,25**
Pizza Hut - Végétarienne Pâte Pan	portion = 359 g	752	38	36,2	68,5	Plats préparés	829,9	**1,10**
Pizza jambon champignons fromage Leader Price	portion = 270 g	480	27	7,8	75,9	Plats préparés	644,1	**1,34**
pizza jambon crun fumé figue mozzarella Picard	100 g	226	12,1	6,2	30,5	Pizzas surgelées	278,0	**1,23**
Pizza jambon fromage Picard (petites par 9)	100 g	228	11,2	8,9	25,8	Pizzas surgelées	253,7	**1,11**
Pizza Kot bolognaise	100 g	171	12,8	4,5	18,7	Pizzas surgelées (hyperprotéinées)	234,7	**1,37**
Pizza Kot bolognaise	unité = 440 g	751	56,1	19,6	82,2	Pizzas surgelées (hyperprotéinées)	1028,5	**1,37**
Pizza légumes Kot	100 g	147	9,4	3,2	18,9	Pizzas surgelées	204,4	**1,39**
Pizza légumes Kot	unité = 440 g	647	41,4	14,1	83,1	Pizzas surgelées	900,3	**1,39**
Pizza Maggi - Fraich'Up surgelée	portion = 300 g	600	27	17,7	82,8	Plats préparés	727,3	**1,21**
Pizza margherita Picard	100 g	238	11,5	9,8	25,6	Pizzas surgelées	259,3	**1,09**
Pizza Picard - 3 fromages (par 2)	100 g	228	10,2	7,4	30,1	Pizzas surgelées	263,0	**1,15**
Pizza Picard - 3 fromages (petites par 9)	100 g	280	10,8	13,3	29,2	Pizzas surgelées	280,7	**1,00**
Pizza Picard - 4 fromages à cuire	100 g	228	10,1	9,6	25,3	Pizzas surgelées	244,4	**1,07**
Pizza Picard - 4 saisons	100 g	171	6,4	4,8	25,6	Pizzas surgelées	202,9	**1,19**
Pizza Picard - A l'orientale	100 g	231	7,8	7,1	34	Pizzas surgelées	262,3	**1,14**
Pizza Picard - Aux 3 fromages bio (grande)	100 g	281	12,6	14	26,2	Pizzas surgelées	282,1	**1,00**
Pizza Picard - Bœuf épicé chorizo	100 g	208	9,2	8,5	23,6	Pizzas surgelées	225,3	**1,08**
Pizza Picard - Capricciosa (grande)	100 g	241	12,1	11,1	23,1	Pizzas surgelées	253,9	**1,05**
Pizza Picard - Capricciosa (par 2)	100 g	243	12	11,4	23,2	Pizzas surgelées	254,4	**1,05**
Pizza Picard - Fromage de chèvre	100 g	254	13,6	9,1	29,3	Pizzas surgelées	291,6	**1,15**
Pizza Picard - Géante tomate mozza basilic	100 g	239	9,5	9,7	28,4	Pizzas surgelées	258,6	**1,08**

Pizza Picard - Gorgonzola épinard pignon d	100 g	232	6,5	7	35,8	Pizzas surgelées	261,8	**1,13**
Pizza roquefort Leader Price	portion = 200 g	364	14	12	50	Plats préparés	420,3	**1,15**
Pizza roquefort Leader Price	unité = 400 g	728	28	24	100	Plats préparés	840,7	**1,15**
Pizza royale Kot	100 g	158	11,9	3,8	17,9	Pizzas surgelées	220,0	**1,39**
Pizza royale Kot	unité = 440 g	725	54,5	17,3	82,5	Pizzas surgelées	1011,5	**1,40**
Pizza royale Picard (grande)	100 g	203	9,7	7,4	24,3	Pizzas surgelées	229,6	**1,13**
Pizza royale Picard (par 2)	100 g	196	10,1	7,1	22,8	Pizzas surgelées	224,4	**1,15**
Pizza saumon crevettes Leader Price	portion = 200 g	395	20	14	46	Plats préparés	455,5	**1,15**
Pizza saumon crevettes Leader Price	unité = 400 g	780	40	28	92	Plats préparés	909,3	**1,17**
Pizza sicilienne Leader Price	portion = 250 g	485	23,2	13,7	67,5	Plats préparés	588,3	**1,21**
Pizza tomate et fromage	100 g	206	8,2	9,1	22,2	Plats préparés	216,6	**1,05**
Pizza tomates séchées, mascarpone Picard	100 g	209	8,3	6,6	29,1	Pizzas surgelées	246,3	**1,18**
Pizza viande et légumes (congelée)	100 g	276	11,3	14,4	22,9	Plats préparés	265,2	**0,96**
Pizza viande et légumes (congelée)	portion = 200 g	534	22,6	28,9	45,9	Plats préparés	527,8	**0,99**
Pizza viande et légumes (congelée, pâte lève-au-four)	100 g		12,6	11,8	26,5	Plats préparés	239,2	**0**
Pizza viande et légumes (congelée, pâte lève-au-four)	portion = 200 g	542	25,3	23,5	53	Plats préparés	574,0	**1,06**
Plaisir aux abricots Taillefine LU	3 unités = 37,5 g	133	1,1	2,2	27	Biscuits	158,9	**1,19**
Plancoet	litre	0	0	0	0	Boissons/Eau minérale	0,0	**0**
Planta fin Culinesse	10 g	67	0	7,4	0	Corps gras	21,9	**0,33**
Pleurotes aux asperges Gyma	portion = 200 g	28	3,6	0,2	2,6	Plats préparés	86,4	**3,09**
Plie	100 g	88	20	0,8	0,2	Poissons	165,5	**1,88**
Pocket Andros-Pomme abricot	100 g	74	0,4	0,5	17	Desserts/Fruits	102,4	**1,38**
Pocket Andros-Pomme Abricot Mangue	100 g	74	0,4	0,5	17	Desserts/Fruits	104,9	**1,42**
Pocket Andros-Pomme Ananas Passion	100 g	75	0,5	0,5	17	Desserts/Fruits	102,1	**1,36**
Pocket Andros-Pomme fraise	100 g	75	0,5	0,5	17	Desserts/Fruits	102,7	**1,37**
Pocket Andros-Pomme Fraise Banane	100 g	74	0,3	0,5	17	Desserts/Fruits	104,1	**1,41**
Pocket Andros-Pomme nature	100 g	74	0,5	0,5	17	Desserts/Fruits	103,2	**1,39**
Pocket Andros-Pomme poire	100 g	74	0,3	0,5	17	Desserts/Fruits	104,1	**1,41**
Poêlée à la forestière Picard	100 g	102	2,9	4,6	12,2	Plats surgelés	113,0	**1,11**
Poêlée à la méridionale Picard	100 g	73	1,4	3,2	9,6	Plats surgelés	83,6	**1,14**

	Quantité	Énergie (en kcal)	Protides	Lipides	Glucides	Catégorie d'aliment	IS	IS / Calories
Poêlée à la romaine Picard	100 g	80	1,7	6,4	3,9	Plats surgelés	66,6	**0,83**
Poêlée à la villageoise Picard	100 g	41	1,7	1,5	5,1	Plats surgelés	57,0	**1,39**
Poêlée à l'italienne Picard	100 g	87	3	4,7	8,1	Plats surgelés	92,2	**1,06**
Poêlée aux marrons Picard	100 g	151	3,1	4,1	25,5	Plats surgelés	184,7	**1,22**
Poêlée Bonduelle - catalane	portion = 200 g	182	3,4	13,4	12,2	Plats préparés	153,3	**0,84**
Poêlée Bonduelle - parisienne	portion = 200 g	204	4,4	12,2	19,2	Plats préparés	193,4	**0,95**
Poêlée Bonduelle - romaine	portion = 200 g	148	3,6	8,8	9,6	Plats préparés	131,2	**0,89**
Poêlée d'asperges vertes Picard	100 g	57	3,6	2,7	4,5	Plats surgelés	74,8	**1,31**
Poêlée de haricots Picard	100 g	47	2,2	1,8	5,6	Plats surgelés	66,2	**1,41**
Poêlée de la mer riz créole Fleury Michon	100 g	110	4,3	4,5	13,1	Plats préparés	120,6	**1,10**
Poêlée de légumes grillés Picard	100 g	103	2,2	8,1	5,4	Plats surgelés	82,0	**0,80**
Poêlée de légumes verts Picard	100 g	50	3,1	1,5	6	Plats surgelés	72,3	**1,45**
Poêlée épinard, haricot vert, pois croquant Picard	100 g	61	2,2	3,3	5,5	Plats surgelés	67,8	**1,11**
Poêlée forestière Bonduelle	100 g	25	2	0,4	3,3	Plats surgelés	48,3	**1,93**
Poêlée forestière Bonduelle	portion = 250 g	62	5	1	8,3	Plats surgelés	121,2	**1,96**
Poêlée haricots verts, tomates et champignons Leader Price	100 g	62	2,8	2,2	7,8	Plats surgelés	81,0	**1,31**
Poêlée minute à l'italienne Bonduelle	100 g	61	2,9	2,3	7,3	Plats surgelés	91,8	**1,51**
Poêlée minute à l'italienne Bonduelle	portion = 250 g	153	7,3	5,8	18,3	Plats surgelés	211,8	**1,38**
Poêlée minute méridionale Bonduelle	100 g	70	1,6	6,6	1,1	Plats surgelés	78,7	**1,12**
Poêlée minute méridionale Bonduelle	portion = 250 g	176	4	16,5	2,8	Plats surgelés	197,2	**1,12**
Poêlée minute paysanne Bonduelle	100 g	70	1,6	3,2	8,5	Plats surgelés	90,2	**1,29**
Poêlée minute paysanne Bonduelle	portion = 250 g	175	4	8	21,3	Plats surgelés	207,3	**1,18**
Poire	100 g	50	0,4	0,3	12,2	Fruits	79,5	**1,59**
Poire	unité = 140 g	70	0,6	0,4	17,1	Fruits	111,5	**1,59**
Poire - jus de	verre = 15 cl	90	0	0	22,5	Boissons/Jus de Fruits	115,0	**1,28**
Poire - nectar pasteurisé de	100 g	64	0,2	0,1	15,7	Boissons/Jus de Fruits	83,1	**1,30**
Poire (alcool)	verre = 4 cl	180	0	0	0	Boissons/Alcools	31,5	**0,18**
Poire (eau-de-vie) Morand	verre = 4 cl	119	0	0	0	Boissons/Alcools	20,9	**0,18**

Poire (eau-de-vie) Morand	100 ml	298	0	0	0	Boissons/Alcools	52,2	**0,18**
Poire au sirop (conserve)	100 g	57	0,2	0,1	14,5	Desserts/fruits	85,3	**1,50**
Poire au sirop (conserve)	portion = 140 g	80	0,3	0,1	20,3	Desserts/fruits	119,6	**1,50**
Poire Belle-Hélène	unité = 150 g	271	4,5	12,2	36,4	Desserts	268,5	**0,99**
Poireau (cru)	100 g	61	1,5	0,3	11,5	Légumes	89,0	**1,46**
Poireau (cuit)	100 g	31	0,8	0,2	6,6	Légumes	46,6	**1,50**
Poireau à la crème (émincé) Bonduelle	portion = 225 g	112	3,6	5,7	11,7	Plats surgelés	136,0	**1,21**
Poireaux émincés à la crème Picard	100 g	76	1,3	4,4	7,8	Plats surgelés	72,2	**0,95**
Pois carrés cuits	100 g	38	5,3	0,7	3,2	Légumes	73,2	**1,93**
Pois cassés	100 g	110	8,3	0,4	17,8	Légumes	186,0	**1,69**
Pois cassés	portion = 200 g	220	16,6	0,8	35,6	Légumes	372,1	**1,69**
Pois chiches (cuits)	100 g	135	8,9	2,5	18,7	Légumes	227,6	**1,69**
Pois chiches (cuits)	portion = 220 g	297	19,6	5,5	41,1	Légumes	500,5	**1,69**
Pois gourmands	100 g	90	6	0,5	16	Légumes	167,7	**1,86**
Pois mange-tout	100 g	42	3,3	0,2	4,3	Légumes	68,1	**1,62**
Pois mange-tout (crus)	100 g	42	2,8	0,2	5,8	Légumes	64,8	**1,54**
Pois pigeon (cajan)	100 g	111	6	1,4	13,3	Légumes	162,0	**1,46**
Poisson - œufs de	c. à café	28	2,8	1,8	0,2	Poissons	29,0	**1,04**
Poisson à la bordelaise Maggi	portion = 200 g	316	24,4	18,4	13,2	Plats préparés	331,2	**1,05**
Poisson à la bordelaise Maggi	barquette = 400 g	632	48,8	36,8	26,4	Plats préparés	662,4	**1,05**
Poisson à la florentine Maggi	portion = 240 g	247	22,6	11,3	13,7	Plats préparés	304,4	**1,23**
Poisson à la florentine Maggi	barquette = 480 g	494	45,2	22,6	27,4	Plats préparés	608,8	**1,23**
Poisson à la moutarde à l'ancienne Maggi	portion = 225 g	205	20,7	8,1	12,2	Plats préparés	265,9	**1,30**
Poisson à la moutarde à l'ancienne Maggi	barquette = 450 g	410	41,4	16,2	24,4	Plats préparés	531,8	**1,30**
Poisson à la parisienne Maggi	portion = 200 g	466	14,4	17	5,4	Plats préparés	247,5	**0,53**
Poisson à la parisienne Maggi	barquette = 400 g	288	34	10,8	13,6	Plats préparés	401,1	**1,39**
Poisson à la provençale Maggi	barquette = 450 g	292	36,9	9	16,2	Plats préparés	432,1	**1,48**
Poisson à la provençale Maggi	portion = 225 g	146	18,8	4,5	8,1	Plats préparés	218,7	**1,50**
Poissons en sauce (surgelé)	100 g	101	10,6	4,6	4,2	Plats cuisinés	121,4	**1,20**
Poissons frit en croquette	100 g	198	13,5	11,3	10,2	Plats cuisinés	197,7	**1,00**

	Quantité	Énergie (en kcal)	Protides	Lipides	Glucides	Catégorie d'aliment	IS	IS / Calories
Poissons frit en croquette	portion = 140 g	277	18,9	15,8	14,3	Plats cuisinés	276,8	**1,00**
Poissons pané (congelé)	100 g	125	11	2	15,8	Plats cuisinés	179,3	**1,43**
Poissons pané (frit)	2 unités = 100 g	232	14,8	12,2	15,3	Plats cuisinés	238,0	**1,03**
Poitrine de porc fumée	100 g	293	16,5	25	0,5	Viandes/charcuterie	210,0	**0,72**
Poitrine de porc salée	100 g	300	15	27	0	Viandes/charcuterie	200,7	**0,67**
Poivre moulu	pincée = 0,6 g	1	0	0	0,2	Aromates/épices/condiments	2,3	**2,28**
Poivre moulu	100 g	210	10	3	38	Aromates/épices/condiments	444,2	**2,12**
Poivron	100 g	18	0,8	0,3	2,7	Légumes	28,7	**1,59**
Poivron jaune (cru)	100 g	27	1	0,2	5,4	Légumes	41,5	**1,54**
Poivron jaune (cuit)	100 g	25	1	0,3	4,8	Légumes	45,5	**1,82**
Poivron rouge (cru)	100 g	26	0,9	0,3	5,2	Légumes	46,6	**1,79**
Poivron rouge (cuit)	100 g	28	1	0,3	5,8	Légumes	49,7	**1,78**
Poivron vert (cru)	100 g	20	0,9	0,2	3,2	Légumes	33,0	**1,65**
Poivron vert (cuit)	100 g	28	0,9	0,2	5,2	Légumes	43,8	**1,56**
Poivrons et épices Sacla	100 g	139	1,4	11,8	6,8	Légumes/épices	86,7	**0,62**
Poivrons et épices Sacla	pot = 190 g	264	2,7	22,4	13	Légumes/épices	166,0	**0,63**
Poivrons farcis et panaché de riz Fleury Michon	100 g	141	5,7	5,9	16,3	Plats préparés/Légumes	152,2	**1,08**
Poivrons grillés Leader Price	barquette = 220 g	293	1,3	26,6	46,2	Plats préparés	360,5	**1,23**
Poivrons grillés Picard	100 g	61	1,5	0,3	13,2	Plats surgelés	104,4	**1,71**
Polenta	100 g	110	3,9	0,4	22,8	Féculents	160,4	**1,46**
Pollen toutes fleurs Céréal	100 g	265	20	5	35	Diététique/Compléments alimentaires	446,5	**1,69**
«Pomélo dit «»pamplemousse»» au sirop»	100 g	57	0,6	0,1	14,3	Desserts/fruits	81,2	**1,42**
Pomme	100 g	49	0,3	0,3	11,7	Fruits	75,2	**1,53**
Pomme	unité = 150 g	73	0,4	0,4	17,3	Fruits	110,8	**1,52**
Pomme - compote de (conserve)	3 c. à soupe = 100 g	76	0,2	0,1	19,1	Desserts	108,0	**1,42**
Pomme - jus à base de concentré pasteurisé de	100 g	45	0,1	0	11	Boissons/Jus de Fruits	62,1	**1,38**
Pomme - jus de	verre = 15 cl	70	0	0	17,3	Boissons/Jus de Fruits	88,3	**1,26**

Pomme de terre bouillie (avec la peau)	100 g	86	2	0,1	18,3	Légumes	119,6	**1,39**
Pomme de terre bouillie (sans la peau)	100 g	86	1,7	0,1	18,6	Légumes	117,5	**1,37**
Pomme noisette (précuite surgelée)	100 g	165	3,6	5,9	23,6	Plats préparés	181,9	**1,10**
Pomme noisette (précuite surgelée)	portion = 220 g	363	7,9	13	51,9	Plats préparés	400,1	**1,10**
Pommes de terre (à l'eau ou vapeur)	100 g	81	1,5	0,1	18	Légumes	111,9	**1,38**
Pommes de terre (à l'eau ou vapeur)	portion = 200 g	162	3	0,2	36	Légumes	223,8	**1,38**
Pommes de terre (épluchées crues)	100 g	72	2,1	0,2	15,2	Féculents	104,6	**1,45**
Pommes de terre au four	100 g	104	2,3	0,1	22,8	Légumes	147,1	**1,41**
Pommes de terre boulangère	100 g	92	2,3	4,7	10,2	Plats cuisinés	96,4	**1,05**
Pommes de terre chips salées	100 g	521	5,5	36	42,4	Plats cuisinés	427,9	**0,82**
Pommes de terre dauphines (cuites)	100 g	116	2,9	4,6	15,4	Plats cuisinés	127,6	**1,10**
Pommes de terre dauphines (cuites)	portion = 220 g	255	6,4	10,1	33,9	Plats cuisinés	278,4	**1,09**
Pommes de terre en flocons	sachet = 125 g	459	12,5	3,7	94	Plats cuisinés	593,9	**1,29**
Pommes de terre en gratin dauphinois	portion = 250 g	263	5,7	14,2	27,5	Plats cuisinés	264,7	**1,01**
Pommes de terre en rösti	portion = 200 g	232	2,2	11,6	29,8	Plats cuisinés	233,6	**1,01**
Pommes de terre frites non salées	100 g	274	3,8	15	30	Plats cuisinés	246,0	**0,90**
Pommes de terre frites non salées	portion = 200 g	548	7,6	30	60	Plats cuisinés	492,0	**0,90**
Pommes de terre purée	100 g	91	2,2	2,9	13,7	Plats cuisinés	106,4	**1,17**
Pommes de terre purée	portion = 200 g	182	4,4	5,8	27,4	Plats cuisinés	212,8	**1,17**
Pommes de terre sautées	portion = 200 g	252	4,4	12,4	30,6	Plats cuisinés	258,0	**1,02**
Pommes Duchesse Picard	portion = 250 g	310	5,5	8	54	Plats préparés	353,7	**1,14**
Pommes frites Findus s/mg	100 g	260	4,4	6,4	46	Plats préparés	305,9	**1,18**
Pommes frites Findus s/mg	portion = 140 g	364	6,2	9	64,4	Plats préparés	430,5	**1,18**
Pommes pailles	poignée	41	0,5	2,1	5	Plats cuisinés	38,6	**0,94**
Pommes pailles	100 g	509	6,6	25,8	62,6	Plats cuisinés	477,1	**0,94**
Pommes Tatin Bonne maman	100 g	290	1,4	9,2	37,8	Desserts	257,0	**0,89**
Pont-l'Evêque	portion = 40 g	120	8,4	9,6	0	Produits laitiers/Fromages	96,4	**0,80**
Pont-L'evêque	100 g	300	21,1	24	0	Produits laitiers/Fromages	241,8	**0,81**
Pop-corn (nature)	grand cornet = 100 g	345	12	4,2	62,9	Snacks	521,8	**1,51**
Pop-corn (salé)	grand cornet = 100 g	484	9	28,1	47,2	Snacks	457,4	**0,95**

	Quantité	Énergie (en kcal)	Protides	Lipides	Glucides	Catégorie d'aliment	IS	IS / Calories
Pop-corn (sucré)	poignée = 10 g	39	1,1	0,5	7,6	Snacks	58,0	**1,49**
Pop-corn (sucré)	100 g	390	11	5	76	Snacks	580,4	**1,49**
Porc : carré	portion = 140 g	462	21	42	0	Viandes	294,1	**0,64**
Porc : cervelle braisée	portion = 100 g	157	12,1	12,1	0	Viandes	133,7	**0,85**
Porc : côte levée braisée (maigre et gras)	2 unités = 70 g	235	18	18	0	Viandes	199,2	**0,85**
Porc : côtelette grillée	unité = 100 g	247	28	15	0	Viandes	271,3	**1,10**
Porc : échine rôtie	100 g	243	27	15	0	Viandes	263,2	**1,08**
Porc : échine rôtie	portion = 140 g	340	37,8	21	0	Viandes	368,4	**1,08**
Porc : filet mignon	portion = 300 g	295	31	19	0	Viandes	307,4	**1,04**
Porc : filet rôti maigre	100 g	158	28,8	4,8	0	Viandes	247,6	**1,57**
Porc : lard frais	tranche = 100 g	575	9	60	0	Viandes	249,7	**0,43**
Porc : lard fumée	tranche = 100 g	670	10	70	0	Viandes	287,5	**0,43**
Porc : palette	portion = 140 g	420	23,8	35	0	Viandes	297,9	**0,71**
Porc : pied	unité = 100 g	342	17	30	1	Viandes	231,4	**0,68**
Porc : poitrine	portion = 140 g	420	21	37,8	0	Viandes	281,0	**0,67**
Porc : rognon	portion = 100 g	93	16,4	3	0	Viandes	141,9	**1,53**
Porc : rôti	tranche = 80 g	342	16,8	30,2	0	Viandes	225,8	**0,66**
Porc : rôti	100 g	246	27,8	15	0	Viandes	269,6	**1,10**
Porc : travers braisé	100 g	389	29,1	30,3	0	Viandes	325,3	**0,84**
Porc : travers braisé	portion = 140 g	545	40,7	42,4	0	Viandes	455,2	**0,84**
Porc caramel riz basmati Picard	100 g	153	6,6	4,2	22,2	Plats surgelés	190,5	**1,25**
Porc confit et purée de pommes de terre Picard	100 g	104	6,7	4,4	9,5	Plats surgelés	126,4	**1,22**
Porc rissolé et riz à la provençale Fleury Michon	100 g	126	4,9	4,8	15,7	Plats préparés/Viandes	142,6	**1,13**
Porto blanc	verre = 4 cl	81	0	0	7	Boissons/Alcools	44,7	**0,55**
Porto rouge	verre = 7 cl	80	0	0	7	Boissons/Alcools	44,5	**0,56**
Port-salut	portion = 40 g	129	8,4	10,4	0,4	Produits laitiers/Fromages	100,8	**0,78**
Potage aux 5 légumes Picard	100 ml	48	1,7	0,7	8,8	Soupe	69,6	**1,45**
Potage aux 9 légumes bio Picard	100 ml	33	0,7	2	3,1	Soupe	33,4	**1,01**

Potage aux légumes	louche	90	0	0	22,5	Soupe	144,7	**1,61**
Potage aux lentilles	louche	191	7	3	34	Soupe	242,5	**1,27**
Potage aux pois secs	louche	380	23	2,7	66	Soupe	534,4	**1,41**
Potage Brighton Picard	100 ml	56	1,7	3,2	4,4	Soupe	52,1	**0,93**
Potage carottes, haricots verts, pommes de terre Picard	100 ml	34	1	1,5	4,2	Soupe	43,0	**1,26**
Potage châtaignes, cèpes cuisinés à la crème fraîche Picard	100 ml	119	1,7	5,3	16,1	Soupe	120,1	**1,01**
Potage de courgettes Picard	100 ml	45	0,9	3	3,6	Soupe	40,5	**0,90**
Potage de légumes bio Picard	100 ml	12	0,7	0,2	1,9	Soupe	28,8	**2,40**
Potage de légumes verts Picard	100 ml	36	1,2	1,6	4,2	Soupe	41,9	**1,16**
Potage de légumes verts Picard - bol individuel	100 ml	75	2	5	5,5	Soupe	65,0	**0,87**
Potage lyonnais Picard	100 ml	64	1,1	3,2	7,6	Soupe	63,0	**0,99**
Potage Maggi - au cresson	assiette	54	1,1	1,3	9,5	Soupe	73,1	**1,35**
Potage Maggi - bœuf / pâtes alphabet	assiette	88	3,6	2,4	13	Soupe	108,2	**1,23**
Potage Maggi - bœuf / tomate / vermicelle	assiette	47	1,9	0,9	8	Soupe	70,7	**1,51**
Potage Maggi - bœuf aux vermicelles	assiette	44	1,5	0,8	7,9	Soupe	60,5	**1,38**
Potage Maggi - jardinière aux 7 légumes	assiette	54	1,1	1,1	10	Soupe	75,0	**1,39**
Potage Maggi - jardinière de Légumes	assiette	56	1,3	1,1	10,4	Soupe	78,6	**1,40**
Potage Maggi - légumes / vermicelle	assiette	60	1,9	1,1	10	Soupe	82,0	**1,37**
Potage Maggi - poireaux / pommes de terre	assiette	79	2,2	0,6	16,4	Soupe	114,8	**1,45**
Potage Maggi - poule aux vermicelles	assiette	44	1,7	0,5	8,3	Soupe	63,3	**1,44**
Potage Maggi - tomate aux vermicelles	assiette	60	1,7	1,2	10,6	Soupe	83,3	**1,39**
Potage Maggi Sveltesse 0 % - moulinée provençale thym	dose = 19,5 g	60	1,2	0	13,8	Soupe	86,3	**1,44**
Potage Maggi Sveltesse 0 % - moulinée provençale thym	100 g	333	6,6	0,5	70,8	Soupe	452,2	**1,36**
Potage Maggi Sveltesse bouteille - Velouté 9 légumes	250 g	95	4,1	0,2	19,2	Soupe	151,3	**1,59**
Potage Maggi Sveltesse bouteille - Velouté carottes coriandre	250 g	80	3,6	0,2	20	Soupe	132,4	**1,66**
Potage Maggi Sveltesse bouteille - Velouté légumes du Sud	250 g	90	1,8	0,1	20,5	Soupe	137,7	**1,53**
Potage Maggi Sveltesse bouteille - Velouté légumes verts	250 g	80	3,8	0,2	15,9	Soupe	116,0	**1,45**
Potage mélange de légumes Picard	100 ml	12	0,7	0,1	2	Soupe	22,3	**1,86**
Potage pékinois aux champignons noirs Liebig	assiette = 200 ml	38	1,8	0,8	6,2	Soupe	60,5	**1,59**
Potage petits pois, chorizo cuisinés au safran Picard	100 ml	98	4	5,5	8,1	Soupe	100,8	**1,03**

	Quantité	Énergie (en kcal)	Protides	Lipides	Glucides	Catégorie d'aliment	IS	IS / Calories
Potage pistou à la provençale Liebig	assiette = 200 ml	74	2	2,6	10,8	Soupe	90,8	**1,23**
Potage poireaux, pommes de terre Knorr	assiette	64	1,9	1,9	9,9	Soupe	83,4	**1,30**
Potage poireaux, pommes de terre Picard	100 ml	43	0,9	2,4	4,4	Soupe	39,8	**0,92**
Potage poule au pot	assiette	72	2,6	1,5	12	Soupe	92,4	**1,28**
Potage poule au pot, vermicelle Liebig	assiette = 200 ml	44	3,2	0,6	6,4	Soupe	69,4	**1,58**
Potage tomates basilic Picard	100 ml	21	1	0,1	4	Soupe	35,4	**1,69**
Pot-au-feu	100 g	139	12,9	7,3	5,6	Plats cuisinés	156,8	**1,13**
Pot-au-feu (bœuf seul)	portion = 140 g	316	39,4	17,5	0	Plats cuisinés	371,2	**1,17**
Potée auvergnate	100 g	164	8,4	12,5	4,4	Plats cuisinés	135,9	**0,83**
Potée auvergnate	portion = 350 g	574	29,4	43,8	15,4	Plats cuisinés	475,8	**0,83**
Potimarron - pulpe de	100 g	31	1,2	0,5	5,6	Légumes	54,2	**1,75**
Potiron	100 g	30	1,3	0,3	6	Légumes	53,8	**1,79**
Poule : Viandes bouillie	100 g	229	30,4	11,9	0	Poissons	281,6	**1,23**
Poule au pot	portion = 140 g	320	42,5	16,6	0	Viandes	406,0	**1,27**
Poulet (cuisse) Viandes et peau rôties	100 g	226	26,3	13,5	0	Viandes	252,9	**1,12**
Poulet : Viandes et peau rôties	100 g	161	26,4	6,2	0	Viandes	232,3	**1,44**
Poulet à la basquaise et riz Picard	100 g	118	7,7	1,6	18,3	Plats surgelés	159,7	**1,35**
Poulet à la cantonaise/riz Monoprix Exotique	portion = 340 g	401	35	4,1	55,8	Plats préparés/Viandes	590,6	**1,47**
Poulet à la moutarde et riz Fleury Michon	100 g	135	6,4	3,5	19,5	Plats préparés/Viandes	163,9	**1,21**
Poulet à la provençale et au blé Weight Watchers	portion = 345 g	348	22	10,4	41,4	Plats préparés/Viandes	437,1	**1,26**
Poulet à l'indienne Leader Price	plat individuel = 285 g	285	20	12,9	22,8	Plats préparés/Viandes	333,7	**1,17**
Poulet à l'indienne Weight Watchers	portion = 345 g	348	25,1	10,7	39	Plats préparés/Viandes	450,0	**1,29**
Poulet aigre-douce, riz Picard	100 g	113	6,6	2,2	16,6	Plats surgelés	150,2	**1,33**
Poulet aigre-doux/riz Monoprix Exotique	portion = 360 g	479	25,5	1,1	91,1	Plats préparés/Viandes	689,8	**1,44**
Poulet au curry rouge et riz parfumé Picard	100 g	139	8,6	4,5	16,1	Plats surgelés	171,8	**1,24**
Poulet au curry vert et duo de riz Picard	100 g	114	7	2	16,9	plats préparés	154,4	**1,35**
Poulet au curry vert thaï et son riz au pavot Joël Robuchon Fleury Michon	100 g	173	7,1	10,5	12,6	Plats préparés/Viandes	163,9	**0,95**

Poulet au thym Monoprix Bien Vivre	plat individuel = 265 g	344	30,2	13,5	25,1	Plats préparés/Viandes	430,4	**1,25**
Poulet basilic thaï riz Picard	100 g	107	8,4	2,2	13,4	Plats surgelés	149,8	**1,40**
Poulet basquaise et riz Marie	portion = 300 g	279	13,2	6,9	40,8	Plats préparés/Viandes	352,4	**1,26**
Poulet biryani et riz basmati Picard	100 g	120	8	2,1	17,2	Plats surgelés	166,1	**1,38**
Poulet cantonnaise/riz Monoprix Exotique	plat individuel = 340 g	401	35	4,1	55,8	Plats préparés/Viandes	586,3	**1,46**
Poulet couscous et merguez Maggi	portion = 350 g	423	17,5	17,5	48,6	Plats préparés/Viandes	456,8	**1,08**
Poulet doré au four, légumes du sud, fine semoule Fleury Michon	100 g	122	8,2	4,2	12,9	Plats préparés/Viandes	154,6	**1,27**
Poulet Duc - aiguillette	100 g	111	23,8	1,8	0	Viandes	198,2	**1,79**
Poulet Duc - pavé, émincé rouge	100 g	126	19,1	5,5	0	Viandes	171,1	**1,36**
Poulet Duc - pilon, cuisse, aile	100 g	214	17,7	16	0	Viandes	190,6	**0,89**
Poulet Epinard Asperge Fleury Michon	100 g	99	15	3	3	Plats préparés/Viandes	151,8	**1,53**
Poulet fermier/tagliatelles sauce citronnée Weight Watchers	portion = 380 g	342	23,9	11	36,5	Plats préparés/Viandes	429,6	**1,26**
Poulet mexicain Taureau Ailé	portion = 350 g	427	31,1	14	43,7	Plats préparés/Viandes	533,3	**1,25**
Poulet rôti	portion = quart	268	44	10,3	0	Viandes	387,0	**1,44**
Poulet rôti et farfalles aux 3 fromages italiens Fleury Michon	100 g	146	7,8	5,5	16,4	Plats préparés/Viandes	167,9	**1,15**
Poulet satay Monoprix Exotique	plat individuel = 340 g	622	38,8	27,2	55,4	Plats préparés/Viandes	687,5	**1,11**
Poulet sauce au citron vert et purée de patates douces Picard	100 g	130	9,2	4,7	12,7	Plats surgelés	160,1	**1,23**
Poulet sauce morilles tagliatelles Monoprix Gourmet	plat individuel = 330 g	535	43,6	27,4	28	Plats préparés/Viandes	594,8	**1,11**
Poulet sauté et ses fins spaghetti au basilic Joël Robuchon Fleury Michon	100 g	145	10,7	4,1	16,4	Plats préparés/Viandes	200,3	**1,38**
Poulet tandoori	portion	254	37	10	4	Plats préparés/Viandes	359,0	**1,41**
Poulet Tomate Courgette Fleury Michon	100 g	106	16	3	4	Plats préparés/Viandes	164,8	**1,55**
Poulet tomates et Purée de Courgettes Fleury Michon	100 g	145	5,1	9	10,9	Plats préparés/Viandes	130,4	**0,90**
Poulet/coquillettes/duxelles champignons Weight Watchers	plat individuel = 380 g	388	26,2	9,5	49,5	Plats préparés/Viandes	509,3	**1,31**
Poulet/quartiers de mandarine/riz étuvé Sveltesse Maggi	plat individuel = 340 g	357	20,4	6,8	53,4	Plats préparés/Viandes	468,0	**1,31**
Pouligny Saint-Pierre	portion = 40 g	138	9	11,3	0	Produits laitiers/Fromages	106,4	**0,77**
Pouligny Saint-Pierre	100 g	345	22,5	28,3	0	Produits laitiers/Fromages	265,9	**0,77**
Poulpe	100 g	75	16,4	1	0	Poissons	136,0	**1,81**
Poulpe : Viandes et peau bouillie	100 g	305	25,8	22,4	0	Poissons	275,3	**0,90**

	Quantité	Énergie (en kcal)	Protides	Lipides	Glucides	Catégorie d'aliment	IS	IS / Calories
Poulpe au vin rouge	portion	311	42	13	6,5	Plats cuisinés	417,9	**1,34**
Pourpier (cru)	100 g	16	1,3	0,1	3,4	Salades	32,9	**2,06**
Pourpier (cuit)	100 g	18	1,5	0,2	3,6	Salades	35,8	**1,99**
Pousses de bambou	100 g	12	1,5	0,2	0,9	Légumes	23,6	**1,97**
Praline	unité = 10 g	6	1,5	3,6	4,4	Confiseries	42,4	**7,07**
Praliné noir Nestlé	100 g	537	6,5	36,4	45,9	Chocolat	398,4	**0,74**
Pralines de céréales nappées de Chocolat Alter Eco	100 g	546	6,6	32	58	Confiseries	447,4	**0,82**
Pralin's Picard	unité = 140 ml	254	4,7	12,3	31,4	Desserts	239,2	**0,94**
Pressade 100 % pur jus - orange pamplemousse	100 ml	43	0,5	0,1	10	Boissons/Jus de Fruits	58,0	**1,35**
Pressade 100 % pur jus - pomme	100 ml	44	0	0	11	Boissons/Jus de Fruits	58,7	**1,33**
Pressade 100 % pur jus - raisin et muscat	100 ml	61	0,1	0	15	Boissons/Jus de Fruits	79,9	**1,31**
Primevère - huile diététique	c. à soupe = 12 g	108	0	12	0	Corps gras	35,4	**0,33**
Prince barre lait LU	25 g	133	0,9	7,5	14,5	Biscuits	104,1	**0,78**
Prince chocolat au lait LU	unité = 22 g	107	1,2	4,6	15,2	Biscuits	100,8	**0,94**
Prince chocolat LU	unité = 22 g	108	1,3	4,4	15,6	Biscuits	103,2	**0,96**
Prince Energie LU	unité = 23 g	99	1,3	2,5	17,7	Biscuits	108,2	**1,09**
Prince fraise LU	unité = 13,3 g	55	0,6	1,1	10,4	Biscuits	61,0	**1,11**
Prince granola lait LU	unité = 12,5 g	62	0,8	2,9	8,3	Biscuits	57,0	**0,92**
Prince matin barre	unité = 21 g	88	1,1	2,9	15,5	Biscuits	95,7	**1,09**
Prince pépites LU	unité = 30 g	137	1,7	7,2	16,2	Biscuits	122,0	**0,89**
Prince vanille LU	unité = 22 g	109	1,1	4,6	15,8	Biscuits	103,0	**0,95**
Printanière de Légumes Bonduelle Surgelés	100 g	44	2,8	0,2	7,7	Légumes	78,9	**1,79**
Printanière de Légumes Bonduelle Surgelés	portion = 250 g	110	7	0,5	19,3	Légumes	197,9	**1,80**
Printanière de légumes Picard	100 g	45	2	0	9	Légumes surgelés	74,3	**1,65**
Profiterole au chocolat	2 unités = 130 g	291	5,9	15,7	33	Desserts	260,3	**0,89**
Profiteroles Nestlé	100 g	213	3,1	9	29,8	Desserts	202,8	**0,95**
Proti 5 (en-cas minceur)	unité = 8 g	32	4	0,5	2,7	Diététique/Substitut de repas	47,7	**1,49**
Proti barre minceur - goût céréales & Fruits des bois	unité = 50 g	183	14	4,3	22,2	Diététique/Substitut de repas	252,6	**1,38**

Proti barre minceur - goût céréales & pépites de chocolat	unité = 50 g	186	14,1	4,7	22	Diététique/Substitut de repas	252,9	**1,36**
Proti barre minceur - goût céréales amandes	unité = 50 g	193	14,3	5,7	21,4	Diététique/Substitut de repas	253,8	**1,31**
Proti barre minceur - goût fromage ciboulette	unité = 50 g	185	13,6	4,9	23,8	Diététique/Substitut de repas	255,9	**1,38**
Proti barre minceur - goût pizza	unité = 50 g	180	13	4,8	24	Diététique/Substitut de repas	252,0	**1,40**
Protical Boisson - chocolat	brique = 250 ml	191	22,8	5,8	12	Diététique/Substitut de repas	262,6	**1,37**
Protical Boisson - vanille	brique = 250 ml	191	22,8	5,8	12	Diététique/Substitut de repas	262,6	**1,37**
Protical boisson drainante	sachet = 9,5 g	38	0,2	0,2	9	Diététique/Substitut de repas	53,8	**1,42**
Protical crème	sachet = 30 g	110	15	0,7	11	Diététique/Substitut de repas	179,3	**1,63**
Protical crème - café	portion = 2 sachets	209	30	0,4	21,6	Diététique/Substitut de repas	364,0	**1,74**
Protical crème - chocolat	portion = 2 sachets	209	30	0,4	21,6	Diététique/Substitut de repas	364,0	**1,74**
Protical crème - Fruits des bois	portion = 2 sachets	212	30	0,5	21,6	Diététique/Substitut de repas	359,7	**1,70**
Protical crème - vanille	portion = 2 sachets	214	30	0,5	22,5	Diététique/Substitut de repas	364,0	**1,70**
Protical flan	bol = 250 ml	189	23	0,6	23	Diététique/Substitut de repas	304,5	**1,61**
Protical mini biscuit au romarin	pause = 10 unités	105	6,8	4,7	9	Diététique/Substitut de repas	141,6	**1,35**
Protical mini-barre caramel/amandes	unité = 28 g	98	7,6	2,8	9,7	Diététique/Substitut de repas	143,0	**1,46**
Protical mini-barre chocolatée	unité = 28 g	96	7,6	2,8	9,3	Diététique/Substitut de repas	143,4	**1,49**
Protical mini-barre figues - pruneaux	unité = 28 g	84	3,9	1,6	12,7	Diététique/Substitut de repas	132,0	**1,57**
Protical pause légère croustillants abricots-oranges	unité = 28 g	99	7	2,2	10,9	Diététique/Substitut de repas	148,1	**1,50**
Protical potage	sachet = 24 g	86	15	0,8	4,5	Diététique/Substitut de repas	147,5	**1,72**
Protical potage - champignons	portion = 2 sachets	161	28,1	1,3	9,3	Diététique/Substitut de repas	297,2	**1,85**
Protical potage - Légumes	portion = 2 sachets	155	28,3	1	8,2	Diététique/Substitut de repas	294,9	**1,90**
Protical potage - poireaux	portion = 2 sachets	162	28,7	0,9	9,9	Diététique/Substitut de repas	307,0	**1,89**
Protical potage - tomates	portion = 2 sachets	155	29,1	1	7,5	Diététique/Substitut de repas	297,8	**1,92**
Protical potage - volaille	portion = 2 sachets	169	27,4	2,3	9,8	Diététique/Substitut de repas	297,0	**1,76**
Protical prêt à boire - cacao	brique = 250 ml	250	20	5	31,3	Diététique/Substitut de repas	353,7	**1,41**
Protical prêt à boire - café	brique = 250 ml	250	20	5	31,3	Diététique/Substitut de repas	353,7	**1,41**
Protical prêt à boire - fraise	brique = 250 ml	250	20	5	31,3	Diététique/Substitut de repas	353,7	**1,41**
Protical prêt à boire - jardinière de Légumes	brique = 250 ml	250	20,5	8,5	22,9	Diététique/Substitut de repas	325,6	**1,30**
Protical prêt à boire - suprême de volaille	brique = 250 ml	250	20,5	8	24,3	Diététique/Substitut de repas	331,0	**1,32**
Protical prêt à boire - vanille	brique = 250 ml	250	20	5	31,3	Diététique/Substitut de repas	353,7	**1,41**

	Quantité	Énergie (en kcal)	Protides	Lipides	Glucides	Catégorie d'aliment	IS	IS / Calories
Protical sablé pépites d'abricots	4 unités = 22 g	90	5,7	3,5	9	Diététique/Substitut de repas	111,3	**1,24**
Prune - jus de	verre = 15 cl	102	0	0	25,5	Fruits/Boissons	129,6	**1,27**
Prune (eau-de-vie) Arton	verre = 4 cl	116	0	0	0	Boissons/Alcools	20,3	**0,18**
Pruneau	unité = 18 g	29	0,5	0	7,2	Fruits secs	58,1	**2,00**
Pruneau	100 g	163	2,5	0,3	39,8	Fruits secs	319,7	**1,96**
Pruneau - jus de	verre = 15 cl	114	1	0	29,4	Boissons/Jus de Fruits	156,1	**1,37**
Pruneau Céréal - jus diététique de	100 g	76	0,7	0	19,6	Boissons/Jus de Fruits	110,7	**1,46**
Pruneau d'Agen pasteurisé Prunor	unité = 10 g	20	0,5	0	4,5	Fruits	42,2	**2,11**
Pruneau d'Agen pasteurisé Prunor	100 g	201	5,2	0,1	44,9	Fruits	362,1	**1,80**
Pruneau Gerblé - jus de	100 ml	78	0,5	0	19	Boissons/Jus de Fruits	105,7	**1,36**
Prunogil Jacquemaire	pot = 130 g	155	1,2	0,7	37,3	Desserts/Fruits/Diététique	237,2	**1,53**
Pschitt orange	verre = 15 cl	89	0	0	22,3	Boissons/Sodas	112,8	**1,27**
Pschitt orange	litre	596	0	0	149	Boissons/Sodas	753,7	**1,26**
Pti' Kot chocolat	100 g	440	11	23	55,7	Biscuits/Diététique	466,8	**1,06**
Pti' Kot chocolat	1 biscuit	52	1,3	2,7	6,5	Biscuits/Diététique	54,5	**1,05**
P'tit Dej' Candia	100 g	71	3,6	1,4	11	Boissons	89,0	**1,25**
P'tit Dej' Candia	briquette	142	7,2	2,8	22	Boissons	177,9	**1,25**
P'tit déjeuner LU chocolat céréales	4 unités = 100 g	445	7	17	66	Biscuits	477,8	**1,07**
P'tit gourmand de Nestlé aux fruits	unité = 50 g	73	3,3	2,7	8,9	Produits laitiers/yaourts	82,8	**1,13**
P'tit gourmand de Nestlé brassé pulpe de fruits	pot = 100 g	100	4	1,7	16,4	Produits laitiers/yaourts	124,0	**1,24**
P'tit gourmand de Nestlé nature sucré	2 petits pots = 100 g	124	8,1	5,7	10	Produits laitiers/yaourts	136,2	**1,10**
P'tit Vittel - citron	verre = 200 ml	68	0	0	17	Boissons/Eau minérale	86,0	**1,26**
P'tit Vittel - fraise	verre = 200 ml	65	0	0	16,4	Boissons/Eau minérale	82,9	**1,27**
P'tit Vittel - grenadine	verre = 200 ml	65	0	0	16,4	Boissons/Eau minérale	82,9	**1,27**
P'tit Vittel - menthe	verre = 200 ml	64	0	0	16	Boissons/Eau minérale	80,9	**1,26**
P'tit Yoco Nestlé - aux fruits	unité = 50 g	75	3,5	3,8	6,8	Boissons lactées	73,9	**0,99**
P'tit Yoco Nestlé - Maxi	portion = 100 g	150	7	7,5	13,5	Boissons lactées	147,3	**0,98**
P'tit Yoco Nestlé - Neige	pot = 50 g	75	3,7	4	6,1	Boissons lactées	72,6	**0,97**

Pudding (boulangerie)	part (en moyenne)	360	13	11	25	Gâteaux	283,4	**0,79**
Pulpe aux tomates fraîches Buitoni	portion = 100 g	35	1,5	1,2	4,4	Légumes	68,9	**1,97**
Punch	verre = 8 cl	130	0	0	0	Boissons/Alcools	22,8	**0,18**
Pur Soup' Liebig	assiette = 250 ml	86	2	8,5	14	Soupe	121,1	**1,41**
Pur Soup' Liebig - artichauts	assiette = 200 ml	66	1,6	2	10,4	Soupe	86,9	**1,32**
Pur Soup' Liebig - carottes	assiette = 200 ml	70	1,6	1,6	12,4	Soupe	92,7	**1,32**
Pur Soup' Liebig - cresson	assiette = 200 ml	80	2	3	11,6	Soupe	95,8	**1,20**
Pur Soup' Liebig - julienne 8 Légumes	assiette = 200 ml	84	2,4	4	9,6	Soupe	92,2	**1,10**
Pur Soup' Liebig - julienne Légumes du soleil	assiette = 200 ml	92	2	4,8	10	Soupe	93,4	**1,02**
Pur Soup' Liebig - Légumes	assiette = 200 ml	68	1,6	2	11,2	Soupe	87,7	**1,29**
Pur Soup' Liebig - Légumes / tomates	assiette = 200 ml	70	1,4	2,8	10	Soupe	82,4	**1,18**
Pur Soup' Liebig - Légumes du soleil	assiette = 200 ml	80	2	3,6	10	Soupe	89,7	**1,12**
Pur Soup' Liebig - Légumes verts	assiette = 200 ml	66	1,8	2,4	9,6	Soupe	82,4	**1,25**
Pur Soup' Liebig - mouliné Légumes / tomates	assiette = 200 ml	80	2	3,2	10,8	Soupe	92,6	**1,16**
Pur Soup' Liebig - mouliné Légumes variés	assiette = 200 ml	74	1,6	3,2	10	Soupe	85,1	**1,15**
Pur Soup' Liebig - mouliné Légumes verts	assiette = 200 ml	88	2	4	10,8	Soupe	95,1	**1,08**
Pur Soup' Liebig - mouliné poireaux / pommes de terre	assiette = 200 ml	76	2	3,6	9,2	Soupe	85,5	**1,13**
Pur Soup' Liebig - poireaux / pommes de terre	assiette = 200 ml	78	1,6	3,6	10	Soupe	86,4	**1,11**
Pur Soup' Liebig - potiron	assiette = 200 ml	64	1,4	2,6	8,8	Soupe	75,8	**1,19**
Pur Soup' Liebig - tomates	assiette = 200 ml	80	1,2	1,6	15,6	Soupe	105,4	**1,32**
Pur Soup' Liebig - tomates / courgettes, - 25 % de sel	100 ml	29	0,8	1	4,2	Soupe	36,9	**1,27**
Pur Soup' Liebig - velouté légumes et tomates	assiette = 200 ml	105	2,1	4,2	15	Soupe	117,4	**1,12**
Purée artichaut pommes de terre Picard	100 g	73	2,5	3,2	8,5	Légumes surgelés	77,7	**1,06**
Purée au lait en flocons Casino	portion = 31,25 g de flocons	65	2,3	0,9	12	Plats préparés	82,6	**1,27**
Purée aux trois Légumes Bonduelle Surgelés	galet = 30 g	10	0,2	0,5	1,1	Plats préparés	9,3	**0,93**
Purée aux trois Légumes Bonduelle Surgelés	100 g	34	0,8	1,8	3,7	Plats préparés	42,8	**1,26**
Purée carottes, pommes de terre, poulet Picard	100 g	98	8	2,4	11,2	Plats surgelés	133,5	**1,36**
Purée Créaline - brocolis	portion = 130 g	81	4,8	4,2	5,7	Plats préparés	92,7	**1,14**
Purée Créaline - carottes	portion = 130 g	105	1,8	5,1	13,1	Plats préparés	108,2	**1,03**
Purée Créaline - choux-fleurs	portion = 130 g	100	3,3	6	8,2	Plats préparés	98,3	**0,98**

	Quantité	Énergie (en kcal)	Protides	Lipides	Glucides	Catégorie d'aliment	IS	IS / Calories
Purée Créaline - courgettes	portion = 130 g	88	3,8	5,1	6,9	Plats préparés	93,0	**1,06**
Purée Créaline - épinards	portion = 130 g	109	5,3	4,5	11,8	Plats préparés	128,3	**1,18**
Purée Créaline - fonds d'artichauts	portion = 130 g	108	4,5	4,8	11,7	Plats préparés	122,2	**1,13**
Purée Créaline - pois cassés	portion = 130 g	189	16,8	2,7	24	Plats préparés	284,4	**1,50**
Purée Créaline - pommes de terre	portion = 130 g	142	3,9	5,6	19	Plats préparés	156,6	**1,10**
Purée Créaline - printanière	portion = 130 g	129	2,1	8,6	10,9	Plats préparés	109,8	**0,85**
Purée d'amandes blanches Jean Hervé	100 g	648	19,5	57	13	Tartinables/Oléagineux		**0,00**
Purée d'amandes blanches Jean Hervé	100 g	648	19,5	57	13	Tartinables/Oléagineux	485,4	**0,75**
Purée d'aubergines libanaise	portion	85	2	5	8	Plats préparés	83,8	**0,99**
Purée de brocolis Picard	100 g	41	2	0,8	6,5	Légumes surgelés	59,4	**1,45**
Purée de carottes bio Picard	100 g	44	0,8	0,4	9,3	Légumes surgelés	64,6	**1,47**
Purée de carottes Bonduelle surgelés	galet = 30 g	7	0,4	0	1,1	Plats préparés	14,5	**2,08**
Purée de carottes Picard	100 g	35	1,1	0,3	8,9	Légumes surgelés	65,8	**1,88**
Purée de carottes pommes de terre Picard	100 g	43	0,7	0,8	8,2	Légumes surgelés	59,4	**1,38**
Purée de céleri rave Picard	100 g	43	1,1	0,5	8,4	Légumes surgelés	59,8	**1,39**
Purée de courgettes pommes de terre Picard	100 g	53	1,2	2,6	6,1	Légumes surgelés	55,7	**1,05**
Purée de fruits coupe faim pomme/framboise/cassis Gerblé	coupelle = 100 g	58	0,7	0,4	13	Diététique/Desserts/Fruits	121,9	**2,10**
Purée de fruits coupe faim pomme/poire/cassis Gerblé	coupelle = 100 g	70	0,6	0,4	16	Diététique/Desserts/Fruits	117,8	**1,68**
Purée de haricots verts Picard	100 g	37	1,8	0,1	8,4	Légumes surgelés	93,6	**2,53**
Purée de lentilles	portion	249	10	5	41	Légumineuses	324,8	**1,30**
Purée de lentilles corail aux petits légumes Bio Jardin Bio et Equitable	100 g	106	6,4	2,3	13,1	Légumineuses	147,2	**1,39**
Purée de marrons	c. à soupe = 80 g	169	3,2	2,4	33,6	Légumes	218,5	**1,29**
Purée de marrons (conserve)	c. à soupe = 75 g	72	1,3	0,9	14,3	Légumes	101,2	**1,41**
Purée de marrons (conserve)	100 g	96	1,7	1,2	19,1	Légumes	134,7	**1,40**
Purée de pois cassés Picard	100 g	84	6,8	1	12	Légumes surgelés	129,2	**1,54**
Purée de pois chiches	portion	264	6,7	13	30	Légumineuses	269,1	**1,02**
Purée de polenta aux deux légumes Bio Jardin Bio et Equitable	100 g	49	1	0,6	9,9	Légumineuses	65,5	**1,34**

Purée de pomme de terre Châtaigne bio Jardin Bio et Equitable	100 g	56	1,9	0,8	10,4	Plats préparés	81,4	**1,45**
Purée de pommes de terre bio Picard	100 g	77	2	0,1	17	Légumes surgelés	111,8	**1,45**
Purée de pommes de terre jambon emmental Picard	100 g	146	5,4	8	13	Plats surgelés	139,4	**0,95**
Purée de pommes de terre maison	100 g	113	2	4,2	15,4	Légumes	116,7	**1,03**
Purée de pommes de terre Picard	100 g	79	2	0,1	17,5	Légumes surgelés	111,2	**1,41**
Purée de pommes de terre, colin d'Alaska, épinards Picard	100 g	100	3,4	3,9	12,9	Plats surgelés	110,4	**1,10**
Purée de potiron Picard	100 g	44	1,2	1,7	6	Légumes surgelés	66,7	**1,52**
Purée d'épinards Bonduelle	5 galets = 150 g	42	4,2	1,6	3,7	Plats préparés	69,1	**1,65**
Purée d'épinards pommes de terre Picard	100 g	64	2,2	1,9	9,5	Légumes surgelés	82,6	**1,29**
Purée Mousline Nestlé	portion = 225 g	170	4,5	4,4	28,2	Plats préparés	204,4	**1,20**
Purée Mousline Nestlé - aux carottes	portion = 210 g	127	4,3	2,7	21,4	Plats préparés	163,4	**1,29**
Purée Mousline Nestlé - aux épinards	portion = 210 g	157	5,6	3,3	26,3	Plats préparés	200,5	**1,28**
Purée Mousline Nestlé - fines herbes	portion = 250 g	190	5,3	5,8	29,3	Plats préparés	220,5	**1,16**
Purée Mousline Nestlé - fromage	portion = 210 g	170	6,6	6,1	22,3	Plats préparés	190,4	**1,12**
Purée Mousline Nestlé - saveur à l'ancienne	portion = 210 g	115	2,2	1,1	24	Plats préparés	148,7	**1,29**
Purée Picard - brocolis	portion = 200 g	50	3,8	0,6	7,4	Plats préparés	88,5	**1,77**
Purée Picard - céleri	portion = 200 g	60	2,2	0,4	12	Plats préparés	98,2	**1,64**
Purée Picard - haricots verts	portion = 200 g	78	4	0,4	14,8	Plats préparés	126,9	**1,63**
Purée Picard - pois cassés	portion = 200 g	228	15,6	0,8	20	Plats préparés	268,4	**1,18**
Purée reconstituée en flocons	portion = 200 g	138	4,2	2,2	25,6	Plats préparés	176,0	**1,28**
Pyrénées	portion = 40 g	142	9	11,8	0	Produits laitiers/Fromages	107,7	**0,76**
Pyrénées	100 g	355	22,4	29,5	0	Produits laitiers/Fromages	268,6	**0,76**
Q								
Quality Street bonbons Nestlé Rowntree	100 g	451	3,9	17,9	68,5	Confiseries	431,0	**0,96**
Quality Street bonbons Nestlé Rowntree	unité = 10 g	46	0,4	1,9	6,8	Confiseries	43,3	**0,94**
Quatre purées Picard	100 g	43	1,1	0,4	8,7	Légumes surgelés	60,3	**1,40**
Quatre-épices	5 g	15	0,6	0,8	1	Aromates/épices/condiments	23,0	**1,53**
Quatre-quarts	tranche = 30 g	120	1,6	4,2	18,9	Biscuits	121,0	**1,01**
Quatre-quarts	100 g	400	5,5	14	63	Biscuits	404,6	**1,01**
Quatre-quarts Brossard	100 g	462	5,3	26,1	51,3	Biscuits	379,6	**0,82**

	Quantité	Énergie (en kcal)	Protides	Lipides	Glucides	Catégorie d'aliment	IS	IS / Calories
Quatre-quarts Monoprix Gourmet	tranche = 30 g	131	1,5	7	15,3	Biscuits	110,3	**0,84**
Quatre-quarts Monoprix Gourmet	100 g	435	5,1	23,4	51	Biscuits	368,3	**0,85**
Quatre-quarts P'tit Deli	100 g	459	5,5	25	53	Biscuits	386,4	**0,84**
Quenelles à la morue (Giraudet)	100 g	216,5	13,1	16,1	15	Plats préparés	222,4	**1,03**
Quenelles aux Légumes Findus	portion = 300 g	381	10,5	27,3	23,4	Plats préparés	284,0	**0,75**
Quenelles de volaille	2 unités = 100 g	197	6,8	12	15	Plats cuisinés	166,7	**0,85**
Quenelles de volaille (fraîche)	2 unités = 100 g	200	6,8	12,1	16,1	Plats cuisinés	172,2	**0,86**
Quenelles en sauce (conserve)	2 unités = 100 g	151	3,6	11,3	8,4	Plats cuisinés	105,2	**0,70**
Quenelles Petit Jean - à la volaille au naturel	100 g	172	5,4	12,8	8,8	Plats préparés	126,0	**0,73**
Quenelles Petit Jean - à la volaille sauce champignon	100 g	152	3,7	10,8	10	Plats préparés	112,4	**0,74**
Quenelles Petit Jean - au brochet au naturel	100 g	168	5,4	12,1	9,4	Plats préparés	127,0	**0,76**
Quenelles Petit Jean - au brochet sauce américaine	100 g	137	4	9,3	9,4	Plats préparés	107,4	**0,78**
Quenelles Petit Jean - au brochet sauce crevettes	100 g	150	4,1	10,3	10,2	Plats préparés	115,2	**0,77**
Quenelles Petit Jean - au saumon au naturel	100 g	173	6	12,4	9,4	Plats préparés	132,7	**0,77**
Quenelles Petit Jean - au saumon sauce crevettes	100 g	143	4,3	9,5	10	Plats préparés	113,5	**0,79**
Quenelles Petit Jean - au veau sauce financière	100 g	138	3,7	9,7	9,1	Plats préparés	104,5	**0,76**
Quenelles Petit Jean - volaille sauce forestière	100 g	140	4,6	9,6	8,7	Plats préparés	109,7	**0,78**
Quenelles Petit Jean - volaille sauce Régence	100 g	139	4,4	9,8	8,3	Plats préparés	106,6	**0,77**
Quenelles quasi vertes (Giraudet)	100 g	251	8,6	16,1	19,1	Plats préparés	213,0	**0,85**
Quesilladas classiques	portion = 4 unités	430	20	30	20	Plats cuisinés	364,2	**0,85**
Quesilladas Monoprix Exotique	unité = 100 g	221	13,7	9,6	20	Plats préparés	246,7	**1,12**
Quesilladas végétariennes	portion = 4 unités	545	30	25	50	Plats préparés	631,6	**1,16**
Quetsche	unité = 35 g	20	0,3	0	4,5	Fruits	31,5	**1,58**
Quezac	litre	0	0	0	0	Boissons/Eau minérale	0,0	**0**
Quiche (boulangerie)	unité = 110 g	340	12	21,1	25	Plats cuisinés	298,7	**0,88**
Quiche campagnarde Plats cuisinés Martinet	portion = 200 g	480	15	29,6	38,6	Plats préparés	428,7	**0,89**
Quiche du pêcheur Findus	barquette = 450 g	833	38,2	42,3	74,7	Plats préparés	846,4	**1,02**
Quiche lorraine (maison)	portion = 150 g	539	17,4	39,3	28,2	Plats cuisinés	406,9	**0,75**

Quiche lorraine Plats cuisinés surgelé Marie	portion = 150 g	359	12	22,5	27	Plats préparés	326,9	**0,91**
Quinoa (cru)	100 g	375	11,2	5,2	70,7	Céréales	512,6	**1,37**
Quinoa blond et rouge (précuites) Vivien Paille	100 g	186,9	5,7	4,6	30,6	Céréales	228,2	**1,22**
Quinoa et céréales cuisinés aux petits légumes Picard	100 g	148	4,5	5	21,3	Plats surgelés	173,8	**1,17**
R								
Raclette (fromage)	portion = 40 g	143	10,2	11,3	0	Produits laitiers/Fromages	116,1	**0,81**
Raclette (plat)	portion = 200 g	714	51,2	56,8	0	Plats cuisinés	582,3	**0,82**
Radiatori et poulet rôti, sauce aux 3 fromages Fleury Michon	100 g	150	6,5	6,4	16,7	Plats préparés	163,4	**1,09**
Radis Daikon	100 g	18	0,6	0,1	2,5	Légumes	28,5	**1,58**
Radis noir	100 g	58	2,8	0,3	11	Légumes	94,7	**1,63**
Radis rouge	100 g	16	0,7	0,1	1,8	Légumes	25,8	**1,62**
Raie	100 g	88	21,4	0,2	0,3	Poissons	175,5	**1,99**
Raie - aile de (au court-bouillon)	portion = 200 g	140	30	2	0	Poissons	249,5	**1,78**
Raie (au court-bouillon)	100 g	69	15	1	0	Poissons	124,6	**1,81**
Raie (cuite au four)	100 g	76	16,8	1	0	Poissons	139,1	**1,83**
Raie (cuite au four)	portion = 150 g	114	25,2	1,5	0	Poissons	208,7	**1,83**
Raifort	100 g	87	3,2	0,3	19,7	Légumes/épices	140,6	**1,62**
Raifort frais	100 g	48	2,6	0	9,4	légumes/épices	93,3	**1,94**
Raisin	grappe = 150 g	104	0,9	1,1	24,2	Fruits	140,5	**1,35**
Raisin - jus de	100 ml	68	0,2	0	17	Boissons/Jus de Fruits	87,5	**1,29**
Raisin - jus de	verre = 15 cl	102	0,3	0	25,5	Boissons/Jus de Fruits	131,2	**1,29**
Raisin - pur jus pasteurisé de	petit verre = 15 ml	61	0,4	0	15	Boissons/Jus de Fruits	79,6	**1,31**
Raisin blanc	petite grappe = 100 g	69	0,6	0,7	16,1	Fruits	93,2	**1,35**
Raisin noir	petite grappe = 100 g	67	0,6	0,7	15,5	Fruits	87,2	**1,30**
Raisin sec	portion = 20 g	53	0,5	0,1	13,2	Fruits secs	78,7	**1,48**
Raisin sec	100 g	267	2,6	0,5	65,8	Fruits secs	394,8	**1,48**
Raisins Secs Alter Eco	100 g	267	2,6	0,5	65,8	Fruits secs	394,8	**1,48**
Raïta au concombre et tomate	portion	60	2	4	4	Snacks salés	54,4	**0,91**
Raïta d'aubergines	portion	80	3	5,3	5	Snacks salés	71,5	**0,89**
Rascasse	100 g	89	18,7	1,6	0	Poissons	156,3	**1,76**

	Quantité	Énergie (en kcal)	Protides	Lipides	Glucides	Catégorie d'aliment	IS	IS / Calories
Rascasse	portion = 150 g	134	28,1	2,4	0	Poissons	234,9	**1,75**
Ratatouille cuisinée bio Picard	100 g	50	1,2	3,1	4,4	Plats surgelés	53,4	**1,07**
Ratatouille cuisinée Picard	100 g	95	1,7	9,2	1,3	Plats surgelés	59,9	**0,63**
Ratatouille Maggi	portion = 225 g	279	3,8	19,8	21,4	Plats préparés	197,5	**0,71**
Ratatouille niçoise	100 g	48	1,1	3,3	3,7	Plats cuisinés	49,6	**1,03**
Ratatouille niçoise	portion = 225 g	108	2,5	7,4	8,3	Plats cuisinés	111,5	**1,03**
Ravioli à la ricotta, sauce aux fromages Picard	100 g	165	6,5	10	12,2	Plats surgelés	147,0	**0,89**
Ravioli à l'italienne (conserve)	portion = 350 g	343	14,7	11,2	45,5	Plats cuisinés	395,0	**1,15**
Ravioli au saumon Weight Watchers	portion = 350 g	145	7,3	5,1	17,3	Plats préparés	174,2	**1,20**
Ravioli au saumon Weight Watchers	barquette = 700 g	290	14,7	10,2	34,6	Plats préparés	349,2	**1,20**
Ravioli aux légumes grillés, sauce au parmesan Picard	100 g	176	7,4	10	14	Plats surgelés	162,2	**0,92**
Ravioli aux légumes sauce Provençale Bio Jardin Bio et Equitable	100 g	80	2,5	1,9	12	Plats préparés	101,6	**1,27**
Ravioli bolognaise Buitoni	100 g	112	4,5	4	14,5	Plats préparés	124,7	**1,11**
Ravioli bolognaise Buitoni	boîte = 800 g	896	36	32	116	Plats préparés	997,7	**1,11**
Ravioli chinois	portion	489	33	13	60	Plats préparés	621,8	**1,27**
Ravioli légumes quinoa sauce curry Bio Jardin Bio et Equitable	100 g	82	2	3	12	Plats préparés	93,6	**1,14**
Ravioli viande sauce tomate (conserve)	portion = 200 g	202	9,4	7,2	25,4	Plats cuisinés	247,8	**1,23**
Ray (maïs soufflé miel) La Maison des céréales	portion = 30 g	110	1,5	0,2	25,5	Céréales/Petit déjeuner	141,8	**1,29**
Ray (maïs soufflé miel) La Maison des céréales	100 g	367	5	0,7	85	Céréales/Petit déjeuner	475,8	**1,30**
Reblochon	unité = 40 g	124	7,9	10,2	0	Produits laitiers/Fromages	94,2	**0,76**
Reblochon	100 g	309	19,7	25,6	0	Produits laitiers/Fromages	235,2	**0,76**
Red bull	100 ml	45	0	0	11,3	Boisson	57,1	**1,27**
Red bull sans sucre	100 ml	3	0	0	0	Boisson	0,5	**0,18**
Reine-claude	unité = 40 g	21	0,3	0	4,8	Fruits	32,4	**1,54**
Reine-claude	100 g	52	0,8	0,2	12	Fruits	81,8	**1,57**
Religieuse	unité = 120 g	288	7,1	13,2	35,4	Pâtisseries	279,1	**0,97**
Repas équilibre Céréal	100 g	133	4,9	5,1	16,8	Diététique/Substitut de repas	154,6	**1,16**

Repas minceur Céréal	100 g	88	7	0,9	13	Diététique/Substitut de repas	142,4	**1,62**
Repas minceur Gayelord-Hauser	sachet = 30 g + 250 ml lait écrémé	197	16,4	3,4	25,2	Diététique/Substitut de repas	276,6	**1,40**
Rhubarbe (cuite sucrée)	3 c. à soupe = 100 g	126	0,4	0,1	31,6	Fruits/Desserts	175,8	**1,40**
Rhubarbe fraîche	100 g	10	0,6	0,1	1	Fruits	26,1	**2,61**
Rhum	100 ml	234	0	0	0	Boissons/Alcools	41,0	**0,18**
Rhum	verre = 4 cl	94	0	0	0	Boissons/Alcools	16,5	**0,18**
Rhum blanc La Martiniquaise	verre = 4 cl	139	0	0	0	Boissons/Alcools	24,4	**0,18**
Ricard	dose = 4 cl	130	0	0	1,4	Boissons/Alcools	28,9	**0,22**
Rice Krispies Kellogg's	portion = 40 g	148	2,4	0,4	34	Céréales/Petit déjeuner	197,4	**1,33**
Rice Krispies Kellogg's	100 g	370	6	0,9	85	Céréales/Petit déjeuner	493,2	**1,33**
Ricola bonbons	100 g	237	0	0	98	Confiseries	468,6	**1,98**
Rillettes de porc	portion = 50 g	218	7,3	21	0	Charcuterie	121,1	**0,56**
Rillettes de porc	100 g	435	14,5	41,9	0,1	Charcuterie	241,6	**0,56**
Rillettes de saumon	portion = 100 g	320	17,8	30,2	0	Produit de la mer/tartinables	229,4	**0,72**
Rillettes de saumon Cap Océan	boîte = 150 g	244	12,3	21,4	0,5	Produit de la mer/tartinables	165,4	**0,68**
Rillettes de saumon Cap Océan	portion = 40 g	98	4,9	8,6	0,2	Produit de la mer/tartinables	66,1	**0,67**
Rillettes de thon Cap Océan	boîte = 150 g	239	15,3	19,5	0,6	Produit de la mer/tartinables	184,6	**0,77**
Rillettes de thon Cap Océan	portion = 40 g	96	6,1	7,8	0,2	Produit de la mer/tartinables	73,6	**0,77**
Rillettes d'oie	portion = 50 g	232	7,5	22,5	0	Charcuterie	127,1	**0,55**
Risotto aux cèpes Raconte moi des Salades	100 g	156	4,3	10	12,1	Plats préparés	165,8	**1,06**
Risotto aux champignons Gyma	portion = 200 g	104	3,4	0,5	21,3	Plats préparés	173,9	**1,67**
Risotto champignons et légumes Maggi	portion = 330 g	363	6,6	8,6	65	Plats préparés	463,1	**1,28**
Risotto et poulet aux cèpes Fleury Michon	100 g	148	6,6	7,1	14,4	Plats préparés	156,0	**1,05**
Risotto saumon Weight Watchers	portion = 320 g	339	18,9	9,3	45,1	Plats préparés	451,9	**1,33**
Riz	100 g	354	5,6	2	73,9	Céréales	453,0	**1,28**
Riz à la cantonaise Maggi	100 g	123	4,4	2,3	21,5	Plats préparés	169,5	**1,38**
Riz à la cantonaise Maggi	portion = 225 g	250	7,9	5,6	42	Plats préparés	317,7	**1,27**
Riz à la cantonaise Picard	100 g	119	4,9	1,3	21,9	Plats surgelés	172,9	**1,45**
Riz au lait 0 % vanille Weight Watchers	pot = 100 g	109	3,4	0,1	23,6	Desserts	153,4	**1,41**

	Quantité	Énergie (en kcal)	Protides	Lipides	Glucides	Catégorie d'aliment	IS	IS / Calories
Riz au lait Bonne Maman	100 g	133	4,5	4,9	17,8	Desserts	147,1	**1,11**
Riz au lait Charles Gervais	pot = 110 g	132	3,5	3	22,3	Desserts	156,5	**1,19**
Riz au lait Floréal Danone	100 g	119	3,3	3	19,7	Desserts	141,4	**1,19**
Riz au lait Floréal Danone	pot = 110 g	131	3,6	3,3	21,7	Desserts	154,9	**1,18**
Riz au lait La Laitière Nestlé - nature	pot = 125 g	169	2	6,7	25,5	Desserts	170,9	**1,01**
Riz au lait La Laitière Nestlé - parfum de vanille	pot = 125 g	171	2	6,6	25,8	Desserts	172,4	**1,01**
Riz au lait vanille Mont Blanc Nestlé	unité = 125 g	143	3,3	3	25,5	Desserts	170,9	**1,20**
Riz au lait vanille Ya bon Alsa	pot = 120 g	132	3,5	3,7	22,8	Desserts	156,0	**1,18**
Riz au lait/raisins Ya bon Alsa	pot = 120 g	140	3,6	3,3	23	Desserts	158,4	**1,13**
Riz basmati cuisiné aux petits légumes Picard	100 g	97	2,3	0,9	20	Plats surgelés	131,7	**1,36**
Riz basmati cuisiné bio Picard	100 g	136	2,4	4	22,7	Plats surgelés	155,3	**1,14**
Riz basmati cuit Picard	100 g	166	3,3	0,5	37	Plats surgelés	224,7	**1,35**
Riz basmati Taureau Ailé (cru)	100 g	347	7,5	0,6	78	Féculents		**0,00**
Riz basmati/thaï Taureau Ailé (cru)	100 g	347	7,5	0,6	78	Féculents	487,9	**1,41**
Riz blanc cuit	100 g	119	2,3	0,2	26,3	Féculents	155,8	**1,31**
Riz blanc cuit	portion = 125 g	149	2,9	0,3	32,9	Féculents	195,1	**1,31**
Riz blanc cuit	portion = 250 g	298	5,8	0,5	65,8	Féculents	390,6	**1,31**
Riz cantonais Findus	portion = 125 g	179	5,5	2,2	32,8	Plats préparés	255,1	**1,43**
Riz cantonais Plats cuisinés Fleury-Michou	portion = 350 g	179	22,1	15,6	4,5	Plats préparés	247,2	**1,38**
Riz complet (cuit)	100 g	118	2,5	0,8	24,6	Féculents	156,1	**1,32**
Riz complet (cuit)	portion = 180 g	212	4,5	1,4	44,3	Féculents	280,9	**1,32**
Riz complet champignons Uncle Ben's (cru)	portion = 75 g	274	7,7	1,7	57	Plats préparés	374,3	**1,37**
Riz complet Indienne Uncle Ben's (cru)	portion = 75 g	274	7,7	1,7	57	Féculents	386,6	**1,41**
Riz complet long Céréal	100 g	323	7,9	2,2	67,9	Féculents	457,2	**1,42**
Riz complet rond Céréal	100 g	320	8,5	1,5	68,1	Féculents	461,0	**1,44**
Riz cuisiné à la provençale Picard	100 g	131	1,9	6,2	16,8	Plats surgelés	137,3	**1,05**
Riz cuisiné à l'espagnole Picard	100 g	127	3,1	4,9	17,5	Plats surgelés	140,5	**1,11**
Riz cuisiné à l'indienne Picard	100 g	114	2,5	1,7	22,1	Plats surgelés	149,5	**1,31**

Riz forestière Findus	portion = 175 g	171	5	2,2	32,8	Plats préparés	250,0	**1,46**
Riz long grain cuit Picard	100 g	131	2,7	1,3	27,1	Plats surgelés	169,0	**1,29**
Riz sauté aux crevettes Taureau Ailé	portion = 300 g	390	11,7	10,8	61,5	Plats préparés	444,0	**1,14**
Riz soufflé enrichi	portion = 40 g	156	2,5	0,2	35,1	Céréales/Petit déjeuner	202,8	**1,30**
Riz soufflé enrichi	100 g	391	6,3	0,6	87,7	Céréales/Petit déjeuner	506,8	**1,30**
Riz, millet, papaye Vivien Paille	100 g	348	7,5	2,4	71,6	Plats préparés	454,7	**1,31**
Riz, quinoa, orange, Vivien Paille	100 g	330	10,3	2,3	69,6	Plats préparés	469,6	**1,42**
Rocher Suchard - amande	unité = 30 g	163	2,6	10,4	14,7	Confiseries	126,5	**0,78**
Rocher Suchard - lait	unité = 30 g	169	2,3	11,3	14,5	Confiseries	125,4	**0,74**
Rocher Suchard - noir	unité = 30 g	167	2,2	11,5	13,8	Confiseries	122,7	**0,73**
Roitelet allégé	portion = 40 g	85	10	4,8	0,4	Produits laitiers/Fromages	97,3	**1,14**
Roitelet allégé	100 g	212	25	12	1	Produits laitiers/Fromages	243,2	**1,15**
Rollmops	unité = 30 g	67	6,9	3,6	0	Poissons	67,8	**1,01**
Rollot	portion = 40 g	168	9,6	14	0,8	Produits laitiers/Fromages	123,2	**0,73**
Romaine (nature)	portion = 80 g	14	0,9	0	2,4	Légumes/Salade	27,0	**1,93**
Romarin déshydraté	5 g	16,5	0,2	0,7	1	Aromates/épices/condiments	22,7	**1,37**
Romarin frais	2 g	2,6	0	0,1	0,13	Aromates/épices/condiments	3,0	**1,16**
Rondelet léger - Ail de Garonne et fines herbes	portion = 40 g	63	4,1	3,6	3,5	Produits laitiers/Fromages	61,6	**0,98**
Roquefort	portion = 40 g	148	7,5	13,1	0	Produits laitiers/Fromages	99,5	**0,67**
Roquefort	100 g	370	18,7	32,8	0	Produits laitiers/Fromages	248,4	**0,67**
Roquette	100 g	25	2,6	0,7	2	Légumes/Salade	43,2	**1,73**
Rosette ou fuseau	tranche = 20 g	80	4,8	6,6	0,4	Charcuterie	60,4	**0,75**
Rosette ou fuseau	100 g	401	24	33	2	Charcuterie	302,0	**0,75**
Rösti au saumon Picard	unité = 100 g	148	10,9	7,9	8,4	Plats préparés	163,4	**1,10**
Rösti au thon Picard	unité = 100 g	106	14,6	1,6	8,4	Plats préparés	177,9	**1,68**
Rösti suisses cuisinés	portion = 200 g	264	4,2	11,4	36	Plats cuisinés	286,9	**1,09**
Rôti de dinde Fleury Michon	100 g	109	24	1	1	Viandes	208,8	**1,92**
Rôti de porc cuit aux herbes Fleury Michon	100 g	128	22	4	1	Viandes	201,4	**1,57**
Rôti de porc cuit Fleury Michon	100 g	128	22	4	1	Viandes	201,4	**1,57**
Rôti de porc cuit Label Rouge Fleury Michon	100 g	127	22	4	1	Viandes	201,2	**1,58**

	Quantité	Énergie (en kcal)	Protides	Lipides	Glucides	Catégorie d'aliment	IS	IS / Calories
Rôti de veau Fleury Michon	100 g	115	21	3	1	Viandes	190,4	**1,66**
Rouget-barbet	100 g	157	18,4	8,9	0,9	Poissons	179,9	**1,15**
Rouget-barbet	portion = 150 g	222	28,5	12	0	Poissons	266,5	**1,20**
Rouget-grondin	100 g	113	19,6	3,8	0	Poissons	170,2	**1,51**
Rouget-grondin	portion = 150 g	170	29,4	5,7	0	Poissons	255,4	**1,50**
Roulade de porc	100 g	275	14	23	3	Plats cuisinés	196,5	**0,71**
Roulé de surimi tranché saveur crabe Fleury Michon	100 g	133	7,6	5,2	13,9	Poissons	150,4	**1,13**
Rouleau de printemps	100 g	112	5,8	2,1	17	Plats cuisinés	155,6	**1,39**
Rouleau de printemps	unité	146	7,5	2,7	22,1	Plats cuisinés	202,1	**1,38**
Roussette	100 g	96	23,3	0,2	0,2	Poissons	190,6	**1,99**
Roussette	100 g	135	18	7	0	Poissons	166,6	**1,23**
Roussette	portion = 200 g	270	36	14	0	Poissons	333,2	**1,23**
Roussette (frite)	100 g	244	17,7	16,3	7	Poissons	228,0	**0,93**
Rouy	portion = 40 g	145	11,6	10,4	1,2	Produits laitiers/Fromages	130,8	**0,90**
Rouy	100 g	333	23,5	26,5	3	Produits laitiers/Fromages	281,9	**0,85**
Rouy	unité = 220 g	717	47,5	58,3	1,1	Produits laitiers/Fromages	562,3	**0,78**
Royal Cheese McDonald's	unité = 209 g	523	32,3	27,4	36,7	Snacks salés/Fast food	528,4	**1,01**
Rutabaga	100 g	39	1,3	0,2	7	Légumes	58,4	**1,50**
S								
Sablé	unité = 60 g	290	4,2	12	40,8	Biscuits	282,3	**0,97**
Sablé des Flandres LU	4 unités = 25 g	116	1,5	3,5	19	Biscuits	119,6	**1,03**
Sablé ou galette	100 g	483	7	20	68	Biscuits	470,1	**0,97**
Sablés cannelle et noix d'Amazonie Alter Eco	100 g	527	7,8	28,1	60,6	Biscuits	458,9	**0,87**
Sablés miel citron et noix d'Amazonie Alter Eco	100 g	514	7,8	26,6	60,9	Biscuits	455,9	**0,89**
Saccharine	pastille	0	0	0	0	Edulcorants	0,0	**0**
Sachets vapeur brocolis, carottes, épinards Picard	100 g	23	1,9	0,4	2,9	Légumes surgelés	51,0	**2,22**
Sachets vapeur choux fleurs, haricots verts, carottes Picard	100 g	26	1,8	0,2	4,3	Légumes surgelés	58,5	**2,25**
Sachets vapeur haricots verts, courgettes, poivrons Picard	100 g	30	2,3	0,3	4,4	Légumes surgelés	61,6	**2,05**

Sachets vapeur petits pois, pois croquants Picard	100 g	48	4,5	0,8	5,8	Légumes surgelés	103,3	**2,15**
Sachets vapeur pommes de terre persillées Picard	100 g	75	1,8	0,8	15,1	Légumes surgelés	103,2	**1,38**
Sachets vapeur riz basmati Picard	100 g	135	3,4	0,5	29,1	Légumes surgelés	179,4	**1,33**
Safran	5 g	15,5	0,5	0,3	3	Aromates/épices/condiments	21,1	**1,36**
Safranée de Poissons risotto Findus	portion = 300 g	261	16,5	10,2	25,5	Plats préparés	305,4	**1,17**
Saindoux	100 g	891	0	99	0	Corps gras	292,0	**0,33**
Saint Amand eau minérale Monoprix	litre	0	0	0	0	Boissons/Eau minérale	0,0	**0**
Saint Hubert Oméga 3 et 6	noix = 10 g	54	0	5,9	0	Corps gras	17,6	**0,33**
Saint-Chevrier Rians	portion = 30 g	65	3,7	5,3	0,7	Produits laitiers/Fromages	49,1	**0,76**
Saint-Chevrin Rians	portion = 30 g	90	4,6	7,5	1	Produits laitiers/Fromages	64,5	**0,72**
Sainte-Maure	portion = 40 g	139	9	12	0	Produits laitiers/Fromages	107,5	**0,77**
Sainte-Maure	100 g	347	21,6	28,9	0	Produits laitiers/Fromages	260,5	**0,75**
Saint-Honoré	unité (en moyenne)	229	4	12	26	Pâtisseries	199,5	**0,87**
Saint-Hubert 41	noix = 10 g	36	0,1	3,8	0	Corps gras	12,9	**0,36**
Saint-Hubert 41 1/2 sel	noix = 10 g	36	0,1	3,8	0,4	Corps gras	14,0	**0,39**
Saint-Jacques à la bretonne (mini) Maître Océan	unité = 20 g	34	1,8	2,3	1,7	Plats préparés	29,9	**0,88**
Saint-Jacques, légumes de saison et duo de riz Picard	100 g	98	5,6	3	5,6	Plats surgelés	96,4	**0,98**
Saint-Jacques, légumes et riz basmati, sauce au lait de coco Picard	100 g	98	5,8	2,1	14	Plats surgelés	137,6	**1,40**
Saint-Marcellin	portion = 40 g	131	7,5	11,2	0	Produits laitiers/Fromages	93,9	**0,72**
Saint-Marcellin	100 g	328	18,8	28,1	0	Produits laitiers/Fromages	235,3	**0,72**
Saint-Moret allégé Ligne et Plaisir	1 portion = 17,8 g	19	1,9	1,1	0,5	Produits laitiers/Fromages	21,1	**1,11**
Saint-Moret nature	100 g	230	9,5	20	2,5	Produits laitiers/Fromages	149,0	**0,65**
Saint-Moret nature	petit = 20 g	46	1,9	4	0,5	Produits laitiers/Fromages	29,8	**0,65**
Saint-Moret nature	gros = 150 g	343	14,2	30	4	Produits laitiers/Fromages	223,9	**0,65**
Saint-Morgon	portion = 40 g	127	8	10,4	0,4	Produits laitiers/Fromages	97,5	**0,77**
Saint-Morgon	100 g	318	20	26	1	Produits laitiers/Fromages	243,9	**0,77**
Saint-Morgon	unité = 200 g	636	40	52	2	Produits laitiers/Fromages	487,8	**0,77**
Saint-Nectaire	portion = 40 g	136	9	11	0	Produits laitiers/Fromages	105,6	**0,78**
Saint-Nectaire	100 g	341	22,7	27,8	0	Produits laitiers/Fromages	266,0	**0,78**

	Quantité	Énergie (en kcal)	Protides	Lipides	Glucides	Catégorie d'aliment	IS	IS / Calories
Saint-Paulin	portion = 40 g	119	9	9	0	Produits laitiers/Fromages	99,9	**0,84**
Saint-Paulin	100 g	298	23,3	22,7	0	Produits laitiers/Fromages	256,0	**0,86**
Saint-Pierre	2 filets = 150g	111	24	1,5	0	Poissons	199,3	**1,80**
Salade 3 saveurs Classique Brioche Dorée	unité	264	13	10	30	Salade composée	311,7	**1,18**
Salade 3 Saveurs végétarienne Brioche Dorée	unité	276	8	13	32	Salade composée	295,8	**1,07**
Salade à la grecque Picard	100 g	122	3,9	6	13,2	Plats surgelés	128,4	**1,05**
Salade à l'espagnole Picard	100 g	135	4,3	5,5	17	Plats surgelés	149,5	**1,11**
Salade à l'italienne Picard	100 g	166	6,3	5,9	22	Plats surgelés	192,1	**1,16**
Salade Caesar Bert's	unité	162	22,5	6,5	4	Salades/Snacks salés	227,6	**1,40**
Salade carottes oranges Bert's	unité	191	4	7	28	Salades/Snacks salés	204,0	**1,07**
Salade césar au poulet rôti et copeaux de parmesan accompagnée de petits croûtons	100 g	167	8,4	12,6	5	Salades composées	132,4	**0,79**
Salade chef McDonald's	unité = 203 g	245	23,3	15,6	3	Salades/Fast food	262,3	**1,07**
Salade chèvre jambon Bert's	unité	313	18	19,5	16	Salades/Snacks salés	285,3	**0,91**
Salade chinoise	portion	268	17	16	14	Plats préparés	262,0	**0,98**
Salade crudités (petite) McDonald's	unité = 91 g	35	1,2	0,5	6,8	Salades/Fast food	48,4	**1,38**
Salade de fruits de mer Leader Price	barquette = 220 g	455	34,5	32,1	0	Plats préparés	388,6	**0,85**
Salade de fruits frais McDonald's	unité = 140 g	94	1,5	0	22	Salades/Fast food	148,1	**1,58**
Salade de légumes et crevettes	100 g	45	6,15	1,1	2,8	Plats cuisinés	73,3	**1,63**
Salade de légumes et crevettes	portion = 150 g	67,5	9,2	1,6	4,2	Plats cuisinés	107,9	**1,60**
Salade de légumes et poulet	100 g	48	8	1	1,7	Plats cuisinés	82,6	**1,72**
Salade de légumes et poulet	portion = 150 g	72	12	1,5	2,6	Plats cuisinés	122,3	**1,70**
Salade de légumes sans sauce	100 g	16	1,3	0	3,2	Plats cuisinés	32,5	**2,03**
Salade de légumes sans sauce	portion = 150 g	24	1,9	0,1	4,8	Plats cuisinés	46,7	**1,95**
Salade de pois chiches	portion	215	10	7	28	Plats cuisinés	255,7	**1,19**
Salade de pommes de terre	100 g	143	2,7	8,2	9,9	Plats cuisinés	107,5	**0,75**
Salade de pommes de terre	portion	200	3	4,4	37	Plats cuisinés	236,9	**1,18**
Salade de thon et Légumes (conserve)	100 g	157	11,1	10,9	3,5	Plats cuisinés	147,3	**0,94**

Salade des Balkans Tassos	portion = 100 g	77	0,7	7,7	1,5	Plats préparés	37,0	**0,48**
Salade exotique au crabe Nautilus	boîte = 135 g	61	6	0,6	7,4	Plats préparés	89,4	**1,47**
Salade exotique aux crevettes Nautilus	boîte = 135 g	68	7,4	0,6	7,4	Plats préparés	101,0	**1,49**
Salade frisée	100 g	15	1,4	0,2	1,5	Légumes/Salade	27,8	**1,86**
Salade fromagère Gyma	portion = 205 g	402	16,4	31,7	12,7	Plats préparés	298,2	**0,74**
Salade grecque	portion	222	6,5	20	4	Plats préparés	147,4	**0,66**
Salade haricots champignons Bert's	unité	52	3,5	0,5	8,5	Salades/Snacks salés	78,9	**1,52**
Salade haricots jambon emmental Bert's	unité	225	22,5	13	4,5	Salades/Snacks salés	248,5	**1,10**
Salade haricots verts poulet Bert's	unité	85	13	1	6	Salades/Snacks salés	143,6	**1,69**
Salade mélangée Bert's	unité	13	1	0,1	2	Salades/Snacks salés	21,6	**1,66**
Salade panier fraîcheur Bert's	unité	252	24	8,5	20	Salades/Snacks salés	326,9	**1,30**
Salade panier légumes fruits Bert's	unité	166	6	7,5	18,5	Salades/Snacks salés	170,6	**1,03**
Salade pâtes poulet pesto Bert's	unité	207	14,5	6,5	22	Salades/Snacks salés	249,7	**1,21**
Salade piémontaise Plats cuisinés Martinet	barquette = 300 g	177	17,4	31,2	24,9	Plats préparés	317,4	**1,79**
Salade saumon crevettes McDonald's	unité = 182 g	116	16,2	3,6	4,9	Salades/Fast food	172,8	**1,49**
Salade thaï au poulet Picard	100 g	99	7,8	2,9	10,4	Plats surgelés	130,6	**1,32**
Salade thon coriandre Bert's	unité	146	19	6	4	Salades/Snacks salés	195,1	**1,34**
Salade tomate mozza Bert's	unité	270	19	20	5	Salades/Snacks salés	242,2	**0,90**
Salade tropicale aux noix de Saint-Jacques Gyma	portion = 205 g	272	11,3	17,2	18,2	Plats préparés	246,6	**0,91**
Salade vendéenne Gyma	portion = 230 g	253	12,4	17,9	10,3	Plats préparés	218,0	**0,86**
Salade verte (nature)	100 g	13	1	0,2	1,8	Légumes	25,2	**1,94**
Saladière exotique au riz et thon saupiquet	100 g	175	7,8	9,4	15	Salades composées	172,9	**0,99**
Salami	tranche = 20 g	92	3,7	8,4	0,3	Charcuterie	56,4	**0,61**
Salami	100 g	459	18,5	42	1,7	Charcuterie	282,5	**0,62**
Salami danois	tranche = 20 g	101	2,8	9,8	0,4	Charcuterie	53,6	**0,53**
Salami Dany tranché Herta	tranche = 10 g	46	1,8	4,3	0	Charcuterie	27,3	**0,59**
Salsifis	100 g	68	2,7	0,2	12,3	Légumes	104,9	**1,54**
Salsifis (conserve)	100 g	27	2,2	0,2	4,1	Légumes	88,6	**3,28**
Salsifis coupés Bonduelle	100 g	37	1,5	0,3	7,2	Légumes	70,4	**1,90**
Salsifis coupés Bonduelle	portion = 200 g	74	3	0,5	14,3	Légumes	139,5	**1,89**

	Quantité	Énergie (en kcal)	Protides	Lipides	Glucides	Catégorie d'aliment	IS	IS / Calories
Salvetat	litre	0	0	0	0	Boissons/Eau minérale	0,0	**0**
Samossas au bœuf et gingembre, chutney de mangue Picard	100 g	200	11,5	10,3	15,4	Plats surgelés	207,6	**1,04**
Samossas aux crevettes Picard	100 g	174	6,2	6,7	22,2	Plats surgelés	184,2	**1,06**
Samossas aux légumes Picard	100 g	225	3,9	10,9	27,9	Plats surgelés	206,7	**0,92**
San Pellegrino	litre	0	0	0	0	Boissons/Eau minérale	0,0	**0**
Sandre	portion = 150 g	168	28,5	6	0	Poissons	248,8	**1,48**
Sandwich au cheddar et au coleslaw sur pain toasté Monoprix	100 g	264	7,2	11,3	33,5	Sandwichs	267,2	**1,01**
Sandwich au cheddar et au coleslaw sur pain toasté Monoprix	unité = 165 g	436	11,8	18,6	55,3	Sandwichs	439,6	**1,01**
Sandwich Bagnat au thon Brioche Dorée	unité	548	21	31	47	Sandwich	517,4	**0,94**
Sandwich baguette sésame pastrami Bert's	unité	491	21	7	86	Sandwichs	632,1	**1,29**
Sandwich baguette sésame poulet curry Bert's	unité	599	26	16	88	Sandwichs	709,1	**1,18**
Sandwich baguette sésame végétarien Bert's	unité	537	17	13	88	Sandwichs	627,5	**1,17**
Sandwich Bert's - jambon crudités	unité = 285 g	473	20	6	82	Sandwichs	615,1	**1,30**
Sandwich Bert's - jambon crudités vinaigrette	unité = 275 g	487	21	13	71	Sandwichs	585,4	**1,20**
Sandwich Bert's - mozzarella tomates courgettes	unité = 303 g	548	20,4	13,6	82	Sandwichs	641,6	**1,17**
Sandwich Bert's - poulet champignons	unité = 285 g	488	21	7	81	Sandwichs	622,1	**1,27**
Sandwich Classique Américain Brioche Dorée	unité	470	22	12	68	Sandwich	589,0	**1,25**
Sandwich Classique Poulet Brioche Dorée	unité	448	23	9	68	Sandwich	588,4	**1,31**
Sandwich Club Ecrevisse Daily Monop	unité = 170 g	209	16	11	11	Sandwich	252,7	**1,21**
Sandwich club mixte Bert's	unité	495	27	25	40	Sandwichs	501,5	**1,01**
Sandwich club pastrami Bert's	unité	434	22	14,5	53	Sandwichs	496,0	**1,14**
Sandwich club poulet Caesar Bert's	unité	327	20	9,5	43	Sandwichs	412,0	**1,26**
Sandwich club poulet guacamole Bert's	unité	321	19	8,5	40	Sandwichs	389,1	**1,21**
Sandwich club thon Bert's	unité	411	19	18	42	Sandwichs	426,6	**1,04**
Sandwich club végétarien Bert's	unité	429	17	15	52	Sandwichs	454,4	**1,06**
Sandwich Grand Toasté Mixte Brioche Dorée	unité	665	34	25	77	Sandwich	762,9	**1,15**
Sandwich grec aux crudités	unité	534	40	23,7	39,9	Sandwichs	602,4	**1,13**
Sandwich gruyère	unité	489	14,5	20	55,7	Sandwichs	469,4	**0,96**

Sandwich jambon de Paris tomates marinées Daunat Pains du Monde	100 g	223	10,4	9,1	25	Sandwichs	245,6	**1,10**
Sandwich jambon/beurre	unité	391	17,5	11,1	55,2	Sandwichs	463,2	**1,18**
Sandwich merguez/frites	unité	321	10,5	17,8	28,7	Sandwichs	298,9	**0,93**
Sandwich Multicéréales Jardinier Brioche Dorée	unité	383	12	9	62	Sandwich	475,5	**1,24**
Sandwich multicéréales jardinier Brioche Dorée	100 g	157	5	3,8	25,6	Sandwichs	196,7	**1,25**
Sandwich multicéréales jardinier Brioche Dorée	unité = 244 g	383	12,3	9,3	62,4	Sandwichs	480,5	**1,25**
Sandwich Multicéréales Occitan Brioche Dorée	unité	545	18	15	62	Sandwich	550,4	**1,01**
Sandwich pain de campane cheddar Bert's	unité	508	18	13,5	72	Sandwichs	560,8	**1,10**
Sandwich pain de campane chèvre Bert's	unité	393	19	11	55	Sandwichs	470,5	**1,20**
Sandwich pain de campane tomate mozzarella Bert's	unité	516	26	20	57	Sandwichs	565,0	**1,09**
Sandwich Pastrabeef Monoprix	100 g	170	9	7	17	Sandwichs	186,3	**1,10**
Sandwich Pastrabeef Monoprix	unité = 190 g	323	17	13	32	Sandwichs	350,9	**1,09**
Sandwich pavé allumettes jambon Aoste Bert's	unité	459	20	10	72	Sandwichs	562,2	**1,22**
Sandwich pavé duo de tomates Brioche Dorée	100 g	174	7,3	4,5	25,9	Sandwichs	212,9	**1,22**
Sandwich pavé duo de tomates Brioche Dorée	unité = 247 g	430	18	11,3	64	Sandwichs	525,9	**1,22**
Sandwich pavé poulet champignons coriandre Bert's	unité	513	27	13,5	71	Sandwichs	624,0	**1,22**
Sandwich pavé thon tomates olives noires Bert's	unité	565	22	20	74	Sandwichs	618,0	**1,09**
Sandwich pavé tomates mozza pesto Bert's	unité	490	20	13	73	Sandwichs	576,1	**1,18**
Sandwich poulet grillé aux herbes Daunat Pains du Monde	100 g	199	8,2	7,5	24,7	Sandwichs	223,4	**1,12**
Sandwich rillettes/cornichons	unité	470	14,5	21,3	55	Sandwichs	464,8	**0,99**
Sandwich rustique Mixte Brioche Dorée	unité	498	26	18	58	Sandwich	575,8	**1,16**
Sandwich rustique normand Brioche Dorée	100 g	212	6,5	8,4	27,5	Sandwichs	229,0	**1,08**
Sandwich rustique normand Brioche Dorée	unité = 229 g	485	15	19,2	63	Sandwichs	525,4	**1,08**
Sandwich rustique pêcheur Brioche Dorée	100 g	219	6,4	7,7	31	Sandwichs	243,2	**1,11**
Sandwich rustique pêcheur Brioche Dorée	unité = 196 g	429	12,6	15	60,8	Sandwichs	477,5	**1,11**
Sandwich rustique Pêcheur Brioche Dorée	unité	429	13	15	61	Sandwich	482,5	**1,12**
Sandwich saucisson/beurre	unité	538	15	28,1	56,3	Sandwichs	498,5	**0,93**
Sandwich steak haché/frites	unité	938	36,5	40	108	Sandwichs	978,7	**1,04**
Sandwich thon classique Brioche Dorée	unité	569	21	24	68	Sandwich	615,4	**1,08**

	Quantité	Énergie (en kcal)	Protides	Lipides	Glucides	Catégorie d'aliment	IS	IS / Calories
Sandwich thon tomates marinées œuf Daunat Pains du Monde	100 g	208	9,9	7,5	25,2	Sandwichs	239,1	**1,15**
Sandwich thon/crudités/œuf dur	unité	464	19,4	17,5	57	Sandwichs	506,7	**1,09**
Sandwich viande froide/cornichons/tomate	unité	435	27,5	10,8	57	Sandwichs	549,3	**1,26**
Sandwich wrap 3 fromages Bert's	unité	617	26	33	54	Sandwichs	587,5	**0,95**
Sandwich wrap jambon mozza Bert's	unité	585	28	21	71	Sandwichs	654,3	**1,12**
Sandwich wrap poulet à l'ancienne Bert's	unité	566	26	26	57	Sandwichs	582,0	**1,03**
Sandwich wrap végétarien Bert's	unité	426	11	18	55	Sandwichs	429,7	**1,01**
Sanglier	portion = 140 g	155	29,8	3,8	0	Viandes	253,1	**1,63**
Sanglier sauce veneur Fleury Michon	plat individuel = 300 g	354	30,9	18,6	15,6	Plats préparés	384,4	**1,09**
Sardine (crue)	5 unités = 100 g	163	20,4	9	0	Poissons	192,0	**1,18**
Sardine à la tomate (conserve)	unité = 20 g	36	3,2	2,5	0,2	Poissons	34,3	**0,95**
Sardine à la tomate (conserve)	100 g	182	16,2	12,6	1	Poissons	174,2	**0,96**
Sardine à l'huile	unité = 19 g	57	4,4	4,5	0	Poissons	48,8	**0,86**
Sardine à l'huile d'olive	100 g	194	24	10,5	0,9	Poissons	230,1	**1,19**
Sardine à l'huile égouttée (conserve)	unité = 20 g	43	4,6	2,7	0	Poissons	45,3	**1,05**
Sardine à l'huile égouttée (conserve)	100 g	215	23	13,7	0	Poissons	226,8	**1,06**
Sardine à l'huile végétale (sauf olive)	100 g	226	25	13,8	0,4	Poissons	245,5	**1,09**
Sardine fraîche en friture	6 unités = 90 g	190	20	12	0	Plat cuisiné/poisson	197,9	**1,04**
Sarrasin	100 g	335	7,6	1,6	68	Céréales	432,0	**1,29**
Sarrasin - farine de	100 g	339	12	2,8	64,5	Céréales	471,5	**1,39**
Sarriette - poudre	5 g	13,6	0,3	0,3	1,1	Aromates/épices/condiments	24,0	**1,77**
Sashimis de saumon Picard	100 g	152	20,9	6,7	2,1	Plats surgelés	199,8	**1,31**
Sauce Giraudet curry	100 g	70,7	0,9	5,3	5,1	sauces	48,5	**0,69**
Sauce aigre douce	portion	120	1	2	24	Sauces	135,8	**1,13**
Sauce aigre douce Bio Jardin Bio et Equitable	100 g	81	0,5	1,2	17,7	Sauces	96,7	**1,19**
Sauce Amora - au fromage blanc aux fines herbes	c. à soupe = 20 g	46	0,42	4,3	1,5	Sauces	23,6	**0,51**
Sauce Amora - au fromage blanc moutarde à l'ancienne	c. à soupe = 20 g	42	0,6	3,7	1,6	Sauces	23,9	**0,57**
Sauce Amora - au fromage blanc salade au bleu	c. à soupe = 20 g	47	0,4	4,3	1,5	Sauces	23,6	**0,50**

Sauce Amora - mayonnaise légère	c. à soupe = 20 g	80	0,3	8	1,6	Sauces	34,2	**0,43**
Sauce apéritif chunki salsa dip Old el Paso	portion = 50 g	17	0,8	0,3	2,8	Sauces	40,0	**2,36**
Sauce arrabiatta Sacla	100 g	305	2,1	29,3	8,3	Sauces	176,2	**0,58**
Sauce arrabiatta Sacla	pot = 190 g	579	4	55,6	17,1	Sauces	297,3	**0,51**
Sauce aux tomates fraîches Panzani	portion = 50 g	26	0,4	0,7	4,7	Sauces	30,8	**1,19**
Sauce barbecue	c. à soupe = 30 g	21	0,5	0,5	3,5	Sauces	24,6	**1,17**
Sauce barbecue	100 g	71	1,8	1,8	11,6	Sauces	82,5	**1,16**
Sauce Barilla - bolonese	100 g	110	5	7,5	5,6	Sauces	103,3	**0,94**
Sauce Barilla - bolonese	pot = 400 g	440	20	30	22,4	Sauces	370,2	**0,84**
Sauce Barilla - champignons	100 g	80	1,8	3,5	10,4	Sauces	102,2	**1,28**
Sauce Barilla - champignons	pot = 400 g	320	7,2	14	41,6	Sauces	322,2	**1,01**
Sauce Barilla - napolitana	100 g	76	1,2	3,5	9,8	Sauces	94,4	**1,24**
Sauce Barilla - napolitana	pot = 400 g	304	4,8	14	39,2	Sauces	278,8	**0,92**
Sauce basquaise Bio Jardin Bio et Equitable	100 g	54	1,6	1,1	9,5	Sauces	65,5	**1,21**
Sauce béarnaise	c. à soupe = 20 g	124	0,5	13,4	0,4	Sauces	45,6	**0,37**
Sauce béarnaise	100 g	621	2,4	67	2,1	Sauces	227,7	**0,37**
Sauce béarnaise allégée	c. à soupe = 20 g	82	0,3	8,4	1,3	Sauces	33,8	**0,41**
Sauce béarnaise allégée	100 g	412	1,5	42	6,7	Sauces	170,1	**0,41**
Sauce béchamel	c. à soupe = 15 g	17	0,6	1	1,4	Sauces	14,9	**0,88**
Sauce béchamel	100 g	113	4,2	6,7	9	Sauces	101,2	**0,90**
Sauce Bénédicta - au roquefort	100 g	441	0,7	46,8	4,3	Sauces	165,4	**0,38**
Sauce Bénédicta - aux 3 poivres	100 g	471	0,3	50,5	3,9	Sauces	171,0	**0,36**
Sauce Bénédicta - cèpes et bolets	100 g	476	1,1	50,6	4,2	Sauces	179,3	**0,38**
Sauce Bio Jardin Bio et Equitable - curry douce	100 g	99	1,5	3,8	14,8	Sauces	98,2	**0,99**
Sauce Bio Jardin Bio et Equitable - curry forte	100 g	92	1,6	4,8	10,5	Sauces	80,3	**0,87**
Sauce Buitoni - bolognaise	100 g	69	5	1,8	8,3	Sauces	90,9	**1,32**
Sauce Buitoni - italienne à la viande rôtie	portion = 85 g	77	2,8	4,7	6,1	Sauces	79,6	**1,03**
Sauce Buitoni - napolitaine aux tomates cuisinées	portion = 100 g	72	1,5	4,2	6,8	Sauces	65,3	**0,91**
Sauce Buitoni - pizza à l'origan	portion = 98 g	41	1,2	1	6,8	Sauces	47,1	**1,15**
Sauce de soja	c. à café = 5 g	3	0,3	0	0,4	Sauces	4,5	**1,50**

	Quantité	Énergie (en kcal)	Protides	Lipides	Glucides	Catégorie d'aliment	IS	IS / Calories
Sauce de soja	100 g	58	6,9	0	7,5	Sauces	94,0	**1,62**
Sauce hollandaise	c. à soupe	62	0,5	6,2	0,8	Sauces	26,6	**0,43**
Sauce hollandaise	100 g	309	2,7	31,2	4,2	Sauces	135,3	**0,44**
Sauce Maggi - au beurre blanc	portion = 50 ml	134	0,6	12,2	5,6	Sauces	69,1	**0,52**
Sauce Maggi - au poivre vert	portion = 50 ml	31	0,7	1,8	3,3	Sauces	27,5	**0,89**
Sauce Maggi - au vin blanc	portion = 50 ml	35	0,5	2,2	3,3	Sauces	27,9	**0,80**
Sauce Maggi - béchamel	portion = 100 ml	115	4,1	6,6	9,9	Sauces	103,3	**0,90**
Sauce Maggi - béchamel champignon emmenthal	portion = 100 ml	110	4,3	6,1	9,7	Sauces	101,8	**0,93**
Sauce Maggi - champignons	portion = 50 g	29	0,6	1,8	2,8	Sauces	24,2	**0,83**
Sauce Maggi - chasseur	portion = 50 ml	25	0,5	1,2	3	Sauces	23,4	**0,94**
Sauce Maggi - crème et estragon	portion = 50 ml	35	1	2,2	2,9	Sauces	29,8	**0,85**
Sauce Maggi - échalote au vin	portion = 50 ml	23	0,5	1,1	3	Sauces	22,3	**0,97**
Sauce Maggi - hollandaise	portion = 50 ml	140	0,9	13,2	4,7	Sauces	69,8	**0,50**
Sauce Maggi - liée pour rôti	portion = 50 ml	24	0,6	1,3	2,7	Sauces	22,2	**0,92**
Sauce Maggi - marchand de vin	portion = 50 ml	42	0,3	1,4	7,1	Sauces	42,4	**1,01**
Sauce Maggi - pour poisson à la provençale	portion = 100 g	49	0,9	2,3	6,4	Sauces	46,3	**0,94**
Sauce Maggi - pour poulet à la moutarde et vin blanc	portion = 100 g	94	1,6	7,1	6,1	Sauces	64,6	**0,69**
Sauce Maggi - pour poulet curry	portion = 100 g	68	1,2	4,1	6,6	Sauces	55,2	**0,81**
Sauce Maggi - pour veau champignons et crème	portion = 100 g	96	1,4	7,9	4,9	Sauces	59,4	**0,62**
Sauce Marie - beurre citron Plat cuisiné surgelé	portion = 50 g	101	0,9	9,7	2,6	Sauces	52,1	**0,52**
Sauce McDonald's - barbecue	sachet = 29 g	48	0,3	0,3	11	Sauces	59,0	**1,23**
Sauce McDonald's - chinoise	sachet = 29 g	51	0,1	0,3	11,8	Sauces	61,5	**1,21**
Sauce McDonald's - cocktail	sachet = 50 g	104	0,7	9,5	3,8	Sauces	53,0	**0,51**
Sauce McDonald's - curry	sachet = 29 g	46	0,2	0,4	10,4	Sauces	56,0	**1,22**
Sauce McDonald's - fines herbes	sachet = 50 g	98	0,4	9,3	3,4	Sauces	47,7	**0,49**
Sauce McDonald's - fromage bleu	sachet = 50 g	180	1,2	16,8	6	Sauces	89,6	**0,50**
Sauce McDonald's - fromagère	sachet = 40 g	159	0,1	16	3,4	Sauces	65,4	**0,41**
Sauce McDonald's - huile olive	sachet = 20 g	158	0	17,6	0	Sauces	51,8	**0,33**

Sauce McDonald's - huile olive citron	sachet = 40 g	226	0	25,1	0	Sauces	74,0	**0,33**
Sauce McDonald's - moutarde	sachet = 32 g	69	0,7	3,7	8,4	Sauces	59,0	**0,85**
Sauce McDonald's - salade petite crudité	sachet = 31 g	76	0	7,7	1,4	Sauces	30,0	**0,39**
Sauce McDonald's - salade recette du chef	sachet = 51 g	126	0	12,9	2,4	Sauces	50,2	**0,40**
Sauce McDonald's - salade recette grand large	sachet = 39 g	218	0	24,2	0	Sauces	71,4	**0,33**
Sauce Mornay	portion = 50 g	52	2,8	2,7	4,2	Sauces	51,9	**1,00**
Sauce Mornay	100 g	103	5,5	5,3	8,4	Sauces	102,7	**1,00**
Sauce moutarde McDonald's	sachet	66	0,6	3,3	8,4	Sauces	63,3	**0,96**
Sauce napolitaine Fine Saveur Maggi	portion = 66 ml	152	3,6	4,4	24,6	Sauces	175,8	**1,16**
Sauce napolitaine Spaghetto	portion = 100 g	47	0,9	1,9	6,5	Sauces	50,8	**1,08**
Sauce pékinoise Sauce créative Maggi	sachet = 44,5 g	119	3,2	2,2	21,8	Sauces	148,1	**1,24**
Sauce piquante Bio Jardin Bio et Equitable	100 g	45	1,5	0,2	9,3	Sauces	59,8	**1,33**
Sauce Poivre vert Findus	portion = 50 g	53	2,6	3,1	5,1	Sauces	60,0	**1,13**
Sauce Poivre vert Fine Saveur Maggi	portion = 50 ml	31	0,8	1,5	3,8	Sauces	30,0	**0,97**
Sauce provençale bio Céréal	100 g	70	1,7	3,5	7,8	Sauces	76,6	**1,09**
Sauce provençale Spaghetto	100 g	55	1,1	2,2	7,8	Sauces	61,0	**1,11**
Sauce rougail Bio Jardin Bio et Equitable	100 g	67	0,9	1,5	12,4	Sauces	74,5	**1,11**
Sauce salade légère Amora - Balsamique : vinaigre balsamique et huile d'olive	100 ml	80	0,3	2,6	13	Sauces	80,2	**1,00**
Sauce salade légère Amora - Caesar: fromage italien et ail	100 ml	490	2,6	52	4,1	Sauces	195,6	**0,40**
Sauce salade légère Amora - Mille et une îles: tomate poivron piment doux	100 ml	240	1,1	20	14	Sauces	141,1	**0,59**
Sauce Spagheto Panzani - bolognaise	100 g	88	5,2	4,4	6,9	Sauces	99,3	**1,13**
Sauce Spagheto Panzani - bolognaise légère	100 g	80	5	3,6	6,9	Sauces	95,3	**1,19**
Sauce Spagheto Panzani - bolognaise riche	100 g	96	6,2	5,4	5,6	Sauces	95,2	**0,99**
Sauce spaghetti câpres et olives Beaumont	portion = 50 g	50	0,9	2,1	6,6	Sauces	56,3	**1,13**
Sauce tartare	c. à soupe = 20 g	150	0,6	16,4	0	Sauces	53,2	**0,35**
Sauce thaïlandaise Sauce créative Maggi	sachet = 44,5 g	207	7,3	11	19,9	Sauces	198,3	**0,96**
Sauce thaïlandaise Sauce créative Maggi	100 g	468	16,5	24,8	44,8	Sauces	433,5	**0,93**
Sauce tomate	100 g	42	1,6	0,2	8,1	Sauces	65,9	**1,57**

	Quantité	Énergie (en kcal)	Protides	Lipides	Glucides	Catégorie d'aliment	IS	IS / Calories
Sauce tomate à la Viande	c. à soupe = 20 g	23	0,9	1,6	1,2	Sauces	20,0	**0,87**
Sauce tomate à la Viande	100 g	115	4,6	8	6	Sauces	101,8	**0,89**
Sauce tomate bœuf rôti Barilla	100 g	106	5	7,5	4,7	Sauces	98,7	**0,93**
Sauce tomate cuisinée Spaguetto	portion = 100 g	70	1,5	3,3	8,4	Sauces	70,7	**1,01**
Sauce tomate et fromage Fine Saveur Maggi	portion = 66 ml	56	1,8	2,6	6,4	Sauces	60,2	**1,07**
Sauce tomate Findus	portion = 50 g	40	0,9	1,9	4,6	Sauces	39,4	**0,99**
Sauce tomate piment d'espelette (Giraudet)	100 g	75,9	1	5,8	5,2	Sauces	57,5	**0,76**
Sauce tomate sans Viande	c. à soupe = 20 g	14	0,4	0,8	1,3	Sauces	14,6	**1,05**
Sauce tomate sans Viande	100 g	72	1,8	4,2	6,7	Sauces	72,6	**1,01**
Sauce tomate/soja Céréal	100 g	73	3,5	4,8	4	Sauces	87,4	**1,20**
Sauce vin blanc Fine Saveur Maggi	portion = 50 ml	34	0,6	2,2	3	Sauces	26,5	**0,78**
Sauce vinaigrette	c. à soupe = 15 g	100	0	11	0	Sauces	32,6	**0,33**
Sauce vinaigrette à l'huile d'olive	c. à café = 5 g	33	0	3,7	0	Sauces	10,9	**0,33**
Sauce vinaigrette à l'huile d'olive	c. à soupe = 15 g	99	0	11	0	Sauces	32,4	**0,33**
Sauce vinaigrette à l'huile d'olive	100 g	659	0,2	73	0,2	Sauces	218,0	**0,33**
Sauce vinaigrette allégée	c. à soupe = 15 g	48	0	5,1	0,5	Sauces	17,6	**0,37**
Sauce vinaigrette allégée	100 g	322	0,3	34,3	3	Sauces	118,8	**0,37**
Sauce vinaigrette de Dijon légère moutarde Amora	c. à soupe = 15 g	38	0	3,8	0,7	Sauces	14,9	**0,39**
Sauce vinaigrette de Dijon légère nature Amora	c. à soupe = 15 g	38	0	3,9	0,7	Sauces	15,1	**0,40**
Sauce vinaigrette moutarde McDonald's	sachet = 50 g	123	0,1	12,6	2,3	Sauces	49,6	**0,40**
Saucisse alsacienne fumée (Gendarme)	100 g	473	21	42	3	Viandes/Charcuterie	309,1	**0,65**
Saucisse cocktail	3 unités = 20 g	62	2,6	5,6	0,2	Viandes/Charcuterie	38,7	**0,62**
Saucisse cocktail	100 g	308	13	28	1	Viandes/Charcuterie	193,0	**0,63**
Saucisse de Francfort	2 unités = 50 g	151	5,5	14	0,7	Viandes/Charcuterie	89,5	**0,59**
Saucisse de Francfort	4 unités = 100 g	301	11	28	1,3	Viandes/Charcuterie	178,9	**0,59**
Saucisse de Montbéliard	100 g	337	14	31	0,6	Viandes/Charcuterie	207,9	**0,62**
Saucisse de Montbéliard	unité = 120 g	404	16,8	37,2	0,7	Viandes/Charcuterie	249,3	**0,62**
Saucisse de Morteau	100 g	320	14	29	0,7	Viandes/Charcuterie	202,6	**0,63**

Saucisse de Morteau	unité = 280 g	896	39,2	81,2	2	Viandes/Charcuterie	567,5	**0,63**
Saucisse de Strasbourg	2 unités = 50 g	152	6,3	13,9	0,5	Viandes/Charcuterie	94,6	**0,62**
Saucisse de Strasbourg	100 g	304	12,6	27,7	1	Viandes/Charcuterie	189,0	**0,62**
Saucisse de Toulouse	100 g	346	14	32	0,6	Viandes/Charcuterie	210,9	**0,61**
Saucisse de Toulouse	unité = 130 g	450	18,2	41,6	0,8	Viandes/Charcuterie	274,2	**0,61**
Saucisse fumée	unité = 100 g	342	15	31	0,7	Viandes/Charcuterie	216,6	**0,63**
Saucisse grillée Knacki Herta	portion = 72 g	238	7,9	22,3	1,4	Viandes/Charcuterie	136,9	**0,58**
Saucisse sèche	3 tranches = 30 g	140	7,8	11,7	0,8	Charcuterie	101,8	**0,73**
Saucisses de poulet sel réduit Fleury Michon	100 g	138	14	8	3	Viandes/Charcuterie	158,1	**1,15**
Saucisses de volaille Fleury Michon	100 g	301	12	27	2,5	Viandes/Charcuterie	195,7	**0,65**
Saucisson (en moyenne)	100 g	437	20,5	39,5	0	Charcuterie	282,6	**0,65**
Saucisson à l'ail	2 tranches = 20 g	63	3	5,6	0,1	Charcuterie	41,4	**0,66**
Saucisson à l'ail	10 tranches = 100 g	315	15	28	0,7	Charcuterie	207,8	**0,66**
Saucisson à l'ail Herta	100 g	312	13	28	0,2	Charcuterie	190,3	**0,61**
Saucisson de Bologne (bœuf + porc)	tranche = 20 g	70	3	6	0	Charcuterie	42,7	**0,61**
Saucisson sec	100 g	424	26,3	34,7	1,6	Charcuterie	323,7	**0,76**
Saucisson sec d'Arles	tranche = 20 g	103	4	9,4	0,6	Charcuterie	63,2	**0,61**
Saucisson sec Jésus	tranche = 20 g	73	4,4	6	0,4	Charcuterie	55,4	**0,76**
Saucisson sec Rosette de Lyon	2 tranches = 25 g	100	6	8,2	0,5	Charcuterie	75,4	**0,75**
Sauge - poudre	5 g	15,7	0,5	0,6	1	Aromates/épices/condiments	24,0	**1,53**
Saumon (cru)	100 g	170	19,7	10,1	0	Poissons	189,6	**1,12**
Saumon (cuit à la vapeur)	portion = 120 g	180	20,8	10,7	0	Poissons	200,3	**1,11**
Saumon (cuit à la vapeur)	portion = 200 g	360	41,6	21,4	0	Poissons	400,6	**1,11**
Saumon à l'échalote Findus	portion = 225 g	362	16,8	29,2	7,8	Plats préparés/Poissons	280,4	**0,77**
Saumon à l'émincé d'endives Honoré Janin	part = 260 g	411	28,6	19,2	31,2	Plats préparés/Poissons	461,6	**1,12**
Saumon à l'oseille et panaché de riz Fleury-Michon	100 g	149	8,1	6,6	14,2	Plats préparés/Poissons	189,1	**1,27**
Saumon à l'oseille et panaché de riz Fleury-Michon	portion = 260 g	386	21	17,1	37	Plats préparés/Poissons	438,7	**1,14**
Saumon à l'oseille Plats cuisinés Fleury-Michon	portion = 260 g	386	21	17,1	36,9	Plats préparés/Poissons	407,4	**1,06**
Saumon Atlantique à l'oseille et panaché de riz Fleury Michon	100 g	157	7,8	7,3	14,9	Plats préparés/Poissons	164,6	**1,05**
Saumon Atlantique et risotto à la Florentine Fleury Michon	100 g	163	6,2	8	16,6	Plats préparés/Poissons	160,9	**0,99**

	Quantité	Énergie (en kcal)	Protides	Lipides	Glucides	Catégorie d'aliment	IS	IS / Calories
Saumon beurre blanc Leader Price	plat individuel = 265 g	379	23,8	18	30,5	Plats préparés/Poissons	400,3	**1,06**
Saumon Chili d'élevage	100 g	141	20,8	5,6	1,9	Poissons	194,7	**1,38**
Saumon d'Ecosse beurre blanc Plats cuisinés Fleury-Michon	portion	447	25,6	32,9	10	Plats préparés/Poissons	356,7	**0,80**
Saumon d'élevage	100 g	198	20	12,9	0,2	Poissons	201,4	**1,02**
Saumon en médaillon Cap Océan	unité = 62,5 g	87	9,9	5	0,6	Plats préparés/Poissons	104,2	**1,20**
Saumon en millefeuille de lasagnes gratinées Joël Robuchon Fleury Michon	100 g	161	6,6	10,3	10,4	Plats préparés/Poissons	149,5	**0,93**
Saumon en papillotes à l'aneth et aux baies roses Findus	portion = 210 g	242	19,8	17,4	1,6	Plats préparés/Poissons	221,2	**0,91**
Saumon fumé	tranche = 40 g	74	8,5	4,4	0	Poissons	82,0	**1,11**
Saumon fumé	100 g	184	21,3	11	0	Poissons	205,1	**1,11**
Saumon grillé et épinards cuisinés au beurre salé Picard	100 g	122	9,8	8,7	1,1	Plats surgelés	116,9	**0,96**
Saumon sauvage fumé d'Ecosse	100 g	157	24	6,1	1,6	Poissons	220,6	**1,41**
Saumon sauvage fumé d'Ecosse	4 tranches = 130 g	204	31,2	8	2,2	Poissons	287,4	**1,41**
Saumon sauvage/fondue de poireaux/p. de terre W. Watchers	portion = 380 g	300	22,8	8,4	33	Plats préparés/Poissons	383,0	**1,28**
Saumonette	portion = 200 g	112	48	2	0	Poissons	377,9	**3,37**
Sauté de porc à la moutarde & méli-mélo de pâtes Fleury Michon	100 g	174	11,6	6,4	17,6	Plats préparés/Viandes	205,0	**1,18**
Sauté de thon basquaise Monoprix	portion = 320 g	288	23	9	29,1	Plats préparés/Poissons	360,0	**1,25**
Sauté de veau, risotto et sauce champignons Picard	100 g	145	12,1	7,8	6,5	Plats surgelés	160,2	**1,11**
Savane Barr' Brossard chocolat blanc	unité = 30 g	137	1,5	7,6	15,5	Biscuits	113,1	**0,83**
Savane Barr' Brossard chocolat croquant	unité = 30 g	129	1,6	6,1	17	Biscuits	116,9	**0,91**
Savane Brossard	tranche = 35 g	155	2,1	8,5	17,3	Biscuits	129,8	**0,84**
Savane Brossard	unité = 250 g	1105	15,4	61	123,9	Biscuits	931,3	**0,84**
Savane Brossard	unité = 300 g	1326	18,4	73,2	148,6	Biscuits	1116,6	**0,84**
Savane Brossard chocolat noir	tranche = 35 g	155	1,9	8,5	17,8	Biscuits	130,5	**0,84**
Savane Brossard chocolat noir	unité = 250 g	1110	13,6	60,9	126,9	Biscuits	931,8	**0,84**
Savane Brossard chocolat noir	unité = 300 g	1332	16,3	73	152,2	Biscuits	1117,5	**0,84**
Savane Brossard chocolat/noisette	tranche = 35 g	161	1,9	9,4	17,1	Biscuits	129,7	**0,81**

Savane Brossard chocolat/noisette	unité = 250 g	1147	13,4	67,2	122	Biscuits	924,0	**0,81**
Saveur d'autrefois caramel Yoplait	unité = 125 g	148	5,2	1	28,9	Desserts	191,8	**1,30**
Saveur d'autrefois chocolat Yoplait	unité = 125 g	155	7,1	1,9	26,9	Desserts	199,6	**1,29**
Savoral resource Novartis	pot = 125 g	150	11,3	3,4	19	Diététique/Substitut de repas	197,4	**1,32**
Scampi	100 g	90	17	2	0	Poissons	144,4	**1,60**
Scarole	100 g	17	1,3	0,2	0,3	Légumes/Salade	33,3	**1,96**
Schnaps	verre = 4 cl	112	0	0	0	Boissons/Alcools	19,6	**0,18**
Schweppes	verre = 15 cl	56	0	0	13,9	Boissons/Sodas	70,4	**1,26**
Schweppes	canette = 33 cl	123	0	0	30,7	Boissons/Sodas	155,3	**1,26**
Schweppes Indian Tonic	litre	372	0	0	93	Boissons/Sodas	470,4	**1,26**
Schweppes Indian Tonic light	verre = 15 cl	2	0	0	0	Boissons/Sodas	0,4	**0,18**
Schweppes Indian Tonic light	canette = 33 cl	5	0	0	0	Boissons/Sodas	0,9	**0,18**
Schweppes Lemon light	verre = 15 cl	2	0	0	0,1	Boissons/Sodas	0,8	**0,39**
Schweppes Lemon light	canette = 33 cl	3	0	0	0,3	Boissons/Sodas	1,8	**0,61**
Scones St Michael	unité = 50 g	161	3,7	6,6	21,2	Snacks	162,6	**1,01**
Sébaste	100 g	89	18,8	1,5	0,2	Poissons	157,8	**1,77**
Sébaste (perche) panée frite	unité = 93 g	297	18	18	15	Poissons cuisinés	275,4	**0,93**
Secrets de Fruits Gerblé - protection antioxydante - Framboise, Myrtille, Cranberries	100 g	386	5	11,3	67,7	Biscuits/Diététique	441,1	**1,14**
Secrets de Fruits Gerblé - protection antioxydante - Framboise, Myrtille, Cranberries	portion = 2 biscuits = 40 g	154	2	4,5	27,1	Biscuits/Diététique	176,6	**1,15**
Secrets de Fruits Gerblé - protection antioxydante - Framboise, Raisin, Aronia	100 ml	245	0,2	0	14,2	Boissons/Diététique	113,1	**0,46**
Secrets de Fruits Gerblé - protection antioxydante - Orange, Mangue, Carotte pourpre	100 ml	202	0,4	0	11	Boissons/Diététique	94,9	**0,47**
Seiche (crue)	100 g	72	16,2	0,8	0	Poissons	133,7	**1,86**
Seigle	100 g	316	7,8	1,5	63,5	Céréales	472,2	**1,49**
Seigle - farine de	100 g	303	10	1,8	59,7	Céréales	482,4	**1,59**
Sel de mer	100 g	0	0	0	0	Aromates/épices/condiments	0,0	**0**
Sel fin	100 g	0	0	0	0	Aromates/épices/condiments	0,0	**0**

	Quantité	Énergie (en kcal)	Protides	Lipides	Glucides	Catégorie d'aliment	IS	IS / Calories
Sel fin	pincée = 1 g	0	0	0	0	Aromates/épices/condiments	0,0	**0**
Sélégerme Gerblé (germe de blé + levure)	100 g	295	34,5	6,9	23,7	Diététique/compléments alimentaires	427,4	**1,45**
Selles-sur-cher	portion = 40 g	130	7	11	0	Produits laitiers/Fromages	89,7	**0,69**
Selles-sur-cher	100 g	325	16,9	28,4	0,4	Produits laitiers/Fromages	222,8	**0,69**
Semoule (crue)	100 g	351	12,6	1,2	70,4	Féculents	487,9	**1,39**
Semoule (cuite)	100 g	110	3,9	0,4	22,8	Féculents	153,6	**1,40**
Semoule au lait (Gâteaux de) La Laitière Nestlé	portion = 125 g	169	3,3	4,1	29,7	Féculents	195,3	**1,16**
Semoule complète de blé dur Céréal	100 g	342	15,1	2,3	65,1	Féculents	485,8	**1,42**
Semoule et Fruits de mer Tipiak	portion = 300 g	486	15,9	6,3	91,2	Plats préparés	621,3	**1,28**
Serpolet	5 g	13,6	0,3	0,3	1,1	Aromates/épices/condiments	24,0	**1,77**
Sésame - Graines de	100 g	564	19	50	10	Oléagineux	419,6	**0,74**
Seven Up	verre = 15 cl	61	0	0	15,1	Boissons/Sodas	76,5	**1,25**
Seven Up	canette = 33 cl	133	0	0	33	Boissons/Sodas	167,1	**1,26**
Seven Up	litre	404	0	0	101	Boissons/Sodas	510,9	**1,26**
Shiitaké cuit	100 g	55	1,6	0,2	12,2	Légumes	87,9	**1,60**
Shiitaké séché	100 g	296	9,6	1	63,9	Légumes	473,8	**1,60**
Silhouette Candia	bol = 300 ml	102	9,5	0	15,2	Produits laitiers/lait	154,5	**1,51**
Silhouette Plus Candia	verre = 250 ml	95	8,3	0,7	14	Produits laitiers/lait	159,2	**1,68**
Sirop à l'eau	dose = 10 g = 1 verre	33	0	0	8,3	Boissons	41,9	**1,27**
Sirop aux extraits de Fruits	100 g	249	0,1	0	63	Boissons	318,9	**1,28**
Sirop de thé goût framboise	verre = 20 cl	74	0,1	0,1	18,5	Boissons	94,5	**1,28**
Sirop d'érable	100 g	261	0	0,2	67	Sucres/Edulcorants	338,0	**1,29**
Sirop light O'free Monin	100 ml	111	0,4	0	25,1	Boissons	131,8	**1,19**
Sirop light O'free Monin	dose = 20 ml	22	0	0	5	Boissons	25,6	**1,17**
Skoon's Brossard	unité = 32 g	120	1,5	18,1	4,6	Biscuits	124,5	**1,04**
Slim Fast délice de chocolat chaud	sachet	182	13,2	0,9	30,3	Diététique/Substitut de repas	275,3	**1,51**

Slim Fast vanille	sachet + 250 ml de lait écrémé	182	15,3	2,4	25	Diététique/Substitut de repas	269,8	**1,48**
Smacks Choco Kellogg's	portion = 40 g	156	3,2	2,4	31	Céréales/Petit déjeuner	201,8	**1,29**
Smacks Choco Kellogg's	100 g	390	8	6	77	Céréales/Petit déjeuner	502,2	**1,29**
Smacks Kellogg's	barre = 20 g	90	2	3	14	Céréales/Petit déjeuner	98,2	**1,09**
Smacks Kellogg's	portion = 40 g	152	2,8	0,6	33,2	Céréales/Petit déjeuner	204,0	**1,34**
Smacks Kellogg's	100 g	380	7	1,5	83	Céréales/Petit déjeuner	509,9	**1,34**
Smarties Nestlé	100 g	470	5,3	15,6	77,1	Confiseries	479,0	**1,02**
Smoothie cranberry et framboises Innocent	100 ml	45	0,5	0	13,1	Boissons/Fruits	82,9	**1,84**
Smoothie fraises bananes Immedia	1 verre = 250 ml	113	1,8	1	24,3	Boissons/Fruits	152,7	**1,35**
Smoothie fraises bananes Innocent	100 ml	55	0,6	0,1	14,8	Boissons/Fruits	88,0	**1,60**
Smoothie framboises myrtilles Immedia	1 verre = 250 ml	115	1,3	0,3	26,8	Boissons/Fruits	167,3	**1,46**
Smoothie fruits rouges/réglisse (Giraudet)	100 ml	107,2	0,6	0,4	26,9	Boissons/fruits	153,3	**1,43**
Smoothie gazpacho Immedia	1 verre = 250 ml	87,5	1,8	5,8	7,3	Soupe	80,8	**0,92**
Smoothie mangue coco (Giraudet)	100 ml	106,1	0,8	3,2	18,3	Boissons/fruits	121,0	**1,14**
Smoothie mangues et fruits de la passion Immedia	1 verre = 250 ml	125	2	1	27,3	Boissons/Fruits	166,3	**1,33**
Smoothie mangues et fruits de la passion Innocent	100 ml	56	0,5	0,3	14,8	Boissons/Fruits	87,7	**1,57**
Smoothie oranges bananes ananas Immedia	1 verre = 250 ml	128	1,3	0,3	30	Boissons/Fruits	178,6	**1,40**
Snickers glacé	100 g	391	7,2	25,6	35,3	Desserts	320,7	**0,82**
Snickers Mars	unité = 60 g	308	5,9	17,3	31,5	Confiseries	258,7	**0,84**
Soda (en moyenne)	100 ml	48	0	0	12	Boissons/Sodas	60,7	**1,26**
Soda allégé	100 ml	0	0	0	0,1	Boissons/Sodas	0,6	**0**
Soda au cola	100 ml	39	0	0	10	Boissons/Sodas	50,4	**1,29**
Soda au cola aux édulcorants	100 ml	0	0	1	1	Boissons/Sodas	5,7	**0**
Soda aux Fruits	100 ml	43	0	0	11	Boissons/Sodas	55,5	**1,29**
Soja à boire	verre = 15 cl	60	5,7	3	2,6	Boissons	68,2	**1,14**
Soja à boire nature Céréal	100 g	40	3,7	2,2	1,4	Boissons	49,7	**1,24**
Soja brut Gerblé	100 ml	47	3,8	2,2	3,1	Légumes	57,8	**1,23**
Soja brut Gerblé - jus de	grand verre = 20 cl	94	7,6	4,4	6,2	Boissons	105,8	**1,13**
Soja Dessert Céréal - aux ferments vivants	pot = 100 g	44	3	1,9	4	Desserts	50,0	**1,14**

	Quantité	Énergie (en kcal)	Protides	Lipides	Glucides	Catégorie d'aliment	IS	IS / Calories
Soja Dessert Céréal - chocolat	pot = 100 g	90	3,9	2,5	13	Desserts	113,4	**1,26**
Soja Dessert Céréal - vanille	pot = 100 g	85	3,4	2,1	13,1	Desserts	104,4	**1,23**
Soja doux Gerblé	100 ml	55	3,7	2,1	5,3	Boissons	68,0	**1,24**
Soja doux Gerblé - jus de	grand verre = 20 cl	110	7,4	4,2	10,6	Boissons	126,0	**1,15**
Soja sauce	goutte	0	0	0	0	Sauces	0,0	**0**
Sojasun ananas-orange	pot = 100 g	78	3,5	1,8	12	Diététique/Desserts	125,2	**1,61**
Sojasun assiette - végétale champêtre	plat = 250 g	308	26,2	12,5	22,8	Plat préparé/diététique	395,4	**1,28**
Sojasun assiette - végétale orientale	plat = 250 g	320	27,5	12,5	24,5	Plat préparé/diététique	414,5	**1,30**
Sojasun assiette - végétale provençale	plat = 250 g	298	25	12,5	21,5	Plat préparé/diététique	379,1	**1,27**
Sojasun aux fruits	pot = 100 g	78	3,5	1,8	12	Diététique/Desserts	94,4	**1,21**
Sojasun boisson UHT - calcium	litre	460	38	20	33	Boissons	564,2	**1,23**
Sojasun boisson UHT - céréales	litre	570	32	18	70	Boissons	728,4	**1,28**
Sojasun boisson UHT - croissance	litre	360	25,5	15	30	Boissons	421,8	**1,17**
Sojasun boisson UHT - nature	litre	380	38	20	13	Boissons	463,0	**1,22**
Sojasun boisson UHT - petit Dej'	litre	850	38	25	118	Boissons	1059,1	**1,25**
Sojasun nature	pot = 100 g	50	4,5	2,5	2,4	Diététique/Desserts	56,0	**1,12**
Sojasun plaisir coco	pot = 100 g	114	3,5	2,5	19,5	Diététique/Desserts	134,3	**1,18**
Sojasun plaisir vanille	pot = 100 g	93	3	1,8	16,3	Diététique/Desserts	112,0	**1,20**
Sojasun sauce steak de soja - bordelaise	sachet = 20 g	38	0,2	3,2	2	Sauces/diététique	21,2	**0,56**
Sojasun sauce steak de soja - curry	sachet = 20 g	48	0,2	4,4	1,8	Sauces/diététique	23,8	**0,50**
Sojasun sauce steak de soja - fines herbes	sachet = 20 g	44	0,2	4,2	1,2	Sauces/diététique	20,2	**0,46**
Sojasun sauce steak de soja - tomates/olives	sachet = 20 g	25	0,4	1,6	2,4	Sauces/diététique	20,0	**0,80**
Sojasun steak de soja nature	100 g	151	16,5	8	3,3	Plat préparé/diététique	224,7	**1,49**
Sojasun vitalité - céréales/fruits	pot = 100 g	89	3,9	2,6	12,6	Boissons/Diététique	109,1	**1,23**
Sojasun vitalité - orange/carottes	pot = 100 g	80	3,6	2,1	11,3	Boissons/Diététique	105,2	**1,31**
Sojasun vitalité - pruneau/vanille	pot = 100 g	78	3,5	1,8	12	Boissons/Diététique	106,7	**1,37**
Sole	100 g	77	18	0,4	0,3	Poissons	148,7	**1,93**
Sole	portion = 150 g	117	22,5	3	0	Poissons	191,3	**1,63**

Sole (cuite à la vapeur)	100 g	70	15,2	1	0	Poissons	126,2	**1,80**
Sole (cuite à la vapeur)	portion = 150 g	105	22,8	1,5	0	Poissons	189,3	**1,80**
Sole (cuite au four)	portion = 260 g	73	16	1	0	Poissons	132,7	**1,82**
Sole (cuite au four)	portion = 290 g	110	24	1,5	0	Poissons	199,1	**1,81**
Sole tropicale d'élevage	100 g	69	15,7	0,3	0,8	Poissons	132,3	**1,92**
Sole tropicale et riz Monoprix La Forme	unité = 100 ml	255	23,1	4,9	29,1	Plats préparés	361,7	**1,42**
Sole tropicale riz basmati Fleury-Michon	100 g	335	22,3	9,6	40	Plats préparés	411,4	**1,23**
Solero Fruits rouges Miko	100 g	121	2	4,2	18,7	Desserts/Glaces	123,3	**1,02**
Son d'avoine Céréal	100 g	290	13,7	3,3	51,3	Céréales	525,4	**1,81**
Son de blé Céréal	100 g	159	14	4	16,8	Céréales	494,2	**3,11**
Son de blé Primeal	100 g	216	15,5	4,2	64,5	Céréales	703,7	**3,26**
Sonvital Vivis	3 galettes = 34 g	145	3	6,8	18	Céréales	162,6	**1,12**
Sorbet	100 g	134	0,9	0,9	31	Desserts/Glaces	166,5	**1,24**
Sorbet (en moyenne)	2 boules = 125 ml	168	1,1	1,1	38,8	Desserts/Glaces	208,2	**1,24**
Sorbet Abricot La Laitière	100 ml	69	0,3	0,1	16	Desserts/Glaces	106,9	**1,55**
Sorbet Carte d'Or Motta - abricot	2 boules = 125 ml	94	0,5	0	23,1	Desserts/Glaces	120,8	**1,29**
Sorbet Carte d'Or Motta - ananas	2 boules = 125 ml	85	0,1	0	21,1	Desserts/Glaces	107,6	**1,27**
Sorbet Carte d'Or Motta - cassis	2 boules = 125 ml	97	0,4	0	23,9	Desserts/Glaces	124,1	**1,28**
Sorbet Carte d'Or Motta - cerise	2 boules = 125 ml	99	0,4	0	24,2	Desserts/Glaces	125,8	**1,27**
Sorbet Carte d'Or Motta - citron	2 boules = 125 ml	88	0,4	0	21,5	Desserts/Glaces	112,1	**1,27**
Sorbet Carte d'Or Motta - citron vert	2 boules = 125 ml	100	0,5	0	24,6	Desserts/Glaces	128,4	**1,28**
Sorbet Carte d'Or Motta - framboise	2 boules = 125 ml	98	0,5	0	23,9	Desserts/Glaces	125,0	**1,28**
Sorbet Carte d'Or Motta - Fruits de la passion	2 boules = 125 ml	86	0,6	0	21	Desserts/Glaces	111,0	**1,29**
Sorbet Carte d'Or Motta - mirabelle	2 boules = 125 ml	67	3,5	0	13,4	Desserts/Glaces	96,1	**1,43**
Sorbet Carte d'Or Motta - orange	2 boules = 125 ml	92	0,1	0	22,8	Desserts/Glaces	116,2	**1,26**
Sorbet Carte d'Or Motta - pêche	2 boules = 125 ml	97	0,5	0	23,8	Desserts/Glaces	124,4	**1,28**
Sorbet Carte d'Or Motta - poire	2 boules = 125 ml	92	0,4	0	22,5	Desserts/Glaces	117,1	**1,27**
Sorbet Carte d'Or Motta - pomme	2 boules = 125 ml	94	0,4	0	23,2	Desserts/Glaces	120,5	**1,28**
Sorbet Citron La Laitière	100 ml	67	0,1	0	15,9	Desserts/Glaces	101,0	**1,51**
Sorbet Fraise La Laitière	100 ml	67	0,3	0,2	16	Desserts/Glaces	104,9	**1,57**

	Quantité	Énergie (en kcal)	Protides	Lipides	Glucides	Catégorie d'aliment	IS	IS / Calories
Sorbet Framboise La Laitière	100 ml	78	0,4	0,1	18,3	Desserts/Glaces	119,8	**1,54**
Sorbet Häagen-Dazs - cassis	2 boules = 125 ml	125	0,4	0	31	Desserts/Glaces	159,9	**1,28**
Sorbet Häagen-Dazs - framboise	2 boules = 125 ml	133	0,1	0,2	32,1	Desserts/Glaces	164,2	**1,23**
Sorbet Häagen-Dazs - mangue	2 boules = 125 ml	130	0,2	0,1	32,1	Desserts/Glaces	164,3	**1,26**
Sorbet Häagen-Dazs - poire	2 boules = 125 ml	154	0	0,5	37	Desserts/Glaces	188,9	**1,23**
Sorbet mangue passion François Théron Picard	100 ml	90	0,3	0,3	21,5	Desserts/Glaces	112,1	**1,25**
Sorbet mangue passion François Théron Picard	2 boules = 125 ml	112	0,3	0,3	26,8	Desserts/Glaces	139,0	**1,24**
Sorbet Plein fruit Griotte Carte d'Or	100 ml	90	0,3	0,1	22	Desserts/Glaces	135,3	**1,50**
Soufflé au fromage	portion = 100 g	252	11,5	19,2	8,1	Plats cuisinés	192,8	**0,77**
Soufflés dorés aux fruits du soleil Taillefine	unité = 40 g	130	2	3,4	24,8	Desserts	163,3	**1,26**
Soufflettes au germe de blé Gerblé	40 g	143	6,4	1,1	26,8	Pains/Biscottes	205,6	**1,44**
Soufflettes au germe de blé Gerblé	100 g	357	16	2,8	67	Pains/Biscottes	513,9	**1,44**
Soupe à la tomate	assiette	110	0	0	27,5	Soupe	145,3	**1,32**
Soupe à l'oignon	assiette	95	5	5,8	5,8	Soupe	91,9	**0,97**
Soupe au cresson	assiette	120	0	3	23,2	Soupe	135,5	**1,13**
Soupe au pistou Picard	100 ml	89	3	5,6	6,6	Soupe	81,0	**0,91**
Soupe aux pois	assiette	194	9	3	34	Soupe	265,3	**1,37**
Soupe carotte lait d'amande (Giraudet)	100 ml	45,1	1,2	3,1	3,2	soupe	41,2	**0,91**
Soupe de cresson Maggi Les Classiques	assiette	54	1,1	1,3	9,5	Soupe	73,1	**1,35**
Soupe de haricots au lard Maggi saveurs du pays	assiette	146	7	2,5	24,1	Soupe	198,2	**1,36**
Soupe de Légumes	assiette	103	3	2	17,8	Soupe	128,6	**1,25**
Soupe de lentilles	assiette	205	10,5	7	42	Soupe	332,2	**1,62**
Soupe de poisson (conserve)	assiette	147	11,2	8	7,7	Soupe	168,7	**1,15**
Soupe de poisson La Marée gourmande Liebig	assiette = 250 ml	43	4	1,3	3,7	Soupe	55,1	**1,28**
Soupe de poisson Maggi Les Classiques	assiette = 250 ml	54	2,5	0,7	9,5	Soupe	70,3	**1,30**
Soupe de poisson Marée gourmande Liebig	assiette = 250 ml	43	4	1,3	3,7	Soupe	55,1	**1,28**
Soupe de poisson Picard	100 ml	64	1,2	3,5	6,9	Soupe	61,1	**0,96**
Soupe de raviolis à la chinoise Picard	100 g	56	3,9	2,8	3,7	Soupe	67,9	**1,21**

Soupe du pêcheur aux pâtes buccatini Maggi	assiette	95	5,4	1	16	Soupe	140,1	**1,47**
Soupe du pêcheur Maggi saveurs du Pays	assiette = 250 ml	100	4,6	1,3	17,5	Soupe	129,6	**1,30**
Soupe du potager bio (Giraudet)	100 ml	39,2	1	2,1	4,1	Soupe	41,2	**1,05**
Soupe Knorr - au cresson	assiette	62	1,7	1,7	10	Soupe	81,7	**1,32**
Soupe Knorr - au pistou	assiette	84	2,4	1,1	16	Soupe	109,9	**1,31**
Soupe Knorr - chinoise à la poule	assiette	63	2,9	0,8	11	Soupe	87,7	**1,39**
Soupe Knorr - chinoise aux crustacés	assiette	68	3	0,9	12	Soupe	100,0	**1,47**
Soupe Knorr - crème d'asperges	assiette	68	1,6	1,6	11	Soupe	86,2	**1,27**
Soupe Knorr - gratinée à l'oignon	assiette	81	2,3	1,7	14	Soupe	106,9	**1,32**
Soupe Knorr - marocaine harissa	assiette	110	4,9	1,5	20	Soupe	157,1	**1,43**
Soupe Knorr - marocaine Sharba	assiette	89	3,7	1,6	15	Soupe	122,9	**1,38**
Soupe Knorr - minestrone	assiette	86	3,2	1	16	Soupe	122,2	**1,42**
Soupe Knorr - napolitaine	assiette	120	3,9	1	23	Soupe	163,9	**1,37**
Soupe Knorr - passée 9 Légumes	assiette	90	2	1,9	15	Soupe	110,9	**1,23**
Soupe Knorr - passée Légumes verts	assiette	81	2,2	1,3	15	Soupe	110,0	**1,36**
Soupe Knorr - passée Légumes/tomates	assiette	78	2,4	1,4	14	Soupe	106,7	**1,37**
Soupe Knorr - paysanne aux Légumes	assiette	92	2,4	1,1	18	Soupe	120,0	**1,30**
Soupe Knorr - Pescadou	assiette	83	3,7	2,2	12	Soupe	109,6	**1,32**
Soupe Knorr - poireaux/pommes de terre	assiette	63	1,8	1,8	10	Soupe	82,8	**1,31**
Soupe Knorr - potagère de Légumes	assiette	58	1,1	0,6	12	Soupe	77,6	**1,34**
Soupe Knorr - poule/vermicelle	assiette	48	1,8	0,5	9	Soupe	74,0	**1,54**
Soupe Knorr - tomates/vermicelle	assiette	51	1,4	0,6	10	Soupe	76,1	**1,49**
Soupe Knorr - velouté de bolets	assiette	62	1,8	0,8	12	Soupe	89,9	**1,45**
Soupe Liebig - légumes emmenthal	assiette = 250 ml	105	3,5	6,5	8,2	Soupe	101,3	**0,96**
Soupe Liebig - potiron emmenthal	assiette = 250 ml	85	2,5	2,5	13,5	Soupe	108,0	**1,27**
Soupe Liebig - tomates curry	assiette = 250 ml	104	1,7	3,7	16	Soupe	118,0	**1,13**
Soupe Maggi - à l'oignon	assiette	42	1,7	1	6,6	Soupe	62,4	**1,49**
Soupe Maggi - à l'oignon gratinée Traditions régionales	assiette	85	2,2	2,9	12,6	Soupe	102,4	**1,20**
Soupe Maggi - de haricots au lard	assiette	135	6,7	2,3	21,9	Soupe	171,9	**1,27**
Soupe Maggi - de Poissons	assiette	51	2,8	0,6	8,6	Soupe	68,0	**1,33**

	Quantité	Énergie (en kcal)	Protides	Lipides	Glucides	Catégorie d'aliment	IS	IS / Calories
Soupe Maggi - du pêcheur aux pâtes buccatini	assiette	95	5,4	1	16	Soupe	140,1	**1,47**
Soupe Maggi - Légumes et pâtes	assiette	83	2,3	1,8	15,5	Soupe	113,9	**1,37**
Soupe Maggi - Légumes/céréales	assiette	97	3,1	1,4	17,9	Soupe	132,2	**1,36**
Soupe Maggi - Moulinée 9 légumes déshydratée	assiette	78	2,2	0,9	15,4	Soupe	110,6	**1,42**
Soupe Maggi - Moulinée cresson	assiette	80	2,8	1,1	14,7	Soupe	112,7	**1,41**
Soupe Maggi - Moulinée paysanne	assiette	83	3	0,9	15,8	Soupe	119,2	**1,44**
Soupe Maggi - Moulinée poireaux	assiette	97	2,4	1,8	18	Soupe	128,0	**1,32**
Soupe Maggi - Moulinée poireaux et pommes de terre	assiette	79	2,2	0,6	16,4	Soupe	114,8	**1,45**
Soupe Maggi - Moulinée tomates et petits légumes	assiette	94	2,4	0,8	19,3	Soupe	125,6	**1,34**
Soupe Maggi - poule aux vermicelles	assiette	44	1,7	0,5	8,3	Soupe	69,5	**1,58**
Soupe Maggi - tomates et pâtes	assiette	99	2,5	0,8	17,3	Soupe	118,5	**1,20**
Soupe Maggi - tomates et vermicelles	assiette	60	1,7	1,2	13,8	Soupe	91,7	**1,53**
Soupe Maggi - vietnamienne poulet/soja	assiette	54	2,5	0,7	9,6	Soupe	76,9	**1,42**
Soupe Maggi - volaille et pâtes	assiette	82	2,5	2,4	13	Soupe	99,0	**1,21**
Soupe Maggi Sveltesse 0 % - Moulinée provençale thym	dosette = 19,5 g	60	1,2	0	13,8	Soupe	86,3	**1,44**
Soupe poireaux/pommes de terre (conserve)	assiette	85	2	3	12	Soupe	101,5	**1,19**
Soupe poulet/vermicelle	assiette	78	5,5	2	9	Soupe	98,2	**1,26**
Soupe provençale Bio Jardin Bio et Equitable	100 g	35	0,8	1,18	4,5	Soupe	41,4	**1,18**
Soupe thaï au poulet Picard	100 g	53	3,8	1,1	7	Plats surgelés	75,6	**1,43**
Spaghetti à la bolognaise Picard	100 g	122	6,9	5,9	10,3	Plats surgelés	131,6	**1,08**
Spaghetti au germe de blé Gerblé	100 g	331	14	3	62	Féculents	496,5	**1,50**
Spaghetti bolognaise Weight Watchers	portion = 320 g	285	15	3,8	47,4	Plats préparés	391,3	**1,37**
Spaghetti bolognaise/pointe d'origan Sveltesse Maggi	portion = 380 g	357	20,1	8,3	49,8	Plats préparés	458,4	**1,28**
Spaghetti n°3 (Panzani)	100 g	358	13	2	72	Féculents	537,2	**1,50**
Spaghetti quinoa / persil / ail Bio Jardin Bio et Equitable	100 g	369	11,5	2,2	75,9	Plats cuisinés	512,6	**1,39**
Spaghetti quinoa / sarrasin Bio Jardin Bio et Equitable	100 g	374	11,2	2,3	77,2	Plats cuisinés	500,4	**1,34**
Spaghetti quinoa / tomate Bio Jardin Bio et Equitable	100 g	374	10,9	5	78,3	Plats cuisinés	506,0	**1,35**
Spaghetti sauce tomate	100 g	64	1,9	0,4	13	Plats cuisinés	99,8	**1,56**

Spaghetti sauce tomate	portion = 240 g	154	4,6	1	31,2	Plats cuisinés	239,7	**1,56**
Special K fruits rouges Kellogg's	portion = 40 g	148	5,6	0,4	30	Céréales/Petit déjeuner	206,1	**1,39**
Special K fruits rouges Kellogg's	100 g	370	14	1	75	Céréales/Petit déjeuner	515,2	**1,39**
Special K Kellogg's	portion = 40 g	148	6	0,4	30	Céréales/Petit déjeuner	207,8	**1,40**
Special K Kellogg's	100 g	370	15	1	75	Céréales/Petit déjeuner	519,6	**1,40**
Speculoos 6 céréales Lotus	100 g	450	7	17,5	66	Biscuits	470,1	**1,04**
Speculoos Lotus	100 g	486	5	19	73	Biscuits	475,6	**0,98**
Speculoos Lotus	unité = 8,5 g	41	0,4	1,7	6,1	Biscuits	39,1	**0,95**
Sportdej - banane	100 g	374	10,7	0,2	82,3	Diététique	509,9	**1,36**
Sportdej - café	100 g	368	12,1	0,2	79,7	Diététique	507,8	**1,38**
Sportdej - chocolat	100 g	402	13,3	8,6	67,9	Diététique	482,8	**1,20**
Sprite	verre = 15 cl	53	0	0	13,3	Boissons/Sodas	67,2	**1,27**
Sprite	canette = 33 cl	117	0	0	29,4	Boissons/Sodas	148,6	**1,27**
Sprite	litre	356	0	0	89	Boissons/Sodas	450,2	**1,26**
St Hubert Oméga 3 et 6	100 g	535	0	59	0	Corps gras	174,7	**0,33**
St Moret	100 g	220	9	19	2,7	Produits laitiers/Fromages	143,1	**0,65**
St Moret allégé Ligne	100 g	108	10,5	6	3	Produits laitiers/Fromages	118,0	**1,09**
St Moret allégé Ligne individuel	unité = 17,8 g	19	2	1	1	Produits laitiers/Fromages	23,9	**1,26**
St Moret individuel	unité = 20 g	4	0	0	0	Produits laitiers/Fromages	0,7	**0,18**
St Yorre	litre	0	0	0	0	Boissons/Eau minérale	0,0	**0**
St Yorre Sport - Spécial Récupération	100 ml	2,7	0	0	0	Boissons/Eau minérale	0,5	**0,18**
Steak de cheval	portion = 140 g	154	30,8	3,5	0	Viandes	259,9	**1,69**
Steak de thon nature congelé	unité = 125 g	159	31,3	3,8	0	Poissons	264,9	**1,67**
Steak haché 10 % mg (cru)	100 g	172	19,5	10,4	0	Viandes	188,9	**1,10**
Steak haché 10 % mg (cuit)	100 g	212	24,2	12,8	0	Viandes	234,0	**1,10**
Steak haché 15 % mg (cru)	100 g	204	18	14,7	0	Viandes	189,2	**0,93**
Steak haché 15 % mg (cuit)	100 g	251	22,3	18	0	Viandes	233,9	**0,93**
Steak haché 20 % mg (cru)	100 g	252	17	20,4	0	Viandes	198,1	**0,79**
Steak haché 20 % mg (cuit)	100 g	309	21	25	0	Viandes	244,0	**0,79**
Steak haché 5 % mg (cru)	100 g	129	20,6	5,2	0	Viandes	182,3	**1,41**

	Quantité	Énergie (en kcal)	Protides	Lipides	Glucides	Catégorie d'aliment	IS	IS / Calories
Steak haché 5 % mg (cuit)	100 g	160	25,5	6,4	0	Viandes	225,7	**1,41**
Steak haché de jambon Fleury Michon	unité = 100 g	197	17	13	3	Viandes	191,4	**0,97**
Steak tartare	100 g	159	25	6	0	Viandes	221,3	**1,39**
Sticks de carottes Bert's	portion	106	4	7	6,5	Légumes	92,3	**0,87**
Sticks de carottes concombres Bert's	portion	98	4	7	4,5	Légumes	82,2	**0,84**
Stylesse 0 % aux fruits Carrefour	pot = 125 g	61	5,6	0	11,3	Produits laitiers/yaourts	102,6	**1,68**
Sucette	unité = 10 g	40	0	0	9,5	Confiseries	48,4	**1,21**
Sucre blanc	sachet = 10 g	39	0	0	10	Sucres	50,4	**1,29**
Sucre blanc	100 g	394	0	0	100	Sucres	504,8	**1,28**
Sucre d'orge	unité = 20 g	76	0	0	19	Confiseries	96,1	**1,26**
Sucre n° 4	morceau = 5 g	20	0	0	5	Sucres/Edulcorants	25,3	**1,26**
Sucre roux	morceau = 5 g	19	0	0	4,9	Sucres/Edulcorants	24,7	**1,30**
Sucre roux	100 g	384	0	0	97,6	Sucres/Edulcorants	492,6	**1,28**
Sundae McDonald's - cacao	unité = 175 g	303	9,6	17,5	26,9	Snacks sucrés	265,4	**0,88**
Sundae McDonald's - caramel	unité = 178 g	309	8,5	15,1	34,8	Snacks sucrés	289,5	**0,94**
Sundae McDonald's - fraise	unité = 178 g	258	7,6	14,4	24,4	Snacks sucrés	227,6	**0,88**
Sundy Nestlé	portion = 36 g	175	1,4	8,8	22,4	Confiseries	157,5	**0,90**
Sundy Nestlé	100 g	485	4	24,5	62,2	Confiseries	438,4	**0,90**
Suprême des Ducs allégé Ligne et Plaisir	portion = 40 g	80	8,4	12	0,2	Produits laitiers/Fromages	98,5	**1,23**
Surimi	100 g	109	9	4,3	8,5	Poisson préparé	142,3	**1,31**
Surimi - cœur frais fromage au saumon Fleury Michon	100 g	145	7,6	8,1	10,5	Poisson préparé	138,6	**0,96**
Sushi	100 g	164	7	3,1	27,1	Poisson préparé	209,1	**1,28**
Sushi Monoprix Exotique	9 unités	428	18,3	8,1	70,8	Poisson préparé	530,2	**1,24**
Sushis makis kawaï Picard	100 g	165	6,1	4,8	24,3	Plats surgelés	189,7	**1,15**
Sushis makis Picard	100 g	158	4,9	3,3	27,2	Plats surgelés	190,1	**1,20**
Sushis Picard	100 g	165	7,3	3,1	26,9	Plats surgelés	207,5	**1,26**
Suze	verre = 4 cl	44	0	0	0,5	Boissons/Alcools	9,9	**0,22**
Suze	verre = 8 cl	84	0	0	1	Boissons/Alcools	19,1	**0,23**

Suzi Wan	plat individuel = 250 g	390	27,2	13,5	40	Plat préparé	462,6	**1,19**
Sveltesse 0 % - crème de tomates basilic	dosette	60	1	0	14	Soupe	85,1	**1,42**
Sveltesse 0 % - crème onctueuse au chocolat	pot = 115 g	94	4,1	1,4	16,1	Produits laitiers/Desserts	118,9	**1,27**
Sveltesse 0 % - crème onctueuse saveur vanille	pot = 115 g	85	3,8	0,5	16,2	Produits laitiers/Desserts	114,3	**1,34**
Sveltesse 0 % - Moulinée 9 légumes ciboulette	dosette	60	1,1	0	14	Soupe	85,8	**1,43**
Sveltesse 0 % - Moulinée à la provençale thym	dosette	60	1,2	0	13,8	Soupe	85,7	**1,43**
Sveltesse 0 % - Moulinée poireaux pommes de terre persil	dosette	59	0,7	0	14,2	Soupe	83,6	**1,42**
Sveltesse 0 % - Mousse abricots fraises framboises	pot = 115 ml	62	6	3	8,7	Produits laitiers/Desserts	103,5	**1,67**
Sveltesse 0 % - Mousse cerise framboise	pot = 84 g	39	3,4	0	5,9	Produits laitiers/Desserts	63,9	**1,64**
Sveltesse 0 % - Mousse fondante chocolat noir	pot = 12 cl	67	2,9	0,9	13,4	Produits laitiers/Desserts	92,8	**1,39**
Sveltesse 0 % - Mousse nature	pot = 84 g	44	4,1	0	6	Produits laitiers/Desserts	70,4	**1,60**
Sveltesse 0 % - Velouté aux 9 légumes	250 ml	95	4,1	3,3	19,2	Soupe	141,4	**1,49**
Sveltesse 0 % - Velouté de carottes à la coriandre	250 ml	96	3,6	0,2	20	Soupe	137,1	**1,43**
Sveltesse 0 % - Velouté de cresson	dosette	61	1,2	0	14,2	Soupe	87,6	**1,44**
Sveltesse 0 % - Velouté de légumes du sud	250 ml	90	1,8	0,1	20,5	Soupe	124,7	**1,39**
Sveltesse 0 % - Velouté de légumes verts	250 ml	80	3,8	0,2	15,9	Soupe	117,9	**1,47**
Sveltesse 0 % - Velouté légumes verts cerfeuil	dosette	60	1,1	0	14,1	Soupe	86,3	**1,44**
Sveltesse fromage allégé 20 % mg nature	portion = 20 g	22	2,1	1,1	1,1	Produits laitiers/Fromages	25,7	**1,17**
Sveltesse fromage fondu allégé	portion = 16,7 g	22	2,1	1,1	1,1	Produits laitiers/Fromages	25,7	**1,17**
Sveltesse fromage fondu allégé aux noix	portion = 16,7 g	22	2,1	1,1	1,1	Produits laitiers/Fromages	25,7	**1,17**
Sweet Sweet Vanilla Nestlé	dose = 20 g	88	1,3	2,3	15,5	Boissons/café	95,7	**1,09**
Sylphide	portion = 40 g	92	11,2	5,2	0	Produits laitiers/Fromages	106,2	**1,15**
Sylphide - Fondant au chèvre	portion = 16,6 g	23	2,6	1,2	0,7	Produits laitiers/Fromages	28,0	**1,22**
Sylphide - Fondant au gruyère	portion = 16,6 g	24	2,2	1,2	1,2	Produits laitiers/Fromages	27,4	**1,14**
Sylphide - Les petits fromagers	portion = 20 g	48	5,1	2,4	0,2	Produits laitiers/Fromages	50,4	**1,05**
T								
Tabasco	goutte	0	0	0	0	Aromates/épices/condiments	0,0	**0**
Tablettes énergétiques Gerblé Sport	100 g	359	0,1	1	87,5	Produits diététiques	446,3	**1,24**
Taboulé (conserve)	100 g	142	3,5	5,1	20	Plats cuisinés	158,5	**1,12**
Taboulé (conserve)	portion = 150 g	213	5,3	7,7	30	Plats cuisinés	238,2	**1,12**

	Quantité	Énergie (en kcal)	Protides	Lipides	Glucides	Catégorie d'aliment	IS	IS / Calories
Taboulé (traiteur)	portion = 150 g	292	7,2	12,3	38,4	Plats cuisinés	307,2	**1,05**
Taboulé à l'orientale Leader Price	plat individuel = 300 g	699	14,7	33	85,8	Plats préparés	669,0	**0,96**
Taboulé à l'orientale Picard	100 g	161	4,4	5,3	24	Plats surgelés	189,9	**1,18**
Taboulé aux Fruits de mer Martinet	barquette = 180 g	360	17,1	10,6	32,4	Plats préparés	364,0	**1,01**
Taboulé façon Gaspacho Raconte moi des Salades	100 g	167	3,7	9,7	16,2	Plats préparés	171,4	**1,03**
Taboulé libanais	portion	130	4	5	18	Plats cuisinés	180,9	**1,39**
Taboulé Maggi Saveurs du Monde	plat individuel = 330 g	456	10,9	16,5	66	Plats préparés	483,2	**1,06**
Taboulé Picard	100 g	147	4,4	3,6	24,3	Plats surgelés	184,6	**1,26**
Taboulé tomates fraiches et huile d'olive vierge extra Leader Price (conserve)	100 g	138	3,3	5	20	Plats préparés	158,1	**1,15**
Tacaud	100 g	80	19,7	0,1	0,3	Poissons	161,4	**2,02**
Taccozzette Abruzzesi pâtes rustiques Cirio	portion = 250 g	311	10,4	1,3	64,4	Plats préparés	438,6	**1,41**
Tacos au bœuf	portion	371	28	27	4	Plats préparés	339,2	**0,91**
Tacos au poulet	portion = 2 unités	330	27	22	6	Plats préparés	332,7	**1,01**
Tacos mexicains (moyenne)	100 g	224	18	9,5	17	Plats préparés	262,8	**1,17**
Tagliatelles à la bolognaise Honoré Janin	part = 330 g	518	13,5	25,7	56	Plats préparés	473,1	**0,91**
Tagliatelles à la carbonara Fleury Michon - plat familial	100 g	197	6,8	10,5	18,8	Plats préparés	191,7	**0,97**
Tagliatelles à la carbonara Fleury Michon - plat individuel	100 g	230	6	14,8	18,1	Plats préparés	190,1	**0,83**
Tagliatelles à la carbonara Honoré Janin	part = 330 g	538	25,7	27,4	46,2	Plats préparés	526,6	**0,98**
Tagliatelles à la carbonara Picard	100 g	181	5,5	11,8	13,3	Plats surgelés	155,9	**0,86**
Tagliatelles aux Fruits de mer Fleury-Michon	portion = 340 g	322	27,9	8,2	34,3	Plats préparés	426,9	**1,33**
Tagliatelles aux truffes blanches d'été Picard	100 g	223	7,3	17,4	9,2	Plats surgelés	166,4	**0,75**
Tagliatelles Fruits de mer/petits pois Weight Watchers	portion = 330 g	330	23,1	11,6	37,9	Plats préparés	410,0	**1,24**
Tagliatelles Poulet champignons à la crème Fleury Michon	100 g	157	6,9	8,5	13,2	Plats préparés	162,0	**1,03**
Tagliatelles Saumon Atlantique à l'Aneth Fleury Michon	100 g	146	6	8,8	10,6	Plats préparés	135,1	**0,93**
Taillefine - Crème aux œufs	pot = 100 g	108	4,3	2	18,1	Produits laitiers/yaourts	132,4	**1,23**
Taillefine - Crème Desserts allégée - goût chocolat	pot = 125 g	102	4,2	0,6	19,9	Produits laitiers/yaourts	136,5	**1,34**
Taillefine - Crème Desserts allégée - saveur vanille	pot = 125 g	99	1,4	0,3	20	Produits laitiers/yaourts	115,3	**1,16**

Taillefine - Mousse cerise	pot = 125 g	67	6,1	0,4	9,8	Produits laitiers/yaourts	100,2	**1,50**
Taillefine - Mousse fraise	pot = 125 g	68	6,1	0,4	10	Produits laitiers/yaourts	101,2	**1,49**
Taillefine - Mousse fruits rouges	pot = 125 g	67	6,1	0,4	9,8	Produits laitiers/yaourts	100,2	**1,50**
Taillefine - Mousse pêche	pot = 125 g	68	6,1	0,4	10	Produits laitiers/yaourts	101,2	**1,49**
Taillefine - Mousse saveur vanille	pot = 125 g	76	7	0,4	11,2	Produits laitiers/yaourts	117,6	**1,55**
Taillefine 0 % - aux fruits	pot = 125 g	66	5,5	0,1	13,7	Produits laitiers/yaourts	124,5	**1,89**
Taillefine 0 % - aux fruits et fibres	pot = 125 g	82	5,5	0,1	13,7	Produits laitiers/yaourts	114,9	**1,40**
Taillefine 0 % - brassé nature	pot = 125 g	57	6	0,1	8,1	Produits laitiers/yaourts	89,9	**1,58**
Taillefine 0 % - Cremoso - abricots	pot = 125 g	64	5	0,2	9	Produits laitiers/yaourts	90,8	**1,42**
Taillefine 0 % - Cremoso - aux fruits	pot = 125 g	64	5,9	0,2	9,6	Produits laitiers/yaourts	100,1	**1,56**
Taillefine 0 % - Cremoso - fraises	pot = 125 g	63	5,9	0,2	9,4	Produits laitiers/yaourts	96,0	**1,52**
Taillefine 0 % - Cremoso - nature	pot = 125 g	58	6,6	0,1	7,5	Produits laitiers/yaourts	95,0	**1,64**
Taillefine 0 % - Cremoso - pruneaux	pot = 125 g	71	5,9	0,1	11,5	Produits laitiers/yaourts	106,4	**1,50**
Taillefine 0 % - Cremoso - saveur vanille	pot = 125 g	65	6,1	0,1	9,7	Produits laitiers/yaourts	99,0	**1,52**
Taillefine 0 % - Cremoso - saveur vanille, fruits	pot = 125 g	65	6	0,1	9,7	Produits laitiers/yaourts	98,2	**1,51**
Taillefine 0 % - Fondant au fromage blanc aux fruits	100 g	53	6,7	0,2	6,2	Produits laitiers/yaourts	86,2	**1,63**
Taillefine 0 % - Fondant au fromage blanc nature	100 g	50	7,4	0,1	4,7	Produits laitiers/yaourts	84,2	**1,68**
Taillefine 0 % - Mousse au fromage blanc sur lit de fruits	pot = 125 g	68	6,1	0,4	9,9	Produits laitiers/yaourts	100,8	**1,48**
Taillefine 0 % - Mousse saveur vanille	pot = 115 g	87	8	0,5	12,9	Produits laitiers/yaourts	131,4	**1,51**
Taillefine 0 % - Pause saveur	pot = 150 g	87	9,6	1,7	11,2	Produits laitiers/yaourts	137,5	**1,58**
Taillefine 0 % - Pause saveur fraise	pot = 150 g	82	9	0,2	11,1	Produits laitiers/yaourts	129,7	**1,58**
Taillefine 0 % - Pause saveur pêche	pot = 150 g	83	9	0,2	11,4	Produits laitiers/yaourts	131,2	**1,58**
Taillefine 0 % - Pause saveur vanille	pot = 150 g	89	10,4	0,2	10,7	Produits laitiers/yaourts	145,7	**1,64**
Taillefine 0 % - raisin muesli	pot = 125 g	81	5,5	0,5	13,6	Produits laitiers/yaourts	114,9	**1,42**
Taillefine 0 % - ultra doux	pot = 125 g	53	5,4	0,1	7,5	Produits laitiers/yaourts	88,3	**1,67**
Taillefine 0 % - Yaourt aux fruits 0 % - ananas	pot = 125 g	67	5,5	0,1	10,9	Produits laitiers/yaourts	106,3	**1,59**
Taillefine 0 % - Yaourt aux fruits 0 % - cerise	pot = 125 g	65	5,5	0,1	10,6	Produits laitiers/yaourts	104,6	**1,61**
Taillefine 0 % - Yaourt aux fruits 0 % - fraises	pot = 125 g	64	5,5	0,1	10	Produits laitiers/yaourts	101,8	**1,59**
Taillefine 0 % - Yaourt aux fruits 0 % - poire/pêche	pot = 125 g	66	5,5	0,1	10,7	Produits laitiers/yaourts	105,2	**1,59**
Taillefine 0 % - Yaourt aux fruits 0 % - pruneaux	pot = 125 g	73	5,5	0,1	12,5	Produits laitiers/yaourts	111,2	**1,52**

	Quantité	Énergie (en kcal)	Protides	Lipides	Glucides	Catégorie d'aliment	IS	IS / Calories
Taillefine 0 % - Yaourt aux fruits 0 % - reine-claude	pot = 125 g	61	5,2	0,1	8,9	Produits laitiers/yaourts	94,9	**1,56**
Taillefine eau saveur ananas-papaye	litre	18	0	0	0	Boissons/Eau minérale	3,2	**0,18**
Taillefine LU Biscuits - croquants goût chocolat	3 biscuits = 24 g	106	1,6	3,1	17,8	Biscuits	115,9	**1,09**
Taillefine LU Biscuits - croustillants abricot/noisettes	6 unités = 21 g	89	1,7	2,3	15,3	Biscuits	102,3	**1,15**
Taillefine LU Biscuits - croustillants olive romarin	boîte = 40 g	158	3,6	3,6	28	Snacks salés	196,1	**1,24**
Taillefine LU Biscuits - délice aux pruneaux	barre = 30 g	111	1,1	2,4	21	Biscuits	129,8	**1,17**
Taillefine LU Biscuits - douceurs aux fruits rouges	unité = 25 g	88	1,4	1,9	16,3	Biscuits	105,0	**1,19**
Taillefine LU Biscuits - plaisirs aux abricots	3 biscuits = 37,5 g	135	1,2	2,2	27	Biscuits	160,0	**1,19**
Taillefine LU Biscuits - tuiles au citron	5 unités = 21,5 g	88	1,2	2	15,5	Biscuits	105,1	**1,19**
Tajine de poulet aux abricots, semoule aux épices Picard	100 g	135	7,2	2,6	20,6	Plats surgelés	188,8	**1,40**
Tajine de poulet Marie	plat individuel = 390 g	714	29,2	36,6	66,3	Plats préparés	711,4	**1,00**
Tajine de poulet/citrons confits Taureau Ailé	portion = 350 g	462	29,4	12,6	57,4	Plats préparés	603,2	**1,31**
Tajine de poulet/semoule Plats cuisiné Fleury-Michon	portion = 300 g	477	29,6	19,2	46,4	Plats préparés	562,2	**1,18**
Tajine légumes cuisinés Picard	100 g	82	1,5	4,8	8,3	Plats surgelés	80,6	**0,98**
Talians	litre	0	0	0	0	Boissons/Eau minérale	0,0	**0**
Tanche	portion = 200 g	150	36	0,8	0	Poissons	294,1	**1,96**
Tandoori de poulet et riz basmati Taureau Ailé	portion = 350 g	486	32,5	16,8	51,4	Plats préparés	585,3	**1,20**
Tandoori de volaille au riz Carrefour Alain Senderens	barquette = 320 g	522	38,4	17,6	52,8	Plats préparés	631,4	**1,21**
Tapioca (cuit)	100 g	210	1	0,4	51,6	Féculents	272,1	**1,30**
Tarama	portion = 50 g	274	4,2	27,3	2,8	Produit de la mer	128,8	**0,47**
Tarama	100 g	547	8,4	54,5	5,6	Produit de la mer	257,2	**0,47**
Tartare	portion = 20 g	69	1,8	6,7	4,9	Produits laitiers/Fromages	56,0	**0,81**
Tartare	150 g	521	13,5	50,2	3,7	Produits laitiers/Fromages	276,9	**0,53**
Tartare allégé ail et fines herbes Ligne et Plaisir	portion = 30 g	56	3,6	4,2	0,9	Produits laitiers/Fromages	46,2	**0,82**
Tartare allégé ail et fines herbes Ligne et Plaisir	portion = 17,8 g	33	2	2,6	0,5	Produits laitiers/Fromages	26,3	**0,80**
Tartare allégé Ligne et Plaisir	portion = 17,8 g	19	1,7	1,1	0,5	Produits laitiers/Fromages	19,6	**1,03**
Tartare de concombres au saumon Raconte moi des Salades	100 g	110	5	9,2	1,9	Plats préparés	88,9	**0,81**
Tartare de tomates au thon Raconte moi des Salades	100 g	95	3,4	7,5	3,5	Plats préparés	90,8	**0,96**

Tarte à la feta	portion	206	8	6	30	Plats cuisinés	240,5	**1,17**
Tarte à la tomate/fromage/jambon/champignon La Tartelière	part = 165 g	366	10,2	22,3	31,3	Plats préparés	319,0	**0,87**
Tarte à l'oignon (boulangerie)	part	244	4,5	18	16,2	Plats cuisinés	177,5	**0,73**
Tarte alsacienne Plats cuisinés surgelé Marie	part = 150 g	277	7,5	15	28,1	Plats préparés	253,3	**0,91**
Tarte au Boursin La Tartelière	unité = 125 g	352	7,4	22,1	30,9	Plats préparés	287,6	**0,82**
Tarte au chocolat de pâtisserie	unité	348	4,5	23	30,5	Pâtisseries	264,9	**0,76**
Tarte au citron	portion = 130 g	246	3,6	13	24,4	Pâtisseries	200,1	**0,81**
Tarte au citron Picard	unité = 130 g	352	6,8	1,9	76,8	Pâtisseries	455,5	**1,29**
Tarte aux Fruits	100 g	276	3,2	15,9	30	Pâtisseries	233,9	**0,85**
Tarte aux Fruits	part = 130g	359	4,2	20,7	39	Pâtisseries	304,7	**0,85**
Tarte aux Légumes	100 g	231	7	14,2	18,1	Plats cuisinés	201,2	**0,87**
Tarte aux Légumes	part = 160 g	370	11,2	22,7	29	Plats cuisinés	322,0	**0,87**
Tarte fine (tomates/fromage/jambon/champignons) La Tartelière	part = 165 g	366	10,2	22,3	31,3	Plats préparés	312,8	**0,85**
Tarte oignons/jambon Plats cuisinés surgelés Marie	part = 165 g	353	9	20,2	33,7	Plats préparés	315,4	**0,89**
Tarte provençale surgelée Marie	portion = 200 g	452	9	28	41	Plats préparés	369,1	**0,82**
Tarte soufflée au épinards Findus	part = 150 g	354	11,9	21,9	27,8	Plats préparés	319,9	**0,90**
Tarte soufflée au épinards Findus	500 g	1180	39,5	73	92,5	Plats préparés	1008,8	**0,85**
Tarte soufflée au fromage Findus	part = 150 g	411	17,4	26,6	25,7	Plats préparés	361,7	**0,88**
Tarte soufflée au fromage Findus	500 g	1370	58	88,5	85,5	Plats préparés	1169,8	**0,85**
Tarte villageoise Findus	part = 150 g	482	12,2	38,3	22,2	Plats préparés	342,6	**0,71**
Tarte villageoise Findus	500 g	1605	40,5	128	74	Plats préparés	1134,9	**0,71**
Tartelette au chocolat Picard	unité = 110 g	486	6,4	28,8	50,4	Pâtisseries	404,0	**0,83**
Tartelette aux framboises Brioche Dorée	100 g	202	3,1	6,1	33,6	Desserts	229,2	**1,13**
Tartelette aux framboises Brioche Dorée	unité = 155 g	313	4,8	9,4	52,1	Desserts	351,3	**1,12**
Tartelette aux pommes	100 g	302	3,5	15,2	37,4	Pâtisseries	275,6	**0,91**
Tartelette Chocolat Banane Brioche Dorée	unité	438	5	23	54	Desserts	399,2	**0,91**
Tartelette Framboises Brioche Dorée	unité	313	5	9	52	Desserts	355,5	**1,14**
Tartelette pêche pâte à croissant Brioche Dorée	100 g	273	4,2	11,3	38,5	Desserts	262,2	**0,96**
Tartelette pêche pâte à croissant Brioche Dorée	unité = 115 g	313	4,8	13	44,3	Desserts	301,3	**0,96**

	Quantité	Énergie (en kcal)	Protides	Lipides	Glucides	Catégorie d'aliment	IS	IS / Calories
Tartelette pommes pâte à croissant Brioche Dorée	unité	263	3	11,4	37,2	Desserts	252,2	**0,96**
Tartelloni à la ricotta Antica Pasteria	100 g	295	12,2	5,9	48,2	Plats préparés	366,4	**1,24**
Tartelloni à la ricotta Antica Pasteria	portion = 125 g	369	15,2	7,4	60,3	Plats préparés	450,2	**1,22**
Tartiflette au reblochon Fleury Michon	100 g	113	4,7	5,7	10,7	Plats préparés	124,5	**1,10**
Tartiflette au reblochon Monoprix Bien Vivre	plat individuel = 280 g	552	21,5	21,3	26	Plats préparés	398,5	**0,72**
Tartiflette Picard	100 g	166	5,3	9	15,9	Plats surgelés	150,0	**0,90**
Tartufo bianco glace au café Rachelli	unité = 90 g	170	3	6,6	24,8	Desserts	169,1	**0,99**
Tartufo glace pralinée au chocolat Rachelli	unité = 90 g	189	3,1	8	26,1	Desserts	180,8	**0,96**
Tchise La Vache qui rit saveur gruyère	5 unités = 100 g	298	13,5	20	16	Snacks/fromage	249,4	**0,84**
Tchise La Vache qui rit saveur jambon	5 unités = 100 g	295	12,5	19,5	17,5	Snacks/fromage	247,3	**0,84**
Terrine de campagne sel réduit de 25 % Fleury Michon	100 g	256	16	20	3	Charcuterie	210,1	**0,82**
Terrine de canard	tranche = 50 g	167	7	15	2,3	Charcuterie	111,7	**0,67**
Terrine de canard	100 g	335	14	29	4,5	Charcuterie	221,8	**0,66**
Terrine de Fleuron de Canard aux Cèpes Joël Robuchon Fleury Michon	100 g	438	9	44	1	Charcuterie	214,3	**0,49**
Terrine de Fleuron de Canard Joël Robuchon pur canard Fleury Michon	100 g	438	9	44	1	Charcuterie	214,3	**0,49**
Terrine de jambon - Plaisir et Equilibre Fleury Michon	tranche = 40 g	144	10	11,5	0,3	charcuterie/viande	116,4	**0,81**
Terrine de jambon - Plaisir et Equilibre Fleury Michon -	100 g	289	20	23	0,5	charcuterie/viande	232,5	**0,80**
Terrine de langoustines Cap Océan	2 tranches = 125 g	287	11,6	23,4	7,8	Plats préparés	208,5	**0,73**
Terrine de Lapin à la Farigoulette Joël Robuchon Fleury Michon	100 g	328	13	30	2	Charcuterie	209,8	**0,64**
Terrine de légumes	tranche = 100 g	212	9	18	3,5	Entrées	151,2	**0,71**
Terrine de poissons Findus	tranche = 100 g	302	11	26	6	Plats préparés	196,2	**0,65**
Terrine de poulet rôti Fleury Michon	100 g	276	18	22	2	Plats préparés	226,8	**0,82**
Terrine de Saint-Jacques Cap Océan	2 tranches = 125 g	214	12	15,6	12	Plats préparés	200,1	**0,93**
Terrine de saumon Cap Océan	2 tranches = 125 g	311	12	27,8	3	Plats préparés	194,6	**0,63**
Terrine de saumon et lotte Cap Océan	2 tranches = 125 g	280	12	24,1	3	Plats préparés	184,7	**0,66**
Terrine ou mousse de Légumes	part = 50 g	82	3,9	6	3	Entrées	72,6	**0,89**

Terrine ou mousse de Légumes	100 g	164	7,7	12	6	Entrées	143,8	**0,88**
Thé de LU	unité = 6,9 g	32	0,5	1	5	Biscuits	34,3	**1,07**
Thé de LU	portion = 3 unités	96	1,5	3	15	Biscuits	98,6	**1,03**
Thé glacé Ice Tea Lipton Light	100 ml	1	0	0	0,1	Boissons	0,6	**0,61**
Thé infusé	100 ml	0	0	0	0	Boissons	0,0	**0**
Thé vert Lucha	sachet	0	0	0	0	Boissons	0,0	**0**
Thon (cuit au four)	100 g	188	29,4	7,8	0	Poissons	261,4	**1,39**
Thon (cuit au four)	portion = 150 g	282	44,1	11,7	0	Poissons	392,1	**1,39**
Thon à l'huile égoutté (conserve)	100 g	186	27,6	8,4	0	Poissons	248,6	**1,34**
Thon albacore (cru)	100 g	102	23,4	1	0	Poissons	192,6	**1,89**
Thon au naturel égoutté (conserve)	100 g	117	25,6	1,6	0	Poissons	212,3	**1,81**
Thon au naturel égoutté (conserve)	boîte = 150 g	176	38,4	2,4	0	Poissons	318,6	**1,81**
Thon caviar aubergines Fleury Michon	plat individuel = 300 g	459	24,3	33	16,2	Plats préparés	382,5	**0,83**
Thon frais	100 g	149	23,4	6,2	0	Poissons	208,0	**1,40**
Thon frais	tranche = 200 g	298	46,8	12,4	0	Poissons	415,9	**1,40**
Thon germon (cuit en Cocotte-Minute)	tranche = 100 g	162	30	4,7	0	Poissons	257,1	**1,59**
Thon germon à l'huile de soja (conserve)	100 g	204	32,2	8,4	0	Poissons	285,8	**1,40**
Thon germon ou thon blanc (cru)	100 g	135	24,7	4	0	Poissons	212,1	**1,57**
Thon listao (cru)	100 g	109	25	1	0	Poissons	205,7	**1,89**
Thon rouge (cru)	100 g	137	23,3	4,9	0	Poissons	203,3	**1,48**
Thon rouge (cru)	portion = 150 g	206	35	7,4	0	Poissons	305,5	**1,48**
Thon rouge (cuit au four)	100 g	176	29,9	6,3	0	Poissons	261,0	**1,48**
Thonon	litre	0	0	0	0	Boissons/Eau minérale	0,0	**0**
Thym frais	5 g	5	0,3	0	0,5	Aromates/épices/condiments	9,6	**1,92**
TicTac menthe	pastille	2	0	0	0,5	Confiseries	2,5	**1,26**
Tilapia d'élevage	100 g	93	18,1	2,1	0,5	Poissons	155,4	**1,67**
Timbales de courgettes et aubergines Picard	100 g	99	2	5,7	9,8	Légumes surgelés	95,0	**0,96**
Tiramisù Bonta'Divina	pot = 80 g	211	3,8	8,1	27,5	Desserts	196,1	**0,93**
Tiramisù Picard	portion = 100 g	271	2,9	17,4	25,8	Desserts	205,3	**0,76**
Tiramisù Rachelli	part = 80 g	251	1,9	16	22,2	Desserts	176,7	**0,70**

	Quantité	Énergie (en kcal)	Protides	Lipides	Glucides	Catégorie d'aliment	IS	IS / Calories
Tiramisù Thiriet	unité = 90 g	239	3,8	14,3	23,4	Desserts	191,6	**0,80**
Tisa-Svelte Céréal	sachet	0	0	0	0	Boissons/tisanes	0,0	**0**
Toblerone lait Suchard	100 g	527	5,4	29,1	60,9	Confiseries	437,6	**0,83**
Tofu	100 g	120	11,5	6,8	3,5	Plats préparés/protéines végétales/diététique	132,6	**1,11**
Tofu à la sauce soja	portion	185	10	13	7	Plats préparés/protéines végétales/diététique	167,2	**0,90**
Tofu nature Bjorg	100 g	124	11,6	7,8	3,7	Plats préparés/protéines végétales/diététique	146,8	**1,18**
Tomate	petite = 80 g	15	0,6	0,2	2,8	Légumes	25,7	**1,71**
Tomate	grosse = 250 g	48	2	0,8	8,8	Légumes	81,2	**1,69**
Tomate - concentré de	c. à soupe = 20 g	18	0,7	0,1	3,6	Sauces	24,2	**1,34**
Tomate - jus de	verre = 15 cl	24	0	0	6	Boissons/Jus de Fruits	34,7	**1,44**
Tomate - pur jus pasteurisé	100 g	19	0,8	0,1	4	Boissons/Jus de Fruits	29,9	**1,57**
Tomate - purée (conserve)	100 g	38	1,7	0,2	7	Légumes cuisinés	61,8	**1,63**
Tomate - sauce	c. à soupe = 20 g	14	0,4	0,8	1,3	Sauces	14,6	**1,05**
Tomate (conserve)	100 g	26	0,8	0,2	4,9	Légumes	40,7	**1,57**
Tomate (crue)	100 g	21	0,9	0,3	3,4	Légumes	33,0	**1,57**
Tomate farcie	unité = 100 g	132	5,9	10,3	4,2	Plats cuisinés	111,6	**0,85**
Tomate farcie crevettes/mayonnaise	unité	200	15	12	8	Plats cuisinés	203,7	**1,02**
Tomate jus Céréal	100 g	15	0,6	0,1	3	Boissons/Jus de Fruits	26,5	**1,76**
Tomate jus Céréal	verre = 15 cl	24	1	0,2	4,8	Boissons/Jus de Fruits	42,7	**1,78**
Tomate pelée (conserve)	100 g	17	0,9	0,1	3	Légumes	29,0	**1,71**
Tomate verte (crue)	100 g	23	1,2	0,2	4	Légumes	37,4	**1,63**
Tomates à la napolitaine Picard	100 g	65	1,2	6,3	0,9	Plats préparés	45,2	**0,70**
Tomates à la napolitaine Picard	portion = 150 g	97	1,8	9,4	1,3	Plats préparés	67,4	**0,69**
Tomates en salade au basilic	portion	178	2	16	8	Plats cuisinés	112,1	**0,63**
Tomates farcies au riz	unité	162	3	10	15	Plats cuisinés	145,1	**0,90**

Tomates farcies et fettucini au persil Fleury Michon	100 g	132	6,3	5,1	15,2	Plats préparés	153,5	**1,16**
Tomates farcies Fleury Michon	100 g	121	4,7	5,9	12,3	Plats préparés	119,6	**0,99**
Tomates séchées Leader Price	portion = 20 g	46	1,6	2	5,4	Légumes cuisinés	49,3	**1,07**
Tomato Ketchup Heinz	100 g	107	1,5	0,1	25	Sauces	145,1	**1,36**
Tomme	portion = 40 g	128	9	10	0	Produits laitiers/Fromages	102,8	**0,80**
Tomme	100 g	321	21,8	26	0	Produits laitiers/Fromages	253,4	**0,79**
Tonimalt	dose = 20 g	79	2,1	0,7	16,3	Boissons	138,4	**1,75**
Tonimalt	100 g	395	10,5	3,5	81,5	Boissons	510,0	**1,29**
Tonyu extra Sojasun	100 g	40	3,8	2	1,7	Boissons	45,3	**1,13**
Tonyu Sojasun boisson UHT calcium	litre	460	38	20	33	Boissons	564,2	**1,23**
Top Crunch Nestlé	bille	5	0,1	0,2	0,7	Confiseries	4,9	**0,99**
Top Crunch Nestlé	boîte = 35 unités	175	3,5	7	24,5	Confiseries	173,0	**0,99**
Top2 Thomy mayonnaise ketchup	pression = 20 g	83	0,2	7,3	4	Sauces	43,5	**0,52**
Top2 Thomy mayonnaise ketchup	100 g	413	1,1	36,7	19,8	Sauces	217,1	**0,53**
Topinambour	100 g	76	2	0	15,8	Légumes	106,9	**1,41**
Torsades	portion = 300 g	249	7,5	7,2	37,5	Féculents	278,6	**1,12**
Torsades à la napolitaine Bolino	79 g	319	9,4	8,4	51,5	Plats préparés/pâtes	367,6	**1,15**
Torsades aux morilles Gyma	portion = 200 g	346	11	13,8	44,5	Plats préparés	361,1	**1,04**
Tortellini à la volaille sauce aux cèpes Fleury Michon	100 g	177	5,5	9,5	17,4	Plats préparés/pâtes	169,3	**0,96**
Tortellini Antica Pasteria - à la viande	portion = 125 g	393	21	8,6	58	Plats préparés	501,3	**1,28**
Tortellini Antica Pasteria - à la viande	barquette = 250 g	787	42	19,5	116	Plats préparés	987,4	**1,25**
Tortellini Antica Pasteria - à l'ail	portion = 125 g	390	16,6	11,5	56	Plats préparés	463,4	**1,19**
Tortellini Antica Pasteria - à l'ail	barquette = 250 g	780	33,2	23	112	Plats préparés	908,4	**1,16**
Tortellini Antica Pasteria - au fromage	portion = 125 g	365	16,8	7,5	53,3	Plats préparés	443,3	**1,21**
Tortellini Antica Pasteria - au fromage	barquette = 250 g	730	33,7	15	116,6	Plats préparés	912,4	**1,25**
Tortellini Antica Pasteria - au pesto	portion = 125 g	369	15,2	7,4	60,3	Plats préparés	462,5	**1,25**
Tortellini Antica Pasteria - au pesto	barquette = 250 g	737	30,4	14,8	120,6	Plats préparés	906,3	**1,23**
Tortellini Antica Pasteria - aux champignons	portion = 125 g	339	16,8	9,7	46,2	Plats préparés	410,8	**1,21**
Tortellini Antica Pasteria - aux champignons	barquette = 250 g	677	33,7	19,4	92,5	Plats préparés	804,1	**1,19**
Tortellini Antica Pasteria - ricotta épinards	portion = 125 g	387	16,8	9,4	59	Plats préparés	474,6	**1,23**

	Quantité	Énergie (en kcal)	Protides	Lipides	Glucides	Catégorie d'aliment	IS	IS / Calories
Tortellini Antica Pasteria - ricotta épinards	barquette = 250 g	775	33,7	18,8	118	Plats préparés	931,6	**1,20**
Tortellini frais aux brocolis Giovanni Rana	portion = 125 g	387	8,8	15,6	52,8	Plats préparés	390,0	**1,01**
Tortellini viande Leader Price	portion = 150 g	441	21,7	12	63	Plats préparés/pâtes	529,1	**1,20**
Tortilla chips Old El Paso	portion = 50 g	234	3,5	13	31	Snacks salés	219,9	**0,94**
Tortillas de blé Monoprix Exotique	galette = 42 g	139	3,5	2,6	25,2	Snacks salés	169,8	**1,22**
Tortillas de maïs	portion	125	3	1	26	Snacks salés	165,0	**1,32**
Toscades biscuits feuilletés au beurre	paquet = 125 g	658	7,4	34,4	79,8	Snacks salés	571,2	**0,87**
Tostadas au poulet	portion	626	40	50	4	Plats préparés	510,5	**0,82**
Totally Toffee Nestlé	dose = 20 g	88	1,5	2,5	15,1	Confiseries	114,3	**1,30**
Touchoco Brossard	unité = 250 g	972	14,6	39,1	140,4	Biscuits	950,1	**0,98**
Tou'fruit pommes coings gayelord Hauser	pot = 100 g	84	1,5	0,3	17,6	Fruits/Desserts	121,5	**1,45**
Tou'fruit pommes pruneaux gayelord Hauser	pot = 100 g	79	0,4	0,2	17,1	Fruits/Desserts	91,6	**1,16**
Tournesol - Graines de	sachet = 15 g	89	3,3	7,5	2,1	Oléagineux	65,0	**0,73**
Tournesol - Graines de	100 g	594	22,3	50,2	14	Oléagineux	436,2	**0,73**
Tourte aux épinards	portion	180	6	12	12	Plats cuisinés	154,0	**0,86**
Tourteau fromager Leader Price	unité = 250 g	662	23,7	105,2	18,7	Plats préparés	523,5	**0,79**
Tourtefeuille Marie fondue oignons/lardons	unité = 400 g	1144	26,6	74,8	91,4	Plats préparés	904,6	**0,79**
Tourtefeuille Marie fondue poireaux	unité = 450 g	1288	20	88	104	Plats préparés	952,7	**0,74**
Tourtefeuille Marie jambon/fromage	unité = 450 g	1156	36	68	100	Plats préparés	1001,4	**0,87**
Tourtefeuille Marie parmentière lardons	unité = 450 g	1345	31,5	85,5	112,5	Plats préparés	1076,5	**0,80**
Tourtefeuille Marie saumon/oseille	unité = 400 g	1156	32,4	75,6	86	Plats préparés	922,3	**0,80**
Tourtefeuille Marie savoyarde	unité = 450 g	1345	31	85	112	Plats préparés	1070,6	**0,80**
Tranche napolitaine vanille	unité	109	2	5	13	Biscuits	98,0	**0,90**
Travers de porc à la mexicaine	portion	697	44	50	17,7	Plats cuisinés	600,0	**0,86**
Travers de porc au miel	portion	870	35	70	25	Plats cuisinés/Viandes	622,9	**0,72**
Travers de porc désossé et rôti Fleury Michon	100 g	321	21	26	1	Viandes/Plats cuisinés	258,0	**0,80**
Triangle aux amandes	unité	351	8	17	41	Viennoiseries	328,9	**0,94**
Tripes cuisinées à la mode de Caen	100 g	96	17	3	0,3	Plats cuisinés	148,2	**1,54**

Tripes cuisinées à la mode de Caen	portion = 200 g	192	34	6	0,6	Plats cuisinés	296,3	**1,54**
Triple crème	portion = 40 g	158	4	16	0	Produits laitiers/Fromages	79,3	**0,50**
Triple crème	100 g	396	9	40	0	Produits laitiers/Fromages	190,9	**0,48**
Triple sec Marie Brizard	verre = 4 cl	83	0	0	0	Boissons/Alcools	14,5	**0,18**
Triscotte	unité	41	1	0,8	7,5	Pain/biscotte	51,5	**1,26**
Truffe au chocolat	unité = 20 g	115	0,6	9	8	Desserts	71,8	**0,62**
Truffe fraîche	100 g	92	9	0	13	Légumes	176,5	**1,92**
Truffon Nestlé	100 g	533	4,1	37,4	45,1	Confiseries	371,6	**0,70**
Truite arc-en-ciel (cuite à la vapeur)	100 g	119	20	4,3	0	Poissons	174,9	**1,47**
Truite arc-en-ciel (cuite à la vapeur)	portion = 150 g	179	30	6,5	0	Poissons	262,5	**1,47**
Truite arc-en-ciel (cuite au four)	100 g	137	23	5	0	Poissons	201,2	**1,47**
Truite arc-en-ciel (cuite au four)	portion = 150 g	206	34,5	7,5	0	Poissons	301,9	**1,47**
Truite de rivière (cuite à la vapeur)	portion = 150 g	159	28,5	5	0	Poissons	245,8	**1,55**
Truite de rivière (cuite au four)	unité = 150 g	188	34,2	5,7	0	Poissons	294,1	**1,56**
Truite d'élevage filet	100 g	136	19,1	6	1,4	Poissons	179,6	**1,32**
Truite d'élevage portion	100 g	107	19,4	2,9	0,9	Poissons	170,4	**1,59**
Truite saumonée	portion = 150 g	226	33	10,5	0	Poissons	298,5	**1,32**
Tuc Lu	unité = 4,6 g	23	0,3	1,1	2,9	Snacks salés	20,4	**0,89**
Tuc Lu - bacon	20 unités = 100 g	497	8	25	59,9	Snacks salés	441,7	**0,89**
Tuc Lu - fromage	20 unités = 100 g	516	11	31	48,2	Snacks salés	424,5	**0,82**
Tuc Lu - sésame	20 unités = 100 g	500	8,5	26	58	Snacks salés	451,3	**0,90**
Tuiles à l'orange Gayelord Hauser	4 unités	60	1,2	1,3	10,2	Biscuits	81,7	**1,36**
Turbot	portion = 200 g	236	32	12	0	Poissons	294,9	**1,25**
Tutti Free	unité = 1,4 g	5	0	0	1,4	Edulcorants/Sucres	7,0	**1,40**
Tutti Free blanc	unité	6	0	0	1,4	Edulcorants/Sucres	7,2	**1,19**
Twix Mars	unité = 58 g	286	3	13,4	37,2	Confiseries	252,8	**0,88**
Twix Top de Mars	unité = 28 g	144	1,5	7,7	17,1	Confiseries	121,4	**0,84**
Twix Top de Mars	sachet = 3 unités = 84 g	432	4,5	23,1	51,3	Confiseries	364,3	**0,84**
Tzatziki au saumon Tassos	barquette = 175 g	301	17,5	24,5	2	Sauces/Snacks salés	224,7	**0,75**
Tzatziki Tassos	barquette = 175 g	304	11,5	27,3	3,1	Sauces/Snacks salés	189,4	**0,62**

	Quantité	Énergie (en kcal)	Protides	Lipides	Glucides	Catégorie d'aliment	IS	IS / Calories
V								
Vache qui rit	portion = 25 g	73	4,2	5,7	0,7	Produits laitiers/Fromages	54,8	**0,75**
Vache qui rit	100 g	292	16,8	22,7	2,9	Produits laitiers/Fromages	219,4	**0,75**
Vache qui rit allégée	portion = 25 g	42	3,8	2,6	0,9	Produits laitiers/Fromages	43,0	**1,02**
Vache qui rit allégée	100 g	167	15,2	10,2	3,6	Produits laitiers/Fromages	171,5	**1,03**
Vache qui rit allégée Equilibre et Légèreté	portion = 16,6 g	24	2,2	1,2	1,1	Produits laitiers/Fromages	26,9	**1,12**
Vacherin	portion = 40 g	128	7	11	0	Produits laitiers/Fromages	89,4	**0,70**
Vacherin	100 g	321	17,6	27,8	0	Produits laitiers/Fromages	224,8	**0,70**
Vacherin poire-chocolat Picard	unité = 220 ml	244	41,8	10,8	32,8	Desserts	511,4	**2,10**
Valvert	litre	0	0	0	0	Boissons/Eau minérale	0,0	**0**
Vanille (extrait)	2 g	24	0	0	0,2	Aromates/épices/condiments	5,1	**0,21**
Veau : bas de carré sauté	100 g	173	28	6,6	0	Viandes	246,8	**1,43**
Veau : blanquette (collier bouilli)	100 g	204	26	11	0	Viandes	243,4	**1,19**
Veau : carré	portion = 140 g	239	25,2	15,4	0	Viandes	249,7	**1,04**
Veau : cervelle (cuite)	portion = 100 g	156	12	12	0	Viandes	132,7	**0,85**
Veau : cœur	portion = 140 g	175	21	9,8	1	Viandes	204,0	**1,17**
Veau : côtes filet grillées	100 g	235	24	15	0	Viandes	239,5	**1,02**
Veau : épaule rôtie	100 g	244	29	14	0	Viandes	276,8	**1,13**
Veau : escalope	100 g	151	31	3	0	Viandes	260,2	**1,72**
Veau : escalope cordon bleu s/mg	portion = 140 g	336	18,9	18	24,3	Viandes	329,5	**0,98**
Veau : escalope grillé	portion = 140 g	238	26,6	2,5	0	Viandes	242,2	**1,02**
Veau : filet rôti	100 g	160	28,4	5,2	0	Viandes	245,5	**1,53**
Veau : filet rôti	portion = 140 g	224	39,8	7,3	0	Viandes	344,1	**1,54**
Veau : foie poêlé	100 g	109	19	3,4	0	Viandes	164,5	**1,51**
Veau : jarret sauté (osso-buco)	100 g	155	27	5	0	Viandes	234,0	**1,51**
Veau : langue bouillie	100 g	237	21	17	0	Viandes	220,4	**0,93**
Veau : longe	portion = 140 g	239	25,2	15,4	0	Viandes	249,7	**1,04**
Veau : noix poêlée (escalope)	100 g	147	31	2,5	0	Viandes	258,8	**1,76**

Veau : quasi	portion = 140 g	240	25,2	15,4	0	Viandes	249,9	**1,04**
Veau : ris braisé	portion = 100 g	165	31,6	4,3	0	Viandes	268,9	**1,63**
Veau : rognons poêlés	100 g	167	26	7	0	Viandes	231,5	**1,39**
Veau : rognons poêlés	portion = 200 g	334	52	14	0	Viandes	462,9	**1,39**
Veau : rôti	100 g	230	29,5	12,5	0	Viandes	276,0	**1,20**
Veau : tête bouillie	100 g	187	21	11,4	0	Viandes	204,0	**1,09**
Veau osso-buco Plats cuisinés Fleury Michon	portion = 310 g	362	32,6	13,8	26,7	Plats préparés	441,4	**1,22**
Végétaline	100 g	899	0	99,9	0	Corps gras	294,6	**0,33**
Velouté à la pulpe de Fruits Danone	100 g	89	3	2,1	14,4	Produits laitiers/yaourts	104,1	**1,17**
Velouté à la pulpe de Fruits Danone	pot = 125 g	111	3,8	2,6	18	Produits laitiers/yaourts	130,2	**1,17**
Velouté Danone nature	pot = 125 g	92	5,6	4,4	7,6	Produits laitiers/yaourts	96,8	**1,05**
Velouté d'asperges vertes Picard	100 ml	59	2,4	3	5,5	Soupe	68,5	**1,16**
Velouté de carottes aux baies roses Picard	100 ml	62	1,9	4,1	4,4	Soupe	62,1	**1,00**
Velouté de champignons	100 g	62	1,4	4,3	4,2	Soupe	46,1	**0,74**
Velouté de champignons	assiette	161	3,6	11,2	10,9	Soupe	119,6	**0,74**
Velouté de cresson et pommes de terre Picard	100 ml	59	1,1	4,9	2,7	Soupe	49,3	**0,84**
Velouté de légumes du potager Picard	100 ml	38	0,5	1,9	4,6	Soupe	45,4	**1,19**
Velouté de tomates	100 g	51	0,8	2,8	5,5	Soupe	43,9	**0,86**
Velouté de tomates	assiette	128	2	7	13,8	Soupe	110,1	**0,86**
Velouté d'endive Picard	100 ml	57	0,8	4,1	4,1	Soupe	51,8	**0,91**
Velouté glacé de concombre à la menthe Picard	100 g	82	0,9	7,9	1,9	Soupe	52,5	**0,64**
Velouté glacé de poivron Picard	100 g	46	0,8	3,5	2,7	Soupe	42,9	**0,93**
Velouté glacé de tomate à l'andalouse Picard	100 g	71	0,8	6,4	2,6	Soupe	50,8	**0,72**
Velouté légumes Monoprix	brique = 1 litre	330	8	8	57	Soupe	388,8	**1,18**
Velouté Légumes variés/soja Céréal	100 g	24	0,7	0,1	5,1	Soupe	38,5	**1,61**
Velouté poireaux/pommes de terre Monoprix	brique = 1 litre	330	8	8	56	Soupe	384,4	**1,16**
Velouté poireaux/pommes de terre/soja Céréal	100 g	27	0,8	0,2	5,4	Soupe	40,0	**1,48**
Velouté poireaux/pommes de terre/soja Céréal	assiette	83	2	2	14	Soupe	96,2	**1,16**
Velouté source de calcium Danone	pot = 125 g	96	5,9	4,5	8,1	Produits laitiers/yaourts	102,0	**1,06**
Velouté tomate/soja	100 g	26	0,6	0,1	5,7	Soupe	40,1	**1,54**

	Quantité	Énergie (en kcal)	Protides	Lipides	Glucides	Catégorie d'aliment	IS	IS / Calories
Vermouth	verre = 7 cl	77	0	0	7	Boissons/Alcools	44,0	**0,57**
Viande des Grisons	100 g	132	30	3	0	Viandes	249,5	**1,89**
Vichy Célestins	litre	0	0	0	0	Boissons/Eau minérale	0,0	**0**
Vichy fraise	litre	340	0	0	8,5	Boissons/Eau minérale	96,6	**0,28**
Vichy fraise	bouteille = 25 cl	85	0	0	2,1	Boissons/Eau minérale	24,0	**0,28**
Viennetta Motta - biscuit caramel	part = 100 g	321	3,5	20,5	30,7	Desserts/Glaces	244,1	**0,76**
Viennetta Motta - biscuit praliné	part = 100 g	309	4,4	19,5	29,1	Desserts/Glaces	240,3	**0,78**
Viennetta Motta - capuccino	part = 100 g	236	3,2	13,1	26,3	Desserts/Glaces	197,6	**0,84**
Viennetta Motta - chocolat	part = 100 g	233	4,1	13,3	24,4	Desserts/Glaces	195,8	**0,84**
Viennetta Motta - chocolat/café	part = 100 g	134	1,8	7,4	14,9	Desserts/Glaces	111,9	**0,84**
Viennetta Motta - chocolat/pistache	part = 100 g	235	3,1	13,8	24,7	Desserts/Glaces	190,7	**0,81**
Viennetta Motta - citron	part = 100 g	246	2,4	15,2	24,9	Desserts/Glaces	190,2	**0,77**
Viennetta Motta - menthe	part = 100 g	220	4,1	10,3	27,9	Desserts/Glaces	204,6	**0,93**
Viennetta Motta - vanille	part = 100 g	238	3,2	13,5	25,9	Desserts/Glaces	196,8	**0,83**
Viennois Nestlé - café	100 g	133	3,3	5	18,7	Produits laitiers/desserts	136,1	**1,02**
Viennois Nestlé - chocolat	100 g	143	3,4	4,7	21,5	Produits laitiers/desserts	150,4	**1,05**
Viennois Nestlé - chocolat/menthe	100 g	131	4,1	5	17,3	Produits laitiers/desserts	135,6	**1,03**
Viennois Nestlé - chocolat/noisettes	100 g	153	3,6	6,1	21	Produits laitiers/desserts	153,4	**1,00**
Viennois Nestlé - Gourmand caramel/chocolat	100 g	139	2,9	4,5	21,5	Produits laitiers/desserts	145,7	**1,05**
Viennois Nestlé - Gourmand chocolat blanc/noir	100 g	168	3,7	7,7	20,9	Produits laitiers/desserts	158,5	**0,94**
Viennois Nestlé - marron	100 g	151	2,5	4,4	25,3	Produits laitiers/desserts	161,3	**1,07**
Viennois Nestlé - vanille/caramel	100 g	141	3,1	5	20,7	Produits laitiers/desserts	144,7	**1,03**
Vin blanc 11°	100 ml	70	0,1	0	2	Boissons/Alcools	21,7	**0,31**
Vin blanc 11°	verre = 15 cl	105	0,2	0	3	Boissons/Alcools	33,0	**0,31**
Vin blanc mousseux	100 ml	70	0,2	0	1,5	Boissons/Alcools	20,3	**0,29**
Vin blanc mousseux	verre = 15 cl	105	0,3	0	2,3	Boissons/Alcools	30,6	**0,29**
Vin doux	100 ml	125	0,2	0	10	Boissons/Alcools	67,0	**0,54**
Vin doux	verre = 15 cl	188	0,3	0	15	Boissons/Alcools	100,5	**0,53**

Vin rouge 10°	100 ml	58	0,2	0	0,2	Boissons/Alcools	12,5	**0,22**
Vin rouge 10°	verre = 15 cl	87	0,3	0	0,3	Boissons/Alcools	18,8	**0,22**
Vin rouge 11°	100 ml	63	0,2	0	0,2	Boissons/Alcools	13,4	**0,21**
Vin rouge 11°	verre = 15 cl	95	0,3	0	0,3	Boissons/Alcools	20,2	**0,21**
Vin rouge 12°	100 ml	69	0,2	0	0,3	Boissons/Alcools	14,9	**0,22**
Vin rouge 12°	verre = 15 cl	104	0,3	0	0,5	Boissons/Alcools	22,6	**0,22**
Vin rouge 9°	100 ml	54	0,2	0	0,2	Boissons/Alcools	11,8	**0,22**
Vin rouge 9°	verre = 15 cl	81	0,3	0	0,3	Boissons/Alcools	17,7	**0,22**
Vinaigre	c. à soupe	4	0	0	0	Aromates/épices/condiments	0,7	**0,18**
Vinaigrette légère Lesieur - ciboulette persil	c. à soupe = 15 g	36	0	3,7	0,4	Assaisonnement	13,1	**0,36**
Vinaigrette légère Lesieur - moutarde à l'ancienne	c. à soupe = 15 g	38	0,1	3,7	0,9	Assaisonnement	16,4	**0,43**
Vinaigrette légère Lesieur - nature à la moutarde de Dijon	c. à soupe = 15 g	38	0	3,7	0,9	Assaisonnement	15,7	**0,41**
Vins cuits	verre = 7 cl	160	0	0	14	Boissons/Alcools	89,0	**0,56**
Vittel	litre	0	0	0	0	Boissons/Eau minérale	0,0	**0**
Vittel Fruits framboise myrtille	verre = 200 ml	32	0	0	8	Boissons/Eau minérale	40,5	**1,26**
Vittel Fruits orange pamplemousse	verre = 200 ml	30	0	0	7,4	Boissons/Eau minérale	37,5	**1,25**
Vittel Hydratation et énergie	bouteille = 75 cl	173	0	0	41,3	Boissons/Eau minérale	210,3	**1,22**
Vittel Hydratation et énergie	100 ml	23	0	0	5,5	Boissons/Eau minérale	28,0	**1,22**
Vodka	verre = 4 cl	94	0	0	0	Boissons/Alcools	16,5	**0,18**
Vodka	100 ml	234	0	0	0	Boissons/Alcools	41,0	**0,18**
Voile de lait réglait	sachet = 3 g	13	0,9	0,5	1,3	Produits laitiers/lait	15,3	**1,18**
Volaille : foie	portion = 100 g	130	19,3	5,5	0,8	Viandes	176,8	**1,36**
Vol-au-vent	unité = 150 g	264	10,6	18	15,9	Plats préparés	218,8	**0,83**
Vol-au-vent aux fruits de mer Picard	unité = 165 g	409	14,7	26,4	28	Plats préparés	340,6	**0,83**
Volvic	litre	0	0	0	0	Boissons/Eau minérale	0,0	**0**
Volvic Citron/citron vert	verre = 200 ml	7	0	0	1,2	Boissons/Eau minérale	6,5	**0,92**
Volvic goût pêche	verre = 200 ml	36	0	0	8,4	Boissons/Eau minérale	42,9	**1,19**
Volvic goût thé citron	verre = 200 ml	36	0	0	8,4	Boissons/Eau minérale	42,9	**1,19**
Volvic Magique goût fraise	verre = 200 ml	47	0	0	11	Boissons/Eau minérale	56,2	**1,20**
Volvic Magique goût pêche/orange	verre = 200 ml	47	0	0	11	Boissons/Eau minérale	56,2	**1,20**

	Quantité	Énergie (en kcal)	Protides	Lipides	Glucides	Catégorie d'aliment	IS	IS / Calories
Volvic menthe	verre = 200 ml	5	0	0	0,7	Boissons/Eau minérale	3,9	**0,79**
Volvic Orange	100 ml	5,8	0	0	1,2	Boissons/Eau minérale	6,2	**1,08**
Volvic Orange douce	verre = 200 ml	7	0	0	1,2	Boissons/Eau minérale	6,5	**0,92**
W								
Wasa - avoine	tranche = 14 g	48	1,9	0,8	8,1	Pains et viennoiseries	70,0	**1,46**
Wasa - avoine	100 g	340	13,5	6	58	Pains et viennoiseries	500,8	**1,47**
Wasa - fibres	tranche = 14 g	42	2	1,1	6,1	Pains et viennoiseries	71,3	**1,70**
Wasa - fibres	100 g	303	14	8	43,8	Pains et viennoiseries	506,8	**1,67**
Wasa - germe de blé	tranche = 14 g	54	1,8	1,3	8,8	Pains et viennoiseries	69,1	**1,28**
Wasa - germe de blé	100 g	388	12,9	9,5	62,7	Pains et viennoiseries	492,4	**1,27**
Wasa - l'Authentique	tranche = 14 g	45	1,4	0,3	9,1	Pains et viennoiseries	70,0	**1,56**
Wasa - l'Authentique	100 g	318	10	1,9	65,2	Pains et viennoiseries	499,8	**1,57**
Wasa - léger	tranche = 14 g	44	1,4	0,2	8,9	Pains et viennoiseries	70,7	**1,61**
Wasa - léger	100 g	311	10	1,7	63,8	Pains et viennoiseries	507,7	**1,63**
Wasa - muesli	tranche = 14 g	50	1,4	1	8,9	Pains et viennoiseries	68,5	**1,37**
Wasa - muesli	100 g	357	10	7	63,6	Pains et viennoiseries	491,3	**1,38**
Weetabix	2 galettes = 37,5 g	129	4,4	1	25,5	Céréales/Petit déjeuner	186,2	**1,44**
Whisky	verre = 8 cl	190	0	0	0	Boissons/Alcools	33,3	**0,18**
Whisky	100 ml	238	0	0	0	Boissons/Alcools	41,7	**0,18**
Whisky Bell	verre = 4 cl	119	0	0	0	Boissons/Alcools	20,9	**0,18**
Whisky Famous grouse	verre = 4 cl	111	0	0	0	Boissons/Alcools	19,5	**0,18**
X								
X Energy Drink (Smart Drinks) Kanel	100 ml	50	0	0	12	Boissons/Sodas	61,1	**1,22**
X Energy Drink (Smart Drinks) Kanel	250 ml	125	0	0	30	Boissons/Sodas	152,6	**1,22**
Y								
Yakitori Picard (minibrochette de poulet)	unité = 12 g	24	2,5	1	1,1	Plats surgelés	28,9	**1,20**
Yakitori Picard (minibrochette de poulet)	100 g	144	19,3	2,1	12	Plats surgelés	223,4	**1,55**
Yakult	bouteille = 65 ml	50	0,8	0,1	12	Produits laitiers/yaourts	67,7	**1,35**

Yaourt & Fruits Danone	100 g	94	3,2	1,8	16,3	Produits laitiers/yaourts	114,3	**1,22**
Yaourt & Fruits Danone	pot = 125 g	118	4	2,3	20,4	Produits laitiers/yaourts	142,4	**1,21**
Yaourt 0 % mg fruits gourmands Weight Watchers	pot = 125 g	89	5	0,1	16,8	Produits laitiers/yaourts	127,2	**1,43**
Yaourt à boire à l'aspartam	100 g	42	2,8	1,7	4	Produits laitiers/yaourts	47,9	**1,14**
Yaourt à boire aromatisé	100 g	77	2,9	1,4	13,3	Produits laitiers/yaourts	94,8	**1,23**
Yaourt à boire nature sucré	100 g	72	2,9	1,2	12,8	Produits laitiers/yaourts	91,5	**1,27**
Yaourt à boire pulpe de fruits	100 g	78	2,7	1,6	13,5	Produits laitiers/yaourts	95,3	**1,22**
Yaourt à la confiture d'abricots Bonne Maman	100 g	118	2,2	3,1	20,3	Produits laitiers/yaourts	130,3	**1,10**
Yaourt à la confiture de fraises Bonne Maman	100 g	118	2,1	3,2	20,3	Produits laitiers/yaourts	129,1	**1,09**
Yaourt à la grecque Nestlé - au miel	pot = 150 g	214	5,7	10,8	25,3	Produits laitiers/yaourts	204,8	**0,96**
Yaourt à la grecque Nestlé - mûre framboise	pot = 150 g	208	5	9,7	25,1	Produits laitiers/yaourts	196,2	**0,94**
Yaourt à la grecque Nestlé - nature	pot = 150 g	180	6	13,8	7,1	Produits laitiers/yaourts	125,9	**0,70**
Yaourt à la vanille naturelle Bonne Maman	100 g	121	3,5	5,9	13,4	Produits laitiers/yaourts	113,6	**0,94**
Yaourt aromatisé	pot = 125 g	108	5	1,3	18,1	Produits laitiers/yaourts	136,6	**1,26**
Yaourt aromatisé Danone	pot = 125 g	100	4,6	1,3	17,5	Produits laitiers/yaourts	129,6	**1,30**
Yaourt au lait écrémé aromatisé	pot = 125 g	63	5,4	0,1	8,9	Produits laitiers/yaourts	90,0	**1,43**
Yaourt au lait entier aromatisé	pot = 125 g	125	4	4	17,5	Produits laitiers/yaourts	133,3	**1,07**
Yaourt au lait entier aux fruits	pot = 125 g	141	4,4	3,4	22,5	Produits laitiers/yaourts	160,6	**1,14**
Yaourt au lait entier nature	pot = 125 g	88	5,1	4,4	5,9	Produits laitiers/yaourts	84,9	**0,97**
Yaourt aux fruits abricot-banane Andros	pot = 115 g	116	3,7	1,9	20,7	Produits laitiers/yaourts	141,8	**1,22**
Yaourt aux fruits Danone	pot = 125 g	113	4,1	2,1	19,3	Produits laitiers/yaourts	137,2	**1,21**
Yaourt aux fruits fraises Andros	pot = 125 g	109	3,7	1,9	19	Produits laitiers/yaourts	133,1	**1,22**
Yaourt brassé bio sur lit de fruits Blorg	pot = 125 g	145	4,6	3,5	23,7	Produits laitiers/yaourts	168,8	**1,16**
Yaourt brassé Nestlé - saveur vanille	100 g	100	3,2	1,8	17,2	Produits laitiers/yaourts	119,9	**1,20**
Yaourt brassé sur lit de fraise Nestlé	100 g	102	3,7	2,5	16	Produits laitiers/yaourts	119,7	**1,17**
Yaourt brassé sur lit de pêche Nestlé	100 g	101	3,7	2,5	15,8	Produits laitiers/yaourts	118,6	**1,17**
Yaourt brassé sur lit de pruneaux Nestlé	100 g	106	3,7	2,5	17	Produits laitiers/yaourts	123,5	**1,16**
Yaourt Danone à boire	verre = 150 ml	119	4,5	1,3	21,9	Produits laitiers/yaourts	151,4	**1,27**
Yaourt Danone à boire	bouteille = 500 g	395	15	4,5	73	Produits laitiers/yaourts	504,6	**1,28**
Yaourt Danone aromatisé	pot = 125 g	98	4,8	1,3	17	Produits laitiers/yaourts	129,2	**1,32**

	Quantité	Énergie (en kcal)	Protides	Lipides	Glucides	Catégorie d'aliment	IS	IS / Calories
Yaourt Danone et fruits	pot = 125 g	111	3,8	2,2	19,3	Produits laitiers/yaourts	135,3	**1,22**
Yaourt Danone et fruits recette crémeuse	pot = 125 g	131	5,1	3,6	19,5	Produits laitiers/yaourts	150,6	**1,15**
Yaourt Danone Liaisons gourmandes	100 g	115	3,8	3,8	16,2	Produits laitiers/yaourts	124,1	**1,08**
Yaourt Danone nature	pot = 125 g	64	5,2	1,5	7,4	Produits laitiers/yaourts	84,7	**1,32**
Yaourt Fruitos aromatisé Yoplait	pot = 125 g	103	4,6	1	18,7	Produits laitiers/yaourts	135,0	**1,31**
Yaourt grec véritable Ilios Danone	100 g	121	4,7	10	3,1	Produits laitiers/yaourts	83,2	**0,69**
Yaourt grec véritable Ilios Danone	pot = 150 g	182	7,1	15	4,7	Produits laitiers/yaourts	125,5	**0,69**
Yaourt Kid aromatisé Danone	pot = 125 g	124	3,7	4	18,1	Produits laitiers/yaourts	133,5	**1,08**
Yaourt Kremly nature Nestlé	pot = 125 g	85	5,4	4,2	5,7	Produits laitiers/yaourts	85,5	**1,01**
Yaourt La Laitière Douceur de Lait Nestlé - abricot nectarine	pot = 125 g	131	5,6	5	15,7	Produits laitiers/yaourts	139,7	**1,07**
Yaourt La Laitière Douceur de Lait Nestlé - fraise framboise	pot = 125 g	128	5,6	5	15	Produits laitiers/yaourts	136,1	**1,06**
Yaourt La Laitière Douceur de Lait Nestlé - nature	pot = 125 g	115	5,9	7,5	5,9	Produits laitiers/yaourts	99,9	**0,87**
Yaourt La Laitière Nestlé - saveur café	pot = 125 g	132	4,1	5,3	17,1	Produits laitiers/yaourts	135,3	**1,02**
Yaourt La Laitière Nestlé - saveur citron	pot = 125 g	119	3,9	3,8	16,6	Produits laitiers/yaourts	127,3	**1,07**
Yaourt La Laitière Nestlé - saveur framboise	pot = 125 g	116	3,9	3,8	16,7	Produits laitiers/yaourts	127,2	**1,10**
Yaourt La Laitière Nestlé - saveur noix de coco	pot = 125 g	116	3,9	3,8	16,7	Produits laitiers/yaourts	127,2	**1,10**
Yaourt La Laitière Nestlé nature	pot = 125 g	81	4,8	4,1	5,6	Produits laitiers/yaourts	79,8	**0,98**
Yaourt liégeois café Monoprix Gourmet	115 g	137	4,5	3,7	21,4	Produits laitiers/yaourts	155,7	**1,14**
Yaourt maigre nature	100 g	44	4,5	0,3	4,9	Produits laitiers/yaourts	62,8	**1,43**
Yaourt maigre nature	pot = 125 g	55	5,6	0,4	6,1	Produits laitiers/yaourts	78,2	**1,42**
Yaourt maigre sucré	100 g	75	4	0,1	13,8	Produits laitiers/yaourts	103,0	**1,37**
Yaourt maigre sucré	pot = 125 g	94	5	0,1	17,3	Produits laitiers/yaourts	129,0	**1,37**
Yaourt nature	100 g	50	4,3	1,1	4,8	Produits laitiers/yaourts	63,0	**1,26**
Yaourt nature	pot = 125 g	63	5,4	1,4	6	Produits laitiers/yaourts	79,1	**1,26**
Yaourt nature au lait frais Bonne Maman	100 g	75	3,2	5	4,4	Produits laitiers/yaourts	62,9	**0,84**
Yaourt nature Bleu-Blanc-Cœur	pot = 125 g	86	4,4	4,9	6,1	Produits laitiers/yaourts	81,0	**0,94**
Yaourt nature Danone	pot = 125 g	64	5,2	1,5	7	Produits laitiers/yaourts	82,3	**1,29**
Yaourt nature Nestlé	125 g	58	5,2	1,2	6,3	Produits laitiers/yaourts	77,8	**1,34**

Yaourt nature sucré	100 g	80	3,9	0,9	13,4	Produits laitiers/yaourts	102,5	**1,28**
Yaourt nature sucré	pot = 125 g	100	4,9	1,1	16,8	Produits laitiers/yaourts	128,5	**1,29**
Yaourt panier de Yoplait - pêche/abricot/ananas	pot = 125 g	119	3,9	2,4	20,5	Produits laitiers/yaourts	145,4	**1,22**
Yaourt panier de Yoplait 0 % - abricot nectarine	pot = 125 g	59	4,7	0,1	10,6	Produits laitiers/yaourts	94,6	**1,60**
Yaourt panier de Yoplait 0 % - banane ananas	pot = 125 g	62	4,7	0,1	11	Produits laitiers/yaourts	96,8	**1,56**
Yaourt panier de Yoplait 0 % - cerise burlat cerise griotte	pot = 125 g	60	4,8	0,1	10,7	Produits laitiers/yaourts	95,9	**1,60**
Yaourt panier de Yoplait 0 % - citron pamplemousse	pot = 125 g	59	4,7	0,1	10,9	Produits laitiers/yaourts	95,9	**1,62**
Yaourt panier de Yoplait 0 % - fraise myrtille	pot = 125 g	59	4,7	0,1	10,4	Produits laitiers/yaourts	93,7	**1,59**
Yaourt panier de Yoplait 0 % - framboise mûre sauvage	pot = 125 g	59	4,8	0,1	10,4	Produits laitiers/yaourts	94,4	**1,60**
Yaourt panier de Yoplait 0 % - fruits	pot = 125 g	59	4,7	0,1	10,3	Produits laitiers/yaourts	93,3	**1,58**
Yaourt panier de Yoplait 0 % - fruits entiers - cerise	pot = 125 g	60	4,1	0,2	11	Produits laitiers/yaourts	92,2	**1,54**
Yaourt panier de Yoplait 0 % - fruits entiers - fraise	pot = 125 g	62	4,1	0,2	11	Produits laitiers/yaourts	92,5	**1,49**
Yaourt panier de Yoplait 0 % - fruits jaunes	pot = 125 g	58	4,7	0,1	10,1	Produits laitiers/yaourts	92,2	**1,59**
Yaourt panier de Yoplait 0 % - fruits rouges	pot = 125 g	60	4,8	0,1	10,6	Produits laitiers/yaourts	95,5	**1,59**
Yaourt panier de Yoplait 0 % - mangue noix de coco	pot = 125 g	61	4,8	0,1	9,1	Produits laitiers/yaourts	89,1	**1,46**
Yaourt panier de Yoplait 0 % - pêches jaunes et blanches	pot = 125 g	57	4,7	0,1	9,5	Produits laitiers/yaourts	89,4	**1,57**
Yaourt panier de Yoplait 0 % - pruneau figue	pot = 125 g	63	4,8	0,1	11,3	Produits laitiers/yaourts	99,1	**1,57**
Yaourt Sveltesse 0 % - Campagne en faisselle	pot = 125 g	51	5,5	0	6,9	Produits laitiers/yaourts	82,8	**1,62**
Yaourt Sveltesse 0 % - Duo de fruits du marché	pot = 125 g	55	5,4	0	6,2	Produits laitiers/yaourts	79,7	**1,45**
Yaourt Sveltesse 0 % - Fruits de saison - framboises groseilles	pot = 125 g	61	5,2	0	7,1	Produits laitiers/yaourts	83,2	**1,36**
Yaourt Sveltesse 0 % - Fruits de saison - poire saveur vanille	pot = 125 g	63	5,1	0	8	Produits laitiers/yaourts	86,8	**1,38**
Yaourt Sveltesse 0 % - Fruits de saison - pomme caramel	pot = 125 g	63	5,1	0	8	Produits laitiers/yaourts	86,8	**1,38**
Yaourt Sveltesse 0 % - Fruits du marché - abricot pêche	pot = 125 g	55	5,4	0	6,4	Produits laitiers/yaourts	80,6	**1,47**
Yaourt Sveltesse 0 % - Fruits du marché - ananas	pot = 125 g	59	5,3	0	7,2	Produits laitiers/yaourts	84,1	**1,42**
Yaourt Sveltesse 0 % - Fruits du marché - cerise griotte cerise noire	pot = 125 g	59	5,3	0	7,1	Produits laitiers/yaourts	83,6	**1,42**
Yaourt Sveltesse 0 % - Fruits du marché - fraise-fraises des bois	pot = 125 g	54	5,4	0	5,8	Produits laitiers/yaourts	77,8	**1,44**
Yaourt Sveltesse 0 % - Fruits du marché - framboise	pot = 125 g	54	5,4	0	5,8	Produits laitiers/yaourts	77,8	**1,44**
Yaourt Sveltesse 0 % - Fruits du marché - mûre myrtille	pot = 125 g	52	5,2	0	6,1	Produits laitiers/yaourts	77,3	**1,49**
Yaourt Sveltesse 0 % - Fruits du marché - nectarine mirabelle	pot = 125 g	55	5,4	0	6,8	Produits laitiers/yaourts	82,4	**1,50**

	Quantité	Énergie (en kcal)	Protides	Lipides	Glucides	Catégorie d'aliment	IS	IS / Calories
Yaourt Sveltesse 0 % - Fruits du marché - poire williams melon	pot = 125 g	54	5,4	0	6,7	Produits laitiers/yaourts	81,7	**1,51**
Yaourt Sveltesse 0 % - Fruits du marché - pruneaux d'Agen	pot = 125 g	59	5,4	0	7,1	Produits laitiers/yaourts	87,4	**1,48**
Yaourt Sveltesse 0 % - Fruits et fibres - cerises	pot = 125 g	66	5,8	0	7,4	Produits laitiers/yaourts	92,9	**1,41**
Yaourt Sveltesse 0 % - Fruits et fibres - pêche	pot = 125 g	65	5,7	0	7,3	Produits laitiers/yaourts	91,6	**1,41**
Yaourt Sveltesse 0 % - Fruits et fibres - pruneau fraise pêche raisin et céréales	pot = 125 g	67	5,6	0	7,5	Produits laitiers/yaourts	92,1	**1,37**
Yaourt Sveltesse 0 % - Fruits et fibres - pruneaux	pot = 125 g	68	5,6	0	8,1	Produits laitiers/yaourts	94,9	**1,40**
Yaourt Sveltesse 0 % Nature brassé	pot = 125 g	54	6,1	0	6,1	Produits laitiers/yaourts	81,2	**1,50**
Yaourt Sveltesse 0 % Nature brassé au Calci-N	pot = 125 g	54	6,1	0	6,1	Produits laitiers/yaourts	81,2	**1,50**
Yaourt Sveltesse 0 % Nature étuvé	pot = 125 g	49	5,4	0	5,6	Produits laitiers/yaourts	73,0	**1,49**
Yaourt Sveltesse 0 % Nature extra doux	pot = 125 g	51	5,8	0	6,9	Produits laitiers/yaourts	82,0	**1,61**
Yaourt Sveltesse 0 % Petit creux - cerise	pot = 160 g	107	8,5	0,7	13,1	Produits laitiers/yaourts	139,8	**1,31**
Yaourt Sveltesse 0 % Petit creux - pêche	pot = 160 g	102	8,5	0,7	13,1	Produits laitiers/yaourts	142,0	**1,39**
Yaourt Sveltesse 0 % Pulpe de fruits	pot = 125 g	56	5,7	0	6,9	Produits laitiers/yaourts	82,1	**1,47**
Yaourt Sveltesse 0 % saveur citron	pot = 125 g	66	5,6	0	9,6	Produits laitiers/yaourts	94,9	**1,44**
Yaourt Sveltesse 0 % saveur des Tropiques	pot = 125 g	65	5,3	0	9,9	Produits laitiers/yaourts	93,8	**1,44**
Yaourt Sveltesse 0 % saveur vanille	pot = 125 g	66	5,6	0	9,6	Produits laitiers/yaourts	94,9	**1,44**
Yaourt Sveltesse 0 % Velours nature 0 %	pot = 110 g	53	8,6	0	3	Produits laitiers/yaourts	86,1	**1,62**
Yaourt Sveltesse 0 % Velours vanille 0 %	pot = 110 g	62	8,1	0	5,5	Produits laitiers/yaourts	94,8	**1,53**
Yaourt Sveltesse 0 % Vita-Mine ananas mangue	pot = 120 g	66	3,1	0	8,4	Produits laitiers/yaourts	71,1	**1,08**
Yaourt Sveltesse 0 % Vita-Mine fraise kiwi	pot = 120 g	65	6	0	8,1	Produits laitiers/yaourts	91,1	**1,40**
Yaourt Sveltesse Nestlé - aux fruits	100 g	48	4,1	0	7,2	Produits laitiers/yaourts	70,2	**1,46**
Yaourt Sveltesse Nestlé - nature	100 g	39	4,3	0	4,5	Produits laitiers/yaourts	58,3	**1,49**
Yaourt Sveltesse Nestlé - vanille	100 g	51	4,1	0	7,7	Produits laitiers/yaourts	72,9	**1,43**
Yaourt vanille Bleu-Blanc-Cœur	pot = 125 g	123	3,9	4,5	16,8	Produits laitiers/yaourts	129,8	**1,06**
Yaourt viennois Nestlé café	115 g	134	3,4	5,1	18,7	Produits laitiers/yaourts	137,1	**1,02**
Yaourt viennois Nestlé chocolat	115 g	143	3,6	4,8	21,4	Produits laitiers/yaourts	151,6	**1,06**
Yaourt viennois Nestlé vanille / caramel	115 g	141	3,2	5	20,8	Produits laitiers/yaourts	145,9	**1,03**

Yaourt Weight Watchers	150 g	85	6,3	0	15	Produits laitiers/yaourts	126,9	**1,49**
Yoco yaourt à boire Nestlé - abricot	unité = 200 g	166	5,6	3,6	27,8	Produits laitiers/yaourts	196,6	**1,18**
Yoco yaourt à boire Nestlé - fraise	unité = 200 g	162	6	3,6	26,4	Produits laitiers/yaourts	192,8	**1,19**
Yoco yaourt à boire Nestlé - framboise	unité = 200 g	166	5,6	3,6	27,8	Produits laitiers/yaourts	196,6	**1,18**
Yoco yaourt à boire Nestlé - goût vanille	unité = 200 g	166	5,6	3,6	27,8	Produits laitiers/yaourts	196,6	**1,18**
Yop Free parfum pomme Yoplait	verre = 15 cl	86	4,5	2,1	12,2	Produits laitiers/yaourts	104,4	**1,21**
Yop goût vanille	verre = 15 cl	118	4,3	1,8	21	Produits laitiers/yaourts	146,5	**1,24**
Yop goût vanille	bouteille = 750 g	588	21,8	9	105	Produits laitiers/yaourts	734,4	**1,25**
Yop light Yoplait - goût framboise	verre = 15 cl	89	4,3	2	13,7	Produits laitiers/yaourts	109,9	**1,23**
Yop light Yoplait - goût noix de coco	verre = 15 cl	90	4,3	2,5	12,5	Produits laitiers/yaourts	105,5	**1,17**
Yop parfum pêche	verre = 15 cl	153	4,5	2,1	29	Produits laitiers/yaourts	189,4	**1,24**
Yoplait Tentation légère crème Desserts - chocolat	pot = 96 g	90	4	1,4	15	Produits laitiers/Desserts	112,7	**1,25**
Yoplait Tentation légère crème Desserts - vanille	pot = 96 g	91	3,2	1,4	16	Produits laitiers/Desserts	111,3	**1,22**
Yoplait Tentation légère Liégeois - café	pot = 80 g	102	4,2	3,5	14	Produits laitiers/Desserts	114,8	**1,13**
Yoplait Tentation légère Liégeois - chocolat	pot = 80 g	104	4,2	3,7	14	Produits laitiers/Desserts	115,4	**1,11**
Yoplus de Yoplait - au magnésium	pot = 125 g	125	4,8	3,6	17,5	Produits laitiers/yaourts	138,7	**1,11**
Yoplus de Yoplait - aux 7 vitamines	pot = 125 g	88	5,3	4,5	6,7	Produits laitiers/yaourts	102,4	**1,16**
Yoplus de Yoplait - aux fruits et fibres	pot = 125 g	112	3,8	3,2	16,2	Produits laitiers/yaourts	122,8	**1,10**
Yoplus de Yoplait - enrichi en fer	pot = 125 g	112	5,1	3	16,2	Produits laitiers/yaourts	132,1	**1,18**
Yorik lait fermenté Yoplait	100 ml	35	3,2	0,5	4,3	Produits laitiers/yaourts	49,3	**1,41**
Yummies (maïs soufflé miel) Casino	portion = 30 g	113	1,8	0,3	26	Céréales/Petit déjeuner	149,9	**1,33**
Yummies (maïs soufflé miel) Casino	100 g	377	6	1	86,7	Céréales/Petit déjeuner	489,7	**1,30**
Z								
Zafari (biscuits St Michel)	100 g	412	7,4	5,1	84,2	Biscuits	507,1	**1,23**
Z'animo Cadbury	paquet = 150 g	742	10,2	34,8	97,8	Biscuits	679,5	**0,92**
Zestes de citron	100 g	47	1,5	0,3	5,4	Fruits	108,7	**2,31**
Zestes de citron confit	100 g	316	0,4	0,3	78	Fruits/Desserts	414,7	**1,31**
Zestes de pamplemousse confit	100 g	316	0,4	0,3	78	Fruits/Desserts	414,7	**1,31**
Zestes d'orange	100 g	97	1,5	0,2	14,4	Fruits	156,6	**1,61**
Zestes d'orange confit	100 g	316	0,4	0,3	77,2	Fruits/Desserts	416,1	**1,32**

TABLE DES MATIÈRES

Pour recevoir notre catalogue, merci de bien vouloir photocopier, découper ou recopier ce questionnaire et nous le retourner à :

Éditions Leduc.s
33 rue Linné
75005 Paris

Vous pouvez aussi répondre à ce questionnaire sur Internet :

www.leduc-s.com

NOM : ....

PRÉNOM : ....

ADRESSE : ....

....

CODE POSTAL : ....

VILLE : ....

PAYS : ....

E-MAIL : ....

ÂGE : ....

PROFESSION : ....

Titre de l'ouvrage dans lequel est insérée cette page :

IS antikilos

Lieu d'achat : ....

Avez-vous une suggestion à nous faire ?

....

....

....

....

....

....

Conformément à la loi Informatique et Libertés du 6 janvier 1978, vous disposez d'un droit d'accès et de rectification aux données personnelles vous concernant.

Imprimé en France par CPI - Hérissey à Évreux (Eure)
N° d'impression : 109314 - Dépôt légal : août 2008